关 节 软 骨

第 2 版

主编　卫小春

科学出版社

北　京

内 容 简 介

本书对关节软骨的结构、形态、生物化学及力学功能等做了详细论述，对关节软骨损伤的分类、软骨损伤修复的实验研究及临床治疗等的基础理论和最新研究进展，以及常见的软骨疾病也进行了较为全面的介绍。除此之外，与第 1 版相比，新增加了临床常用的关节评分系统的介绍和应用。

本书可供广大骨科、风湿科及运动医学工作者和研究生阅读。

图书在版编目（CIP）数据

关节软骨 / 卫小春主编. —2 版. —北京：科学出版社，2020.2
ISBN 978-7-03-063739-0

Ⅰ. ①关⋯ Ⅱ. ①卫⋯ Ⅲ. ①关节软骨–骨损伤–诊疗②关节软骨–关节损伤–诊疗 Ⅳ. ①R681.3

中国版本图书馆 CIP 数据核字（2019）第 280483 号

责任编辑：陈若菲 杨卫华 / 责任校对：张小霞
责任印制：肖 兴 / 封面设计：龙 岩

科 学 出 版 社 出版
北京东黄城根北街 16 号
邮政编码：100717
http://www.sciencep.com
中国科学院印刷厂 印刷
科学出版社发行 各地新华书店经销
*
2007 年 9 月第 一 版 开本：787×1092 1/16
2020 年 2 月第 二 版 印张：20 1/2 彩插：4
2020 年 2 月第一次印刷 字数：471 000
定价：128.00 元
（如有印装质量问题，我社负责调换）

《关节软骨》（第2版）编写人员

主　编　卫小春

副主编　向　川

编　者　（以姓氏汉语拼音为序）

曹晓明	陈崇伟	董政权	段王平
顾晓东	郭　丽	韩鹏飞	郝一勇
黄凌岸	黄永波	焦　强	李　璐
李鹏翠	李永平	卢剑功	陆向东
马路遥	秦迎泽	宋宇锋	孙　剑
王　斌	王　康	王东明	王国金
王少伟	王小虎	卫小春	向　川
杨自权	尹　崑	张全有	张志伟
赵瑞鹏			

前　言

随着人们运动创伤数量的增加和人口结构的老龄化，关节软骨损伤和骨关节炎的发病率越来越高，不仅严重影响患者的运动功能和生活质量，同时也给社会和家庭带来巨大的负担。然而，关节软骨的病变、破坏一直是世界骨科学治疗中的难题，直到目前，对于骨关节炎的发病机制尚无公认的结论，且对于关节软骨的病变和破坏也无有效的治疗手段。

本书第 1 版于 2007 年 9 月出版，是国内首部关于关节软骨损伤、修复方面的著作，在国内产生了较大的影响力。至今已过去十余年，书中部分内容和知识点已略显陈旧，且当前众多新的研究成果层出不穷，在此背景下，我与编者团队进行沟通后，决定进行第 2 版的编写工作。

经过多年的研究和打磨，第 2 版即将面世。在第 1 版基础上，新版增加了近年来关节软骨方面相关内容的最新研究进展，并新增了部分关于关节软骨研究方向的内容。在本次的编写工作中，编者们力求做到使第 2 版内容"更新颖、更精华、更深入"。因此，我们参考了国内外的前沿资料，并结合山西医科大学第二医院骨与软组织损伤修复山西省重点实验室团队在关节软骨方面近年来的研究成果，对第 1 版的内容进行了修改与增补，以求能为广大读者提供最新的关节软骨研究进展及成果，对有关关节软骨的研究能够起到指导作用。

全书同样对关节软骨的发育过程、形态结构、生物化学及力学功能等进行了详细的论述，还对关节软骨损伤的分类、软骨损伤修复的实验研究及临床治疗等的基本理论和最新研究进展也进行了较为全面的介绍，另外，书中还新增加了临床常用的关节评分系统的介绍和应用。希望本书的出版能为关节软骨研究的发展贡献一份力量。

由于水平有限，书中不足之处在所难免，恳请读者批评指正。

2019 年 11 月

目 录

彩图

第一章

关节软骨的胚胎发育

第一节 概 述

胚胎经过囊胚期和原肠胚期，于第 4 周开始形成胚体，同时分化出内胚层、外胚层和中胚层。中胚层内疏松的细胞组织称为间充质，间充质可逐渐分化为骨、软骨、筋膜和肌肉等各种结缔组织结构。

关节软骨属结缔组织，起源于胚胎时期中胚层内的间充质。人体胚胎发育的第 4 周末，胚体左右侧体壁先后出现两对小隆起，即上肢芽和下肢芽。第 6 周，肢芽中轴的间充质细胞增多、聚集形成肢体的类软骨样雏形，初期肢体雏形内并无关节间隙。

关节形成的第一个明显标志是在肢体雏形未来形成关节的部位出现软骨细胞，这些软骨细胞数量较少，垂直于类软骨原基纵轴方向排列，之后去分化变成了扁平的成纤维细胞样间充质细胞，并丧失了周围的软骨基质，但排列更加紧密。随后，这些间充质细胞变密、增厚，形成间带（interband）。间带由三层构成，中间层较薄，组织疏松；两端为两个致密层，分别覆盖在类软骨样肢体的相对骺面上。两个致密层细胞成为软骨祖细胞，之后分化成软骨细胞，这些新形成的软骨细胞附着在骨骺端，参与纵向生长，并经过进一步分化形成关节软骨细胞。同时，中间层细胞通过坏死或凋亡，在相邻骨骼之间形成不连续组织，进而形成关节腔。虽然调节以上过程的机制还不十分清楚，但是研究显示，同源盒基因（Hox genes）、生长分化因子-5（growth differentiation factor-5，GDF-5）、Wnt-14 和骨形态发生蛋白（bone morphogenetic protein，BMP）等与关节软骨形成有密切关系。关节腔形成的同时，伴随肌肉的收缩作用产生了关节运动。间带间充质细胞进一步分化，形成了其他关节结构。间带周边的间充质细胞增殖、发育成韧带、肌腱、关节盂和半月板等结构，间带中间层周边部形成关节囊，关节囊内面的间充质细胞形成滑膜。于妊娠第 8 周关节腔发生完成时，一个成人关节的所有组成结构已全部形成。

在光学显微镜下，胎儿关节软骨只能大致分为表层和中深层两部分。细胞主要有细长形和类圆形两种形态，细长形细胞分裂活动旺盛，类圆形细胞相对稳定。王春阳等对头臀长 146～280cm（16～30 周龄）引产胎儿的右侧股骨外侧髁关节软骨进行了光学显微镜观测，发现胎儿关节软骨表层结构呈膜样，与两侧的结缔组织相连，层内为细长形细胞，有小的软骨囊，早期呈波浪状起伏，随胎龄增加逐渐趋于平滑。中深层含细长形和类圆形两种细胞。软骨底部是原始骨髓腔，并在头臀长 177cm（21 周龄）胎儿出现了动、静脉血管丛。软骨两侧的结缔组织内含有间充质细胞。软骨内细胞密度由表层到中深层逐渐降低，由中间向两侧逐渐增高。在整个胎儿期，关节软骨以两种方式生长：一种为软骨内生长，主要发生在中深层，软骨细胞分裂增殖，产生新的软骨细胞和软骨基质，导致软骨从内部向周围扩展；另一种为附加性生长，关节软骨周边的细胞（早期为间充质细胞，后期为结缔组织细胞）可以分裂、分化为成软骨细胞，成软骨细胞产生新的基质，并转化为新的软骨细胞附加在原有软骨的两侧，以增加其宽度。从软骨内细胞密度、细长形细胞所占比重及软骨两侧结缔组织内细胞密度来推断，胎儿时期关节软骨的生长呈阶段性：第一阶段约在第 5 月胎龄之前，生长迅速；第二阶段约在第 6、7 月胎龄，生长缓慢；第三阶段约在第 8 月胎龄之后，生长增快[王春阳，2003]。在胎儿时期关节软骨的营养来源主要有关节液渗透和软骨下骨血管网供给两种途径。

新生儿长骨的两端均为软骨成分，含有深、浅两层成软骨细胞增殖区，以满足生长的需要。浅层增殖区近关节面，软骨细胞不断增殖，并产生基质，使关节软骨的面积增大；深层增殖区是骨骺的一部分，以软骨内成骨方式形成继发性骨化中心的骨核。出生后第 1 年，关节软骨最厚，当关节软骨厚度达到一定程度后，浅层增殖区即停止增殖，只有深层的增殖区继续进行细胞分裂，促进生长。幼儿关节软骨肥厚呈无色半透明状，含有大量细胞。软骨下骨尚没有形成致密的骨板，代之以大量的血管。

骨骼成熟以后，骨骺生长停止，关节软骨下形成一骨板，即软骨下骨。关节软骨成熟的标志是潮线的出现，潮线是钙化软骨区的钙化缘与未钙化的关节软骨之间的界线。潮线上间断存在小的间隙。潮线的复制表明钙化缘向未钙化区软骨推进，这种现象与年龄有关，也见于原纤维性变的软骨。关节软骨成熟后很少有软骨细胞的生长与复制，只有在异常情况下，如创伤、骨关节炎及肢端肥大症等，才可见到反应性细胞复制。

第二节　滑膜关节与关节软骨的胚胎发育机制

滑膜关节在人体运动过程中发挥着至关重要的作用，因此，关节的生理功能一直是研究的热点领域之一。随着研究的深入，对关节软骨、韧带、滑膜和关节囊的组成和结构，以及这些组织在关节形成和退变过程中发挥的作用有了一定的认识，但是对滑膜关节在胚胎期和胎儿期的形成过程，以及新生儿期和幼儿期如何进一步发育仍然知之甚少。由于对关节的形成和生物力学特性不清楚，因此目前无法为老年患者或关节损伤患者提供更有效的治疗措施。骨骼发育开始于早期肢芽形成连续的"Y"形间充质凝结，称为间叶原基（anlagne）。间叶原基随后被差异分化的软骨细胞分割形成非软骨细胞，并在将来形成关节腔的部位出现间带，这是关节形成的第一个明显标志。随着进一步发育，毗邻的原始骨骼元素开始出现物理分割并伴随间带的空腔化（joint cavitation），这一过程与透明质酸合成增加有关。透明质酸有助于组织分离形成一个功能性关节腔。经过长时间的组织发育和细胞分化，最终形成近端和远端彼此相互吻合的成熟关节（图 1-1，彩图 1-1）。传统观点认为关节软骨代表着部分软骨原基，在软骨内成骨过程中不会被骨组织取代。然而，最近研究表明关节周围间充质干细胞参与间带形成，间带细胞随后又分化为关节软骨细胞和滑膜细胞。因此，原基软骨细胞作用短暂，在生长板功能完成后会消失；而关节软骨细胞表型稳定而持久，终身发挥作用。

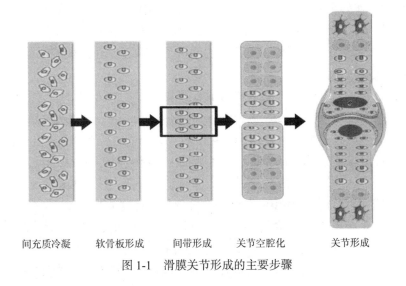

| 间充质冷凝 | 软骨板形成 | 间带形成 | 关节空腔化 | 关节形成 |

图 1-1　滑膜关节形成的主要步骤

一、软骨板的形成

脊椎动物四肢长骨的形成起源于间充质干细胞连续凝结，随后分化、分割和空穴化，被滑膜关节分割为不同的部分。间充质干细胞分化成软骨细胞，形成软骨原基（cartilage anlagen），然后形成骨[Goldring M B，2006]。胚胎时期软骨原基的形成由 SOX-5、SOX-6 和 SOX-9 转录因子调控。SOX 基因家族编码的转录因子定义为一组保守的高迁移率 DNA 结合域。SOX-9 对于前软骨细胞凝结（precartilaginous condensations）过程中细胞存活和软骨原基中软骨细胞分化非常重要。SOX-5 和 SOX-6 在软骨分化过程中并非必需，但是它们可以增强 SOX-9 的成软骨活性[Han Y，2008]，并且在滑膜关节形态发生过程中促进生长板和关节软骨细胞分化[Dy P，2010]。

二、间带的形成

相邻骨组织的软骨模板（cartilage templates）通过形成间带进行分割。间带对关节形成非常重要，因为通过显微外科技术切除间带后会引起关节消失和骨质融合[Dy P，2010]。骨样组织分割并形成关节的过程很复杂，这一过程起始于关节形成部位差异分化的软骨细胞转变为由致密细胞组成的关节间带。关节形成的第一步是关节祖细胞定向分化[Pitsillides A A，2008]。不同于终末分化，定向分化是可逆的，指的是细胞在中性环境中有自主区分的能力，但是在非中性环境中不可逆。这一过程从胚胎期成骨间充质干细胞（skeletogenic mesenchymal cells，SMC）凝结成前软骨（precartilaginous）细胞团时就开始发生。这些细胞团中的大部分细胞最终形成生长板软骨细胞，但是，特定亚群会形成关节软骨甚至继续发育为滑膜关节某种细胞类型[Dy P，2010]。在间带形成过程中，关节祖细胞特异下调核心成软骨转录因子 SOX-9，同时伴随着Ⅱ型胶原和其他软骨特异性基因的下调。中间带内抑制软骨分化的信号通路与促进成纤维分化信号通路类似。这一过程持续到膝关节其他组织（比如半月板和韧带）形成，这时关节成为由不同分化组织形成的"小器官"。关节一旦形成，间带分化为三层：上下 2 层为被覆于软骨表面成软骨的软骨膜样组织，中间层由疏松无血管间充质组织分割上述两层，并围绕于滑膜间充质周围。间带最终将形成滑膜关节腔关节面。

几个信号通路级联反应参与关节腔形成，早期影响关节形成的最主要信号通路是 Wnt/β-连环蛋白通路（Wnt/beta-catenin pathway）。经典 Wnt 信号通路通过稳定和核聚细胞质内 β-连环蛋白转导，通过淋巴增强因子或转录因子结合蛋白质来作为转录激活因子[Guo X Z，2004]。Guo 等发现数个 Wnt 基因，包括 Wnt-4、Wnt-14（也称为 Wnt-9a）和 Wnt-16，在滑膜关节发育过程中重叠表达或互补表达，同时 β-连环蛋白水平和转录活性也上调。去除早期间充质祖细胞中的 β-连环蛋白会促进软骨分化，抑制关节中 Wnt-14 的活性。基因敲除软骨细胞中 β-连环蛋白会导致骨融合。因此，Guo[Guo，2004]等的研究结果证明 Wnt/β-连环蛋白信号通路通过维持关节细胞功能并抑制其分化为软骨细胞来促进滑膜关节形成。同样，Wnt/β-连环蛋白信号通路通过成熟的调控机制调节软骨细胞表型成熟及其功能，这一信号通路对生长板形成、软骨边界定位和软骨内成骨也很重要。Day[Day，2005]等进一步证实不管在何处或以何种方式成骨，β-连环蛋白对间充质祖细胞发育为骨母细胞或是软骨细胞都非常重要。Wnt/β-连环蛋白信号通路是调控软骨细胞和成骨细胞定向分化、膜内成骨或软骨内成骨的常用分子手段。Wnt/β-连环蛋白信号通路缺失会导致发育中长骨的关节浅表区（关节软骨的最外层）和滑液基因表达显著减少[Koyama E，2008]。Wnt/β-连环蛋白信号通路通过 Wnt-9a、Wnt-4 和 Wnt-16，可能还有 Wnt 配体激活，可以激活属于转化生长因子 β 超家族（TGF-β）的基因，如 GDF-5 和其他 BMPs，这些因素共同促成了滑膜关节的形成。

影响关节形成的另一个因素是 TGF-β 信号通路，它位于经典 Wnt/β-连环蛋白信号通路的上游[Seo H S，2007]。小鼠缺乏 TGF-βⅡ型受体会引起指间关节缺失。TGF-βⅡ型受体通过调控关节形态来控制基因 Wnt-9a 和 GDF-5 的表达。

BMPs 和 GDFs 对骨骼发育和关节形成也有重要影响。BMP/GDF 家族成员 BMP-2，尤其是 BMP-4、GDF-5 和 GDF-6 在关节发育过程中表达。GDF-5 在关节形成部位表达。研究发现 GDF-5 敲除小鼠超过 30% 的滑膜关节形成受累，表现为骨组织的完全或部分融合。进一步研究发现 GDF-5 不但在关节间带表达，也在间充质冷凝中表达。所有成软骨组织（如关节软骨）和非成软骨组织（如关节内韧带、滑膜内衬和滑膜）都由表达 GDF-5 的间带细胞分化而来[Koyama E，2008]。此外，BMP 由头蛋白（noggin）调控，它的拮抗剂在间充质软骨前体细胞和成熟软骨细胞中均表达。头蛋白对骨骼正常发育非常重要，研究表明头蛋白敲除小鼠中 BMP 过表达会导致软骨形成增多，关节形成失败。至少有两种疾病与头蛋白突变有关，分别是近端指（趾）间关节粘连和多骨融合征。Wnt-14 在滑膜关节形成过程中也发挥着重要作用，它在关节间带（尚未分层）和非成软骨间充质干细胞表达，但在软骨膜不表达。Wnt-14 足以指导关节形成，它诱导和维持标志关节形成一系列基因标志，包括自毒素（autotaxin）、腱蛋白（chordin）或 CD44（透明质酸细胞表面的主要受体）。因此，关节间带对骨骼发育非常重要，它不但是调控软骨细胞增殖、分化的信号中心，而且由于组成间带的细胞由无数个蛋白质连接蛋白 32 和连接蛋白 43 组成缝隙连接，因此间带还有可能是信息交换中心。

作为骨形态发生信号通路的目的基因，印度豪猪蛋白（Indian hedgehog，Ihh）被广泛认为是调节长骨生长发育的关键基因。同时，它也调节滑膜关节形成。Ihh 由生长板前肥大细胞持续表达，调控软骨细胞增殖、分化和成骨过程。当 Ihh 缺失时，表达 GDF-5 的间带细胞分布和功能异常，但是它们在即将形成关节的部位依然表达。这些细胞似乎正常的功能与关节形成过程中腹背侧非对称性发育有关[Koyama E, 2007]。同源盒基因 cux1 在鸡腿发育过程中参与关节形成，它在肢体发育过程中关节形成的不同部位及间带分化软骨细胞转为非软骨细胞中高表达。cux1 下调肢体软骨中 II 型胶原和蛋白多糖的表达，但不诱导调控关节形成的 Wnt-14 或 GDF-5 信号通路表达，这一结果表明 cux1 可能是这些信号分子的下游目的基因。

三、关节空腔化

关节腔形成包括几个过程。有学者观察到胎鼠后足趾间间充质干细胞存在生理性细胞死亡和变性。同样，鸡胚及鼠胚间带细胞分化后会出现早期坏死，这一结果表明通过坏死清除成软骨细胞来抑制间带细胞软骨化。然而在另一项研究中，在小鼠或兔子膝关节形成过程中没有观察到细胞坏死现象。关节腔形成前，在间带的周边可以观察到巨噬细胞，但是在间带中间关节线形成部位没有观察到巨噬细胞。另外，研究表明尚无证据认为关节腔的形成与局部基质金属蛋白酶（matrix metalloproteinase）浓度增高有关。

透明质酸（hyaluronic acid，HA）可能是影响关节腔形成的一个重要因素。在关节腔形成前，与透明质酸中尿苷二磷酸葡糖醛酸内酯（glucuronolactone）合成有关的尿苷二磷酸葡糖脱氢酶（uridine diphosphoate glucose dehydrogenase）在关节线附近局部细胞中浓度增高。这些研究结果表明关节空腔化依赖成纤维细胞和（或）邻近的软骨细胞，而与巨噬细胞无关。另外，在关节空腔化前及其空腔化过程中，透明质酸和透明质酸合成酶在间带表达[Matsumoto K, 2009]。因此，关节空腔化可能与组织局部透明质酸浓度增高有关。透明质酸和 CD44 相互作用可以导致细胞黏附或细胞分离，具体结果取决于细胞群周围透明质酸受体的饱和浓度，当透明质酸浓度增高时会导致细胞分离。因此，在肢体发育过程中，间带和关节面 CD44 的表达，以及透明质酸合成增加可以促进组织分离，形成一个功能性的关节腔。当动物缺乏透明质酸合成酶-2 时，关节腔形成障碍。

正常关节形成也需要适量的硫酸乙酰肝素（heparan sulfate）。缺乏 Ext1 的突变体胎鼠由于硫酸乙酰肝素合成不足，肢体近侧关节的关节面不光滑，滑液水平降低。手指关节影响更严重，缺乏明显的间充质间带，常常引起关节融合[Mundy C, 2011]。

肌肉收缩对滑膜关节形成也有重要影响。Kahn[Kahn, 2009]等证明肌肉收缩对关节祖细胞终末分化非常重要，包括关节腔的形成和改建。这一过程由依赖收缩刺激的 β-连环蛋白调控，它是影响关节形成的一种重要调节因子。

不同关节似乎依赖额外的、局部的细胞因子表达来调控关节形成。破坏鼠的 *HOX* 基因（一组控制胚胎发育前后轴的基因）后尺骨和桡骨近乎完全缺失。进一步研究表明，*HOX11* 基因调控腕关节和脚踝关节形成，对确定腕骨和跗骨边际及维持它们关节面非常重要。*HOX11* 基因也可能通过直接或间接刺激 Wnt/β-连环蛋白信号通路、Wnt-9a 和 Wnt-4 的表达，在腕骨和跗骨表面形成一层厚的滑液层[Koyama E，2010]。膝关节高表达后肢调控基因 *HOXC9*、*HOXC10* 和其他几种涉及 TGF-β/BMP 和 Wnt 信号通路的基因。因此，TGF-β 信号通路可影响膝关节的形态发生，并参与半月板形成。肘关节发育可能与调控肌肉形成的基因有关，因为这些基因在肘关节周围组织中高表达[Pazin D E，2012]。

四、关节软骨形成

关节软骨位于滑膜关节表面，软骨细胞分泌蛋白聚糖，并和Ⅱ型胶原蛋白组成软骨基质，且有一定黏弹性可以维持抗压能力。传统观点认为关节软骨是胚胎骨骺的一部分，并且在软骨内成骨过程中不被骨组织取代[Goldring M B，2012]。这一观点受到一些学者的质疑，他们认为关节软骨是由关节腔周围的细胞形成，是由间带细胞分化而来的。这些学者的研究结果表明间带由靠近骨骺的两层外带和位于它们中间的一层薄的中间带组成。位于外层的间带细胞在胚胎发育早期会分化为软骨细胞且并入骨骺，引起原基延长。由中间层间带细胞分化成的细胞位于关节腔内并最终发育为关节软骨。Hyde 等使用母系蛋白-1（matrilin-1，软骨基质蛋白之一，骺软骨细胞表达但是关节软骨细胞不表达）证明关节软骨是由不表达母系蛋白-1 的细胞分化而来，而软骨原基的其余软骨细胞表达母系蛋白-1[Hyde G，2007]。在小鼠膝关节发育过程中，与原基中其他软骨细胞不同，靠近间带的一部分软骨细胞不表达母系蛋白-1。因此，关节表面的软骨细胞是由不表达母系蛋白-1 的早期软骨细胞亚群发育而来，而不是由间带类软骨膜层细胞再分化形成。Koyama[Koyama，2008]等进一步研究时意外发现关节周围间充质干细胞参与间带形成，并且这些表达 GDF-5 的间带细胞形成一群特殊的祖细胞。这些细胞也表达 Wnt-9a 和Ⅱ型胶原蛋白，并且在关节形成过程中随着时间推移一直占主导地位，最后形成关节软骨、滑膜内衬和其他关节组织，但是它们对生长板软骨形成贡献较小。缺乏 Wnt/β-连环蛋白信号通路的突变体小鼠也可以形成关节，但是其邻近关节腔部位缺乏一层细胞层，并且滑液水平也显著降低。获取永久性关节软骨细胞表型可能需要属于 ETS 转录生长因子家族中的 ERG 转录因子。因此，根据 Mundy[Mundy，2011]等的研究结果，与形成软骨原基的软骨细胞相比，关节软骨细胞有截然不同的胚胎来源。原基软骨细胞作用短暂，经过增殖、肥大、凋亡，在生长板功能停止前消失，而关节软骨表型稳定而持久，终身起作用。当然，这种细胞表型可能会发生改变，因为骨关节炎早期和晚期的关节软骨细胞会表达不同的细胞标志物，表明它们获得了其他细胞表型。此外，BMP 受体信号不但为关节形成和早期发育所必须，而且对出生后维持关节软骨细胞存活非常重要。BMP 受体信号强度的改变是人类罹患骨关节炎的重要危险因素，模拟或增强 BMP 受体信号可能是维持正常关节的一种治疗策略。

第三节　Ihh 在软骨发育中的作用

Hedgehog（简写为 *Hh*）基因，最初是在研究果蝇的基因突变时发现的，该基因突变的果蝇胚胎酷似受惊的刺猬（hedgehog），因此而得名。目前研究表明：在脊椎动物中存在音速豪猪蛋白（sonic hedgehog，Shh）、沙漠豪猪蛋白（desert hedgehog，Dhh）和印度豪猪蛋白（Indian hedgehog，Ihh）三种 Hedgehog 蛋白亚型。其中 Shh 参与胚胎肢芽不对称性发育和中枢神经系统的发育过程；Dhh 是生殖系统和外周神经系统发育过程中重要的调控因子；Ihh 则在软骨内成骨和骨关节炎（osteoanthritis，OA）的发生发展中发挥着重要的作用。

一、Hh 信号转导通路

Hh 蛋白能通过自身裂解产生一个 C-端及功能性 N-端结构域，且裂解的部位都相当保守。因为 Ihh 与 Shh 的 N-端结构 93% 一致，所以两者具有相似的活性，相同的受体和信号转导通路。12 次跨膜结构的 patched-1（Ptch1）和 7 次跨膜结构的 smoothened（Smo）是 Hh 靶细胞表面分泌的两种特殊的 Hh 信号通路膜蛋白。当缺乏 Hh 蛋白时，Smo 处于抑制状态，而当 Hh 蛋白与 Ptch 结合后解除了 Smo 抑制状态，释放出来活性状态的 Smo 可激活转录因子 glioma-associated oncogene homologue（Gli），调控其靶基因的转录，进而调节细胞的增殖和分化。在哺乳动物中，有三类 Gli 转录因子：Gli1，Gli2，Gli3。研究发现：在四肢骨的发育过程中 Gli2 和 Gli3 是 Hh 信号主要的效应器，而 Gli1 的主要作用是激活 Hh 信号。

研究表明多种因子可以调控 Hh 信号转导通路，进而调节细胞的增殖和分化。如环杷明（cyclopamine）能够直接作用于 Hh 信号转导通路中的 Smo，抑制 Hh 信号转导通路的活性；Kif7（kinwsin family member7）可以通过依赖 Sufu 途径促进转录因子 Gli 的活性和非依赖 Sufu 途径抑制转录因子 Gli 的活性[Hsu S H，2011]。而转录激活因子-4（Atf-4）是 Ihh 在软骨细胞中的一个新的转录激活因子，其对于 Ihh 的正常表达及通过旁分泌作用促进成骨细胞的分化是必需的，从而通过控制生长板软骨细胞的增殖和分化控制骨的生长[Wang W，2009]。

二、Ihh 与软骨内成骨过程中软骨细胞的增殖和分化

软骨内成骨与四肢骨的形成和生长密切相关。在软骨内成骨过程中，生长板中的软骨细胞增殖并经历不同阶段的分化，在每一个阶段，软骨细胞都有其特征性形态并表达特定的基因产物。位于生长板顶端的软骨细胞是小圆形的储备软骨细胞，作为增殖柱状软骨细胞的前体细胞，增殖缓慢；而后储备软骨细胞分化为增殖柱状软骨细胞，它们增殖旺盛，通过细胞分裂和基质产生来调节长骨生长；增殖柱状软骨细胞最后停止增殖并开始肥大，

变为肥大前软骨细胞；肥大前软骨细胞继续肥大化变为大而圆的肥大软骨细胞；最后肥大软骨细胞凋亡，细胞周围的基质骨化并形成骨。其中，储备软骨细胞和增殖柱状软骨细胞表达高水平的Ⅱ型胶原（ColⅡ）和Sox9，肥大前软骨细胞表达甲状旁腺激素（parathyroid hormone，PTH）或甲状旁腺激素相关肽受体（PTHrP receptor，PPR）和Ihh，肥大软骨细胞表达ColX和血管内皮生长因子（vascular endothelial growth factor，VEGF）。目前研究表明Ihh在软骨内成骨过程中对软骨细胞的增殖分化发挥着关键性调控作用。

（一）Ihh在软骨内成骨的多个时期调节软骨细胞分化

1. Ihh调节软骨细胞肥大分化

1996年，Vortkamp等首次发现Ihh和甲状旁腺激素相关蛋白（parathyroid hormone related protein，PTHrP）通过负反馈机制调节软骨内成骨过程中软骨细胞的增殖和分化。基于这个发现，后来St-Jacques等详细描述了此过程，即由前肥大细胞分泌的Ihh诱导关节周围软骨膜内细胞合成PTHrP，PTHrP通过结合增殖区和前肥大区软骨细胞表面受体PPR来抑制该区域软骨细胞肥大分化，从而使软骨细胞处于增殖状态，前肥大软骨细胞数量减少，进而减少了Ihh的表达量。后来，为了直接研究Ihh的功能，Karp等人的研究进一步比较了*Ihh*基因敲除鼠与Ihh、PTHrP双基因敲除鼠，发现与野生型鼠相比，两者四肢均变短，而持续激活PPR可以纠正*Ihh*基因敲除鼠软骨细胞的过度增殖。这些研究表明：Ihh通过调节PTHrP的合成来抑制软骨细胞的肥大分化。

另外Ihh还可以通过其他途径调节软骨细胞肥大分化。Nkx3.2蛋白产生于软骨细胞前体细胞，在早期软骨细胞中保持不变，终末期软骨细胞中下调。研究表明：Nkx3.2蛋白能促进软骨细胞早期分化和细胞存活，并且抑制软骨细胞的肥大和凋亡。Choi[Choi，2012]等在研究中发现：在软骨细胞中，Ihh能引起Lrp（Wnt的共受体）和Sfrp（Wnt的拮抗剂）的平行抑制，这反过来引起软骨生长板前肥大区域Wnt-5a信号的选择性提高，进而导致Nkx3.2蛋白的降解。同时Choi等在Ihh信号缺陷小鼠的软骨细胞中发现Nkx3.2蛋白的水平显著提高。因此，Choi等认为在软骨形成过程中，Ihh信号可能通过非经典Wnt-5a依赖性途径降解Nkx3.2蛋白进而促进软骨肥大。

Mak[Mak，2008]等发现：在PTHrP-/-胚胎的软骨内成骨过程中，通过Shh蛋白处理，过表达Ihh信号或者钝化Ptch1来上调Ihh信号能促进软骨肥大。而当用环杷明或者去除Smo的方法抑制Hh信号会抑制软骨细胞肥大。同样，在出生后软骨中上调Hh信号会导致二次骨化过程中软骨细胞肥大加速，关节软骨减少。上述结果表明：Ihh可以通过不依赖PTHrP的途径来促进软骨细胞肥大，且对出生后软骨的发育和体内平衡尤为重要。

2. Ihh调节软骨细胞早期分化

Ihh不但调节软骨细胞肥大而且调节软骨细胞早期分化。Kobayashi等特异性敲除PPR，发现PTHrP信号的下降上调了生长板中Ihh的表达，同时储备区软骨细胞体积变小，而增殖率反而增高了。由于PPR通常表达于肥大前软骨细胞中，而在同一时期储备区软骨细胞的Ptc1表达水平增加，因此作者认为：增强Ihh信号会促进储备软骨细胞向增殖柱状软骨细胞分化。所以 Ihh/PTHrP 也可以调控软骨细胞早期的分化。

后来，Kobayashi 等在小鼠生长板中去除 PPR，发现了 Ihh 和 PTHrP 活性的上调，储备软骨细胞分化加快且软骨细胞的增殖柱状层变长。他们进一步研究发现：在这些小鼠中，抑制 Ihh 活性会明显降低增殖柱状层的长度，但是抑制 PTHrP 仅对其长度产生轻微的影响；过表达 Ihh 导致 PTHrP 上调，储备软骨细胞分化加快且软骨细胞的增殖柱状层变长。在此模型中 PTHrP 对增殖柱状层的延长影响最小，且当 PTHrP 信号维持不变时，增殖柱状层的延长和储备软骨细胞分化的加快仍然存在。因此说明，Ihh 也可以通过不依赖PTHrP 途径促进软骨细胞早期分化。

（二）Ihh 促进软骨细胞的增殖

Ihh 信号不但可以调控软骨细胞分化，还能调控软骨细胞的增殖。与野生型鼠相比，*Ihh* 基因敲除鼠的软骨细胞增殖明显下降，且肢体也短于野生型。对此，Karp 等进行了进一步的研究，他们分别构建了 *Ihh*、*PTHrP* 双基因敲除鼠和 *PTHrP* 单基因敲除鼠，发现 PTHrP 单基因敲除鼠和双基因敲除鼠的肢体发育短于野生型，但是双基因敲除鼠更明显，且持续激活 PPR 仍无法纠正 *Ihh* 基因敲除鼠的肢体短小缺陷。以上研究表明，Ihh 可以通过不依赖 PTHrP 的方式调控软骨细胞的增殖。

过表达 Ihh 或者在软骨中特异性活化 Smo 会促进软骨细胞增殖，而敲除 *Ihh* 或 *Smo* 基因会导致软骨细胞增殖率下降并伴随着 cyclin D1 的表达下调。而 cyclin D1 作为一种低表达于储备软骨细胞而高表达于增殖柱状软骨细胞的周期调节蛋白，通过加快 G_1/S 期的转换来促进细胞周期进程。由此说明，cyclin D1 参与介导 Ihh 对软骨细胞增殖起调控作用。

（三）多种信号分子与 Ihh 相互影响调节软骨内成骨

在软骨内成骨过程中，多种信号分子通过和 Ihh 相互影响来调节长骨的生长发育。如Vortkamp 等发现，位于 Ihh 下游的 BMP-2 能介导 Ihh 信号到关节周围软骨膜以诱导其分泌PTHrP，BMPs 反过来作用于肥大前软骨细胞，从而协调软骨细胞肥大分化和骨膜分化。而转化生长因子（transforming growth factor，TGF）β1（TGF-β1）和 BMP-2 对于软骨细胞增殖分化和 Ihh 的调节有竞争性和对抗性的作用[Keller B，2011]。Wang 等构建了软骨特异性胰岛素样生长因子（insulin-like growth factor，IGF）受体敲除的小鼠，发现这种小鼠生长迟缓、增殖的软骨细胞减少、Ihh 表达下降，而 PTHrP 水平提高；这种现象在体外培养的 IGF-Ⅰ受体敲除小鼠的成年细胞中也有出现。由此说明：在胚胎和出生后软骨细胞中的 IGF-Ⅰ受体调控细胞生长、存活和分化，且一部分是通过调节 Ihh/PTHrP 通路实现的[Wang W，2012]。Yoshida 等研究表明 Runx2 和 Runx3 对于软骨细胞的成熟是必要的，且 Runx2 可以通过诱导 Ihh 表达调控软骨细胞成熟和增殖进而调节肢体的生长。Yoshida 等研究发现 Wnt-9a 丢失导致 Ihh 短暂下调和 Ihh 活性降低，且在胚胎双杂合 Wnt-9a和 β-catenin 会降低 Ihh 表达，所以典型的 Wnt/β-catenin 通路可能通过 Wnt-9a 介导 Ihh 表达来调节[Spater D，2006]。另外，还有许多软骨细胞肥大和终末分化的调节因子，如维生素

D_3［Klotz B，2012；Dreier R，2008］、纤维母细胞生长因子受体-3 也通过与 Ihh 相互作用而发挥作用。

三、*Ihh* 基因对滑膜关节形成的影响

A1 型短指/趾症是人类群体中发现的第一例符合孟德尔遗传定律的常染色体遗传病，患者特征为手/足第二指节的指骨严重缩短或者缺失，2000 年杨心平博士首先报道了在中国人群中的 A1 型短指畸形病例，并利用连锁定位方法将突变位点定位于染色体 2q35.36 的区域，2001 年高波博士进一步将突变位点精确定位于 *Ihh* 基因［Gao B，2009］。为了研究 *Ihh* 基因和指间关节融合之间的关系，Amano［Amano，2016］等构建了 Prx1-Cre、Ihh$^{fl/fl}$ 基因敲除小鼠模型，其中 Prx1-Cre 重组蛋白酶最早在胚胎期 E9.5 天肢芽间充质干细胞凝结时特异性表达，发现突变的指/趾骨在出生后持续地融合，直到指/趾骨最终被未分割的"一根骨头"所取代。突变体小鼠显示有骨钙素染色阳性的成熟成骨细胞，但成骨细胞增殖和异常成骨细胞减少。他们同时发现使用 Prx1-Cre、PTH1R$^{fl/fl}$ 小鼠条件性敲除 *PTHrP* 基因也会导致同样的现象，但是通过 Prx1-Cre、Ihh$^{fl/fl}$、Jansen Tg 小鼠持续激活突变体中 *PTH1R* 基因后指/趾关节融合现象无明显改善。间带对关节形成至关重要，通过显微外科技术切除间带后会导致关节消融和骨融合。笔者所在实验室通过构建条件性基因敲除 Col2a1-CreERT2、Ihh$^{fl/fl}$ 小鼠研究敲除 *Ihh* 基因导致生长板缺失的具体机制，证明敲除 Ihh 基因会导致软骨细胞过早成熟肥大，增加生长板区域矿化水平，导致正常生长板和次级骨化中心缺失。同时通过 Prx1-Cre、Ihh$^{fl/fl}$、Rosa26$^{-ZsGreen1}$ 基因工程小鼠特异性敲除肢体间充质干细胞中 *Ihh* 基因，证明 *Ihh* 对生长板的发育和次级骨化中心的形成至关重要，在肢体发育早期敲除肢体间充质干细胞中 *Ihh* 基因后会加速软骨细胞肥大并转化为成骨细胞或骨细胞，从而导致软骨支架骨化，软骨支架骨化会阻止生长板和指间关节形成，并最终导致小鼠短肢、无指间关节形成和侏儒表型［Sun J，2018］。在人们的研究中，为什么没有指间关节形成并导致侏儒畸形？可能的解释是当 Ihh 信号缺失时，肢体间充质干细胞肥大并迅速转化为成骨细胞和骨细胞，因此，间充质细胞可能无法参与间带的形成，从而维持骨骼支架连续不间断，阻止生长板形成导致短肢，无指间关节形成和侏儒畸形。发育过程中不同关节对 *Ihh* 缺失的敏感度不同。Ihh$^{d/d}$ 胚胎中，指间关节无法形成是由于间带的软骨组织没有分离。相反，转基因小鼠的腕关节和踝关节处包含由间充质组织间隔的软骨元素，肘关节和膝关节部位包含分离或部分分离的软骨元素。尽管肢体滑膜关节是类似于生物力学的器官，但它们的形成受某些独特的机制调控。因此，不同的肢体关节可能有不同的补偿机制或冗余的信号通路，使它们对 *Ihh* 缺陷有不同的敏感性。

第四节　HDAC4 在软骨胚胎发育中的作用

在骨的生长发育中，四肢长骨的生发中心通常位于骨端（图 1-2），由骨骺（包含二次骨化中心）、骺板（生长板）及干骺端三部分组成，其中骺板是长骨的纵向生发中心，对

于长骨的生长发育尤为重要。骺板从骨骺侧开始，分为生长区（生发层、增殖层）、软骨变形区（肥大细胞层）与骨化区。生发层的生发细胞从髓动脉获得营养增殖分裂，形成增殖层。在软骨变形区，增殖的细胞变大、变圆，构成肥大细胞层，成熟的肥大细胞进一步膨胀破裂，细胞解体，软骨基质钙化，从而形成预钙化带，之后在血管内和间质中形成新骨。如此干髓端又不断地骨化，长骨得以不断地纵向生长。其中肥大的软骨细胞是调控肢体长度增加速率的主要因素。那么又是什么因素调控软骨细胞肥大呢？目前尚

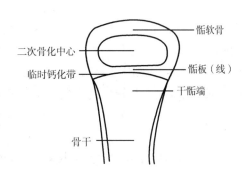

图 1-2　生长板结构示意图

不清楚。最近的研究发现在骨骼的发育过程中，HDAC4 可调控软骨细胞肥大。

一、组蛋白脱乙酰酶

组蛋白脱乙酰酶（histone deacetylase，HDAC）是一类蛋白酶，对染色体的结构修饰和基因表达调控发挥着重要的作用。一般情况下，组蛋白的乙酰化有利于 DNA 与组蛋白八聚体的解离，核小体结构松弛，从而使各种转录因子和协同转录因子能与 DNA 结合位点特异性结合，激活基因的转录。在细胞核内，组蛋白乙酰化与组蛋白去乙酰化过程动态平衡，并由组蛋白乙酰转移酶（histone acetyltransferase，HAT）和 HDAC 共同调控。HAT 将乙酰辅酶 A 的乙酰基转移到组蛋白氨基末端特定的赖氨酸残基上，HDAC 使组蛋白去乙酰化，与带负电荷的 DNA 紧密结合，染色质致密卷曲，基因的转录受到抑制。HDACs 和 HAT 共同维系组蛋白乙酰化与去乙酰化的平衡状态，与细胞增殖分化及细胞凋亡等诸多过程密切相关。

在哺乳动物细胞中，HDAC 分为Ⅰ类和Ⅱ类。Ⅰ类分布无组织特异性，包括 1、2、3 和 8。Ⅱ类分布有组织特异性，Ⅱ类 HDACs 依据其结构域的不同，又可划分为Ⅱa 类（HDAC4，HDAC5，HDAC7 和 HDAC9）和Ⅱb 类（HDAC6 和 HDAC10）。研究表明Ⅱa 类 HDAC4 和细胞的肥大有密切关系。

人类 *HDAC4* 基因定位于染色体 2q37.3，跨度约为 353.49kb，转录产物为 8980bp 的 mRNA。HDAC4 包含两个结构域：一个是位于 N 端可以与特异性转录因子和分子伴侣相互作用及包含一个富含赖氨酸/精氨酸的核定位序列（nuclear localization sequence，NLS）的调控结构域，另一个是位于 C 端的含锌催化结构域（去乙酰化酶结构域）和一个疏水的核输出序列（nuclear export sequence，NES），能够使 HDAC4 在胞质中积累[Lin Z, 2009]。晶体结构分析显示，适当折叠的锌结合结构域是阻遏物复合体形成的前提。C 端的锌结合结构域在底物识别中起重要作用，并可以结合辅阻遏物复合体 SMRT/NCOR-HDAC3（silencing mediator for retinoic acid receptor and thyroid-hormone receptor/nuclear hormone receptor co-repressor-histone deacetylase 3）。N 端包含特定氨基酸残基，容易受到多种翻译后修饰的影响，如蛋白水解、泛素化、SUMO 化（sumoylation）、羧基化，还有最重要的

磷酸化。HDAC4 可以通过与肌细胞增强因子 2（myocyte enhancer factor-2，MEF2）等特定的转录因子作用而被聚集至 DNA 的特定区域，其中 MEF2 结合结构域定位于 HDAC4 的 119～208 位碱基上。研究表明，在细胞核中 HDAC4 可以导致 MEF2A 依赖性的转录并通过与肌细胞增强因子 MEF2A 结合被抑制。此外，MEF2C 也可以聚集 HDAC4，从而抑制转录。HDAC4 与异染色质蛋白 1 和 C 端结合蛋白相互作用，发挥特定的生物学功能。HDAC4 还可通过与分子伴侣结合并出核来激活抑制基因[Lin Z，2009]。

二、HDAC4 调控生长板软骨细胞分化和发育的机制

HDAC4 主要表达于增殖软骨细胞与前肥大软骨细胞，通过与组蛋白及其他转录因子相互作用来调控软骨细胞增殖、分化、肥大化及软骨内骨化。

Vega 等研究发现，HDAC4 通过与 runt 相关转录因子-2（runt-related transcription factor-2，Runx2）结合并抑制其活性，调控软骨细胞的肥大及内源性骨的形成[Lin，2009]。Runx2 是 BMP 作用途径的一个主要靶点，也是调控软骨细胞肥大的关键转录因子之一。BMP-2 信号刺激 p300 介导 Runx2 发生乙酰化，增加反式激活活性，抑制 E3 泛素-蛋白连接酶（Smurf1）介导的 Runx2 的降解。而 HDAC4 使 Runx2 发生去乙酰化，引发 Smurf 介导的蛋白质降解。抑制 HDACs 将提高 Runx2 乙酰化水平，增强 BMP-2 介导的成骨细胞分化，促进骨形成[Guan，2012]。最近有研究表明新生小鼠生长板肥大的软骨细胞中 HDAC4 表达明显降低[Guan，2012]。去除 HDAC4 的小鼠表现为骨的成熟受阻，由于肥大软骨细胞的早熟，其情况类似 Runx2 过度表达的小鼠。相反，过度表达 HDAC4 则抑制软骨细胞的分化和肥大，其情况类似敲除 Runx2 的小鼠。这些研究表明 HDAC4 在软骨细胞的肥大和骨骼的发育过程中起着关键的作用。

三、HDAC4 在核内外穿梭和降解控制骨骺的生长和发育机制

绿色荧光蛋白实验显示，大量的 GFP-HDAC4 定位于细胞质中。在 HeLa 细胞中，HDAC4 主动运输至细胞质，而当细胞核运输被阻断时，HDAC4 也可存在于细胞核内，这说明 HDAC4 存在核质穿梭的可能性。那么，HDAC4 是如何实现这种穿梭的呢？如前所述，HDAC4 的 N 端 NLS 是 HDAC4 入核所必需的。而 C 端的疏水性基序（MXXLXVXV）起到 NES 的作用，是胞质滞留介导物介导 HDAC4 出核所必需的，能够使 HDAC4 大量存在于细胞质中。

研究表明，在骨骺的生长发育中，钙调蛋白依赖性蛋白酶Ⅳ（CaMKⅣ）使 HDAC4 的某些位点发生磷酸化，磷酸化的 HDAC4 从核内转运到核外胞质，并同胞浆蛋白 14-3-3 结合而停留在胞质内（14-3-3 蛋白是胞质蛋白，具有识别并与磷酸化的蛋白相结合，从而使磷酸化的蛋白停留在胞质内的功能）。HDAC4 从核内穿梭到核外将解除对 Runx2 的抑制作用，使软骨细胞分化、成熟。

四、microRNAs 通过 HDAC4 调控骨骺的生长和发育机制

microRNAs（miRNAs）是在真核生物中发现的一类内源性的具有调控功能的非编码 RNA，其大小长 20~25 个核苷酸。作为转录后的调节因子，与靶 mRNA 的 3'-非转录区（3'untranslated region，3'-UTR）作用，可通过碱基互补配对的方式识别 mRNA，但 miRNAs 和其潜在的目标靶之间并非完全互补，并根据互补程度的不同指导 RNA 诱导的沉默复合物（RNA-induced silencing complex，RISC）降解靶 mRNA 或者阻遏靶 mRNA 的翻译，在转录后水平实现对基因表达的调控[Eulalio，2007；Valencia-Sanchez，2006]。

最近的研究表明，这些 miRNAs 分子参与包括细胞增殖与发育、细胞分化、细胞凋亡、细胞能量代谢等多种生理过程，以及心血管疾病、神经系统疾病、糖尿病、肿瘤等多种病理过程[Van Rooij，2008；Wang，2010]。已有研究证实，某些 miRNAs 在关节软骨中特异性表达，但其在关节软骨增生与分化中的作用机制仍不明确。

在体外培养下，miR-1 对骨骼肌增生和分化有直接的调节作用。Chen[Chen J，2006]等研究发现，miR-1 通过靶作用于 HDAC4 促进肌细胞生成，在体内敲除骨骼肌特异性 miRNA-miR-1-2，导致 50%动物因心脏形态学异常、电传导和细胞周期失调而死亡[Zhao Y，2007]。这些研究表明，miR-1 在肌肉组织的增生和分化过程中起重要的调控作用。Li 等发现，miR-1 除在肌肉组织中表达外，还在软骨组织中表达，但不在脑、肺、肝脏、小肠组织中表达。在肥大区软骨组织中，miR-1 表达远高于增生区。miR-1 可促进软骨细胞的增殖和分化。miR-1 可通过碱基互补配对的方式识别 HDAC4 3'-UTR，但其相互之间并非完全互补，通过阻遏 HDAC4 mRNA 的翻译，在转录后水平实现对 HDAC4 表达的调控。miR-1 通过抑制 HDAC4 的表达，间接促进 Runx2、ColX 和 Ihh 的表达，它们作为软骨内骨形成的关键性因子，进而影响软骨细胞的增生和分化[Li P，2014]。

另外，人们已经证实了几种可以调控 HDAC4 的 miRNA，如 miR-29b，miR-140，miR-200a 和 miR-365。miR-200a 可以与 HDAC4 的 3'-UTR 直接结合，抑制 HDAC4 的表达，而 HDAC4 也会抑制 miR-200a 的表达[Yuan J，2011]。miR-29b 通过多种机制促进成骨细胞的分化，机制之一即通过自身的"种子区"与 3'-UTR 结合，抑制 HDAC4 的作用[Li Z，2009]。miR-140、miR-365 与 3'-UTR 直接结合干扰 HDAC4 mRNA 的翻译，促进软骨细胞肥大化及分化[Guan Y，2011]。

HDAC4 不仅可以通过修饰组蛋白调节基因转录，并且可以与包括多种转录因子在内的非组蛋白相互作用，调控软骨与骨的发育。研究者通过阐明其机制，为临床上的骨骼疾病提供了新的治疗思路。

参 考 文 献

王春阳，宋君毅，胡声宇，2003. 关节软骨胎龄形态学光镜观察. 中国药物与临床·骨科专辑，3：54-57.

Amano K，Densmore M，Fan Y，et al，2016. Ihh and PTH1R signaling in limb mesenchyme is required for proper segmentation and subsequent formation and growth of digit bones. Bone，83：256-266.

Chen J F，Mandel E M，Thomson J M，et al，2006. The role of microrna-1 and microrna-133 in skeletal muscle proliferation and differentiation. Nat Genet, 38（2）: 228-233.

Choi S W, Jeong D U, 2012. Indian Hedgehog signalling triggers Nkx3. 2 protein degradation during chondrocyte maturation. Biochem J, 443: 789-798.

Day T F, Guo X, Garrett-Beal L, et al, 2005. Wnt/beta-catenin signaling in mesenchymal progenitors controls osteoblast and chondrocyte differentiation during vertebrate skeletogenesis. Dev Cell, 8: 739-750.

Dreier R, Gunther B K, Mainz T, et al, 2008. Terminal differentiation of chick embryo chondrocytes requires shedding of a cell surface protein that binds 1, 25-dihydroxyvitamin D3. Biol Chem, 283: 1104-1112.

Dy P, Smits P, Silvester A, et al, 2010. Synovial joint morphogenesis requires the chondrogenic action of Sox5 and Sox6 in growth plate and articular cartilage. Dev Biol, 341: 346-359.

Eulalio A, Rehwinkel J, Stricker M, et al, 2007. Target-specific requirements for enhancers of decapping in miRNA-mediated gene silencing. Genes Dev, 21: 2558-2570.

Gao B, Hu J, Stricker S, et al, 2009. A mutation in Ihh that causes digit abnormalities alters its signalling capacity and range. Nature, 458（7242）: 1196-1200.

Goldring M B, 2012. Chondrogenesis, chondrocyte differentiation, and articular cartilage metabolism in health and osteoarthritis. Ther Adv Musculoskelet Dis, 4: 269-285.

Goldring M B, Tsuchimochi K, Ijiri K, 2006. The control of chondrogenesis. J Cell Biochem, 97: 33-44.

Guan Y, Chen Q, Yang X, et al, 2012. Subcellular relocation of histone deacetylase 4 regulates growth plate chondrocyte differentiation through ca2+/calmodulin-dependent kinase iv. AJP: Cell Physiol, 303（1）: C33-C40.

Guan Y J, Yang X, Wei L, et al, 2011. Mir-365: a mechanosensitive microRNA stimulates chondrocyte differentiation through targeting histone deacetylase 4. FASEBJ, 25（12）: 4457-4466.

Guo X Z, Day T F, Jiang X Y, et al, 2004. Wnt/beta-catenin signaling is sufficient and necessary for synovial joint formation. Genes Dev, 18: 2404-2417.

Han Y, Lefebvre V L, 2008. Sox5 and Sox6 drive expression of the aggrecan gene in cartilage by securing binding of Sox9 to a far-upstream enhancer. Mol Cell Biol, 28: 4999-5013.

Hsu S H, Zhang X, Yu C, et al, 2011. Kif7 promotes hedgehog signaling ingrowth plate chondrocytes by restricting the inhibitory function of Su-fu. Development, 17: 3791-3801.

Hyde G, Dover S, Aszodi A, et al, 2007. Lineage tracing using matrilin-1 gene expression reveals that articular chondrocytes exist as the joint interzone forms. Dev Biol, 304: 825-833.

Kahn J, Shwartz Y, Blitz E, et al, 2009. Muscle contraction is necessary to maintain joint progenitor cell fate. Dev Cell, 16: 734-743.

Keller B, Yang T, Chen Y, et al, 2011. Interaction of TGF β and BMP signaling pathways during chondrogenesis. PLoS One, 6: 16421.

Klotz B, Mentrup B, Regensburger M, et al, 2012. 1, 25-dihydroxyvitamin D3 treatment delays cellular aging in human mesenchymal stem cells while maintaining their multipotent capacity. PloS One, 7: 29959.

Koyama E, Shibukawa Y, Nagayama M, et al, 2008. A distinct cohort of progenitor cells participates in synovial joint and articular cartilage formation during mouse limb skeletogenesis. Dev Biol, 316: 62-73.

Koyama E, Yasuda T, Minugh-Purvis N, et al, 2010. Hox11 genes establish synovial joint organization and phylogenetic characteristics in developing mouse zeugopod skeletal elements. Development, 137: 3795-3800.

Koyama E, Young B, Nagayama M, et al, 2007. Conditional Kif3a ablation causes abnormal hedgehog signaling topography, growth plate dysfunction, and excessive bone and cartilage formation during mouse skeletogenesis. Development, 134: 2159-2169.

Li P, Wei X, Guan Y, et al, 2014. microRNA-1 regulates chondrocyte phenotype by repressing histone deacetylase 4 during growth plate development. FASEBJ, 28（9）: 3930-3941.

Li Z, Hassan M Q, Jafferji M, et al, 2009. Biological functions of mir-29b contribute to positive regulation of osteoblast differentiation. J Biol Chem, 284（23）: 15676-15684.

Lin Z, Murtaza I, Wang K, et al, 2009. Mir-23a functions downstream of NFATc3 to regulate cardiac hypertrophy. Proc Natl Acad Sci USA, 106（29）: 12103-12108.

Mak K K, Kronenberg H M, Chuang P T, et al, 2008. Indian hedgehog signalsindependently of PTHrP to promote chondrocyte hypertrophy. Development, 135: 1947-1956.

Matsumoto K, Li Y, Jakuba C, et al, 2009. Conditional inactivation of Has2 reveals a crucial role for hyaluronan in skeletal growth, patterning, chondrocyte maturation and joint formation in the developing limb. Development, 136: 2825-2835.

Mundy C, Yasuda T, Kinumatsu T, et al, 2011. Synovial joint formation requires local Ext1 expression and heparan sulfate production in developing mouse embryo limbs and spine. Dev Biol, 351: 70-81.

Pazin D E, Gamer L W, Cox K A, et al, 2012. Molecular profiling of synovial joints: Use of microarray analysis to identify factors that direct the development of the knee and elbow. Dev Dyn, 241: 1816-1826.

Pitsillides A A, Ashhurst D E, 2008. A critical evaluation of specific aspects of joint development. Dev Dyn, 237: 2284-2294.

Seo H S, Serra R, 2007. Deletion of Tgfbr2 in Prx1-cre expressing mesenchyme results in defects in development of the long bones and joints. Dev Biol, 310: 304-316.

Spater D, Hill T P, Gruber M, et al, 2006. Wnt9a signaling is required for joint integrity and regulation of Ihh during chondrogenesis. Development, 133: 3039-3049.

Sun J, Wei X, Li S, et al, 2018. The effects of Ihh deletion on Mesenchyme cells: inducing intermediate cartilage scaffold ossification to cause growth plate and phalange joint absence, short limb, and dwarfish phenotypes. Stem Cells Dev, 27 (20): 1412-1425.

Tuddenham L, Wheeler G, Ntounia-Fousara S, et al, 2006. The cartilage specific microRNA-140 targets histone deacetylase 4 in mouse cells. FEBS Lett, 580 (17): 4214-4217.

Valencia-Sanchez M, A, 2006. Control of translation and mrna degradation by miRNAs and siRNAs. Genes Dev, 20 (5): 515-524.

Van Rooij E, Sutherland L B, Thatcher JE, et al, 2008. Dysregulation of microRNAs after myocardial infarction reveals a role of mir-29 in cardiac fibrosis. Proc Natl Acad SciUSA, 105 (35): 13027-13032.

Wang W, Lian N, Li L, et al, 2009. Atf4 regulates chondrocyte proliferation and differentiation during endochondral ossification by activating Ihh transcription. Development, 136: 4143-4153.

Wang W, Lian N, Ma Y, et al, 2012. Chondrocytic Atf4 regulates osteoblastdifferentiation and function via Ihh. Development, 139: 601-611.

Wang Y, Liang Y, Lu Q, 2010. microRNA epigenetic alterations: predicting biomarkers and therapeutic targets in human diseases. Clin Genet, 74 (4): 307-315.

Yuan J H, Yang F, Chen B F, et al, 2011. The histone deacetylase 4/sp1/microrna-200a regulatory network contributes to aberrant histone acetylation in hepatocellular carcinoma. Hepatology, 54 (6): 2025-2035.

Zhao Y, Ransom J F, Li A, et al, 2007. Dysregulation of cardiogenesis, cardiac conduction, and cell cycle in mice lacking miRNA-1-2. Cell, 129 (2): 303-317.

第二章

关节软骨的形态

第一节　关节软骨的组织结构

关节软骨为透明软骨，覆盖在构成活动关节的两个相对骨面上。关节软骨是一种特殊的结缔组织，由软骨细胞和软骨基质组成，没有血管、神经和淋巴管，营养主要来自关节液和软骨下血管，尤以前者为主要来源。关节软骨的主要生理功能有均匀传递载荷，扩大关节负重面，减少接触应力，缓冲震荡，为关节活动提供低摩擦、低磨损的光滑界面。

一、成年关节软骨组织结构

正常成年人关节软骨厚 1～5mm，呈浅蓝色，半透明，光滑有光泽。关节软骨由少量的软骨细胞和大量的细胞外基质组成。细胞外基质占总体积的 98%～99%，主要由胶原、蛋白多糖和水组成，还有少量的糖蛋白和其他蛋白。物理形态上关节软骨包括两部分：一部分是固态物质，包括软骨细胞、胶原、蛋白多糖和其他的糖蛋白；另一部分是液态物质，包括水和离子[Sophia F，2009]。

水分是关节软骨最丰富的成分，占湿重的 65%～80%，少量水分位于细胞间隙，30%位于胶原中的纤维间隙，剩余的位于基质中的分子间隙。与组织间液相似，水中溶解有无机盐、电解质，但 pH 较组织间液低，为 7.1～7.2。但是，在邻近骨组织的深层和钙化层，肥大软骨细胞周围基质中，水分 pH 较高，这一现象有利于邻近钙化带的软骨钙化。当软骨受到挤压时，水分可在基质中流动。关节内外的水分流动可运输营养物质、润滑关节[Sophia F，2009]。

胶原占软骨干重的 60%～80%，其中Ⅱ型胶原占胶原总量的 90%，胶原在软骨内形成网架结构，赋予软骨一定的形态和硬度（见本书第三章的相关内容）。蛋白多糖被胶原网架包绕，占软骨干重的 20%～40%，蛋白多糖带大量负电荷，吸附大量水分，使软骨内产生膨胀压。

软骨细胞占关节软骨总体积的 1%～2%，是一种高度分化的细胞，常单独或成对存在于软骨陷窝内，细胞膜可见许多胞浆突，胞浆突相互之间不相接触。软骨细胞的主要功能是合成和分泌软骨基质蛋白，维持软骨基质新陈代谢。成年软骨细胞在正常状态下不发生分裂，受到病理刺激后会发生增殖。

软骨细胞与基质是关节软骨的两个基本组成部分，软骨细胞赋予软骨以结构，基质则围绕在软骨细胞周围，使软骨具有弹性和张力强度。软骨基质在结构上类似于混凝土结构（图 2-1，彩图 2-1），由软骨的胶原纤维和其他基质两部分组成。胶原纤维类似于混凝土中的钢筋；其他基质（主要是蛋白多糖）类似于混凝土中的水泥。形成网络的胶原纤维构成了关节软骨的支架。大量折叠的蛋白多糖分子嵌在胶原网内，蛋白多糖中带负电的阴离子 SO_4^{2-} 和 COO^- 互相排斥并吸引阳离子（主要是 Na^+），从而产生渗透压，使水进入软骨内。软骨最表层的胶原纤维网不透水，软骨承受压力后引起水在多孔固态基质（蛋白多糖和胶原）内流动，然而由于硫酸软骨素等对水的吸附作用，对流动的水产生摩擦阻力，从而使水具有承重作用。这种液压机制是关节软骨硬度和负重能力的基础。软骨内的静电斥力、Donnan 平衡渗透压产生的"膨胀力"、水和胶原纤维网间的摩擦阻力三者之间的平衡，决定了胶原蛋白分子的压缩程度、负电荷暴露的数量和关节软骨内水分的含量。如果胶原断裂，关节软骨的支架结构会受到破坏，软骨的硬度及负重能力相应下降。另外，胶原网的断裂可使蛋白多糖分散展开，并暴露出更多的阴离子，从而使软骨内的水含量增加，引起软骨肿胀。蛋白多糖丢失，残存的蛋白多糖就具有更大的伸展空间，也可增加软骨内的水含量，而且蛋白多糖的丢失会减少水的流动阻力，降低其液压机制的作用，同样会使软骨的硬度及负重能力下降[Sophia F，2009]。关节软骨水肿是关节软骨损伤和退变的表现之一。

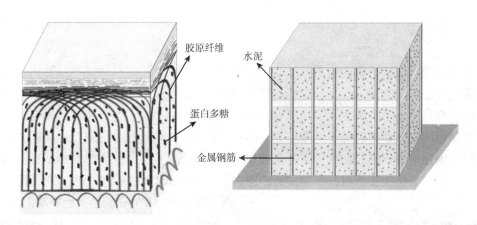

图 2-1　关节软骨基质的结构示意图

软骨细胞的大小、形状和密度随关节软骨深度的改变而变化，胶原的含量随深度增加而下降，而蛋白多糖的含量随深度增加而增加。软骨的这种组织结构特点反映了它的力学承载功能。承载力学负荷是关节软骨的主要功能之一，当关节负重时，首先对软骨产生直接的压应力，相应地，软骨内带负电荷的蛋白聚糖会吸附大量水分，产生静水压，以对抗压应力，细胞外胶原组织会产生张力，对抗蛋白聚糖产生的静水压，这样软骨就像一个充水的弹性组织，承受了重力和运动产生的冲击应力。同时，在关节发挥正常负重功能时，关节软骨内的软骨细胞承受了一种复杂的混合应力，包括压应力、静水压、张力和部分剪切应力[陈崇伟，2017]。大量的研究显示，力学刺激也是软骨细胞生存的重要环境条件。

依据软骨细胞和基质的形态变化，关节软骨自浅向深可分为：切线层（又称浅表层）

（superficial zone）、中间层（又称移行层，transitional zone）、深层（又称辐射层，deep zone or radial zone）及钙化软骨层（zone of calcified cartilage）（图 2-2）。各层厚度在不同动物和不同关节中各不相同，各层之间也没有明确的界线。但各层软骨的组成、结构和力学特性不同，细胞的形态和功能也不同。

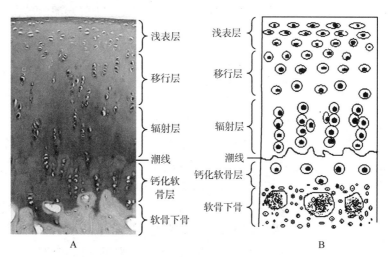

图 2-2　35 周龄成年兔股骨髁关节软骨的光学显微镜结构（AB-PAS，×100）（A）；关节软骨的结构示意图（B）

（一）切线层或浅表层

切线层或浅表层最薄，占关节软骨厚度的 5%～10%，相差显微镜下可看到该层内有一闪亮层（lamina splendens）[Hyttinen，2009]，可完整地从关节软骨上剥离。透射电镜下可进一步分为三层（见本章第二节）。其内的软骨细胞较小，呈梭形，长轴与关节软骨表面相平行，每个细胞被周围基质包绕。体外培养显示，该层细胞分解蛋白多糖的能力比其他层细胞强，而分泌的胶原和蛋白多糖却比其他层细胞少。该层内基质构成也不同于其他层，胶原、纤维连接蛋白和水含量高，蛋白多糖含量低。AB-PAS 染色（阿尔新蓝过碘酸雪夫染色）和阿尔新蓝染色显示，该层对阳性染料着色很浅（图 2-3）。胶原主要由Ⅱ型和Ⅳ型胶原构成，直径较细、排列致密，平行关节面方向走行，水基本上不能透过这一层，这是关节产生液压负重机制的基础。另外，这些纤维还具有孔隙状结构，能够摄入滑液分子，排出蛋白质及透明质酸等较大的分子。浅表层结构破坏会导致深部其他层结构中的水分、小分子蛋白丢失。因此，这层结构的完整性对维持关节软骨结构的完整性有特别重要的意义。蛋白多糖中每一个核心蛋白上附着的蛋白多糖比较少，部分蛋白多糖与细胶原纤

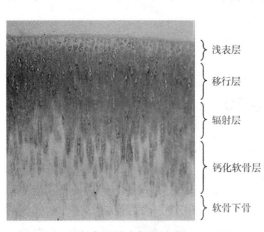

图 2-3　8 月龄兔股骨内侧髁关节软骨的阿尔新蓝染色（×100）

维交织成网，难以分离，可能与抗剪切应力有关。浅表层有较强的抗拉伸特性，是关节软骨中抗拉伸应力（tensile forces）和剪切应力（sheer forces）的主要承担者[Peng，2014]。

（二）中间层

中间层，又称移行层，占关节软骨厚度的40%～45%，该层的形态和基质构成介于浅表层和辐射层之间，体积通常是浅表层的数倍。细胞呈圆形或卵圆形，层内细胞代谢较浅表层活跃，细胞内有大量具有分泌功能的细胞器，如粗面内质网、高尔基体等。与浅表层相比，基质内胶原纤维直径粗大，排列不规则，具有较多斜行方向的纤维可以抵抗关节表面的剪切应力。蛋白多糖浓度高，较易分离，而水和胶原浓度低。AB-PAS染色和阿尔新蓝染色显示，移行层对阳性染料着色加深（图2-3）。功能上这层是抵抗压应力（compression）的第一层结构。

（三）深层

深层，又称辐射层，为关节软骨最厚的部分，占关节软骨总体积的30%。细胞直径大，数量多，为圆形或卵圆形，呈柱状排列，细胞柱垂直于关节面走行。层内胶原纤维直径最粗，可能与它们需要抵抗蛋白多糖膨胀性的压力有关。胶原纤维垂直关节面方向走行，并通过潮线进入钙化层，部分穿过潮线及钙化层软骨到达软骨下骨，使关节软骨牢固地附着在骨上。该层基质内蛋白多糖浓度最高，而水含量最低。AB-PAS染色和阿尔新蓝染色显示，辐射层对阳性染料着色最深。在HE染色的脱钙组织切片上，有一条淡蓝色的波状条纹介于辐射层和钙化软骨层之间，表现为嗜碱性的细线，称为潮线。潮线是辐射层和钙化层的分界线。随着年龄增长或关节软骨发生退变时，"潮线"数目会增多或出现紊乱（图2-4）。辐射层抵抗压应力的作用最强。

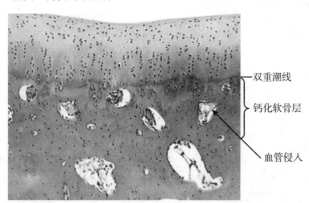

图2-4　8月龄兔股骨滑车部关节软骨的OA早期变化，双重潮线（HE，×100）

（四）钙化软骨层

钙化软骨层约100mm厚，位于辐射层和软骨下骨之间。细胞很少，部分退变，细胞内粗面内质网、高尔基体等细胞器极少，细胞被周围钙化的组织包埋，表现为软骨细胞镶在陷窝内。该层不含蛋白多糖，AB-PAS染色和阿尔新蓝染色不着色。胶原纤维在这层中被固定在软骨下骨，因此，钙化软骨层起着将软骨固定在骨上的作用。钙化软骨层结构复杂，功能上将软骨负重传递到软骨下骨，以保证关节光滑地运动。

二、不同部位关节软骨的厚度差异

关节软骨的厚度在不同的部位是不同的，这种差异性可能是由关节不同部位所受负荷不同造成的。研究关节软骨的厚度对软骨损伤修复方法的选择、修复材料的选择有重要意义。在临床上，关节软骨厚度的测量方法有超声波和磁共振两种。关节软骨厚度的实验室研究多采用组织学直接测量法和针刺法，直接测量法常需破坏标本。而针刺法是利用一根细针垂直穿过关节软骨，针的尾端与压力传感器相连（图 2-5），当针穿过关节软骨的表面时压力开始增加，当针碰到软骨下骨时压力突然增加，测量两个压力变化之间的距离即可知关节软骨的厚度（图 2-6）。

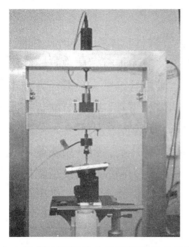

图 2-5　针刺法测量关节软骨厚度的实验设备

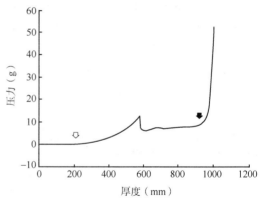

图 2-6　针刺法测量关节软骨厚度

空箭头示针开始接触关节软骨表面；实箭头示针碰到软骨下骨时压力突然增加

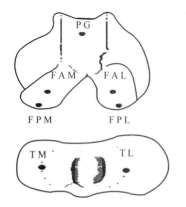

图 2-7　关节软骨厚度测量部位

FAM，股骨内侧髁前区；FAL，股骨外侧髁前区；PG，股骨髌骨区；FPM，股骨内侧髁后区；FPL，股骨外侧髁后区；TM，胫骨内侧平台的中点；TL，胫骨外侧平台的中点

以成年兔的膝关节为研究标本，利用针刺法测量关节软骨的厚度。每一个关节共测试 7 个点：股骨内、外侧髁前区和股骨的、外侧髁后区，股骨髌骨区，胫骨内、外侧平台的中点（图 2-7）。发现关节软骨的厚度在各个部位是不同的，内侧胫骨平台较其他部位厚（表 2-1）

［Wei，1998］。

表 2-1　关节软骨的厚度（mm）（均数±标准差）

部位	厚度
股骨内侧髁前区	0.29±0.06
股骨外侧髁前区	0.17±0.05
股骨髌骨区	0.44±0.08
股骨内侧髁后区	0.40±0.10
股骨外侧髁后区	0.28±0.04
胫骨内侧平台的中点	0.86±0.19
胫骨外侧平台的中点	0.46±0.03
平均	0.42±0.04

三、与年龄相关的关节软骨结构变化

（一）幼年关节软骨的形态结构特点

生长发育期关节软骨的组织结构与成年关节软骨不同。兔 2 月龄时，关节软骨仅见浅表层和深层，没有移行层和钙化软骨层，也没有潮线。软骨下骨尚没有形成致密的骨板，代之以大量的血管（图 2-8）。van Turnhout［van Turnhout，2010］等应用定量偏振光显微镜对绵羊（*Ovis aries*）的关节软骨观察显示，绵羊新出生时胶原纤维以平行关节面方向走行，性成熟后胶原纤维才形成"拱形"的三层纤维网架结构。同样，Oinas［Oinas，2018］等应用傅里叶变换红外吸收光谱显微分光仪（FTIR）和偏振光显微镜对幼年马的关节软骨进行观察后也发现，关节软骨内的胶原和蛋白聚糖含量随年龄增加而增加，相应地关节软骨的力学强度也随年龄增加而增加，胶原"拱形"的三层纤维网架结构也随年龄逐渐形成，到出生后 11 月龄才发育成为成年软骨的结构和形态。

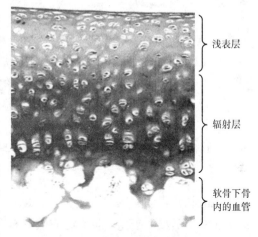

图 2-8　10 周龄兔股骨髁关节软骨光学显微镜结构（AB-PAS，×50）

浅表层

辐射层

软骨下骨内的血管

（二）老年关节软骨的形态结构特点

随着年龄增大，关节软骨从外观到组织结构上都发生了变化。首先，老年关节软骨表面变得毛糙，外观由正常的浅蓝色、半透明变为黄色混浊状，这种变化通常称为老年性纤维化，外形上与骨关节炎的纤维化相似，但老年性纤维化不进行性发展，且无论是负重区关节软骨，还是非负重区关节软骨都可发生。

随着年龄增长，软骨细胞数量下降。从 30～70 岁，人髋关节软骨细胞密度减少约 30%[Li，2013]。软骨细胞减少可能源于软骨细胞死亡和（或）凋亡。Adams[Adams，1998] 等发现在 C57 小鼠和 Wistar 大鼠老年关节软骨组织中均可检测出凋亡细胞，且凋亡细胞百分率随年龄增长显著增高。研究显示，HMGB2（高迁移率族蛋白 2）与软骨细胞的生存密切相关，HMGB2 主要由表层软骨细胞分泌，HMGB2 含量随年龄增加而降低；而 HMGB2 降低会导致软骨细胞死亡，HMGB2 基因敲除小鼠会在成熟前发生骨关节炎[Li，2013]。另外，老年关节软骨细胞还表现为老化的表型，表现为随年龄增大软骨内 ROS（活性氧自由基）增加，软骨细胞对 ROS 的敏感性也增加，端粒缩短，β-半乳糖苷酶活性增加，软骨细胞增殖能力下降，软骨细胞分泌活动降低，分泌的蛋白聚糖小而且大小不规则 [Li，2013]。因此，软骨细胞的减少可能是由于软骨细胞死亡增多和细胞增殖能力下降共同造成的。

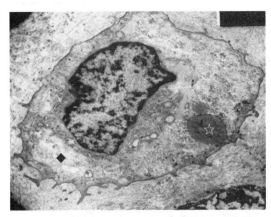

图 2-9　24 周龄兔膝关节软骨细胞的透射电镜观察（×5000），细胞外形和细胞核形不规则，细胞器减少，胞质内微丝堆积，并可见脂滴（☆）和糖原颗粒（◆）

随着年龄增长，软骨细胞异形性增多，表现为细胞核形态不规则、细胞器减少、胞质内微丝堆积，并可见脂滴和糖原颗粒（图 2-9）。

随着年龄增长，软骨细胞的分泌功能也发生改变，分泌的蛋白聚糖中硫酸软骨素链变短，硫酸软骨素含量减少，而硫酸角质素链增长，硫酸角质素含量增多；聚集蛋白聚糖（aggrecan）分子变小，大小不均。年龄老化还会使软骨基质成分发生改变。关节软骨一般由 3 种糖胺多糖组成：4-硫酸软骨素、6-硫酸软骨素及硫酸角质素。在胚胎软骨中，4-硫酸软骨素居多，其含量高出 6-硫酸软骨素许多；在非成熟的软骨中，4-硫酸软骨素与 6-硫酸软骨素的比例发生变化，变成了 1∶1，几乎无硫酸角质素。然而，随着年龄的增长，这种比率发生逆转，即 4-硫酸软骨素进行性减少，而硫酸角质素增加。及至中年，其硫酸软骨素和硫酸角质素几乎占关节软骨糖胺多糖含量的 90%。随着年龄增加，胶原交联增加，变得僵硬，张力强度下降。随着年龄增长，胶原、蛋白多糖等基质大分子的糖基化产物（AGEs）在关节软骨内逐渐堆积，这些改变使软骨细胞不能有效地更新基质中降解的大分子和修复受损的基质，关节软骨的力学功能降低[Musumeci，2015]。

第二节　关节软骨的超微结构

一、关节软骨细胞的超微结构

软骨细胞是软骨组织中唯一的细胞，随着软骨深度的变化，软骨细胞由幼稚变为成熟，再到肥大变性。软骨细胞的形态结构、细胞密度和活性因软骨深度的不同而不同。幼稚的软骨细胞主要分布在关节软骨表层，呈体积较小的扁椭圆形，细胞长轴常与软骨表面平行。从软骨表层到深层，软骨细胞体积逐渐增大，由椭圆形逐渐变为圆形（见本节第三部分）。细胞核为浅染的圆形或卵圆形，细胞质呈弱嗜碱性，胞质内有数量不一的脂滴。成熟的软骨细胞多成簇分布于软骨陷窝内，这些软骨细胞由同一个母细胞分裂而成，称为同源细胞群。

细胞骨架是真核细胞当中一类具有受力及抵抗被动变形能力，同时具有主动变形能力的蛋白纤维网状结构。细胞骨架广义上包括细胞核骨架、细胞质骨架、细胞膜骨架和细胞质的网架体系，而在软骨细胞当中，狭义的细胞骨架通常指微丝、中间纤维和微管三者。这三者的结构分别由肌动蛋白、波形蛋白和微管蛋白构成。微丝分布于整个细胞，在核周和细胞突起处最明显。微丝和它的结构蛋白及肌球蛋白三者构成化学机械系统，利用化学能产生机械力。微丝通过纽蛋白与细胞膜结构相连。细胞骨架在软骨细胞表型调控、力学特性及基质的合成代谢中有重要的作用[赵浩亮，2009]。在骨关节炎发生的过程中，软骨细胞微丝骨架发生了重构，其荧光分布发生了改变，在 OA 软骨的表层和中层，微丝骨架呈团块状或环状分布于软骨细胞核周，而在 OA 软骨的深层微丝骨架呈团块状分布于软骨细胞核周[赵浩亮，2010]。

激光共聚焦成像显示，正常软骨细胞中的中间纤维呈平滑的细丝状，围绕细胞核分布而形成束网状中间纤维，从细胞核到细胞膜贯穿分布，并有递增趋势。微管有固定细胞器的作用，正常软骨细胞中微管呈放射状分布于整个细胞，在细胞贴壁培养时，边缘整齐锐利，因细胞分裂时微管形成纺锤体，因此，在核周可见斑点状聚集区。正常软骨细胞中的微丝为与细胞长轴平行的线状均匀纤维。纽蛋白为微丝的结合蛋白，将微丝与细胞膜偶联，整齐排列于微丝的两端，呈短棒状、线头状（图 2-10，彩图 2-10）[李亮亮，2010]。

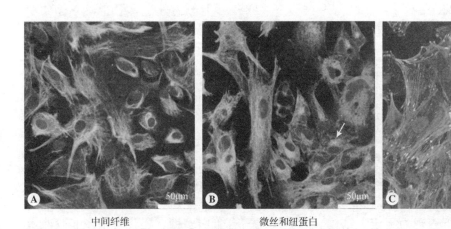

中间纤维　　　　　　　　　微丝和纽蛋白　　　　　　　　　微管

图 2-10　抗波形纤维蛋白单抗免疫荧光染色，中间纤维呈绿色荧光（A）；抗微管蛋白单抗免疫荧光染色，微管呈绿色荧光，红色箭头指示"黑洞"，白色箭头指示核周微管聚集区（B）；抗 Phalloodian 单抗免疫荧光染色，微丝呈红色荧光；纽蛋白呈绿色荧光染色，通过抗 Vinculine 单抗免疫荧光染色。图中细胞核通过 DAPI 染色，呈蓝色荧光（×600）（C）

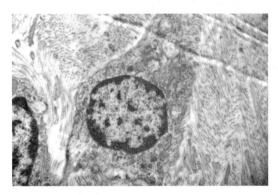

图 2-11　8 月龄兔正常软骨细胞的透射电子显微镜图片（TEM，×6000）

透射电子显微镜下，虽然软骨细胞随着软骨深度的增加其形状发生着改变（由表面的扁平状到深部的卵圆形），但是其细胞膜一直保持完整，细胞核始终保持中心位置，染色质保持分散均一状态。透射电子显微镜下，正常软骨细胞表面充满褶皱与突起，细胞质内存在丰富的粗面内质网、高尔基体、少量的线粒体。正常的软骨细胞中线粒体形状规则呈细长状，游离核糖体、高尔基体及糖原颗粒清晰可见（图 2-11）。OA 软骨细胞发生肿胀，细胞表面的突起减少，细胞核形状不规则，核内染色质边集，电子密度增加。细胞质内多数细胞器肿大，内质网扩张成池样，线粒体明显减少，细胞中空泡形成的比例增加，染色质也呈现边缘化。细胞核扩大呈波浪外观，染色质出现部分断裂，浓缩并聚集在核膜边缘（见本书骨关节炎动物模型部分）。

二、细胞外基质的超微结构

在透射电子显微镜下，根据基质与软骨细胞的空间距离，可将细胞外基质分为三个区（region）（图 2-12）：细胞周区（pericellular region）、领域区（territorial region）和领域间区（interterritorial region）。各个区胶原纤维的粗细和排列方式各不相同，蛋白多糖和其他基质成分也各不相同。

所有细胞周围都有一个狭窄的细胞周区，通常将细胞周围基质及其内被包绕的细胞称为软骨单位（chondron），这个区域基质的全部作用机制还不清楚，目前的研究表明，其在软骨细胞的力学信号传递和生物化学信号传递中都起重要的作用[Wilusz, 2014]。细胞周区几乎无 II 型胶原

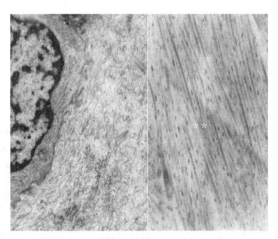

图 2-12　8 月龄兔胫骨内侧髁关节软骨深层的细胞外基质分区（TEM，×10 000），△ 所指区为细胞周区，＊ 所指区为领域区，＊＊ 所指区为领域间区

纤维，超微电镜下表现为无定形结构。细胞周区富含蛋白多糖，还含有很多非胶原蛋白，如锚定蛋白（anchorin）C II，通过该蛋白胶原与软骨细胞表面相连接，由此可将软骨细胞固定在基质中的胶原纤维上；另外，还含有大量不形成纤维结构的胶原——VI型胶原，VI 型胶原单体首先组合成逆平行四聚体，在此基础上进一步形成高度分支的微纤维网（microfilamentous network），微纤维网又与透明质酸钠（hyaluronan）捆绑

在一起[Wilusz, 2014]。基膜聚糖（perlecan）是细胞周区中特有的蛋白，该蛋白共存于Ⅵ型胶原上，是正常软骨发育所必需的蛋白，*perlecan*基因缺陷会导致致死性骨骼发育障碍，软骨表型类似于Ⅱ型胶原基因敲除的表现[Wilusz, 2014]。

软骨细胞和细胞周区基质又被领域区基质包绕。一个领域区基质可包绕一个细胞和该细胞周区基质，也可同时包绕一对或一群同源软骨细胞和它们的细胞周区基质。在深层，每一簇柱状软骨细胞群及其细胞周区基质共同被一个领域区基质包绕。在领域区，距细胞最近的细胶原纤维犹如和细胞周区基质黏在一起，细胞远处的细胶原纤维以不同的角度纵横交错地交织在一起，在细胞周围形成一个纤维筐（fibrillar basket）。在关节负重和软骨组织变形时，这个胶原纤维筐可保护软骨细胞。

在三个基质区域中，领域间区最大。与领域区不同，领域间区胶原直径明显增粗，平行排列。据此，两个区可形成明显界线，但通常许多胶原纤维会将两个区连在一起，因此很难精确地将两者分开。领域间区基质占据成熟关节软骨的大部分体积，区内胶原高度有序地排列，形成大的纤维网架结构（the macrofibrillar collagen network）。纤维网内胶原从浅表层到辐射层呈"拱形"走行，而不是围绕软骨细胞排列，在浅表层，胶原纤维直径较小，平行关节面方向走行；在移形层，领域间区胶原纤维弯曲斜行；在辐射层，胶原纤维垂直关节面方向走行。这个大胶原纤维网架结构主要由Ⅱ型胶原、Ⅸ型胶原、Ⅺ型胶原等组成，其中Ⅱ型胶原构成纤维网架结构中的主体，Ⅺ型胶原大多位于纤维内，Ⅸ型胶原以相反方向周期性地分布于纤维表面。该网架结构构成软骨的骨架，如遭到破坏，软骨就不能维持正常的结构和功能。

三、关节软骨各层的超微结构

（一）浅表层

浅表层在透射电镜下可进一步分为三层[卫小春, 2003]。

最表层为黏液层，在透射电镜下表现为一层黏液状结构（图2-13），由软骨细胞和滑膜细胞分泌的一种特殊表层蛋白构成。表层蛋白（superficial zone protein）又名Lubricin，或PRG4，由*PRG4*基因表达[Peng, 2014]。这些蛋白和巨核细胞刺激因子或润滑因子（Lubrin）是同一类物质，该结构在降低关节软骨表面的摩擦力方面起重要作用，可保证关节在高负重状态下的低摩擦运动[Peng, 2014]。在Camptodactyly-Arthropathy-Coxa-vara-Pericarditis综合征的患者体内，因为编码表层蛋白的基因发生缺失，所以该类患者常过早地发生大关节破坏[Warman, 2000]。通过应用单克隆抗体检测该蛋白，可判断浅表层细胞是否修复和重建了关节软骨表面结构。

中间层为细胶原纤维网层，纤维网内胶原直径很细，胶原之间紧密相接，致密交织成束，平行关节面走行，胶原网内不含细胞，含微量的蛋白多糖（图2-13），该层疏松地与含有梭形细胞的胶原纤维层相接（图2-14），可完整地从关节表面剥离下来，可能就是在相差显微镜下看到的闪亮层（lamina splendens）。

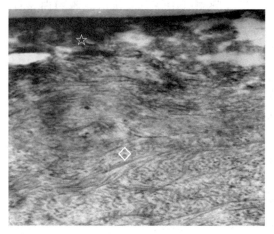

图 2-13　8 月龄兔胫骨内侧髁关节软骨浅表层的
黏液层（☆）和细胶原纤维网层（◇）（TEM,
×15 000）

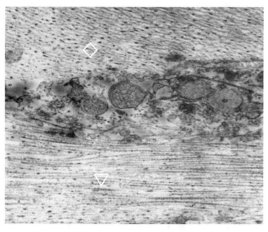

图 2-14　8 月龄兔胫骨内侧髁关节软骨浅表层的细
胶原纤维网层（◇）和含梭形细胞的胶原纤维层（▽）
疏松相接（TEM, ×15 000）

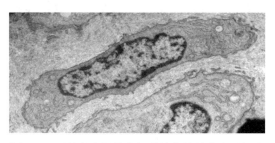

图 2-15　8 月龄兔胫骨内侧髁关节软骨浅表层细胞
（TEM, ×6000）

最下层含有梭形的软骨细胞，细胞长轴平行于软骨表面（图 2-15），领域间区胶原直径变粗，排列也不如上层紧密，平行关节面走行，并与移形层相接。细胞核呈卵圆形，核膜光滑，有典型的核仁，核染色质轻度边聚。细胞质内有少量的粗面内质网，线粒体少而小，高尔基复合体也不发达。

浅表层胶原平行关节面方向走行，有强的力学功能，研究显示浅表层抗张力、压应力和剪切应力都远强于其他层；同时该层排列致密，胶原纤维间的有效孔隙很小，约 6nm，相当于一个血红蛋白的直径。这样的滤过口径防止了基质大分子的移出和关节滑液中大分子（如免疫球蛋白）的进入，同时又给水、电解质等物质提供了自由出入的通道。软骨表面致密呈水平排列的胶原对软骨有保护作用，它的结构紊乱常常是关节炎的前奏。去除该层不仅使其他层胶原网架结构承受的力学负荷增大，而且使关节的渗透性也大大增加，从而释放关节内的基质分子激活免疫反应和炎症反应[Peng, 2014]。OA 时该层结构首先遭破坏（图 2-16）[卫小春，2003]。

关节表面光滑还是粗糙，一直存在争议。一些扫描电镜观察发现关节表面呈波纹状高低起伏，而另一些学者认为这种波纹状起伏是人工假象。近年有学者对关节面进行

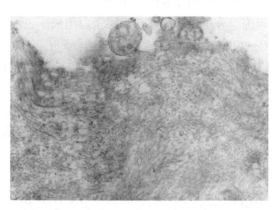

图 2-16　OA 早期，8 月龄兔股骨内侧髁关节软骨浅
表层的黏液层消失，细胶原纤维网受损变薄，胶原
增粗、断裂、溶解（TEM, ×15 000）

了三维分析，并与国际标准的光滑金属标本表面进行了比较，认为关节面应视为光滑［Warman，2000；Wilusz，2014］。

（二）移形层

移形层细胞呈圆形或卵圆形，细胞表面有较长的不规则胞突，突起可有分支。胞核呈卵圆形，有不规则的核凹陷，核周有纤细的微丝。细胞质内有丰富的粗面内质网，线粒体量多，高尔基复合体发达，并有大量液泡，有的可见胞质内微管和糖原（图2-17）。与浅表层相比，构成领域间区大纤维网架结构的胶原直径增粗，弯曲斜行，相互交错，可见大量大小不等的蛋白多糖颗粒镶嵌其间（图2-18）。

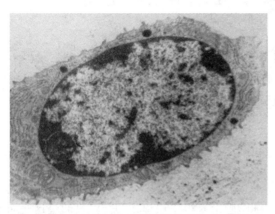

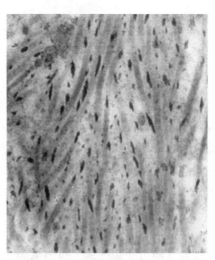

图2-17　8月龄兔胫骨内侧髁关节软骨移形层的细胞（TEM，×6000）

图2-18　8月龄兔胫骨内侧髁关节软骨移形层的领域间区胶原纤维（TEM，×25 000）

（三）辐射层

辐射层细胞较上两层大，呈圆形，细胞通常成串或成群存在。核膜清晰，与移形层细胞相似，胞质内也含有丰富的粗面内质网、高尔基复合体和线粒体等细胞器，但常有较多的脂滴。靠近下方处，有较多的退变细胞，细胞质溶解出现大的空泡，核形大多不规则（图2-19）。领域间区中构成大纤维网架结构的胶原直径最大，但密度较低，垂直关节面方向走行，并通过潮线进入钙化层。层内可见大量蛋白多糖颗粒。

潮线是辐射层和钙化软骨层的分界线，

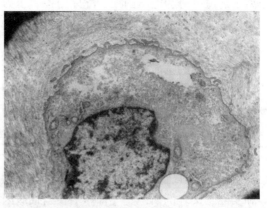

图2-19　8月龄兔胫骨内侧髁关节软骨辐射层下方的细胞（TEM，×6000）

在光镜下表现为一条波纹状不规则细线，电镜下潮线由一束细纤维组成，它缠绕着非钙化层的胶原纤维，以避免其与下面的钙化软骨层间断，潮线上有小的缝隙，可能是营养物质的通道[Wilusz, 2014]。

（四）钙化软骨层

钙化软骨层不含蛋白多糖，大纤维网架中的胶原纤维垂直关节面方向走行，在钙化层与非钙化层交界处小胶原纤维束聚集成大纤维束。该层软骨细胞很少，细胞内粗面内质网、高尔基体等细胞器极少，细胞通常呈肥大表型，特异地分泌 X 型胶原，该胶原可钙化软骨外基质，这些钙化组织与骨组织不同，在发育中不会被再吸收，正常时也没有血管进入。

第三节 关节软骨细胞的离子通道

近年来，随着分子生物学、电生理学和离子通道的结合研究，以及细胞膜离子通道随着膜片钳技术、形态学技术、免疫学技术的研究发展，人们已经能从细胞中单独分离并克隆出离子通道基因，从而对离子通道有了进一步的了解，这一领域也逐渐成为一个研究热点。

一、离子通道概述及其意义

细胞是通过细胞膜与外界隔离的，在细胞膜上有很多通道，细胞就是通过这些通道与外界进行物质交换的。离子通道（ionic channels）是镶嵌在细胞膜上的跨膜 α-螺旋蛋白质，允许一些离子通过，是引起神经、肌肉和其他组织细胞膜兴奋的基础，是产生与传递电信号的主要成分。一般来说，离子通道具有两个显著特征：一是离子通道是门控的，即离子通道的活性由通道开或关两种构象所调控，并通过开关应答相应的信号。根据门控机制，离子通道可分为电压门控、配体门控、压力激活离子通道和酸敏感离子通道等。二是通道对离子的选择性，离子通道对被转运离子的大小与电荷都有高度的选择性。离子通道的各种性质决定了神经、肌肉及其他组织细胞的电活动，在生物功能上，它们具有重要的作用，并影响细胞的生命和功能。随着分子生物学、生物物理学、遗传学、药理学等多学科交叉研究的深入，已经逐步明确了许多离子通道的分子结构，克隆了相应离子通道的 cDNA，使得阐明离子通道结构与功能的关系、基因突变与疾病的关系成为现实，从而部分解开了长期以来一直困扰人类的某些疾病的病因、发病机制和治疗之谜，同时进行某些特异性离子通道协同或拮抗药物的开发，特异性离子通道亚基基因干预治疗研究，将对深入探讨某些疾病的病理生理机制、早期诊断及发现特异性治疗药物或措施等均具有十分重要的理论和实际意义。例如，支气管哮喘，当致病因素作用于肥大细胞后，引起细胞膜钙离子通道开放，Ca^{2+} 内流，促使 4, 5-二磷酸磷脂酰肌醇（PIP2）水解产生肌醇三磷酸（IP3），后者促进肌浆网释放 Ca^{2+}，导致胞内 Ca^{2+} 增多，进而激活钙-钙调蛋白依赖性酶（磷酸化酶激酶、腺苷酸环化酶、磷酸二酯酶等）参与肥大细胞脱颗粒，释放组胺，导致炎症反应和哮喘发作。而钙通道阻滞剂硝苯地平、维拉帕米能阻断钙离子通道，降低胞内 Ca^{2+} 浓度，抑制肥大细胞脱颗粒，减轻炎症递质的反应，缩短哮喘发作时间，改善哮喘症状。因此，离子通道研究技术的应用将有助于研制特定的药物，以作用于某些疾病中最重要的特异离子通道并产生最佳效果，从而开辟一条发展新的、更有效的药物的途径。

软骨细胞虽然不是可兴奋性细胞，但是作为活细胞系统，越来越多的实验证实软骨细胞膜具有静息膜电位，并发现了形成静息膜电位的多种通道和膜孔蛋白［Barrett-Jolley R，2010］，如钙激活的钾离子通道、ATP 敏感的钾离子通道、电压依赖性钾离子通道、上皮钠离子通道、电压依赖性钠离子通道、水通道、氯离子通道、NDMA 受体（N-甲基-D-天门冬氨酸）、瞬时受体电位通道、电压依赖性钙离子通道等。虽然对每种通道的具体功能尚不完全清楚，但可以肯定的是，细胞外各种机械刺激和生化的刺激信号会通过这些通道影响软骨细胞的功能。

人类 OA 及其他一些涉及软骨细胞异常的病理机制尚不完全明确，这些疾病与细胞离子通道的关系也受到一些学者的关注，并且做了相关的研究。由于研究有限，离子通道与软骨细胞相关疾病的关系仍不明确。但离子通道研究将有助于影响关节软骨细胞生物代谢的特异性离子通道治疗药物开发，并且对软骨细胞移植及软骨组织工程等相关技术的完善有所帮助。

二、关节软骨细胞离子通道大体研究现状

有统计表明离子通道相关研究文章每年有 9000 多篇，相比之下，软骨细胞离子通道相关研究文章较少。在查阅文献过程中，笔者使用维普、万方等数据库及百度、Google 等搜索引擎，发现心肌细胞、神经细胞、成骨细胞、骨骼肌细胞等相关的研究已有很多，相关文献很多，但关于软骨细胞离子通道及电生理特点的研究较少。在查阅 Ovid、Pubmed 等数据库之后，发现国外已有关节软骨细胞离子通道及电生理特点的研究，但也很有限。最早查阅到 1990 年有学者发现体外培养的软骨细胞膜上存在离子通道，2000 年以后相关研究增多。近年来，有许多关于离子通道与 OA 的相关机制研究的文献，离子通道在骨关节炎等疾病的发病机制中也起到重要作用。在软骨细胞离子通道研究中，大部分研究对象为动物软骨细胞包括兔、犬、牛、大鼠、马、大象、鸡等软骨细胞，少部分为从人 OA、风湿性关节炎患者身上取得的软骨细胞。研究手段大多使用膜片钳观察细胞电生理特点，也有的使用分子生物学技术如 RT-PCR、Western-Blotting 等手段对特定的离子通道蛋白基因进行研究。

三、关节软骨离子通道研究

（一）正常关节软骨细胞膜被动电学特性指标研究

膜片钳技术（patch clamp technique）是在电压钳的基础上发展起来的，以记录通过离

子通道的离子电流来反映细胞膜上单一的（或多个）离子通道分子活动技术。1976 年，德国马普生物物理化学研究所的学者 Neher 和 Sakmann 首次应用膜片钳技术在青蛙肌细胞膜上记录到单通道电流。1981 年，Hamill 和 Neher 在前期试验基础上引入了膜片游离技术和全细胞记录技术，并对该项技术进行了完善，由此开拓了离子通道研究的新纪元。

膜片钳技术作为研究离子通道的"金标准"被广泛应用于生化、生理、药理等领域。已有学者将其用于测量软骨细胞膜电位、电导、电容、电流及静息电位的主导离子通道上。例如，Mobasheri[Mobasheri，2005]等用全细胞膜片钳技术测量马和大象初代培养细胞的主要 K^+ 电流，结果发现最大 Kv 电导：马[（0.15±0.04）pS/pF，$n=10$]，大象[（0.8±0.4）pS/pF，$n=4$，$P \leqslant 0.05$]。静息电位：大象[V=（−22±6）mV，k=（11.8±3）mV，$n=4$]，马[V=（−12.5±4.3）mV，k=（12±2）mV，$n=10$]。正常兔软骨细胞静息电位平均值−37mV，OA 兔软骨细胞为−28mV。与正常细胞相比，OA 时软骨细胞呈去极化表现，静息电位值升高了 25.2%（$P < 0.01$），并且认为膜电位中起主要作用的是电压门控钾离子通道。

Wilson[Wilson，2004]等使用膜片钳技术测量急性分离犬关节软骨细胞电生理指标，结果发现在单细胞静息状态，电流-电压关系（I-V）：超过−100～+40mV 的范围不表现为线性关系，表现为一个很明显的外向大于零整流电流。膜电位在−50mV 时激活这个电流，且不依赖时间。−100～−60mV 之间为线性，相应输入阻抗为（9.3±1.4）GΩ（$n=23$），从而认为电压敏感钾离子通道对静息电位（−38.1±1.4mV，$n=19$）起主要作用。Tsuga[Tsuga，2002]等用膜片钳技术测量培养兔软骨细胞的氯电导，静息电位−42mV，遵循 Cl^- 的 Nernst 公式。细胞外 K^+ 浓度改变不影响静息电位，SITS（一个氯离子通道阻滞剂）可使膜去极化。结果表明兔软骨细胞静息电位主要取决于一个大电导和电压依赖氯离子通道。由于膜电生理指标较易受体外培养环境因素、培养技术、不同传代及使用动物种属不同等的影响，所以结果不太一致。在统一条件下，对软骨细胞（尤其是人软骨细胞）膜电生理指标进行研究显得十分重要。

（二）已确定关节软骨细胞膜存在的离子通道

在心肌细胞、神经细胞等兴奋细胞中发现离子通道之后，学者们应用膜片钳、分子生物学和免疫学等手段在一些非兴奋细胞，包括软骨细胞膜上也发现了很多离子通道，并且对其中一些通道的作用有了一个初步的了解。根据通道可通过离子的不同，可将离子通道分为钾离子通道、钙离子通道、钠离子通道、氯离子通道、水通道等。

1. 钾离子通道

Walsh[Walsh，1992]等用全细胞膜片钳技术记录了鸡原代培养软骨细胞中发现的一个外向的、时间依赖的钾电流（延迟时间依赖性钾离子电流），通过一系列研究认为软骨细胞膜上通道属于一个在骨细胞和免疫细胞中发现的大钾离子通道家族，并在生长板软骨细胞外液的异常高钾中起主要作用。

Lee[Lee，2009]等用全细胞膜片钳技术揭示了猪不同时期的生长板软骨细胞中有迟发外向整流电流，同时发现了增生和肥大软骨细胞的 K^+ 电流高于静止期软骨细胞的电流。

2. 钙离子通道

Sanchez[Sanchez，2003]等用全细胞膜片钳技术对牛关节软骨细胞的 Na^+/Ca^{2+} 交换体（NCX）的电生理学特性进行了研究，确证了 Na^+/Ca^{2+} 交换体对软骨细胞代谢有着重要的作用。

Shao[Shao，2005]等用免疫组化、Western-Blotting 技术在大鼠软骨细胞中发现存在电压敏感钙离子通道，即 L-type Ca（v）1.2（alpha（1C））和 T-type Ca（v）3.2（alpha（1H））VSCCs，且认为其动态调节软骨内成骨过程。

Varga[Varga，2011]等发现成软骨细胞的分化和增殖依赖于快速的 Ca^{2+} 振荡，其为 K（V）的驱动膜电位的变化进行调制。K（V）1.1 功能似乎在最后阶段尤为关键。这显示了电压-门控阳离子通道在非兴奋细胞具有潜在治疗用途的分化中的关键作用。

3. 钠离子通道

Tsuga[Tsuga，2002]等用全细胞膜片钳技术测量培养的兔关节软骨细胞，发现了 TTX（河豚毒素）敏感钠离子通道，其电流被 TTX 阻断。

Trujillo[Trujillo，1999]等在健康人、OA 和类风湿关节炎患者的软骨细胞膜上都发现存在上皮细胞钠离子通道（ENaC）和 Na^+/H^+ 交换体的三个同分异构体 NHE1、NHE2 和 NHE3，认为关节炎软骨细胞可通过 ENaC 水平调节 Na^+ 浓度，ENaC 也是 Na^+ 进入细胞的主要通道。

4. 氯离子通道

Okumura 用膜片钳技术记录兔关节软骨细胞的电流，研究发现 Cl^- 电流被氯离子通道阻滞剂完全抑制，且在高渗溶液中可被部分抑制。染料木黄酮可阻止原钒酸钠激活氯离子通道电流功能。

Ponce[Ponce，2012]等发现新鲜分离的鼠关节软骨细胞具有肿胀激活氯离子通道的作用。进一步发现，肿胀激活氯离子通道阻滞剂 SITS 改变调节性容积减小的反应研究表明，肿胀激活氯离子通道参与了大鼠关节软骨细胞的调节性容积减小的反应应答。

5. 水通道

Mobasheri[Mobasheri，2004]等用微阵列技术、半定量组织形态测定术、免疫组织化学等技术发现人软骨细胞膜上存在水通道，并认为水通道与细胞体积调节有关，他在马软骨细胞中应用水通道蛋白（Aquaporins，AQP）多克隆抗体、免疫组化、免疫印迹、定量流式细胞术等技术，发现膜上存在 AQP1 水通道（运输代谢水）、AQP3 水通道（运输甘油、结构相关分子），不表达 AQP2（抗利尿激素调节水通道）。Haneda[Haneda，2018]等发现 AQP1 可以促进 Adamts 4 的表达，从而促进软骨的分解代谢和失分化。Takeuchi[Takeuchi，2018]等发现 AQP9 的敲低可以促进 NF-κB 转录，从而降低软骨分解代谢因子的表达。这些研究表明，水通道在软骨方面有重要的作用。

综上所述，可以肯定软骨细胞膜上存在着很多离子通道（如钠离子通道、钾离子通道、钙离子通道、氯离子通道和水通道），并且对细胞的生长、发育、代谢等生物活动有很大影响。同时对于维持细胞内环境稳定，调节细胞内外物质交换起到很大作用。希望在以后的研究中可以发现更多的离子通道，并对其作用机制进一步研究，以阐明其调节软骨细胞各项生物活动的机制。

（三）应力刺激与离子通道之间关系研究

关节软骨主要由软骨细胞和胞外基质组成，而胞外基质主要包括胶原和蛋白多糖，其中Ⅱ型胶原占胶原的95%。关节运动时软骨经历循环应力载荷而发生周期性变形和恢复，循环应力载荷是软骨细胞执行正常功能和维持胞外基质正常表型的基本因素。而体外培养和一些疾病中的软骨细胞失去正常应力环境，会发生代谢、表型等的变化。因此，应力对软骨细胞电生理及一些膜离子通道的影响受到很多学者的关注，同时与细胞信号系统的研究相结合取得了一定的成果。

将机械力转化为各种生物活动的过程称为机械传导。机械敏感性阳离子通道是一类重要的机械传导分子，它可将机械力快速转换成电化学信号。软骨细胞是目前唯一发现的通过机械载荷发生代谢活性变化的固有细胞，从而做出一定的反应。Asmar A[Asmar A，2016]等发现有14种离子通道基因在关节和软骨细胞中表达。

Piezo机械敏感性阳离子通道是由霍华德休斯医学研究所Ardem Patapoutian博士团队在2010年发现并命名的[Coste B，2010]，Lee[Lee，2014]等指出，Piezo1与Piezo2均在小鼠关节软骨细胞中显著表达，用Si-RNA技术敲减细胞中的*Piezo1*、*Piezo2*基因或者用Piezo抑制剂GsMTx4处理细胞后，机械拉伸诱导的钙转运受到明显抑制；当软骨细胞承压（如膝关节负重）时，Piezo2及其他相关蛋白将被激活。特别针对肥胖人群来说，体重带来的巨大压力促使Piezo2一直处于激活状态，Piezo2异常激活状态将会引发软骨细胞死亡，增大关节炎发生的风险。而GsMTx4可以钝化Piezo2，减少机械导致的软骨细胞死亡，进而抑制软骨损伤，然而Piezo2在软骨细胞力学信号转导机制中的作用及其与软骨相关疾病的关系尚不明确。这些文献报道揭示了Piezo通道的功能重要性、病理相关性，以及今后其成为临床基因治疗靶点的潜力。

Tanaka[Tanaka，2005]等使用机械应力刺激体外培养不同时期（增殖、基质形成、肥大）大鼠生长板软骨细胞，认为机械刺激激活钙离子通道，然后上调PTHrP水平，从而调节软骨细胞的复制和基质形成。

Millward-Sadler[Millward-Sadler，2004]等使用取自于正常人和OA患者的软骨细胞进行单层培养。之后进行应力刺激（0.33Hz），发现正常人的软骨细胞会发生超极化改变，OA患者的软骨细胞会发生去极化改变。

Sanchez[Sanchez，2003]等使用低渗休克处理分离的牛关节软骨细胞，Ca^{2+}敏感荧光探针检测细胞内Ca^{2+}浓度，结果发现低渗休克可以引起机械敏感阳离子通道开放，导致Ca^{2+}内流。

Guilak[Guilak，2010]等发现关节软骨细胞受应力刺激后最早表现为细胞内Ca^{2+}浓度升高，而关节软骨细胞可通过机械敏感的离子通道调节细胞内Ca^{2+}浓度。Wu[Wu，2000]等在三维胶原支架上初代培养人软骨细胞，并且通过计算机计算给予应力刺激，发现应力刺激可以促进软骨细胞增殖，而钙离子通道阻滞剂可以抵消应力刺激的作用。因此认为软骨细胞通过钙离子通道和其他的应力激动通道来调节增殖和分化。一系列的机械和代谢敏感膜通道的高表达表明，软骨细胞机械传导可能比以前认为的更复杂。

由上述研究可知，应力刺激通过离子通道影响细胞生物活动是一条重要调节途径，可以改变软骨细胞膜的多项电生理指标，调节细胞的生长、增殖、分化、代谢、内环境等诸多方面生物活动。

（四）影响离子通道试剂阻滞剂对软骨细胞的作用

细胞通过细胞膜与外界隔离、在细胞膜上有很多通道及离子通道的各种性质决定了包括神经、肌肉及其他组织细胞的电活动，在生理功能上它们具有重要的作用。近年来，学者们研究了影响离子通道的一些试剂对软骨细胞增殖、分化、凋亡和其他的生物学特性作用。

Wohlrab[Wohlrab，2000]等用钾离子通道阻滞剂 4-氨基吡啶、阴离子通道阻滞剂 SITS 处理培养 12 天的 OA 软骨细胞，发现两者都会影响软骨细胞的增殖，对生长有抑制作用。

Perkins[Perkins，2005]等用培养的大鼠软骨肉瘤细胞（RCS）（在单层培养时表型很稳定的细胞）进行研究，用 Gadolinium Chloride（Gd3+）（机械激动阳离子通道阻滞剂）处理细胞，发现细胞表达了很多成纤维细胞的表型，去除 Gd3+ 之后，细胞可以发生可逆的变化。急性分离大鼠软骨肉瘤细胞，Gd3+ 也有同样的效果。说明机械刺激受体在维持软骨细胞表型方面有重要作用。

Wohlrab[Wohlrab，2005]等认为很多影响离子通道的试剂会影响软骨细胞膜电位。他们在体外单层培养人骨关节炎软骨细胞，然后使用钠离子通道阻滞剂利多卡因、维拉帕米处理细胞，再测定增殖指标：^{3}H-thymidine（脱氧胸腺嘧啶苷）、流式细胞术测 CD44；凋亡指标：磷脂丝氨酸的易位（the translocation of phosphatidylserine）。结果发现利多卡因和维拉帕米都影响细胞增殖，但利多卡因不影响凋亡，却使 CD44 表达上升 43%，而维拉帕米使 CD44 表达下降 56%。

上述研究表明，很多可以激动或阻滞离子通道的试剂可以从不同方面影响软骨细胞的增殖、分化、凋亡等生物活动，不仅可以用于研究离子通道各种特性，也可以潜在地被开发成为一些调控体外培养软骨细胞的试剂和治疗关节炎的新药物。

Li[Li，2014]等用 10mM 四乙基铵（TEA）阻断电压门控钾离子通道，并用毫米波治疗软骨细胞的通道。结果表明，TEA 显著抑制毫米波促进 ECM 合成和软骨细胞增殖的作用。结果支持了毫米波通过调节电压门控钾离子通道促进软骨细胞 ECM 的合成和增殖。

笔者实验室在离子通道方向也进行了一些探索，例如，任立新[任立新，2011]等在体外培养兔软骨细胞后，利用 4-AP 及 SITS 分别阻断钾、氯离子通道 3 天、6 天、9 天后发现，阻断钾、氯离子通道显著促进软骨细胞、Ⅱ型胶原的合成，尤其是阻断氯离子通道后，糖胺聚糖的合成增加尤为明显。王琦等利用利多卡因阻断钠离子通道发现：利多卡因对软骨细胞的凋亡没有影响，初期抑制糖胺聚糖的产生，后期促进糖胺聚糖的产生，对Ⅱ型胶原的产生没有影响。邢学武[邢学武，2012]等研究表明利用利多卡因阻断钠离子通道后软骨细胞的细胞骨架微丝蛋白量减少，而纽蛋白量无明显变化，说明钠离子通道状态只影响微丝蛋白而不影响纽蛋白。乔梁[乔梁，2013]等用拉伸应力作用于体外培养软骨细胞，分别阻断钾、钠、钙、氯离子通道 3 天后观察发现：钙离子通道阻滞组糖胺聚糖浓度较对照组降低，氯离子通道阻滞组糖胺聚糖浓度较对照组增高，钾、氯离子通道阻滞组 MMP-13 浓度较对照组均降低，钾、钠、钙、氯离子通道阻滞剂组 II 型胶原 mRNA 表达量明显降低，结果均有统计学意义。这些说明离子通道可能与软骨细胞基质的合成代谢密切相关。一些离子通道阻滞剂，如利多卡因是局部麻醉药物，广泛应用于关节炎封闭治疗；钙离子拮抗剂应用于治疗高血压疾病，这些药物对 OA 有一定影响，需要在进一步的研究中加以认识。

四、离子通道与 OA

有研究表明，关节内离子流的变化会产生一些炎症反应[Pelletier，2001]。这些因素可以增加 OA 的早期进展，并伴随着软骨层的变薄，从而导致骨与骨的摩擦，产生疼痛[Bush，2005；Mobasheri，2015]。OA 的进展与软骨细胞离子转运系统外环境抗干扰的能力降低相关[Pelletier，2001]，也与体积调节的缺陷有关[Lewis，2011]。然而，在 OA 疾病环境中受影响的软骨细胞功能逐渐丧失的基本离子机制仍存在很多不确定性和分歧。

Lewis[Lewis，2015]等探讨 OA 离子通道的差异表达。Karlsson[Karlsson，2010]等分析的转录水平发现：酸敏感钾通道（TASK-2）、上皮钠通道（ENaC）和 Ca^{2+} 激活的氯离子通道（Anoctamin-1，TMEM16）在 OA 时均降低，而 Ca^{2+} 激活钾离子通道（KCa3.1，"SK" 和 KCa1.1，"BK"）和水通道蛋白 1（AQP1）呈明显上调。差异表达的通道、机械传导的本体功能调节细胞体积和凋亡表明：这些变化可能与 OA 的进展有关。为了进一步调查这个通道的数据，Karlsson 等使用渗透率功能检测分析了 OA 软骨 BK 蛋白的表达和水通道蛋白的表达，结论是水通道蛋白和 BK 蛋白在 OA 软骨细胞表达中均显著增加。骨关节炎的进展过程中滑液渗透压浓度的变化也可对离子通道表达产生影响从而影响疾病进展。例如，Kurita[Kurita，2015]等通过低渗性作用后下调 CICT 氯离子通道，改变膜电位，导致细胞死亡的增加。上文所述酸敏感钾通道在 OA 时降低，而另一个钾离子通道是 ATP 敏感性钾离子通道（KATP），也可以作用于 OA，Rufino[Rufino，2013]等认为此通道可作用于软骨细胞代谢的控制中，通过葡萄糖转运蛋白家族 GLUT-1 和 GLUT-3 起作用。

Guilak[Guilak，2010]等发现，TRP 阳离子通道是在肌肉骨骼系统经常检测到的、在细胞微环境的变化和转导这些电化学信号通道的一个广泛分布的家族。Hdud[Hdud，2012]等发现，TRPV5 通道存在于健康的软骨细胞中并促进软骨细胞的体积防御机制。Wei Y 等[Wei Y，2018]发现上调 TRPV5 会介导 Ca^{2+} 内流，激活 CaMk II 磷酸化，激活 MAPK 和 Akt/mTOR 通路，促进软骨细胞凋亡。

Lamandé[Lamandé，2011]等发现，另一个 TRP 离子通道——TRPV4，差异表达于正常小鼠及 OA 小鼠模型中，TRPV4 离子通道的基因敲除后，小鼠软骨有 OA 改变。因此，该通道可能是 OA 的潜在生物标志物。另外，在上述基因研究中，Thakur[Thakur，2013]

等发现，与之密切相关的 TRPV1 也与 OA 的疼痛有关。

在 OA 时，另一个发生改变的离子通道是 N-甲基-D-天冬氨酸（NMDA）受体。该离子通道是大脑中最丰富的兴奋性神经递质受体。Lee[Lee, 2009]等发现，它是由谷氨酸激活，在软骨细胞存在指示软骨细胞和细胞外基质（ECM）之间的复杂信号。一些 NMDA 亚型已在软骨细胞被确定；NR1，NR2A，NR2B，NR2D 与 NR3 与该信号通道的刺激具有许多生物学作用，如细胞内 Ca^{2+} 的升高，活化 nNOS，解偶联 PDZ 结构，去极化和细胞增殖。去极化可以被经典电压门控钠通道阻滞剂（河豚毒素）阻断。

总之，目前软骨细胞离子通道及电生理相关研究已有很多，已有的结果比较分散而不统一。希望以后更多学者能够关注这一领域，确定软骨细胞正常电生理指标，明确一些试剂和应力刺激与离子通道的关系，使对软骨细胞的离子通道及电生理特点有更多了解，从而对软骨细胞离子通道有更深的认识。同时完善软骨损伤修复技术，开发治疗骨关节炎等软骨相关疾病的新方法。

参 考 文 献

陈崇伟，2017. HDAC4 核内穿梭在应力调节软骨细胞基因表达中的作用及机制研究. 太原：山西医科大学.

李亮亮，段王平，杨自权，等，2010. 关节软骨细胞细胞骨架肌动蛋白与纽蛋白相关性. 中华实验外科杂志，27（11）：1755-1769.

乔梁，段王平，卫小春，2013. 膜离子通道阻滞及细胞骨架破坏对拉伸应力刺激兔关节软骨细胞代谢的影响. 中华实验外科杂志，30（7）：1364-1368.

任立新，王琦，丁娟，等，2011. K^+、Cl^-离子通道阻滞对体外培养兔关节软骨细胞基质合成代谢的影响. 中华实验外科杂志，28（4）：608-610.

卫小春，陈崇伟，郝一勇，等，2003，骨关节炎关节软骨的透射电镜观察. 中国药物与临床，3（骨科专辑）：54-57.

邢学武，卫小春，2012. 钠离子通道阻滞剂对软骨细胞骨架的影响. 中华实验外科杂志，29（8）：1636-1637.

赵浩亮，2009. 兔膝骨关节炎软骨细胞骨架的观察与研究. 太原：山西医科大学.

赵浩亮，李亮亮，段王平，等，2010. 兔骨关节炎软骨细胞骨架变化的研究. 中华关节外科杂志（电子版），4（6）：41-44.

Adams C S，Horton W E，1998. Chondrocyte apoptosis increases with age in the articular cartilage of adult animals. Anat Rec，250：418-425.

Asmar A，Barrett-Jolley R，Werner A，et al，2016. Membrane channel gene expression in human costal and articular chondrocytes. Organogenesis，26：1-14.

Barrett-Jolley R，Lewis R，Fallman R，et al，2010. The emerging chondrocyte channelome. Front Physiol，1：135.

Boettner B，2014. PIEZO de resistance. Sci BX：science-business e xchange，7（47）：1368.

Bush P G，Hall A C，2005. Passive osmotic properties of in situ human articular chondrocytes within non-degenerate and degenerate cartilage. J Cell Physiol，204：309-319.

Coste B，Mathur J，Schmidt M，et al，2010. Piezo1 and Piezo2 are essential components of distinct mechanically activated cation channels. Science，330（6000）：55-60.

Guilak F，Leddy H A，Liedtke W，2010. Transient receptor potential vanilloid 4：the sixth sense of the musculoskeletal system？ Ann NY Acad SciUSA，1192：404-409.

Haneda M，Hayashi S，Matsumoto T，et al，2018. Depletion of aquaporin 1 decreased ADAMTS 4 expression in human chondrocytes. Mol Med Rep，17（4）：4874-4882.

Hdud I M，El-Shafei A A，Loughna P，2012. Expression of Transient Receptor Potential Vanilloid（TRPV）channels in different passages of articular chondrocytes. Int J Mol Sci，13：4433-4445.

Hyttinen M M，Holopainen J，van Weeren P R，et al，2009. Changes in collagen fibril network organization and proteoglycan distribution in equine articular cartilage during maturation and growth. J Anat，215（5）：368-174.

Karlsson C，Dehne T，Lindahl A，et al，2010. Genome-wide expression profiling reveals new candidate genes associated with osteoarthritis. Osteoarthritis Cartilage, 18: 581-592.

Kurita T, Yamamura H, Suzuki Y, et al, 2015. The ClC-7 chloride channel is downregulated by hypoosmotic stress in human chondrocytes. Mol Pharmacol, 88: 113-120.

Lamandé S R, Yuan Y, Gresshoff IL, et al, 2011. Mutations in TRPV4 cause an inherited arthropathy of hands and feet. Nat Genet, 43: 1142-1146.

Lee C H, Wen ZH, Chang Y C, et al, 2009. Intra-articular magnesium sulfate (MgSO₄) reduces experimental osteoarthritis and nociception: association with attenuation of N-methyl-D-aspartate (NMDA) receptor subunit 1 phosphorylation and apoptosis in rat chondrocytes. Osteoarthritis Cartilage, 17: 1485-1493.

Lee W, Leddy HA, Chen Y, et al, 2014. Synergy between Piezo1 and Piezo2 channels confers high-strain mechanosensitivity to articular cartilage. Proceedings of the National Academy of Sciences, 111 (47): E5114-E5122.

Lewis R, Barrett-Jolley R, 2015. Changes in membrane receptors and ion channels as potential biomarkers for osteoarthritis. Front Physiol, 6: 357.

Lewis R, Feetham C, Barrett-Jolley R, 2011. Cell volume control in chondrocytes. Cell Physiol Biochem, 28: 1111-1122.

Li X, Liu C, Liang W, et al, 2014. Millimeter wave promotes the synthesis of extracellular matrix and the proliferation of chondrocyte by regulating the voltage-gated K⁺ channel. J Bone Miner Metab, 32 (4): 367-377.

Li Y, Wei X, Zhou J, et al, 2013. The age-related changes in cartilage and osteoarthritis. Biomed Res Int, 916530.

Mobasheri A, Gent TC, Womack MD, et al, 2005. Quantitative analysis of voltage-gated potassium currents from primary equine (Equus caballus) and elephant (Loxodonta africana) articular chondrocytes. Am J Physiol Regul Integr Comp Physiol, 289 (1): R172-180.

Mobasheri A, Matta C, Zakany R, et al, 2015. Chondrosenescence: definition, hallmarks and potential role in the pathogenesis of osteoarthritis. Maturitas, 80: 237-244.

Mobasheri A, Trujillo E, Bell S, et al, 2004. Aquaporin water channels AQP1 and AQP3, are expressed in equine articular chondrocytes. Vet J, 168 (2): 143-150.

Musumeci G, Szychlinska M A, Mobasheri A, 2015. Age-related degeneration of articular cartilage in the pathogenesis of osteoarthritis: molecular markers of senescent chondrocytes. Histol Histopathol, 30 (1): 1-12.

Oinas J, Ronkainen A P, Rieppo L, et al, 2018. Composition, structure and tensile biomechanical properties of equine articular cartilage during growth and maturation. Sci Rep, 8: 11357.

Pelletier J P, Martel-Pelletier J, Abramson S B, 2001. Osteoarthritis, an inflammatory disease: potential implication for the selection of new therapeutic targets. Arthritis Rheuma, 44: 1237-1247.

Peng G, McNary S M, Athanasiou KA, et al, 2014. Surface zone articular chondrocytes modulate the bulk and surface mechanical properties of the tissue-engineered cartilage. Tissue Eng Part A, 20 (23-24): 3332-3341.

Perkins G L, Derfoul A, Ast A, et al, 2005. An inhibitor of the stretch-activated cation receptor exerts a potent effect on chondrocyte phenotype. Differentiation, 73 (5): 199-211.

Piepoli T, Mennuni L, Zerbi S, et al, 2009. Glutamate signaling in chondrocytes and the potential involvement of NMDA receptors in cell proliferation and inflammatory gene expression. Osteoarthritis Cartilage, 17: 1076-1083.

Ponce A, Jimenez-Peña L, Tejeda-Guzman C, 2012, The role of swelling-activated chloride currents (I(CL, swell)) in the regulatory volume decrease response of freshly dissociated rat articular chondrocytes. CellPhysiolBiochem, 30 (5): 1254-1270.

Sanchez J C, Danks T A, Wilkins R J, 2003. Mechanisms involved in the increase in intracellular calcium following hypotonic shock in bovine articular chondrocytes. Gen Physiol Biophys, 22 (4): 487-500.

Shao Y, Alicknavitch M, Farach-Carson M C, 2005. Expression of voltage sensitive calcium channel (VSCC) L-type Ca (v) 1.2 (alpha (1C)) and T-type Ca (v) 3.2 (alpha (1H)) subunits during mouse bone development. Dev Dyn, 234 (1): 54-62.

Sophia Fox A J, Bedi A, Rodeo S A, 2009. The basic science of articular cartilage: tructure, composition, and function. Sports Health, 1 (6): 461-468.

Takeuchi K, Hayashi S, Matumoto T, et al, 2018. Downregulation of aquaporin 9 decreases catabolic factor expression through nuclear factor-κB signaling ins chondrocytes. Int J Mol Med, 42 (3): 1548-1558.

Tanaka N, Ohno S, Honda K, et al, 2005. Cyclic mechanical strain regulates the PTHrP expression in cultured chondrocytes via activation of the Ca²⁺ channel. J Dent Res, 84 (1): 64-68.

Thakur M, Dawes J M, McMahon S B, 2013. Genomics of pain in osteoarthritis. Osteoarthritis Cartilage, 21: 1374-1382.

Trujillo E, Alvarez de la Rosa D, Mobasheri A, et al, 1999. Sodium transport systems in human chondrocytes. II. Expression of ENaC, $Na^+/K^+/2Cl^-$ cotransporter and Na^+/H^+ exchangers in healthy and arthritic chondrocytes. Histol Histopathol, 14 (4): 1023-1031.

Tsuga K, Tohse N, Yoshino M, et al, 2002. Chloride conductance determining membrane potential of rabbit articular chondrocytes, J Membr Biol, 185: 75-81.

van Turnhout M C, Schipper H, Engel B, et al. 2010. Postnatal development of collagen structure in ovine articular cartilage. BMC Dev Biol, 62 (10): 1-16.

Varga Z, Juhász T, Matta C, et al, 2011. Switch of voltage-gated K^+ channel expression in the plasma membrane of chondrogenic cells affects cytosolic Ca^{2+}-oscillations and cartilage formation. PLoS One, 6 (11): e27957.

Walsh K B, Cannon S D, Wuthier R E, 1992. Characterization of a delayed rectifier potassium current in chicken growth plate chondrocytes. Am J Physiol, 262 (5 Pt 1): C1335-1340.

Warman M L, 2000. Human genetic insights into skeletal development, growth and homeostasis. Clin Orthop, 379 (Suppl): S40-S54.

Wei X, Räsänen T, Messner K, et al, 1998. Maturation-related compressive properties of rabbit knee articular cartilage and volume fraction of subchondral tissue. Osteoarthritis and Cartilage, 6: 400-409.

Wei Y, Zheng D, Guo X, et al, 2018. Transient receptor potential channel, vanilloid 5, induces chondrocyte apoptosis in a rat osteoarthritis model through the mediation of Ca^{2+} influx. cell physiol biochem, 46 (2): 687.

Wilson J R, Duncan N A, Giles W R, et al, 2004. A voltage-dependent K+ current contributes to membrane potential of acutely isolated canine articular chondrocytes. J Physiol, 557 (Pt 1): 93-104.

Wilusz E, Sanchez-Adams J, Guilak F. 2014. The structure and function of the pericellular matrix of articular cartilage. Matrix Biol, 39 (10): 25-32.

Wohlrab D, Hein W, 2000. Effect of ion channel modulators on the membrane potential of human chondrocytes. Orthopade, 29 (2): 80-84.

Wohlrab D, Vocke M, Klapperstuck T, et al, 2004. Effects of potassium and anion channel blockers on the cellular response of human osteoarthritic chondrocytes. J Orthop Sci, 9 (4): 364-371.

Wohlrab D, Vocke M, Klapperstuck T, et al, 2005. The influence of lidocaine and verapamil on the proliferation, CD44 expression and apoptosis behavior of human chondrocytes. Int J Mol Med, 16 (1): 149-157.

Wu Q Q, Chen Q, 2000. Mechanoregulation of chondrocyte proliferation, maturation, and hypertrophy: ion-channel dependent transduction of matrix deformation signals. Exp Cell Res, 256 (2): 383-391.

第三章

关节软骨的生物化学

第一节 胶 原

一、正常关节软骨的胶原成分

（一）概述

胶原（collagen）又称胶原纤维、胶原蛋白，是一类由亚基组成的糖蛋白，几乎存在于所有的组织中。新鲜时呈白色，有光泽，于 HE 染色切片中呈嗜酸性。电镜下，胶原原纤维直径为 20～200nm，显明暗交替的周期性横纹，横纹周期约 64nm（图 3-1，图 3-2）。胶原是体内含量最多的一类细胞外蛋白质，以不溶纤维形式存在，具有高度的抗张能力，是决定结缔组织生物力学特性的主要因素。

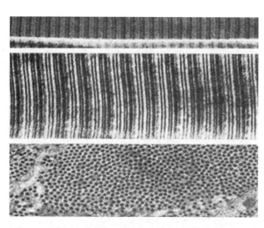

图 3-1 胶原原纤维上明暗交替的周期性横纹，横纹周期约 64nm。细丝或小点为胶原原纤维

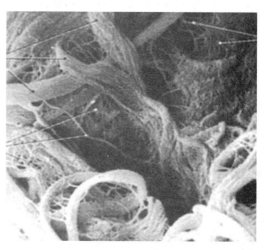

图 3-2 胶原纤维超微结构

胶原占软骨干重的 50%，它由软骨深层垂直向上到表层转而平行于软骨表面，构成拱形网架，对应力传导具有重要作用，并可维持软骨的构型，赋予组织一定的抗张强度。关

节软骨内胶原高度有序地排列成胶原纤维网架结构，带阴性电荷的蛋白多糖镶嵌在内。蛋白多糖有高度的吸水性，可吸附大量水，从而赋予软骨独特的弹性、低摩擦性和高抗压性。研究显示，胶原纤维是关节软骨形态结构的主要维持者，是关节软骨力学功能的主要承担者。每一种胶原蛋白均由三个亚基组成，同种胶原的三个亚基彼此相同或不同，不同胶原的亚基组成不同。迄今为止，已发现了 30 余种胶原亚基，这些亚基以不同的方式组合，至少形成了 19 种胶原蛋白。

　　上述各型胶原都有相似的分子结构。在胶原纤维中，其分子单位称为原胶原（tropo collagen）。每一个原胶原分子都由 3 条 α 链构成，每条 α 链为自身 α 螺旋结构，三条 α 链则以平行、右手螺旋形式缠绕成三股螺旋结构（图 3-3）。α 链由特征性的（Gly-X-Y）n 氨基酸重复序列组成，含有较多的在其他蛋白质中少见的羧脯氨酸和羧赖氨酸，也有较多的脯氨酸和赖氨酸，如脯氨酸（Pro）和 4 羟脯氨酸（4hydroxyproline，Hyp）的含量高达 15%～30%。同时还含有少量 3 羟脯氨酸（3hydroxyproline）和 5 羟赖氨酸（5hydroxylysine，Hyl）。羟脯氨酸可以通过形成分子内氢键稳定胶原蛋白分子，而羟赖氨酸可以结合半乳糖葡萄糖苷，与特定的组织功能相关。X 位通常为脯氨酸，Y 位通常为羟脯氨酸。甘氨酸几乎占总氨基酸残基的三分之一，即每隔两个其他氨基酸残基即有一个甘氨酸，甘氨酸残基 R 基团小，可以位于螺旋的中央，使 α 链能够成为螺旋状，所以 α 链上每三个氨基酸中"必须"有

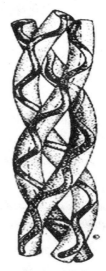

图 3-3　胶原的右手超螺旋结构

一个甘基酸以维持其螺旋结构。而脯氨酸和羟脯氨酸是亚氨基酸，不宜弯曲，阻止了 α 链的进一步螺旋，从而使 α 链形成伸展的左手螺旋结构。三条 α 链交错排列，因而使三条 α 链中的 Gly、X、Y 残基位于同一水平上，借 Gly 中的 N-H 基与相邻链 X 残基上羟基形成牢固的氢键，以稳定其分子结构。三条 α 链进一步相互缠绕成右手超螺旋，这种超螺旋结构能够有效地抵抗除了金属蛋白酶以外的其他蛋白酶的降解作用。胶原中缺乏色氨酸，所以它在营养学上属于不完全蛋白质。

　　原胶原分子通过共价交联平行排列成束状，形成稳定的胶原微纤维（microfibril）。胶原微纤维再聚集成束，形成胶原纤维。因胶原分子氨基酸组成中缺乏半胱氨酸，不可能像角蛋白那样以二硫键相连，而只能通过 C 末端或 N 末端的组氨酸与赖氨酸形成的分子内或分子间共价交联，构成不溶性的纤维结构。

（二）胶原的合成代谢

　　软骨中的胶原纤维由软骨细胞合成。在软骨细胞内三股合成的 α 肽链互相扭转成螺旋状的前胶原（procollagen），随后前胶原被分泌到软骨细胞外，有的被内切酶切去两端的球形结构而成为原胶原。相邻的原胶原分子互相错开 1/4 平行排列并交联成胶原原纤维（collagenous fibril），在电镜下则呈现为间隔 64nm 出现的周期性横纹。胶原原纤维再聚合则成为较宽的胶原纤维（collagenous fiber）。笔者将胶原的生物合成人为分为细胞内合成

阶段和细胞外成熟阶段。

1. 细胞内合成阶段

首先在软骨细胞内按蛋白质合成的原则合成一条约含 1400 个氨基酸残基的肽链，称为前胶原蛋白，然后在内质网中对前胶原蛋白进行羟基化和糖基化修饰。经羟基化和糖基化修饰后的前胶原蛋白，以三股螺旋状的形式被排出细胞外。

（1）羟基化修饰：胶原分子组成中含有羟脯氨酸和羟赖氨酸，但这两种氨基酸并无遗传密码、反密码及 tRNA 将其引导入肽链，它们是在内质网中，由脯氨酸羟化酶（prolyl hydroxylase）和赖氨酸羟化酶（lysyl hydroxylase）共同催化，将脯氨酸和赖氨酸残基羟化后生成。此羟化酶为加单氧酶，需 Fe^{2+} 和维生素 C 为辅因子，α-酮戊二酸作辅底物。因此，在此羟化反应中，缺氧和缺乏维生素 C，均会妨碍胶原的生成。羟化作用对胶原分子三股螺旋结构的稳定性具有重要的作用，若羟化不足，则三条 α 肽链在体温下不能形成稳定的三股螺旋结构，从而不能从细胞内排出。

（2）糖基化修饰：也在内质网中进行。胶原分子中含有共价连接的糖基，根据组织的不同，糖含量可达 0.4%～12%，主要为葡萄糖、半乳糖及它们的双糖，在半乳糖基转移酶和葡萄糖基转移酶的催化作用下，将糖基连接于前胶原蛋白的 5 羟赖氨酸残基上，完成糖基化修饰。糖基化的作用目前尚未完全阐明，研究发现这些糖基位于胶原纤维中原胶原的接头处，从而推测糖基化的作用可能与胶原纤维的定向排列有关。

2. 细胞外成熟阶段

分泌到细胞外的前胶原由内切酶作用，水解 N 末端和 C 末端的附加肽链，形成原胶原蛋白，并凭借蛋白分子间各部分不同电荷的相互吸引自动聚合成胶原纤维。然而此种聚合极不稳定，容易分解。随后进行的胶原纤维间的共价交联使之进一步固定，张力加强，韧性增大，溶解度降低，最终形成不溶性的胶原纤维。共价交联由赖氨酸氧化酶（lysyl oxidase）催化，它是参与交联反应过程的唯一酶类，能将赖氨酸转变为 ε 醛赖氨酸（allysine），ε 醛赖氨酸与另一个 α 肽链的 ε 赖氨酸醛醛缩合生成 ε 醛赖氨酸醛酸（allysine aldol），再与组氨酸反应生成醇醛组氨酸（aldol histidine），后者与 5-羟赖氨酸进行醛胺缩合形成希夫碱结构，从而完成 α 肽链间的共价交联。

胶原纤维的合成受多方面的影响和调控。如细胞内脯氨酸的含量直接影响前 α 多肽链的合成。缺氧或缺乏维生素 C 或 Fe^{2+} 等辅助因子，导致前 α 多肽链的羟化受到抑制，造成前胶原蛋白合成障碍。聚合时，如胶原蛋白分子内和分子间的交联障碍（常因赖氨酰氧化酶不足所致），将影响胶原纤维的稳固性。

（三）胶原的分解代谢

胶原纤维结构比较稳定，对一般蛋白水解酶的抵抗力较强，体内的胶原酶（collagenase）对胶原纤维的分解起着关键作用。若要分解胶原纤维，必须先由胶原酶将胶原分子切断，才能由一般的蛋白水解酶降解。胶原酶切断后的胶原纤维碎片经细胞外非特异性蛋白酶和肽酶水解，或被细胞吞噬后由溶酶体酶进一步分解，形成小分子寡肽或游离氨基酸。这些游离氨基酸中含有在其他蛋白分解产物中很少见的羟脯氨酸，因此，测定尿中羟脯氨酸或含羟脯氨酸短肽的含量，即可判断体内胶原分解的程度。

（四）关节软骨的胶原成分

关节软骨中的胶原分为特异性胶原和非特异性胶原，特异性胶原包括Ⅱ、Ⅸ、Ⅹ、Ⅺ型胶原，非特异性胶原包括Ⅰ、Ⅲ、Ⅵ、Ⅻ、Ⅹ、Ⅳ型胶原。目前，能从正常成年关节软骨和软骨细胞培养基中提取的胶原主要有五种：Ⅱ、Ⅵ、Ⅸ、Ⅹ、Ⅺ型胶原[Eyre D，1995]。除了Ⅹ型胶原外，其余4型胶原也存在于眼的晶状体、椎间盘的髓核、膝关节内半月板等软骨组织当中。

1. Ⅱ型胶原

Ⅱ型胶原是构成关节软骨的主要胶原，占胶原总量的80%~90%，是由三条α_1（Ⅱ）链构成的同质三聚体$[\alpha_1（Ⅱ）]_3$。α_1（Ⅱ）链中羟赖氨酸含量很高，因为羟赖氨酸氧化脱胺后形成的醛基能使分子间的交联增加，所以Ⅱ型胶原形成的纤维束较细。而且羟赖氨酸的糖化率也高，糖基化产物有高度的吸水性，所以Ⅱ型胶原能够良好地保持关节软骨的水分。Ⅱ型胶原的大部分非螺旋区（如前胶原氨基端和羧基端非螺旋序列）在前胶原分泌到细胞外时，已被特殊蛋白酶清除掉，仅在氨基端和羧基端剩下小片段的非螺旋序列，称为端肽（telopeptide）。Ⅱ型胶原属于间质胶原，在生理环境下能自发地排列形成微纤维，微纤维进一步交联形成较大的纤维束，在电镜下观察具有周期性的横纹。

2. Ⅵ型胶原

Ⅵ型胶原主要分布于软骨细胞周围，为异质三聚体结构$[\alpha_1（Ⅵ）\alpha_2（Ⅵ）\alpha_3（Ⅵ）]$，其三螺旋区长度较短（103nm），分子一端为一个小球形，另一端为一个大球形，球形区与三螺旋区均有二硫键，从而形成串珠状纤维结构。Ⅵ型胶原与透明质酸形成特异性的非共价键结合，与Ⅱ型胶原和小分子蛋白多糖的核心蛋白相互作用，从而处于稳定状态[Hambach L，1998]。

3. Ⅸ型胶原

Ⅸ型胶原由软骨细胞合成并分泌至细胞外基质中（ECM），占胶原总量的 1%~10%[Svoboda K K，2010]。它由α_1（Ⅸ）、α_2（Ⅸ）、α_3（Ⅸ）三个不同的亚基通过链间的二硫键连接构成异质三聚体，每一个亚基中都含有三个螺旋区 COL1~COL3 和四个非胶原区NC1~NC4，COL1~COL3 区被 NC1~NC4 区分隔开。人的α_1（Ⅸ）、α_2（Ⅸ）、α_3（Ⅸ）链的基因分别位于6q12—q13、1p32.3—p33、20q13.3—qter 染色体上，α_1（Ⅸ）基因包括 19 个外显子，总长约100kb；α_2（Ⅸ）基因包括 32 个外显子，总长约 10kb[Vuorio E，1990；Prockop D J，1995]。Nishimura 等发现，α_1（Ⅸ）基因含有两个不同的启动子和转录起始位点，因此，Ⅸ型胶原最终可以形成两种形式的胶原分子结构：一种是长链分子结构，含有一个大的球状氨基末端（NC4 区），这是Ⅸ型胶原在软骨中的主要存在形式；另一种是短链分子结构，不含上述 NC4 区，存在于生长中的角膜、视网膜和玻璃体等组织中[Olsen B R，1995]。Vaughen等利用免疫电镜发现Ⅸ型胶原沿着Ⅱ型胶原的表面呈周期性间隔排列，与Ⅱ型胶原反向平行

[Vaughan L，1988]。Ⅸ型胶原和Ⅱ型胶原之间的相互作用靠分子间的共价键来维持，即 α_2（Ⅸ）链以 COL2 区的近 NC3 区端同Ⅱ型胶原的 N-端肽共价结合，COL1 区同Ⅱ型胶原链侧侧结合。Ⅸ型胶原的另一个独特之处在于，α_2（Ⅸ）链 NC3 区比 α_1（Ⅸ）链 NC3 区多 5 个氨基酸，其中的一个丝氨酸残基是蛋白多糖中糖胺聚糖（GAG）侧链的结合位点[McCormick D，Ayad S]，这个 GAG 实际上就是硫酸软骨素。COL3 区、NC4 区突出于胶原表面，伸入胶原周围基质中，这种突出方式形成了一种完美的三维结构，同 ECM 中的蛋白多糖有机地结合在一起，而且 NC4 区的氨基酸呈碱性（PI 约 9.7），极易同酸性的蛋白多糖结合。Briggs 的研究证明，NC4 区是通过软骨寡聚基质蛋白（cartilage oligomeric matrix protein，COMP）以非共价键形式与蛋白多糖间接结合的[Briggs M D，1995]。以上证据表明Ⅸ型胶原是关节软骨中两大主要成分之间（Ⅱ型胶原、蛋白多糖）的桥接分子，它将Ⅱ型胶原和蛋白多糖完整地联系在一起，这对于维持关节软骨的完整性和机械特性具有重要的意义[Olsen B R，1995]。

4. X 型胶原

X 型胶原是由三条相同的 $\alpha 1$（X）链构成的短链非微纤维形成性胶原，长度仅是间质胶原（如Ⅱ型胶原）的一半，它包括三个部分：三螺旋区（COL）、C 端非螺旋区（NC1）、N 端非螺旋区（NC2）。NC1 和 NC2 区含有较多的芳香族氨基酸。X 型胶原局限性地分布在软骨肥大细胞区域的Ⅱ～Ⅺ型胶原纤维网络中，可能与软骨内骨化有关[Stoop R，2001]。X 型胶原的 COL 区连接到Ⅱ型胶原微纤维上，离体实验证实该区有两个易被胶原酶降解的位点，因此这种结构可能改变了微纤维的特性，使其更易于降解。

5. Ⅺ型胶原

Ⅺ型胶原也是由三条不同的 α 链组成的异质三聚体[$\alpha 1$（Ⅺ）$\alpha 2$（Ⅺ）$\alpha 3$（Ⅺ）]。Ⅺ型胶原在分子结构上与Ⅱ型胶原相似，其连续螺旋分子中也没有非螺旋区，然而一些Ⅺ型胶原分子中保留了一个可被提取的 N 末端非螺旋前肽，该前肽伸出到纤维外，与周围结构的交联有关[Bleasel J F，1996]。$\alpha 1$（Ⅺ）链的基因序列与Ⅴ型胶原非常相似，而 $\alpha 3$（Ⅺ）链的基因序列则与 $\alpha 1$（Ⅱ）链十分相似，很可能是由同一基因编码形成。$\alpha 3$（Ⅺ）链的高糖基化表明这三条不同的 α 链在转录后进行了不同的修饰。现在已经发现了许多由 $\alpha 1$（Ⅺ）、$\alpha 2$（Ⅺ）和 $\alpha 1$（Ⅱ）组成的异质分子结构。

二、关节软骨中胶原的排列结构

关节软骨可分为四层，各层中细胞的形状与大小、胶原纤维的粗细与走向、蛋白多糖的浓度和水分的含量均不相同（详见第二章第一节相关内容）。

第二节　蛋　白　多　糖

一、概述

软骨基质中蛋白质与多糖以共价键和非共价键相连构成的多种巨大分子称为蛋白多

糖（proteoglycans，PG）或黏蛋白（mucoproteins）。其分子组成以多糖链为主，蛋白质部分所占比例较小。往往一条多糖链上联结许多条多肽链，分子质量可达数百万以上。软骨中的蛋白多糖分子包绕所有的结构，并松散地附着在胶原纤维上。蛋白多糖是一种发黏的胶冻分子，其硫酸根负离子和富含电荷的羧基和羟基聚集在一起，并固定在胶原纤维的网状结构中，这种特殊结构能够吸引小分子正电荷通过软骨内，使得 Donnan 渗透压出现，从而使蛋白多糖具有亲水性，吸引大量水分子形成凝胶。而蛋白多糖大分子带负电荷，彼此之间产生排斥力，也称为化学膨胀力，因此关节软骨具有良好的弹性。上述特性使得关节软骨富含水分，从而产生高度的张力，富有弹性以对抗压力。因此，每一个蛋白多糖集聚体就像一个小弹簧，产生弹性，对抗压力，对关节起着机械性保护作用。在实验研究中，当蛋白多糖被酶降解后，软骨虽仍保持其外形，但已失去了弹性。大多数蛋白多糖作为一个高分子聚合体（enormous aggregate molecules）存在，分子质量在 1000kDa 以上，以透明质酸为核心，由多种成分组成。这些黏多糖由硫酸软骨素 4、硫酸软骨素 6 及硫酸角蛋白组成，成分与年龄、局部软骨的状况及其他多种因素有关。儿童期含硫酸软骨素较多，在老年人及关节软骨深处，则是硫酸角蛋白的比例较高。通过局部解剖证实，蛋白多糖的构成具有个体差异性，且随局部的物理应力而改变。蛋白多糖在软骨中呈不均匀分布，浅层胶原丰富，蛋白多糖较少，深层蛋白多糖增加，并浓聚于软骨细胞周围。

二、蛋白多糖的化学结构

蛋白多糖中的多糖链为杂多糖，因其组成成分中均含氨基己糖，所以称为氨基多糖或糖胺聚糖（glycosaminoglycans，GAG）。人体组缔组织中常见的氨基多糖包括透明质酸（hyaluronic acid）、硫酸软骨素（chondroitin sulfate）、硫酸皮肤素（dermatan sulfate）、硫酸角质素（keratan sulfate）和肝素（heparin）等（表 3-1）。

表 3-1　人体中常见的糖胺聚糖

名称	主要存在部位
透明质酸	关节液、软骨、结缔组织基质、皮肤、脐带、玻璃体液
4-硫酸软骨素（硫酸软骨素 A）	骨、软骨、角膜、皮肤、血管
6-硫酸软骨素（硫酸软骨素 C）	软骨、肌腱、脐带、椎间盘
硫酸皮肤素（硫酸软骨素 B）	皮肤、韧带、动脉、心瓣膜
硫酸角质素	角膜、软骨、髓核
肝素	肺、皮肤、肝、肠等肥大细胞及嗜碱性粒细胞内

各种糖胺聚糖的结构单元均为二糖单位，均含有乙酰氨基己糖和糖醛酸（硫酸角质素例外，不含糖醛酸而代之以半乳糖），而且除了透明质酸外都含有硫酸根，因而糖胺聚糖呈酸性，加之大多数分子具有黏性，因此又称为酸性黏聚糖（acidmucopolysaccharide，AMPS）。在这些糖胺聚糖中，透明质酸的含量最多，功能也最重要，所以在此重点介绍透明质酸。

透明质酸是由 D-葡萄糖醛酸和 N-乙酰氨基葡萄糖胺二糖单位有规律地重复构成的大分子链状多糖，分子质量为（2.0～7.2）×10^3kDa。透明质酸是一种曲折盘绕的长链大分子，拉直长度可达 2.5μm，由它构成蛋白多糖复合物的主干，其他糖胺聚糖则以蛋白质为核心构成蛋白多糖亚单位，再通过连接蛋白结合在透明质酸的长链分子上。透明质酸属于黏多糖物质，是关节液及关节软骨的主要组成成分，关节液中的透明质酸主要是由滑膜内壁细胞的 B 细胞产生。

透明质酸在关节中以三种形式存在并发挥作用：

（1）透明质酸与蛋白质结合成透明质酸的蛋白复合物游离于关节液中，可以减少软组织相互滑动产生的阻力，在应力的作用下，可使关节滑液由黏性液转变为弹性体，减少应力对软骨的作用。另外，关节滑液中的透明质酸对维持关节内环境的稳定也起着重要作用。

（2）透明质酸与糖蛋白结合黏附于关节软骨或滑膜表面，在关节软骨表面形成厚为 1～2μm 的透明质酸蛋白复合物层。这一不定型结构层具有高度的弹性，当关节受力产生滑动时，这一微薄结构层可先于软骨表层被破坏，有缓冲器样作用，从而对关节软骨起到保护作用。这对于维持软骨的完整性和营养方面具有重要的作用，也对细菌、毒素、免疫复合物等起到屏障作用。透明质酸在关节中还起到一种界面润滑作用，其分子黏附于滑膜、韧带及软骨表面，使彼此间相互分开，当关节受力发生滑动时，可减少彼此间的摩擦。

（3）透明质酸与连接蛋白、可聚蛋白多糖结合构成蛋白多糖聚合物，组成软骨基质的成分。蛋白多糖聚合物占据胶原纤维之间的空隙，维持胶原网状结构充盈且具有高度弹性。由于赋予软骨具有特殊的多孔性和弹性，透明质酸与蛋白多糖的相互作用在维持软骨组织的完整性上起重要作用。

在关节中，透明质酸虽然以三种形式存在，但从生物学角度来看，三者之间有着必然的联系。关节软骨的营养主要来源于关节液，关节液与软骨中的某些物质随时发生交换，而软骨表面的不定型结构层在控制其交换中又起到调节作用，关节液为不定型结构层的再生提供了充足的透明质酸和蛋白质。因此，关节液中正常浓度和正常属性的透明质酸对维持关节功能有着重要作用。

人体含有透明质酸的总量大约为 15g，每天的代谢量约为 5g。大量实验证明透明质酸在体内的代谢主要是通过降解，而不是通过肾脏等的排泄而被清除。它不仅在合成部位发生代谢，肝脏和淋巴结亦是其代谢的更重要的场所。透明质酸在血浆中的分子质量和浓度均低于其他组织，其分子质量为 21～57kDa，浓度为 0.02～0.3mg/L。血浆中的透明质酸主要是在肝脏经受体介导被肝内皮细胞摄取然后降解而被清除的，该过程只需 10～20min。其清除率不仅受透明质酸相对分子质量的影响，还取决于血浆内透明质酸浓度、肝血液流量，以及肝细胞受体的数目和活力。

经电子显微镜观察及实验推测，蛋白多糖为"瓶刷状"分子结构，蛋白多糖亚单位（"刷毛"）以非共价键的结合形式附着于透明质酸主链上（back bone），其间隔为 20～30nm（图 3-4）。

蛋白多糖亚单位由一个核心蛋白（core protein）和共价连接其上的糖胺聚糖组成，后者主要为硫酸角质素和硫酸软骨素。人体中有多种不同的核心蛋白，分子质量达 200～300kDa，是所有组织细胞中分泌的最大的一种多肽。核心蛋白的 N 端高度伸展，形成一个球状区域，分子质量为 60～70kDa，非共价连接于透明质酸链上，另一种分子质量为 40～60kDa 的连接蛋白（link protein）参与稳定球状区与透明质酸链的非共价连接。核心蛋白及糖胺聚糖组成的亚单位可分为三个区：

（1）N 端区：包括球状连接区，含有较少的寡糖链。

（2）富含寡糖区：为硫酸角质素寡糖链的主要附着区。寡糖链共价连接于核心蛋白分子中的丝氨酸和苏氨酸残基侧链氧原子上。

（3）C 端区：富含硫酸软骨素。通过半乳糖-半乳糖-木糖三糖连接于核心蛋白的丝氨酸残基上。

蛋白多糖的透明质酸主链长度为 400～4000nm，可附着上百个核心蛋白，每条核心蛋白可结合 50 条硫酸角质素链和 100 条硫酸软骨素链，由此可见，蛋白多糖分子之巨大。

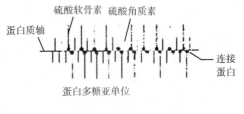

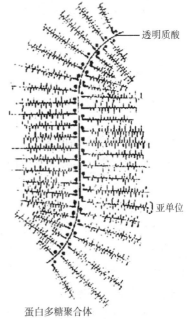

图 3-4　蛋白多糖分子结构模型

三、蛋白多糖的生理功能

蛋白多糖为大分子，具有高度的亲水性，对保持结缔组织水分及其与组织间物质交换具有重要的作用。软骨组织中的胶原纤维排列成网格状，网格间隙中填充着蛋白多糖，吸附着大量水分在其中，当软骨组织受到压力时，水分可从间隙间被挤压出去，而压力去除后又可重新吸收进来。关节软骨内没有血管供应，其营养物质的交换主要依靠运动产生的压力变化使液体流动来完成。由此理论可以解释长期不运动可以导致关节软骨萎缩的原因。

蛋白多糖的糖链上含有较多的酸性基团，对于细胞外液中的 Ca^{2+}、Mg^{2+}、K^+、Na^+ 等阳离子有较大的亲和力，因此蛋白多糖能适度调节这些阳离子在组织中的分布。

蛋白多糖分子质量巨大，有较大的黏滞性，附着于组织表面，能够缓冲组织之间的机械摩擦，因而对关节软骨具有润滑和保护作用。因此，关节液中的蛋白多糖有润滑关节面的作用，当患骨关节炎、类风湿关节炎时，其关节液中蛋白多糖含量减少，失去了原有的润滑作用，因此关节面受到的机械摩擦增大，易被磨损破坏。

蛋白聚糖与创伤的愈合亦有密切关系。皮肤创伤后的肉芽形成过程中，通常先有糖胺聚糖的增生，进而再促进胶原纤维的合成，其机制目前尚不清楚。近年来发现蛋白多糖具有调节某些蛋白生长因子的作用。例如，碱性成纤维细胞生长因子（basic fibrotlast growth factor，bFGF）结合于蛋白多糖的肝素或硫酸角质素链上，而且以 bFGF 糖胺聚糖复合物形式与细胞表面受体结合。bFGF 与肝素或硫酸角质素结合能保护 bFGF 免被降解。当核蛋白、肝素或硫酸角质素链部分降解时可释放出活性 bFGF 糖胺聚糖复合物，刺激细胞增殖和分化，其他一些生长因子也有类似的作用机制。广泛和大量存在的蛋白多糖可以局限这些生长因子在其分泌细胞周围短距离内的旁分泌作用，这对于组织的特有结构具有重要意义。

四、蛋白多糖的生物合成

蛋白聚糖的合成首先按蛋白质生物合成的原理，在核糖体上合成多肽，并分泌入内质网中，在内质网的修饰过程中，由相应的转移酶催化活性单糖转移到氨基酸的侧链上，合成氨基多糖。而糖链的延伸和加工修饰在高尔基体中进行。因此，多肽的合成受专一基因控制，而氨基多糖的合成主要由酶的分隔定位和酶的特异性决定。

参与氨基多糖合成的各种单糖及其衍生物需要先活化成活性单糖，即与二磷酸尿苷（UDP）结合，而各种单糖及其衍生物均可由葡萄糖转变而来。

糖胺聚糖合成的起始步骤是在木糖转移酶（xylose transfevase）的催化下，将一个分子的木糖基连接到核心蛋白多肽链的丝氨酸残基上，形成 O 糖苷键（O glycosidic bond），再由半乳糖转移酶（galactose transforase）催化，依次转移两个分子半乳糖，构成三糖连接区。然后由高度特异的糖基转移酶作用逐渐按顺序延长，糖链合成后再进一步修饰。由差向异构酶催化将葡萄糖醛酸转变为艾杜糖醛酸，而硫酸基则是由活性硫酸根（PAPS）提供，由硫酸转移酶催化后添加到新合成的多糖链的氨基或羟基上。当维生素 A 缺乏时，硫酸转移酶活性下降，糖胺聚糖合成受限，可以引起组织生长和发育障碍。

五、蛋白多糖的分解代谢

蛋白多糖与胶原纤维结合，在软骨表层包裹胶原纤维，并影响胶原纤维的形成，起到分子筛滤的作用并保护软骨免受降解酶的攻击。一旦蛋白多糖降解，软骨表层出现裂隙，软骨破坏的潜在危险性就大大增加。蛋白多糖的减少是所有自然发生和实验诱导骨关节炎的主要特征，它与多种蛋白酶的作用有关，如溶菌酶、组织蛋白酶-D、组织蛋白酶-B 和组织蛋白酶-F、水解酶和透明质酸酶等。蛋白多糖减少的主要标志是己糖胺（hexosamine）水平的明显下降。

蛋白多糖受到上述酶类的作用，部分肽链水解产生的带多糖链的小片段可被细胞吞噬，进而在溶酶体中逐步水解成各种单糖及其衍生物。因此，溶酶体是糖胺聚糖分解的主要场所。

溶酶体中分解糖胺聚糖的酶包括内切糖苷酶、外切糖苷酶及硫酸酯酶等。透明质酸的水解过程首先由透明质酸酶（hyaluronidase）发动，透明质酸酶是一种内切酶，能水解透明质酸、硫酸软骨素 A 和硫酸软骨素 C 中的 β-N-乙酰氨基己糖糖苷键，生成四糖或六糖。

随后，由 β 葡萄糖醛酸酶及 β-N-乙酰氨基葡萄糖苷酶等外切酶再进一步水解寡糖，形成单糖及其衍生物。

大多数糖胺聚糖都含有硫酸基团。溶酶体中也存在多种硫酸酯酶，能水解各种硫酸酯键。有些糖苷酶有很强的底物特异性，不能水解带硫酸基的寡糖链，因此，硫酸酯酶的先天性缺乏会引起糖胺聚糖分解障碍，导致黏多糖贮积症（mucoplysaccharidosis）。

第三节　生长因子和细胞因子

生长因子和细胞因子（cytokines）是可溶性的多肽，能调节细胞生长、分化和代谢。关节软骨细胞受到许多生长因子和细胞因子的调控，这种调节在局部范围起着重要作用。细胞因子诱导蛋白酶的合成，增加细胞外基质的降解，导致前列腺素的丢失，而生长因子通过增加 ECM 成分和组织金属蛋白酶抑制剂，可拮抗细胞因子的效应。目前研究比较深入的生长因子包括胰岛素样生长因子（insulin like growth factor，IGF）、转化生长因子 β（transforming growth factorβ，TGF-β）、成纤维细胞生长因子（fibroblast growth factor，FGF）、甲状旁腺激素相关蛋白（parathyroid hormone-related protein，PTHrP）、血小板衍生生长因子（plateletderived growth factor，PDGF）、表皮生长因子（epidermal growth factor，EGF）和 BMP 等。细胞因子包括细胞表型的效应物和软骨细胞自分泌产物，其中细胞自分泌产物包括肿瘤坏死因子 α（tumor necrosis factorα，TNF-α）、白细胞介素（IL-1、4、6、8、10、11）和克隆刺激因子（colonystimulating factors，CSF）。本节即对调节软骨细胞生物学特性的生长因子和细胞因子作一论述。

一、胰岛素样生长因子

IGF 是具有胰岛素样生物活性且依赖生长激素的多肽（分子质量大小约 7.5kDa），主要由骨和软骨分泌，肝脏和其他组织也会分泌，通过刺激生长激素促进软骨和骨的生长。有 IGF-Ⅰ和 IGF-Ⅱ两种多肽，分别由 70 个氨基酸残基和 67 个氨基酸残基组成，两者之间有 65% 的序列同源性，对多种组织和细胞起着有丝分裂原的作用。IGF 是通过细胞表面受体起作用的，其受体根据功能和结构不同分为两类，即 IGF-Ⅰ受体和 IGF-Ⅱ受体，对生长过程起重要调节作用的是 IGF-Ⅰ受体。

IGF 在骨与软骨发育的不同阶段起着不同的作用。实验表明，在大鼠出生早期，长骨干骺端软骨内有较高水平的 IGF-ⅡmRNA 表达，而 IGF-ⅠmRNA 的表达水平则较低，在出生 5 周后 IGF-ⅠmRNA 的表达迅速增加，无论从局部软骨还是内、外骨膜中均检测到了 IGF-ⅠmRNA 的表达。生长骺板中的软骨细胞在软骨内骨化时，IGF-Ⅰ是其合成 DNA 和蛋白多糖的重要介质。IGF-Ⅰ还能够刺激软骨细胞合成Ⅱ型胶原和蛋白多糖，提高软骨细胞的成熟程度。IGF-Ⅰ还具有维持软骨细胞表型的能力，如果缺乏 IGF-Ⅰ，将导致严重的软骨生长紊乱。在无血清培养中 IGF-Ⅰ能维持软骨细胞Ⅱ型胶原的表达，并抑制软骨基质的降解。IGF-Ⅱ具有相同的合成代谢作用，它能够刺激软骨细胞 DNA 和 RNA 的合成，比

IGF-Ⅰ能更有效地刺激胚胎细胞的生长，但 IGF-Ⅱ对成熟软骨细胞的作用要弱于 IGF-Ⅰ［杨物鹏，2000］。

IGF-Ⅰ是最早被确认对关节软骨具有自分泌调节作用的生长因子。IGF-Ⅰ可以增强软骨细胞的有丝分裂，促进软骨基质的合成，抑制软骨基质的降解，这一作用部分是通过阻止细胞外基质中金属蛋白酶的表达而实现的。IGF-Ⅰ在关节软骨中的作用是合成蛋白多糖和促进软骨细胞分裂增殖，同时，IGF-Ⅰ促进蛋白多糖和Ⅱ型胶原合成后，诱导TGF-β1 的初次释放，进一步诱导 IGF-Ⅰ持续释放，促进细胞外周围基质合成［Holland，2007］。

在体外培养软骨细胞的实验中发现，IGF-Ⅰ对软骨基质分解代谢的影响与软骨组织的衰老程度相关，它以剂量依赖性的方式显著减慢了成年牛软骨中放射性标记蛋白多糖的释放，与此相反，对小牛软骨中放射性标记蛋白多糖的释放则无明显影响，表明 IGF-Ⅰ主要抑制了成熟软骨基质的分解。并且，软骨细胞对 IGF-Ⅰ的反应随年龄增加而降低，究其原因发现，随着年龄的增长，软骨细胞 IGF-Ⅰ结合蛋白（IGFBPs）的表达逐渐增高，使得活性 IGF-Ⅰ的浓度逐渐降低，因此，软骨细胞对 IGF-Ⅰ的合成反应能力下降至少部分是由于 IGFBPs 的表达增高所致。

IGF-Ⅰ基因表达情况与形态学表现是一致的，随着年龄的增长而变化。通过基因芯片技术、real-time PCR 及激光扫描共聚焦显微镜技术，观察小鼠髁突软骨细胞的基因表达显示，PTHrP、Ihh 及 IGF-2 的 mRNA 只在泌乳期（出生后 7 天）表达，IGF-Ⅰ、TGF-β2 和聚集蛋白聚糖在出生后 21 天表达，研究表明这些因子开始在基因水平的表达依赖于年龄或年龄相关的生理过程［Watahiki，2004］。

IGF-Ⅰ有生长激素依赖性，机体受生长激素刺激在软骨周围产生 IGF-Ⅰ，并调节生长激素的合成代谢作用。肢端肥大症患者机体产生过多的生长激素，使得组织中 IGF-Ⅰ水平相应提高，并加快了 IGF-Ⅰ的合成代谢作用，引起患者关节软骨的肥大和增厚，从而导致关节畸形。15 周龄雄性大鼠下颌髁突关节囊局部注入 IGF-Ⅰ（50μg/ml），处死后形态学检测发现软骨层厚度增加，髁突软骨下骨松质骨面积减少，并且可见大的软骨内成骨生成。这些研究显示在成熟的髁突内注射 IGF-Ⅰ可以诱导软骨内骨的形成，诱导成熟髁突内骨生长［Suzuki，2004］。

IGF-Ⅰ能够促进软骨细胞增殖及软骨细胞周围基质增加，但是，单纯给予外源性 IGF-Ⅰ治疗软骨损伤，其表达量、持续时间及效果受到时间和空间的限制，组织工程学的发展为IGF-Ⅰ的进一步研究提供了更多思路，Goodrich［Goodrich，2007］等在马的股骨缺损模型中在缺损处植入 IGF-Ⅰ基因修饰后的软骨细胞，4 周后组织学检查可见缺损处更多的软骨组织填充，其中，Ⅱ型胶原含量是对照组的 100 倍，IGF-Ⅰ含量也明显增高，填充组织IGFmRNA 在移植 9 周后依然有表达，在移植 8 个月后缺损处组织Ⅱ型胶原表达量仍然高于对照组，表明 IGF-Ⅰ基因修饰后的软骨细胞可促进软骨愈合，并且 IGF-Ⅰ可长时间表达。与单纯给予外源性 IGF-Ⅰ因子比较，负载于支架中可防止其被蛋白酶水解分化，并且作用时间更持久。Leanne［Leanne，2015］等利用多孔胶原蛋白-黏多糖（CG）支架负载外源性 IGF-Ⅰ，与没有负载 IGF-Ⅰ的支架比较，软骨细胞种植于携带 IGF-Ⅰ的支架中有更多的细胞外基质合成，释放的 IGF-Ⅰ依然保留活性且持续时间明显长于对照组，并且能够促进 OA 软骨细胞的合成代谢。

二、转化生长因子 β

1978 年 Robert 发现了一种可以诱导大鼠成纤维细胞增殖的物质，后来称其为转化生长因子 β（TGF-β），它属于有多种生理功能的多肽细胞因子，对多种细胞具有刺激或抑制作用。在与软骨损伤相关的疾病中（包括痛风、红斑狼疮、类风湿关节炎和骨关节炎）都牵涉到受损的 TGF-β 信号通路。广义的 TGF-β 家族包含 TGF-β（TGF-β1，TGF-β2，TGF-β3）、BMPs、激活素（activins）和一些生长分化因子（growth and differentiation factors，GDFs）。TGF-β 以潜在前肽的形式分泌，需要细胞外的分裂来激活，90%以上分泌的 TGF-β 是以未激活的形式存在的。潜在形式的 TGF-β 能够被热或酸激活，在体内的关节软骨中，还可以被基质金属蛋白酶激活。具有活性后的 TGF-β 蛋白是与二硫化物结合的二聚体分子，分子质量在 20～30kDa，该二聚体与细胞表面 TGF-β 受体结合而发挥作用。

具有生物活性的 TGF-β 信号通过一对跨膜的丝氨酸/苏氨酸激酶即 TGF-β type Ⅱ（TβR Ⅱ）and TGF-β type Ⅰ（TβR Ⅰ或激活素样受体激酶-5，ALK5）受体发挥作用[Wharton，2009]。其中一条通路是 TGF-β 结合 TβR Ⅱ后磷酸化 TβR Ⅰ，接着磷酸化两个受体调节 Smad（R-Smad）蛋白（Smad2 和 Smad3），然后，结合 Smad4 转移至核内，与不同的激动剂、抑制剂和转录因子作用调节相应的基因表达[Ross，2008]；另外一条通路，TGF-β 激活 TβR Ⅰ受体 ALK1，磷酸化 3 个 Smad 受体：Smad-1、Smad-5 和 Smad-8[Finnson，2008]。除了 Smad 通路，TGF-β 也可以调节非 Smad 通路，包括 MARK 激酶通路、Rho 样 GTPase 信号通路和 PI3K/AKT 信号通路[Finnson，2008]。

许多研究已表明 OA 时 TGF-β 亚型（TGF-β1、TGF-β2、TGF-β3）表达下调，例如，人类 OA 时软骨组织中 TGF-β1 蛋白水平较正常人表达下降；兔 OA 模型软骨组织中 TGF-β1 和 TGF-β2 mRNA 水平轻度下降；在自发性和胶原酶诱导的小鼠 OA 模型中，软骨组织中的 TGF-β3 在 OA 进展过程中表达下降。然而，有一些研究出现结果相反的报道，例如，在人类 OA 软骨组织中 TGF-β1、TGF-β2、TGF-β3 表达上调。另外，TGF-β1 和 TGF-β3 在木瓜酶诱导的小鼠 OA 模型中表达上调，而 TGF-β2 在手术诱导的大鼠 OA 模型中早期病变时表达上调，出现上述情况可能是因为在 OA 病变早期 TGF-β 亚型表达上调是为了抵消炎性细胞因子，如 IL-1 或 TNF-α 的分解代谢作用或者 OA 进展过程中 TGF-β 受体表达减少的适应性反应[Kenneth W，2012]。

TGF-β 对软骨细胞的作用具有时空特异性，OA 早期时，TGF-β 反应性升高，保护软骨细胞，软骨细胞发生增殖，软骨基质合成增加；随着 OA 病理进展，软骨组织中 TGF-β 含量下降，软骨细胞受到损伤，出现凋亡、坏死；OA 晚期时，关节软骨下骨硬化，TGF-β 诱导间充质干细胞的迁移聚集分化，形成骨样小岛，导致异常骨重塑，同时，TGF-β 促进血管生成，破坏软骨下骨，加剧 OA 病情，在软骨下骨中通过抑制 TGF-β 活性，可以稳定软骨下骨结构，防止关节软骨退化。

三、成纤维细胞生长因子

关节软骨中另一个重要的自分泌生长因子是 FGF。FGF 最初是从牛脑垂体中分离出来的一种蛋白质，为一组肝素黏合多肽，主要有两种存在形式，即碱性成纤维细胞生长因子（bFGF）和酸性成纤维细胞生长因子（aFGF）。FGF 对各种属的细胞均具有促进有丝分裂的作用，它能够刺激成骨细胞和软骨细胞的增殖和分化，还能够刺激生长板中的软骨细胞合成蛋白多糖，促使分化中的软骨细胞发生迁移和形成集落，促进软骨细胞的增殖与成熟，并且对骨髓基质干细胞（BMSc）ALP 的表达有明显的抑制作用，维持了软骨细胞的表型，有利于关节软骨损伤后的修复。

aFGF 主要促进成骨细胞的生长和增殖。bFGF 主要分布于垂体、骨、软骨等组织中，并且以垂体中的含量最高（0.5ng/kg），在软骨的细胞外基质中与肝素样分子结合在一起，具有潜在的血管再生活性[徐敬东，2003]。bFGF 能促进软骨细胞前质的分化和软骨细胞的增殖与成熟，使早期成骨组织中软骨岛的数量增多。软骨细胞对 bFGF 的反应取决于 bFGF 的浓度，同时也取决于软骨细胞的成熟程度。Sah 等在体外培养牛软骨细胞的实验中发现，bFGF 对软骨细胞的有丝分裂和合成代谢过程表现出剂量依赖性和双向效应，低剂量的 bFGF（3ng/ml）促进小牛软骨的合成过程，而高剂量的 bFGF（30～300ng/ml）则刺激小牛软骨的分解。与此相反，在成年牛软骨细胞的培养中发现，低剂量的 bFGF（3ng/ml）加速牛软骨中蛋白多糖的降解，而如果增加 bFGF 的浓度（30～300ng/ml），则呈现出增加蛋白多糖、蛋白质和胶原合成的趋势。因此，bFGF 也许在软骨细胞的代谢过程中发挥着双向的调节作用[Sah R L，1996]。

FGF 受体作为酪氨酸激酶，其如何传递信号目前尚不清楚。FGF 受体 3（FGFR3）突变可以导致连续性的受体激活，从而引起软骨发育不全（achondroplasia）和其他致命的发育不全病症，例如，FGF 受体突变可以引起骨骼发育不良症，损伤生长骺板的功能，导致软骨内骨化，但并不造成关节软骨的缺损。在 FGF 受体突变的模型中，FGF 的过度表达可以引起骨骼畸形，但目前尚未见到关节软骨结构破坏的报道。

但也有学者认为 FGF 作为关节软骨的促有丝分裂原，虽然能够促进软骨细胞增殖，使增殖细胞稳定地向成熟软骨细胞分化，并与 IGF-I 有协同作用，但是与 IGF-I 和 TGF-β 不同的是，FGF 主要是抑制而不是促进蛋白多糖的合成。在一项 IGF-I 和 bFGF 在软骨体外培养物中的作用研究中发现，IGF-I 在培养基中维持了软骨的正常机械性能，而加入 bFGF 则导致了软骨机械特性的降低[Sah R L，1996]。这表明目前对 FGF 的作用仍存在争议。

在 FGF 家族中，FGF-2、FGF-8 和 FGF-18 在软骨组织代谢中起着重要作用，FGF-2 主要促进人软骨细胞分解代谢，在选择性激活 FGF 受体 1（FGFR1）后，基质降解酶合成增加，细胞周围基质和蛋白多糖合成受抑制，软骨内炎性细胞聚集。FGF-8 同样促进软骨细胞分解代谢。FGF-18 通过激活 FGFR3 通路促进软骨细胞的合成代谢，包括促进软骨细胞周围基质合成和软骨细胞分化，并且抑制细胞增殖，导致散布的软骨细胞周围包裹有大量的基质[Ellman M B，2013]。条件性敲除 FGFR1 后小鼠软骨退变减缓，可能是由于 FGFR1 敲除后 MMP-13 表达减少所致[Weng T，2012]。条件性敲除 FGFR3 后，小鼠内侧半月板不稳模型（DMM）软骨退变加重，MMP-13 和 X 型胶原表达上调，Ⅱ型胶原表达下调，FGFR3 能够缓解 DMM 和年龄诱导的软骨退变[Tang J，2016]。

四、骨形态发生蛋白

BMP 由 Urist 在 1965 年首先报道。在脊椎动物中已发现超过 12 种 BMP，由于使用多种方法鉴别，因此，其中一些 BMP 另有别名，例如，软骨源性形成蛋白、GDFs、骨源性蛋白（OPs）、骨生成蛋白等。根据结构同源性，BMP 家族进一步分为几个亚群，包括 BMP-2/BMP-4 亚群、BMP-5/BMP-6/BMP-7（OP-1）/BMP-8 亚群、BMP-9/BMP-10 亚群和 BMP-12/BMP-13/BMP-14（GDF-5/GDF-6/GDF-7）亚群等[Takenobu，2016]。BMP 蛋白可以调节成骨细胞和软骨细胞的增殖和（或）分化，通常，成骨源性 BMP 通过软骨内成骨诱导软组织内异位骨形成。在 BMP 家族中只有 BMP-1 含有金属蛋白酶结构，可作用于 Ⅰ型胶原前胶原肽酶的羧基末端。胚胎期许多组织可以分泌大部分 BMP，一些组织在出生后特定分泌一些 BMP 蛋白，例如，成年小鼠肺组织高表达 BMP-3、BMP-4、BMP-5 和 BMP-6，而 BMP-7 在肾组织中高表达；在骨基质中成骨细胞和骨细胞是 BMP 蛋白的主要来源，在骨形成过程中诱导其表达 BMPmRNA；成年小鼠成骨细胞和骨细胞高表达 BMP-3；BMP-4 在骨折愈合早期阶段分泌；BMP-6 在肥大软骨细胞中高表达；BMP-9 主要由肝细胞合成，血浆中 40% 呈无活性状态，血浆中 BMP-9 可以诱导内皮细胞中 Smad1/Smad5/Smad8 磷酸化[Takenobu，2016]。

BMP-2 能快速诱导骨髓间充质干细胞向成骨细胞转化，并提高骨髓间充质干细胞中 ALP、骨钙蛋白、骨涎蛋白 mRNA 的表达。Papathanasiou[Papathanasiou，2012]等研究证实，OA 时 BMP-2 通过结合低密度脂蛋白受体相关蛋白-5（LRP-5）激活 Wnt/β-catenin 通路促进软骨细胞肥大和软骨退变。Harrison 等研究发现，在无血清培养基中 BMP-3 能促使分化的关节软骨细胞重新表达软骨表型，其所形成的集落中可产生含有蛋白多糖和Ⅱ型胶原的细胞外基质，这提示 BMP-3 可能在骨关节炎和关节创伤所致的软骨损伤修复中发挥一定的作用。另外，BMP-3 可促进胚胎小鼠椎间盘髓核细胞的成骨作用，但对椎间盘纤维环细胞的成骨和成软骨作用及对椎间盘髓核细胞的成软骨作用没有影响[Zhou J，2013]。李广恒[李广恒，2002]等从人成熟的胎盘组织中提取了 BMP-4mRNA，成功地扩增出成熟肽基因序列，并经实验证实 BMP-4 可诱导骨髓间充质干细胞向成骨细胞分化。在 OA 时，BMP-4 与 BMP-5 在滑膜组织中的表达降低[Carsten P，2006]，BMP-6 在正常和 OA 人软骨组织中都有表达，并且可促进软骨细胞合成蛋白多糖，但是，BMP-6 对正常和 OA 人软骨细胞均未见明显的增殖作用[Bobacz K 2003]。Klein-Nulend[Klein-Nulend，1998]等在实验中将 BMP-7（成骨蛋白，osteogenic protein，OP-1）以较高浓度（10～40ng/ml）一次性加入培养液中，发现 BMP-7 对软骨生长具有明显的刺激作用，其机制可能是间充质干细胞在 BMP-7 的作用下向软骨细胞分化，并合成Ⅱ型胶原和关节软骨特有的糖蛋白。裴明[裴明，2000]等的研究也表明，重组人 BMP-7 在刺激软骨细胞分化及软骨基质产生方面对软骨膜有一定的积极作用。Vanderman[Vanderman，2016]等研究表明 BMP-7 可促进人正常半月板细胞蛋白多糖和 COL2A1 的合成，抑制 MMP-13 基因转录，但是在软骨细胞中未见类似结果，并且，在 OA 或者炎性介质出现时，BMP-7 对半月板细胞的增殖作用减弱的原因可能是炎症介质出现时，MAPK 介导的 Smad1 磷酸化导致细胞外基质合成代谢减弱。有文献报道，正在发育的骨组织中可见 BMP-8 基因表达，在小鼠软骨发育不全疾病中 BMP-8 基因谱位于染色体 4 周围[DiLeone R J，1997]。在原代软骨细胞中，BMP-9 可诱导 Smad1/Smad5 磷酸化，导致软骨细胞肥大样改变[van Caam A，2015]。BMP-12 可通过 Smad1/Smad5/Smad8 通路诱导脂肪干细胞（ASCs）向跟腱细胞转化[Shen H，2013]。

五、血小板衍生性生长因子

PDGF 是由两个亚基（A 链和 B 链）通过二硫键连接而成，主要由巨核细胞产生，其他细胞如血管内皮细胞、成纤维细胞也能产生 PDGF。在细胞周期中，PDGF 作为一种致能因子可以使细胞获得分裂潜能，该因子可能与细胞膜上和（或）膜内受体结合，从而发挥促进细胞有丝分裂的作用。Saygin[Saygin，2002]等实验发现，PDGF 可以调节成骨细胞中某些基因的表达，刺激细胞增殖，促进细胞中的胶原蛋白和非胶原蛋白的合成，低浓度的 PDGF 还可对中性粒细胞、成纤维细胞和平滑肌细胞产生趋化作用，而其他细胞因子则没有这种作用，这使得 PDGF 在骨折愈合早期发挥着重要作用。PDGF 可通过结合 G 蛋白偶联受体激酶结合蛋白 1（GIT1）和磷酸化磷脂酶 cγ1（PLCγ1），激活细胞外信号调节激酶（ERK）1/2 通路诱导软骨细胞增殖，抑制软骨细胞凋亡[Xiao J，2014]。还可通过下调 NF-κB 信号通路抑制 IL-1β 诱发的软骨退变[Montaseri A，2011]。

六、肝细胞生长因子

肝细胞生长因子（hepatocyte growth factor，HGF）是作为一种能刺激肝细胞增殖的物质而被发现的，后来发现 HGF 还能作用于上皮细胞、造血细胞、血管内皮细胞等多种细胞，是一种可调节多种细胞生长、运动和形态发生的多功能因子。体外细胞培养实验证明，HGF 能提高软骨细胞 II 型胶原 mRNA 的表达和酸性磷酸酶的活性，且软骨细胞在体内、体外都有 HGFmRNA 的表达，因此推测 HGF 能调节软骨细胞在增殖、分化和形态形成中对激素的敏感性[Grumbles，1996]。张洪斌[张洪斌，2000]等研究认为，HGF 可能作用于软骨再生的早期启动阶段，通过促进软骨细胞增殖参与了软骨损伤的修复过程，对成熟的软骨细胞、滑膜细胞和骨膜细胞不具有影响作用，而且在关节软骨损伤修复中最大的优点是不会导致骨赘的形成。研究显示 HGF 在人 OA 软骨组织中也有表达，特别是在 OA 软骨组织深层表达明显，但是，Guévremont[Guévremont，2003]等认为，OA 软骨组织中的 HGF 并不是软骨细胞分泌产生的，而是由软骨下骨的破骨细胞分泌，然后扩散至软骨组织层，Guévremont 等研究还表明成年人软骨细胞能够分泌 HGF 的亚型 HGF/NK1 和 HGF/NK2。Dankbar[Dankbar，2007]等对 41 例 OA 患者关节液进行检测后发现，HGF 在关节液中的表达与 OA 严重程度和骨赘形成的多少成正比，进一步体内实验证实，HGF 可明显诱导纤维样滑膜细胞（FLS）分泌单细胞趋化因子 1（MCP-1），并且呈剂量依赖性，HGF 并不能刺激软骨细胞和 FLS 分泌 TGF-β1 和 BMP-2，HGF 可通过诱导 MCP-1 促进骨赘形成。Abed[Abed, 2015]等研究表明，与正常成骨细胞相比，OA 时成骨细胞分泌更多的 HGF，增加 OA 成骨细胞的内源性 HGF 可以刺激 TGF-β1 表达，减少其对 BMP-2 的反应性，抑制 HGF 表达或者 HGF 通路可以恢复 BMP-2 和 Smad1/Smad5/Smad8 通路的反应性，另外，增加 HGF 可以阻止正常成骨细胞的正常矿化作用，减少 HGF 可以部分纠正 OA 成骨细胞的异常矿化作用，因此，OA 时成骨细胞分泌 HGF 持续增高导致 OA 时软骨异常　表型。

七、软骨生长因子

软骨生长因子（cartilage derived growth factor，CDGF）最初是由 Klagsbrun 等从动物软骨组织中分离出来的碱性蛋白，它能促进软骨细胞的生长、加速软骨基质的合成。在软骨和骨的发育过程中，CDGF 主要发挥促进细胞增殖的作用，它能促进软骨细胞生长，继而促进成骨。大量实验证实，CDGF 可以促进软骨细胞 DNA 的合成。王吉先[王吉先，2001]等研究了 CDGF 在体外培养兔软骨细胞中的作用，发现 CDGF 能以剂量依赖的方式促进软骨细胞增殖和胶原的合成，其最佳刺激浓度分别为 32ng/ml 和 16ng/ml。黄红拾[黄红拾，2003]等研究发现，当 CDGF 的剂量为 1.28μg 时，其在兔膝关节内仍可促进软骨细胞增殖，修复组织表现为透明软骨样组织，并且兔膝关节内未见不良反应的发生。

八、肿瘤坏死因子

TNF 是 Garwell 等于 1975 年发现的，它是一种能使肿瘤发生出血坏死的物质，分为 TNF-α 和 TNF-β 两种亚型，具有生物活性的 TNF-α/TNF-β 是同源三聚体分子。TNF-α 是继 IL-1 之后发现的第二个巨噬细胞源性细胞因子，对软骨组织的退变具有一定的促进作用。

OA 时软骨细胞可表达大量 p55TNF-α 受体，该受体表达量与 GAG 降解相关[Westacott C，2000]。另外，软骨组织产生大量的 TNF-α 和 TNF-α 转化酶（TACE），TNF-α 可显著上调人滑膜组织和软骨组织中 MMP-3 表达，TNF-α 与 p55TNF-α 受体结合后导致软骨组织细胞外基质降解[Fernandes J C，2002]。TNF-α 还可诱导人 OA 软骨细胞 ADAMTS-4 表达，并且呈时间和剂量依赖性，其作用机制是通过依赖 p38 丝裂原活化蛋白激酶（MAPK），TNF-α 作用于 TNF 受体 1（TNFR1）促进 ADAMTS-4 在转录水平表达增多[Xue J，2013]。这些研究结果提示 OA 时，TNF-α 在促进软骨退行性改变中起重要作用，同时，也可作为 OA 时的一个治疗靶点，例如，一氧化氮（NO）合成酶抑制剂 L-甲基精氨酸（L-NMA）可抑制 TNF-α 对软骨组织中 GAG 的降解作用[Anna L. Stevens，2008]。

九、白细胞介素

白细胞介素（IL）是一种多肽细胞因子，最初发现是由白细胞产生，同时又在白细胞间发挥作用，后来发现其他细胞如内皮细胞、上皮细胞、软骨细胞也可以产生并作用于其他细胞。大量实验研究表明，IL 对关节软骨细胞的代谢作用主要表现为抑制透明软骨特征性 II、IV 型胶原的合成，促进 I、III 型胶原的合成，导致软骨细胞变性，抑制软骨细胞增殖和蛋白多糖的合成。IL 对关节软骨的降解作用主要表现在促进软骨细胞合成和分泌基质金属蛋白酶，提高软骨基质中溶解蛋白分子酶类的活性，同时 IL-1 还可以改变软骨细胞的表型。根据其对软骨修复的影响，大致可分为促炎因子（主要为 IL-1、IL-11、IL-17 和 IL-18 等）、抗炎因子（主要为 IL-4、IL-10 和 IL-13 等）和调节因子（主要为 IL-6 和 IL-8）[苗菁菁，2013]。IL-1 是最早发现的巨噬细胞源性细胞因子，分为 IL-1α 和 IL-1β，IL-1 可抑制人关节软骨细胞 II 型胶原的合成，而促进 I、III 型胶原的合成。IL-1β 在人 OA 膝关节滑液、滑膜组织、软骨及软骨下骨中都可见表达，可抑制 II 型胶原及蛋白多糖的表达，刺激 MMP-1、MMP-3 及 MMP-13 的表达，诱导 IL-6、IL-8、MCP-1 及 CCL5 的产生[Mohit Kapoor，2011]。目前，IL-1 已成为治疗 OA 的主要靶点之一。IL-11 主要来源于淋巴造血细胞，软骨细胞和滑膜细胞也可诱导其产生，并可诱导巨噬细胞成熟而导致血小板生成，最初认为其可抑制脂肪细胞增殖，IL-11 可抑制 OA 滑膜纤维组织释放 PEG2，提示其可抑制滑膜组织炎症诱导的细胞外基质降解作用[Julio C.Fernandes，2002]。IL-17 由激活了的 CD4+T 细胞分泌，可结合几乎所有的细胞和组织表达的特定受体，虽然，目前还没有完全清楚 IL-17 在人 OA 病理过程中的作用，但是已有证据表明 IL-17 可诱导 IL-1β、TNF 和 IL-6 的合成，上调 NO 和 MMPs，下调蛋白聚糖的表达[Mohit Kapoor，2011]。IL-18 是 IL-1 蛋白家族中的一员，起初认为是 γ-干扰素诱导因子，是 Th1 细胞反应中的关键因子，C57BL/6 小鼠膝关节腔内注射腺病毒载体介导的 IL-18 后，关节腔炎症明显且软骨组织蛋白多糖含量明显减少；加入 IL-18 体外培养软骨组织 72h 后，出现与体内实验相同的结果[Leo A.B.Joosten，2004]。在 OA 软骨组织中 IL-4 可以抑制 TNF-α 和 IL-1β 的合成，其抑制作用与低剂量地塞米松很相似[Fernandes J C，2002]。体外培养牛膝软骨细胞，同时加入 IL-10，24h 后给予力学加载，96h 后与对照组相比，与力学损伤相关的死亡细胞明显减少，MMP-3、MMP-13、ADAMTS-4 及 NOS2 含量显著降低，提示 IL-10 可治疗运动或 OA 相关软骨损伤[Behrendt P，2016]。C57BL/6 膝关节腔内注入腺病毒载体介导的 IL-13，虽然可导致严重的炎症反应，如 MMP-3、MMP-9、MMP-12、MMP-13mRNA 水平及 IL-1 蛋白含量显著增高，但是，与对照组相比，软骨细胞死亡率明显降低且基质金属蛋白酶介导的软骨损害（使用免疫定位检测 VDIPEN 表达）也明显减轻[Nabbe K C，2005]。正常软骨细胞也可分泌少许 IL-6，OA 时 IL-1β 和 TGF-β 可诱导其产生，IL-6 可上调 MMP-1 和 MMP-13 表达，抑制 II 型胶原表达[Sui Y，2009]。IL-8 又名 CXCL-8，主要由 OA 时软骨细胞产生，能够刺激软骨基质释放 MMP-13，由于 DNA 甲基化，OA 时人软骨细胞 IL-8 表达增加[Takahashi A，2015]。

十、生长激素和甲状旁腺激素相关蛋白

生长激素（growth hormone，GH）可以刺激骨、软骨、肌肉和肌腱等组织细胞的增殖分裂和基质合成，它对骨组织的刺激作用主要通过 IGF-I 传递，但对促进骨折愈合尚无定论。PTHrP 在胚胎和未成熟的关节软骨中产生，以旁分泌形式作用于邻近的生长骺板，刺

激增殖和组织早熟的软骨细胞肥大。在成人关节软骨中检测不到 PTHrP 的表达，可能是因为在软骨退变时重新表达的缘故，这对软骨损伤的修复有一定的作用。

PTHrP 是甲状旁腺激素（parathyroid hormone，PTH）家族中一员，许多组织都可表达该蛋白，在乳腺、发囊和软骨组织中高表达，在肌腱及骨膜中也可表达，该蛋白含有 141 个氨基酸，大部分生物学功能通过氨基末端修饰调节。在软骨内成骨过程中，软骨细胞经历以下有序的分化阶段：关节周增殖软骨细胞、柱状增殖软骨细胞、肥大前软骨细胞和肥大软骨细胞。PTHrP 由关节周增殖软骨细胞分泌，其受体 PTH1R 主要由肥大前软骨细胞表达；在小鼠胚胎干细胞通过同源重组敲除小鼠 PTHrP 基因后，小鼠在出生后就会死亡且软骨内成骨发育异常；PTHrP 缺失后可引起软骨细胞减少和肥大进程加快，从而导致 X 型胶原上升，MMP-13 上升，促进肥大[Xiaoming Cao，2018]，并使细胞外周围基质过早成熟矿化；过表达 PTHrP 可延缓软骨细胞分化、抑制软骨细胞凋亡；抗凋亡蛋白 Bcl-2 位于 PTHrP 下游，过表达 PTHrP 可增加 Bcl-2 表达，从而抑制凋亡细胞死亡[Wei Zhang，2012]。

十一、基质金属蛋白酶（MMPs）及金属蛋白酶组织抑制物（TIMP）

MMPs 是一类含有 Ca^{2+}、Zn^{2+} 的内源性锌依赖性蛋白水解酶家族，主要通过降解目标蛋白的内部肽链发挥其降解作用，目前，已发现至少 28 个家族成员，MMPs 具有广泛的底物特异性，作用的底物主要包括明胶酶类、胶原酶类、基质金属蛋白酶类、间质溶解素、膜型基质金属蛋白酶和金属弹性蛋白酶；MMPs 可降解任何细胞外基质，包括蛋白聚糖、玻连蛋白、纤维连接蛋白、层粘连蛋白和胶原纤维等[Zeng G Q，2015]。其中，与 OA 发生及进展有关联的主要包括 MMP-1、MMP-2、MMP-3、MMP-9、MMP-10、MMP-13 等，MMP-1 是一种能够降解间质胶原蛋白（Ⅰ型、Ⅱ型和Ⅲ型）的胶原蛋白酶，在维持软骨完整性中起着重要的作用，正常软骨组织可见少许表达，OA 时在软骨、软骨下骨及滑膜中都有表达，其表达主要集中在软骨浅表层，但是，严重 OA 时，与正常和中度 OA 软骨组织比较，MMP-1 表达量减少[Rubenhagen，2012]。人体大多细胞都可分泌 MMP-2（明胶酶-1），包括滑膜细胞，通常细胞因子和生长因子不会诱导其产生，与其相反的是，除了炎性细胞和肿瘤细胞外，大多数细胞不会分泌 MMP-9（明胶酶-2）。但有一些炎性因子包括 TNF-α 可诱导 MMP-9 产生。OA 时，MMP-2 和 MMP-9 可通过影响细胞因子调节炎症从而参与软骨基质降解，MMP-2 对炎症具有抑制作用，而 MMP-9 具有促进作用，两者都可降解胶原蛋白产生的明胶组织，也可降解Ⅰ型和Ⅱ型胶原纤维[Xue M，2014]。力学加载后的牛膝关节软骨组织中，MMP-3 的含量会随着软骨细胞死亡数量增加而升高，同时，MMP-3 能够降解蛋白聚糖和激活胶原酶，增加 MMP-3 能够诱导基质降解和负重区蛋白聚糖降解，表明 MMP-3 在 OA 进展中的重要作用[Lin P M，2004]。MMP-10 在 OA 膝关节滑膜细胞和软骨细胞中都可表达，MMP-10 的重要作用在于其还可进一步激活 MMP-1、MMP-8 及 MMP-13 蛋白原参与的 OA 软骨退变病理进程[Barksby H E，2006]。在 OA 病理进程中，MMP-13 是降解软骨组织的主要蛋白酶之一，许多体内、外研究已经证实，过表达 MMP-13 可以导致软骨组织的 OA 改变，其主要证据还包括敲除 MMP-13 基因后小鼠的膝关节 OA 软骨组织退变程度明显减轻，但是 MMP-13 对于骨赘形成并不起关键作用

[Little C B，2009]。

正常机体中存在一些内源性的金属蛋白酶组织抑制物（tissue inhibitor of metal-oproteinase，TIMP），是基质金属蛋白酶（MMPs）家族中主要的特异性抑制物。TIMP 由滑膜细胞、软骨细胞、巨噬细胞和结缔组织产生，广泛存在于组织和体液中，可被多种细胞因子诱导产生。通过其氨基酸末端决定簇的一些酶结合位点与活化的 MMP 形成不可逆的 1：1 非共价键结合的复合物，从而抑制 MMP 对基质蛋白的降解。目前已知 TIMP 有 4 种亚型，其中 TIMP-1 是分子质量为 28kDa 的糖蛋白，由 207 个氨基酸组成，对热和酸碱度较稳定。其保守区域由 12 个半胱氨酸形成 6 个链内二硫键，对 MMPs 分子的抑制作用是通过其 17～19 位上的亮氨酸-缬氨酸-异亮氨酸与 MMPs 的 S1-S2-S3 区结合，使 MMP 第 16 位上的天冬氨酸残基的羧基作用于其活性中心的锌，从而抑制其活性。TIMP-2 为非糖基化蛋白质，分子质量为 22kDa。TIMP-2 在重度退变软骨中较中度和正常软骨中表达升高，相对于 MMP-2 过量表达，将抑制 MMP-2 的功能发挥，致使其作用特异性底物Ⅳ型胶原降解受阻，从而出现器官纤维化增生和硬化，而重度 OA 出现纤维化增生和硬化即与此有关。TIMP-3、TIMP-4 分别为 21kDa 和 23kDa 的蛋白质，作用尚不清楚。

在正常关节软骨中 TIMP-1 和 MMPs 的分泌保持平衡，TIMP-1 的基本分泌量对维持关节软骨的完整性具有重要作用。一般情况下，在受外界刺激时，TIMP-1 可通过共同的核转录因子作用于作为第三信使分子的 TRE 和 PEA-3 与 MMP-1 同时表达，而 TIMP-2 只作为基础分泌。但 TIMP-1 也可不受 MMPs 的影响而单独表达。如当其他细胞因子抑制 MMP 表达时，TIMP-1 的第三信使分子 TRE 位点仍能与 MMP-1 的 TRE 位点无关的核蛋白结合，促使 TIMP-1 的转录。TIMP-1 还可通过结合细胞表面的特异性受体而促进组织细胞的生长。

大量研究证明，MMPs 可降解Ⅱ型、Ⅲ型胶原，尤其是Ⅱ型胶原，从而使关节软骨完整性破坏。在 OA 时，TIMP-1 和 MMPs 升高不同步，两者的失衡导致了关节软骨的降解，最终发展为 OA。

参 考 文 献

黄红拾，陈晓亮，苏华，等，2003. 软骨生长因子对兔关节软骨缺损修复作用的实验研究. 中华外科杂志，41（5）：394-395.

李广恒，候筱魁，吴祥甫，等，2002. 重组 BMP-4 对兔骨髓基质干细胞生物学行为的影响. 中华骨科杂志，22（11）：685-689.

苗菁菁，张翔，田京，2013. 白细胞介素与软骨修复. 国际骨科学杂志，34（1）：55-57.

裴明，曲绵域，于长隆，等，2000. 组织工程修复关节软骨缺损的研究进展. 中华骨科杂志，20（9）：542-544.

屠重棋，袁淑兰，王艳萍，等，2001. 重组人酸性成纤维细胞生长因子对人成骨细胞成长及增殖的影响. 中华骨科杂志，21（8）：489-492.

王吉先，陈晓亮，王英振，等，2001. 软骨生长因子的提取、纯化及生物活性测定. 中华外科杂志，39：391-394.

徐敬东，张锡庆，王晓东，等，2003. bFGF 和 IGF 对体外培养骨髓基质干细胞增殖及分化的影响. 中国骨伤，16（10）：584-586.

杨物鹏，2000. 软骨细胞培养及其调控. 中国矫形外科杂志，7（8）：800-803.

张洪斌，陈百成，张汉杰，等，2000. 肝细胞生长因子对关节软骨缺损修复作用的实验研究. 中华骨科杂志，20（3）：181-184.

Abed E，Bouvard B，Martineau X，et al，2015. Elevated hepatocyte growth factor levels in osteoarthritis osteoblasts contribute to their altered response to bone morphogenetic protein-2 and reduced mineralization capacity. Bone，75：111-119.

Ayad S，Marriott A，Brierley V H，et al，1991. Mammalian cartilage synthesizes both proteoglycan and non-proteoglycan forms of type IX collagen. Biochem J，278（3）：441-445.

Barksby H E, Milner J M, Patterson A M, et al, 2006. Matrix metalloproteinase 10 promotion of collagenolysis via procollagenase activation: implications for cartilage degradation in arthritis. Arthritis Rheum, 54（10）: 3244-3253.

Behrendt P, Preusse-Prange A, Klüter T, et al, 2016. IL-10 reduces apoptosis and extracellular matrix degradation after injurious compression of mature articular cartilage. Osteoarthritis Cartilage, 24（11）: 1981-1988.

Bleasel J F, Holderbaum D, Mallock V, et al, 1996. Hereditary osteoarthritis with mild spondyloepiphyseal dysplasia: Are there "hot spots" on COL2A1? J Rheumatol, 23: 1594-1598.

Bobacz K, Gruber R, Soleiman A, et al, 2003. Expression of bone morphogenetic protein 6 in healthy and osteoarthritic human articular chondrocytes and stimulation of matrix synthesis *in vitro*. Arthritis Rheum, 48（9）: 2501-2508.

Bounediene K, Vivien D, Macrn M, et al, 1995. Modulation of rabbit articular chondrocyte(RAC)proliferation by TGF-beta isoforms. Cell Prolif, 28: 221-234.

Bramlage C P, Häupl T, Kaps C, et al, 2006. Decrease in expression of bone morphogenetic proteins 4 and 5 in synovial tissue of patients with osteoarthritis and rheumatoid arthritis. Arthritis Res Ther, 8（3）: R58.

Briggs M D, Hoffman S M G, King L M, et al, 1995. Pseudoachondroplasia and mutiple epiphyseal dysplasia due to mutation in the cartilage oligomeric matrix protein gene. Nature Genet, 10: 330-336.

Cao X M, Duan Z Q, Yan Z Y, et al, 2018. miR-195 contributes to human osteoarthritis via targeting PTHrP. J Bone Miner Metab, 37（4）: 711-721.

Dankbar B, Neugebauer K, Wunrau C, et al, 2007. Hepatocyte growth factor induction of macrophage chemoattractant protein-1 and osteophyte-inducing factors in osteoarthritis. J Orthop Res, 25（5）: 569-577.

DiLeone R J, King J A, Storm E E, et al, 1997. The Bmp8 gene is expressed in developing skeletal tissue and maps near the Achondroplasia locus on mouse chromosome 4. Genomics, 40（1）: 196-198.

Ellman M B, Yan D, Ahmadinia K, et al, 2013. Fibroblast growth factor control of cartilage homeostasis. J Cell Biochem, 114（4）: 735-742.

Esra Saygin N, Tokiyasu Y, Gianobile W V, 2002. Growth factors regulate expression of mineral associated genes in cementoblast. J Periodontol, 71（10）: 1591-1600.

Fernandes J C, Martel-Pelletier J, Pelletier J P, 2002. The role of cytokines in osteoarthritis pathophysiology. Biorheology, 39（1-2）: 237-246.

Finnson K W, Parker W L, ten Dijke P, et al, 2008. ALK1 opposes ALK5/Smad3 signaling andexpression of extracellular matrix components in humanchondrocytes. J Bone Miner Res, 23（6）: 896-906.

Finnson K W, Chi Y, Bou-Gharios G, et al, 2012. TGF-beta signaling in cartilage homeostasis and osteoarthritis. Front Biosci, S4: 251-268.

Goodrich L R, Hidaka C, Robbins P D, et al, 2007. Genetic modification of chondrocytes with insulin-like growth factor-1 enhances cartilage healing in an equine model. J Bone Joint Surg Br, 89（5）: 672-685.

Grumbles R M, Howell D S, Wenger L, et al, 1996. Hepatocyte growth factor and its actions in growth plate chondrocytes. Bone. 19: 255-261.

Guévremont M, Martel-Pelletier J, Massicotte F, et al, 2003. Human adult chondrocytes express hepatocyte growth factor（HGF）isoforms but not HgF: potential implication of osteoblasts on the presence of HGF in cartilage. J BoneMiner Res, 18(6): 1073-1081.

Hambach L, Neureiter D, Zeiler G, et al, 1998. Sever disturbance of the distribution and expression of type IV collagen chains in osteoarthritic articular cartilage. Arthritis Rheum, 41（6）: 986-996.

Holland T A, Bodde E W, Cuijpers V M, et al, 2007. Degradable hydrogel scaffolds for in vivo delivery of single and dual growth factors in cartilage repair. Osteoarthritis Cartilage, 15: 187-197.

Joosten L A B, Smeets R L, Koenders M I, et al, 2004. Interleukin-18 promotes joint inflammation and induces interleukin-1-driven cartilage destruction. Am J Pathol, 165（3）: 959-967.

Kapoor M, Martel-Pelletier J, Lajeunesse D, et al, 2011. Role of proinflammatory cytokines in thepathophysiology of osteoarthritis. Nat Rev Rheumatol, 7（1）: 33-42.

Katagiri T, Watabe T, 2016. Bone morphogenetic proteins. Cold Spring Harb Perspect Biol, 8（6）. pii: ao21899.

Klein-Nulen D J, Lounerse R T, Heyligers I C, et al, 1998. Osteogenic protein（OP-1, BMP-1）stimulates cartilage differentiation of human and goat perichondrium tissue *in vitro*. J Biomed Mator Res, 40: 614-620.

Lin P M，Chen C T，Torzilli P A，2004. Increased stromelysin-1（MMP-3），proteoglycan degradation（3B3- and 7D4）and collagen damage in cyclically load-injured articular cartilage. Osteoarthritis Cartilage，12（6）：485-496.

Little C B，Barai A，Burkhardt D，et al，2009. Murine metalloproteinase 13-deficient mice are resistant to osteoarthritic cartilage erosion but not chondrocyte hypertrophy or osteophyte development. Arthritis Rheum，60：3723-3733.

Lui V，Kong R，Nicholls J，et al，1995. The mRNA for the three chains of human collagen type XI are widely distributed but not necessarily co-expressed. J Biol Chem，311：511-516.

Montaseri A，Busch F，Mobasheri A，et al，2011. IGF-1 and PDGF-bb suppress IL-1β-induced cartilage degradation through down-regulation of NF-κB signaling：involvement of Src/PI-3K/AKT pathway. PLoS One，6（12）：e28663.

Mullen L M，Best S M，Ghose S，et al，2015. Bioactive IGF-1 release from collagen-GAG scaffold to enhance cartilage repair *in vitro*. J Mater Sci Mater Med，26：2.

Nabbe K C，van Lent P L，Holthuysen A E，et al，2005. Local IL-13 gene transfer prior to immune-complex arthritis inhibits chondrocyte death and matrix-metalloproteinase-mediated cartilage matrix degradation despite enhanced joint inflammation. Arthritis Res Ther，7（2）：R392-401.

Olsen B R，1995. New insights into the function of collagens from genetic analysis. Curr Opin Cell Biol，7：720-727.

Olsen B R，1997. Collagen IX. Int J Biochem Cell Biol，29（4）：555-558.

Papathanasiou I，Malizos K N，Tsezou A，2012. Bone morphogenetic protein-2-induced Wnt/β-catenin signaling pathway activation through enhanced low-density-lipoprotein receptor-related protein 5 catabolic activity contributes to hypertrophy in osteoarthritic chondrocytes. Arthritis Res Ther，14（2）：R82.

Prockop D J，Kivirikko K I，1995. Collagens：molecular biology，diseases，and potentials for therapy. Annu Rev Biochem，64：403-434.

Ross S，Hill C S，2008. How the Smads regulatetranscription. Int J Biochem Cell Biol，40（3）：383-408.

Rubenhagen R，Schuttrumpf J P，Sturmer K M，et al，2012. Interleukin-7 levels in synovial fluid increase with age and MMP-1 levels decrease with progression of osteoarthritis. Acta Orthop，83（1）：59-64.

Sah R L，Trippel S B，1996. Grodzinsky AJ. Differential effects of serum，insulin-like growth factor-1，and fibroblast growth factor-2 on the maintenance of cartilage physical properties during long-term culture. J Orthop Res，14：44-52.

Shen H，Gelberman R H，Silva M J，et al，2013. BMP12 induces tenogenic differentiation of adipose-derived stromal cells. PloS One，8（10）：e77613.

Stevens A L，Wheeler C A，Tannenbaum SR，et al，2008. Nitric oxide enhances aggrecan degradation by aggrecanase in response to TNF-α but not IL-1β treatment at a post-transcriptional level in bovine cartilage explants. Osteoarthritis Cartilage，16（4）：489-497.

Stoop R，Meijers T H，Pool A R，et al，2001. Expression of type X collage in yong and old C57B1/6 and Balb/c mice. Relation with articular cartilage degeneration. Osteoarthritis Cartilage，9（2）：92-100.

SuiY，Lee J H，Dimicco M A，et al，2008. Mechanical injury potentiates proteoglycan catabolism induced by interleukin-6 with soluble interleukin-6 receptor and tumor necrosis factor αin immature bovine and adult human articular cartilage. Arthritis Rheum，60（10）：2985-2996.

Suzuki S，Itoh K，Ohyama K，2004. Local administration of IGF- I stimulates the growth of mandibular condyle in mature rats. J Orthod，31：138-143.

TakahashiA，de Andrés M C，HashimotoK，et al，2015. Epigenetic regulation of interleukin-8，an inflammatory chemokine，in osteoarthritis. Osteoarthritis Cartilage，23（11）：1946-1954.

Tang J，Su N，Zhou S，et al，2016. Fibroblast growth factor receptor 3 inhibits osteoarthritis progression in knee joints of adult mice. Arthritis Rheumatol，68（10）：2432-2443.

Vanderman K S，Loeser R F，Chubinskaya S，et al，2016. Reduced response of human meniscal cells to Osteogenic Protein 1 during osteoarthritis and pro-inflammatory stimulation. Osteoarthritis Cartilage，24（6）：1036-1046.

Vuorio E，Crombrugghe B，1990. The family of collagen genes. Annu Rev Biochem，59：837-872.

Watahiki J，Yamaguchi T，Irie T，et al，2007. Gene expression profiling of mouse condylar cartilage during mastication by means of laser microdissection and cDNA array. J Dent Res，83（3）：245-249.

Weng T，Yi L，Huang J，et al，201. Genetic inhibition of FGFR1 in cartilage attenuates articular cartilage degeneration in adult mice. Arthritis Rheum，64（12）：3982-3992.

Westacott C I，Barakat A F，Wood L，et al，2000. Tumor necrosis factor alpha can contribute to focal loss of cartilage in osteoarthritis. Osteoarthritis Cartilage，8（3）：213-221.

Wharton K，DerynckR，2009. TGF-β family signaling：novel insights in development and disease. Development，136（22）：3691-3697.

Xiao J，Chen X，Xu L，et al，2014. PDGF regulates chondrocyte proliferation through activation of the GIT1- and PLCγ1-mediated ERK1/2 signaling pathway. Mol Med Rep，10（5）：2409-2414.

Xue J，Wang J，Liu Q，et al，2013. Tumor necrosis factor-α induces ADAMTS-4 expression in human osteoarthritis chondrocytes. Mol Med Rep，8（6）：1755-1760.

Xue M，McKelvey K，Shen K，et al，2014. Endogenous MMP-9 and not MMP-2 promotes rheumatoid synovial fibroblast survival，inflammation and cartilage degradation. Rheumatology（Oxford），53（12）：2270-2279.

Zeng G Q，Chen A B，Li W，et al，2015. High MMP-1，MMP-2，and MMP-9 protein levels in osteoarthritis. Genet Mol Res，14（4）：14811-14822.

Zhang Y E，2008. Non-Smad pathways in TGF-βsignaling. Cell Res，19：128-139.

Zhang W，Chen J L，Zhang S F，et al，2012. Inhibitory function of parathyroid hormonerelatedprotein on chondrocyte hypertrophy：the implication for articular cartilage repair. Arthritis Res Ther，14（4）：221.

Zhou J，He T，Bi Y，et al，2013. Effect of BMP-2 and -3 overexpression on osteogenic and chondrogenic differentiation of prenatal mouse intervertebral disc cells in vitro. Nan Fang Yi Ke Da Xue Xue Bao，33（7）：977-982.

第四章

关节软骨的力学生物学研究

第一节　生物力学概述

　　力是细胞生物学功能的重要决定因素之一，力学刺激与化学刺激在决定机体组织正常功能和病理过程中同等重要。力学是研究物体变形和运动的科学，生物学是研究生命的生长和衰亡的科学。生物力学（Biomechnics）是两大学科的结合，是研究生命体运动和变形的学科，其基本内涵是运用力学原理、理论和方法深化对生物学和医学问题的定量认识。早在100多年前，生物学家就开始关注物理作用力对生物形态发生的影响。苏格兰生物学家、数学家D'Arcy Thompson 在 *On Growth and Form* 最早关注到物理作用力影响动植物的形态、发育和进化。直到20世纪下半叶，随着细胞生物学和分子生物学的发展，Thompson的部分猜想才被现代科学家所证实。科学家们在 19 世纪末就已经认识到机械力可以显著影响各种组织、器官和机体的功能。虽然其根源在于单个细胞介导的应力响应，但机械力转化成生化响应的力转导分子机制至今仍是个谜。科学家需要弄清楚细胞内的各种生物元件如何进行协作，如何将感受到的机械信号转换为调控复杂生命功能的生物化学信号；还需要探索机械刺激在细胞与细胞之间、细胞与基质之间的传导机制，了解相邻的细胞与基质如何通过"力"来"通话"。

　　国际生物力学研究始于20世纪60年代。著名华裔力学家冯元桢教授（Y.C. Fung）于60年代初期辞去在加州理工学院的终身教授职位，转而在加州 UCSD 大学筹建了生物工程系，开拓了生物力学研究领域。美国著名流变学家 Copley 教授几乎在同一时期转向生物流变学研究。生物力学研究的重要性和兴趣性不仅吸引了众多资深科学家加入到本领域，而且还培养了一批受过良好交叉训练的青年生物力学学者。目前，生物力学学科基础涵盖生物学、医学、农学和力学、物理学、化学、数学等多个学科。研究内容包括从整体、系统、器官到组织、细胞、分子的各个层次；研究方法和技术涉及理论模型、数值计算、离体实验、临床验证等。当前生物力学的主要分支学科包括：①按力学分支学科分类，包括：生物流体力学、生物固体力学、生物动力学；②按生理系统分类，包括：心-脑血管力学、骨骼-肌肉-创伤力学、呼吸系统力学、感官系统力学、泌尿-生殖系统力学等；③按解剖层次分类，包括：整体（局部）力学-运动生物力学、器官-组织力学、细胞-亚细胞-分子力学等；④按研究对象分类，包括哺乳动物生物力学、植物生物力学、访生力学等。

生物力学近 40 年的发展历程大致分为两个阶段：第一阶段为 20 世纪 60～90 年代：以定量生理学（人工关节、人工心瓣等）为主要研究目标，以宏观层次（组织、器官、整体等）为主要研究对象，以力学符合生理学/解剖学需要为主要研究方法。其特色是解决问题（难以提出问题），力学与生命科学交叉，结论或"输出"常以数理性为主。第一阶段的主要内容包括血液循环力学、软组织力学、骨力学（含创伤、矫形、康复）、血液流变学等方面。第二阶段为 20 世纪 90 年代至今，以定量生物学为主要研究目标；以微观层次（分子、细胞）为主要研究对象并注重与宏观相结合；以力学符合细胞与分子生物学需要为主要研究方法。其特色是生命现象的力学-化学，力学-生物学耦合。即概念中有力学，但解决方法不着痕迹，体现"你中有我，我中有你"的融合。生物力学家可以从不同视角自己提问题，综合包括（但不仅限于）力学等交叉学科的问题，结论或"输出"以生物性为主。第二阶段的主要内容包括分子力学（蛋白质相互作用、分子马达与分子航标等）、组织工程中的生物力学问题、细胞力学（细胞间或细胞与基质相互作用）等方面。同时，骨-肌肉-组织力学、血流动力学及血液流变学等分支学科仍在继续深化[龙勉，2005]。

生物力学的研究与发展不仅有重要的实用意义，而且可以由此发现新的科学规律。长期以来，人们注意了宏观生物力学的研究，现在人们开始从宏观世界走进微观世界，探索生命的众多生物力学现象的新奥秘。自 20 世纪 90 年代以来，生物力学研究逐步深入到细胞力学的水平，应力-生长关系及细胞力学行为成为研究的焦点，逐渐形成了一个新兴的交叉学科"力学生物学"[戴尅戎，2006]。力学生物学（mechanobiology）成为生命科学研究的重要分支。近十多年来，力学生物学逐渐成为了生物力学一个新兴的交叉学科前沿领域。从概念上讲，力学生物学研究力学环境（力刺激）对生物体健康、疾病或损伤的影响，以及生物体的力学信号感受和响应机制，阐明机体的力学过程与生物学过程如生长、重建、适应性变化和修复等之间的相互关系，从而发展有疗效的或有诊断意义的新技术，促进生物医学基础与临床研究的发展[姜宗来，2017]。对于软骨细胞力学生物学而言，就是探究细胞如何感受外界力学刺激；细胞通过何种力转导途径把力学信号转换为生物化学信号，继而影响细胞及组织的增殖、发育等生命活动。

众所周知，细胞是生命的实体和生命的基本单位，几乎所有的有机体都是由细胞的产物组成的。细胞力学是细胞工程学和组织工程学的基础，是近几年生物力学领域中迅速发展起来的一个前沿课题。细胞的形态、结构及其功能，细胞的生长、发育、成熟、癌变、增殖、衰老及死亡，细胞的分化及其调控机制，都和力学有着密切的联系。高科技发展到今天，不但使人们可以看到微观层次的结构、形态，而且可以使人们在这一微观层次上操作、控制和测量材料变化过程。细胞核移植技术、定点转基因技术已在克隆研究中成功实现。而在生命科学研究领域，高倍光学显微镜使人们看到了生命的最小单位——细胞、亚细胞层次的形态和变化，而显微操作仪的产生，使人们可以抓住细胞，并测量细胞的物理特性，如红细胞、白细胞变形性的研究，生物大分子与细胞黏附力的研究。将宏观的生物机体、微观的细胞、分子水平的生物力学研究有机结合，向生命材料的更深层次发展，是生物力学进入 20 世纪 90 年代出现的新热点[杨桂通，2000]。材料学、工程学、光学等学科的飞跃性进步，为力学生物学的诞生与研究提供了必要的技术手段。现在研究者可以通过微米、纳米级的装置，针对数个、甚至单个细胞建立研究平台，控制细胞微环境的各种物理参数，向细胞施加不同的物理作用力，从而观察、检测物理作用力对细胞形成、移动、联系及互相作用所产生的影响。在组织层面，力学生物学研究可能更有实际意义：正在发育中的胚胎、受损后等待修复的成体组织，都是生命科学与医学之"手"难以干预的"黑箱"。

第二节　生物力学的实验方法与力学建模

早在亚里士多德的 *On the motion of Animals* 著作中，生物力学已经开始寻求解释运动的复杂过程。随着人们对人体内部运行理解的逐渐深入，出现了研究单细胞水平力学分析的领域。通过关注于越来越小的亚成分，细胞生物力学能够解释力学干扰如何影响组织的正常和疾病状态，并有效地把这些力学刺激因素应用于组织工程学中。鉴于软骨组织在人体中的重要力学作用、损伤后无法自修复及功能性置换治疗的必要性，这种细胞水平的力学分析方法特别适用于研究像软骨这样的组织。

早在 17 世纪，荷兰显微镜学家 van Leeuwenhoek（1632-1723）通过自制显微镜观察细胞内的颗粒和细胞器的运动，被认为是细胞力学思想萌芽的起点。19 世纪末，人们利用各种实验技术和分析手段研究了大量活细胞力学特性。在生长发育、组织动态平衡和疾病过程中，细胞外基质力学环境在调控细胞行为中发挥着重要作用。细胞通过施加收缩力来感受基质力学环境的变化，进而调整其细胞骨架结构和形态以适应基质力学微环境。因此，细胞在感受基质力学环境中所表现出的主动和被动力学行为（弹性和黏弹性）在细胞诸多生物物理和生物学响应中发挥重要作用，如力转导过程、迁移和分化等[Qu，2019]。

在组织中，细胞力学特性影响细胞-细胞外基质的物理相互作用，从而潜在影响其力转导过程。细胞力学特性影响一系列重要生命过程，细胞力学行为的改变伴随着一系列疾病的发生。因此，细胞力学特性与基因和蛋白表达一样，即能够反映与细胞亚群、疾病和组织来源相关的特定表型和生物标记，并可作为不同疾病、转移或分化状态中细胞表型的测量指标[Darling，2006]。细胞力学特性甚至被用来筛选间充质干细胞分化潜在性[González-Cruz，2012]。在胚胎发育、细胞运动和伤口愈合过程，细胞力学特性影响细胞内力向周围细胞外基质的传递。

早期软骨细胞生物力学特性的研究主要关注软骨细胞作为生物材料的被动力学行为，忽略其感受和响应基质力学微环境所表现的主动力学行为。传统软骨细胞力学行为的描述不考虑软骨细胞-基质相互作用对细胞骨架的调控、软骨细胞与基质形成的焦点黏着斑及三维细胞形态对细胞力学行为的调控，因此，所测细胞力学行为不能反演关节软骨正常和OA 病变基质力学微环境条件下的细胞受力学行为。故而，活细胞力学特性提供了生理环境下细胞结构和动态响应的重要信息[张全有，2016]。

细胞力学问题的核心是阐述细胞抵抗变形并保持结构稳定的机制，以及细胞结构变化与细胞功能之间的关系。细胞力学特性研究基于力学基本原理和与实验相匹配的简化模型。这些模型中主要分两类：基于结构的模型和连续介质模型。结构模型主要包含张拉整体和渗透模型，这类模型适合于细胞有限小变形分析[张全有，2006]。与之相反，诸如线弹性、超弹性和黏弹性这类连续介质模型适应于分析大变形。基于上述模型，早期细胞力学研究者利用微管吸吮（micropipette aspiration）、原子力（atomic force microscopy，AFM）、细胞压缩仪和细胞压缩、压痕和光镊等技术定量描述了软骨细胞的生物力学特性[张全有，2016]。

一、微管吸吮技术

微管吸吮技术（micropipette aspiration technique）是研究细胞力学性能的主要方法之一。微管吸吮技术最早由 Mitchison 和 Swann 提出，通过对微米量级的微玻璃管施加负压来实现对细胞施加作用力。利用微管吸吮技术须遵循一个基本的假设，即细胞膜与玻璃管之间没有摩擦力。此外，培养液流体对细胞自身的黏性力忽略不计。

微管吸吮技术研究软骨细胞力学特性的力学模型通常采用的是半无限体模型，该模型由二条平行的"臂"组成，其中一臂为弹性系数 k_1 的弹性元件，另一"臂"由弹性系数 k_2 的弹性元件和黏性系数 μ 的黏性元件串联组成。微管内吸吮负压简化为作用在圆形区域的拉应力。软骨细胞黏弹性分析采用 Kelvin 模型，即标准线性黏弹性固体模型（图 4-1）。

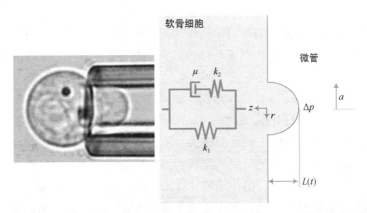

图 4-1 软骨细胞黏弹性标准线性固体模型

如果把细胞认为是黏弹性介质，细胞在微管中在负压 Δp 作用下进入微管的长度随时间函数 $L(t)$ 为

$$\begin{cases} L(t) = \dfrac{3a\Delta p}{\pi E_\infty} \times \left[1 + \left(\dfrac{k_1}{k_1 + k_2} - 1 \right) \exp\left(-\dfrac{t}{\tau} \right) \right] \\ \\ \tau = \dfrac{\mu(k_1 + k_2)}{k_1 k_2}, E_\infty = \dfrac{3}{2} k_1, E_0 = \dfrac{3}{2}(k_1 + k_2) \end{cases}$$

其中 τ 是细胞在恒定负压 Δp 作用下的变形松弛时间，μ、k_1 和 k_2 是标准线性黏弹性固体模型的三个参数，μ 是表观黏性，a 为微管直径，E_∞ 是反映细胞变形后应力完全松弛后的平衡模量，而 E_0 是描述细胞瞬间刚度的模量。

软骨细胞在微管内受负压作用下的变形过程由 CCD 经过亮场显微镜记录，再回放录像，并标定细胞不同时刻在微管内的变形值（图 4-2）。

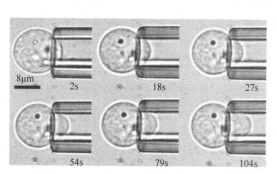

图 4-2 软骨细胞微管吸吮示意图

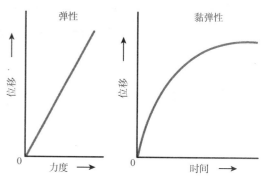

图 4-3 软骨细胞黏弹性标准线性固体模型实验结果

根据相应的弹性和黏弹性公式拟合实验结果（图 4-3），便可计算出软骨细胞的弹性模量和黏弹性参数 μ 、E_∞ 和 E_0。

二、原子力

原子力（atomic force microscopy，AFM）在各个领域有着广泛的应用，如材料表面形貌表征、测量分子力和测试单细胞力学特性。与微管吸吮技术相比，AFM 优点在于可以测量细胞贴壁黏附后各种几何构型（从球形形态到扁平铺展形态），以及细胞在不同基质形状中的弹性力学和黏弹性力学特性（图 4-4，彩图 4-4）。AFM 的悬臂梁探头非常小，在细胞力学特性测试中，5μm 直径的球形探头被黏在 AFM 悬臂梁上，并对细胞表面进行压缩（图 4-5，彩图 4-5）[Darling，2006；Darling，2007]。利用 AFM 测试软骨细胞应力松弛过程中，通常用黏在悬臂梁上的球形探头对单个软骨细胞压入一定深度。压细胞过程中悬臂梁的变形可通过悬臂梁激光反射到二极管系统来检测。激光束位置在二极管中的微小变化可以反映悬臂梁变形程度，由此能够计算出作用在细胞上的应变。这个过程通过检测激光反射角的变化获得整个实验过程中探头位移。然后，这些信息被反馈到 actuator 系统，使悬臂梁其对细胞施加常应变。从而得到细胞力与时间曲线，利用理论公式便可确定软骨细胞弹性和黏弹性各项参数。

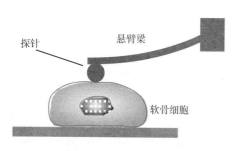

图 4-4 AFM 测试示意图

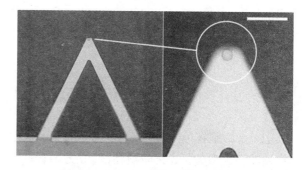

图 4-5 AFM 悬臂梁和硼硅酸盐小球

利用合适的模型拟合实验数据，AFM 实验可获得应力和应变数据（图 4-6A、图 4-6B，彩图 4-6A、彩图 4-6B）。利用压痕模型拟合力-位移实验数据，用修正 Hertz 方程[Darling，2006]，描述细胞力-位移关系，其中假设刚性球压的平面是可变形表面。在 Hertz 方程中，F 是施加载荷，$E_{elastic}$ 是弹性模量，ν 是泊松比，δ 是压痕深度，相对半径 R 描述两个球体之间的接触，譬如探针与细胞，其中，$R_{tip}=2.5\mu m$。在我们的实验中，软骨细胞贴壁后呈现具有一定厚度的平面状。因此，细胞不能被看成是球体，实际分析中 R_{cell} 取不同刚度基质组中软骨细胞的铺展厚度。利用修正 Hertz 方程拟合悬臂梁压入深度与作用力的实验数据（图 4-6C，彩图 4-6C），从而得到软骨细胞弹性的描述。

$$F = \frac{4E_{elastic}R^{1/2}}{3(1-\nu^2)}\delta^{3/2}$$

$$R = \left(\frac{1}{R_{tip}}+\frac{1}{R_{cell}}\right)^{-1}$$

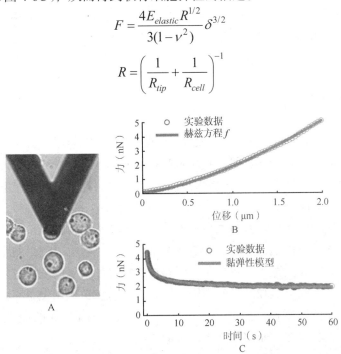

图 4-6　AFM 表征软骨细胞弹性和黏弹性特性的实验技术和分析方法

A. 软骨细胞 AFM 应力松弛实验；B. 测量弹性响应的力-位移曲线；C. 描述细胞黏弹性响应的力-时间松弛曲线[Zhang，2016]

考虑细胞表面是各向同性和不可压缩的，可推导出黏弹性应力-应变关系。在细胞应力松弛实验测试中施加一阶跃位移，其力随时间的变化关系满足如下方程[Darling，2006]：

$$F(t) = \frac{4R^{1/2}\delta_0^{3/2}E_\infty}{3(1-\nu)}\left(1+\frac{\tau_\sigma-\tau_\varepsilon}{\tau_\varepsilon}e^{-t/\tau_\varepsilon}\right)$$

式中：R 是探头与细胞的相对半径，E_∞ 是细胞松弛模量，δ_0 是指定阶跃位移，ν 是细胞泊松比，τ_ε 和 τ_σ 是恒定变形和载荷下的松弛时间常数。

通过上式拟合力-位移曲线可得出细胞瞬间刚度模量和杨氏模量等黏弹性参数

$$E_0 = E_\infty\left(1+\frac{\tau_\sigma-\tau_\varepsilon}{\tau_\varepsilon}\right)$$

$$E_Y = \frac{3}{2} E_\infty$$

式中：E_Y 是细胞杨氏模量。

AFM 技术不仅可以非常精确地测量力，还能进行多模态测试，包括扫描、敲打和可控位移，而且能兼容多种包括锥形和球形在内的探针几何形状。AFM 探针功能化可研究分子间相互作用，这表明 AFM 具有研究细胞表面或细胞与基底之间纳米尺度事件的作用。AFM 压痕细胞的实验数据结合适当的数学模型可成为一个强大的表征工具。

发展描述用 AFM 测试单细胞的数学模型极具挑战。因为不能控制所有变量，求解本构方程必须对细胞几何、均质和压缩性做出假设。细胞包含细胞器和细胞骨架，而且黏附在表面时可能呈现不同形态，所以这些假设可能在计算力学特性中引入误差。因此，为确保不同模型在细胞 AFM 力学数据中的应用必须慎重考虑。

三、探压技术

探压技术（poking technique）是新近发展起来的一种测量细胞力学特性的方法。被测细胞在玻璃板表面上进行培养，并使其黏附在玻璃表面上，将玻璃板浸透在适当的细胞培养液中，然后使用探针挤压细胞。探针的另一端与悬臂梁连接。悬臂梁的垂直位移由一微型线性压电马达（linear piezoelectric motor）控制，当马达开动，探针接触到细胞时，细胞变形产生的阻力使梁弯曲。阻力的大小可由梁的弯曲变形求得。由于探针可以自由上下移动，而且移动速率可以控制，因而，这项技术是动态的，既可以测得细胞的弹性性能，又能同时获得率相关的黏性性质，而且还能够测量任意时刻变形的恢复过程。探压技术的优势还在于它适用于不同类型和大小的细胞。探压技术目前在应用上也存在一些限制。比如实验过程中难以保持诸如 pH 等环境参数的恒定不变。与之相对应的理论模型也不够理想，它需要考虑效应、非线性、非均匀性等因素的影响。

上述微管吸吮技术、AFM 技术和探压技术，都不可避免地造成了细胞表面与其他介质的接触，而接触使问题复杂化。下面介绍的悬浮技术可以避免细胞同周围介质的接触。

四、悬浮技术

悬浮技术（suspending technique）是由 Tran-Son-Tay 等提出的流变显微技术，可以使细胞自由悬浮于培养液中，这就避免了细胞与其他介质的接触。流变显微装置有多种，透明锥体（锥角约 1.5°）和下方平板以相同速度沿相反方向旋转，使悬浮于液体中的细胞处于变形后的准静止状态，通过反转光学显微镜，可以拍摄和记录到细胞的形状。流体剪切应力可由转动速度求得。悬浮技术的主要问题有两个，一是如何精确确定作用在自由悬浮于液体中的细胞上的力；二是如何产生足够量级流体剪切应力使细胞变形。

从以上的介绍可以看出，不论采取哪种实验手段，都难以区分细胞的哪一部分变形是由细胞皮质引起，哪一部分变形是由细胞骨架引起。尽管人们提出了许多模型，但看来实际情况要复杂得多。此外，活细胞主动变形的实验研究工作还很不充分。就目前的情况来看，细胞力学实验技术还远远不能满足细胞力学研究发展需要。一个明显的例子就是，不同的实验技术所获得的实验结果可比性较差。这除了说明细胞本身力学性能的复杂性很难用一种力学模型来概括以外，还有另一个方面的原因是由于细胞尺度很小，所有的技术都是间接测量，需要一定的理论模型来拟合结果，而这些模型又包含一些对细胞力学性质的简化假设，这些简化假设对不同的测量方法的适合程度是不同的。也就是说模型的选取也与具体的实验方法相关。所以某种细胞某个模型力学量的测定，不同实验方法结果不同是正常的[王小虎，2006]。

第三节　软骨细胞的细胞骨架

细胞骨架（cytoskeleton，CSK）是指真核细胞质中的蛋白质纤维网架体系，它既具有产生主动变形的能力，又具有抵抗被动变形和受力的能力。然而细胞骨架作为细胞的重要组成部分发现较晚，主要是因为一般电镜制样采用低温（0～4℃）固定，而细胞骨架会在低温下解聚。直到 20 世纪 60 年代后，采用戊二醛常温固定，才逐渐认识到细胞骨架的客观存在。通常所指的 CSK 是指狭义的细胞质骨架，由微

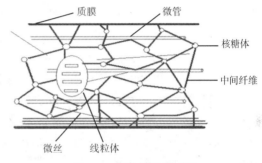

图 4-7　细胞骨架模式图

丝（microfilament）、微管（microtubule）和中间纤维（intermediate filament）构成（图 4-7）。

微丝分布于整个细胞，在核周和细胞突起中最明显，是由肌动蛋白（actin）组成的直径约 7nm 的骨架纤维，又称肌动蛋白纤维（actin filament）。微丝和它的结合蛋白（association protion）及肌球蛋白（myosin）三者构成化学机械系统，利用化学能产生机械力。微管在核周呈放射状散向整个细胞，也延伸到细胞突起的近 1/3 或 1/2 外；微管是由 13 条原纤维（protofilament）构成的中空管状结构，直径为 22～25nm。每一条原纤维由微管蛋白二聚体线性排列而成。在培养的细胞中，微管呈放射状排列在核外，阳性端指向质膜，形成平贴在培养皿上的形状。细胞中的微管就像混凝土中的钢筋一样，起支撑作用。同时微管起细胞内物质运输的路轨作用，破坏微管会抑制细胞内的物质运输。中间纤维直径在 10nm 左右，介于微丝和微管之间。与微管不同的是，中间纤维是最稳定的细胞骨架成分，它主要起支撑作用。中间纤维在细胞中围绕着细胞核分布，成束成网，并扩展到细胞质膜，与质膜相联结。从细胞水平看，中间纤维在细胞质内形成一个完整的支撑网架系统。它在外面与细胞膜和细胞外基质相连，在内部与细胞核表面和核基质直接联系，中间纤维直接与微丝、微管及其他细胞器相连，赋予细胞一定的强度和机械支持力[翟中和，2003]。

有学者把细胞骨架中的微管作为刚性支架，起抵抗压力的作用；肌动蛋白质微丝作为绳索，将张力传遍整个细胞，还能将细胞膜和所有内部组分拉向细胞核；中间纤维将微管和微丝相互连接起来并将他们连接到细胞膜和细胞核上；而细胞外基质中的结构又通过细胞膜上的整合素（Integrin）经黏着斑蛋白和细胞骨架相连，起着相反的作用力，以维持细

胞的形态[丁惠锋，2005]。

广义的 CSK 包括细胞核骨架、细胞质骨架、细胞膜骨架和细胞外基质（ECM），形成贯穿于细胞核和细胞质的网架体系。CSK 研究是当前细胞生物力学中最为活跃的领域之一，CSK 不仅在维持细胞形态、保持细胞内部结构的有序性中起重要作用，而且与细胞运动、能量转换、信息传递、基因表达、细胞分化等重大生命活动密切相关。

软骨细胞的细胞骨架也包括微丝、微管、中间纤维等。健康人的软骨细胞并不分裂或转移，即使在有生长因子刺激的情况下也是如此。软骨细胞中微丝的作用是介导细胞外基质与细胞的相互作用及细胞信号的传导，保障细胞内物质的转运和维持细胞形状的稳定。也有证据表明微丝参与控制软骨细胞表型。尽管细胞骨架结构在各层软骨细胞中均有发现，但细胞骨架的结构与组成在关节软骨的各层有所不同，这与各层软骨细胞所处的力学微环境相关。Langeliner[Langeliner，2000]等对成年牛软骨细胞骨架进行研究，发现肌动蛋白在近关节表面软骨细胞中最多，这表明微丝网络为表层的软骨细胞提供了抗剪切应力的保护作用。软骨是细胞外基质含量较高的组织，而微丝中的肌动蛋白通过跨膜受体（整合素）与细胞外基质蛋白联系从而调节细胞的黏附、生长、分化等。软骨细胞中的微管则形成松散的贯穿软骨细胞质的网络结构，这种结构与其胞内物质转运功能相一致[肖进，2005]。Trickey[Trickey，2005]在 2004 年采用与三种骨架成分特异性结合的化学物质将其破坏（细胞松弛素 D-微丝、秋水仙素-微管、丙烯酰胺-中间纤维）进行研究，研究结果表明，三种骨架成分中微丝、中间纤维对细胞的黏弹性贡献最大，破坏微管后其力学特性改变不大。

软骨细胞所处的机械环境，也即关节应力对关节维持正常状态及功能有着至关重要的影响。机械应力不仅影响细胞外基质稳态的维持，而且参与关节退行性变的启动和发展。软骨细胞具体应力传导的生物机械或生物化学途径尚不清楚，但有大量的研究表明细胞骨架在其中起着重要的作用。如在大鼠 OA 模型，先于其他可以检测到的变化即出现中间纤维表达减少。

整合素介导的软骨细胞与其周围基质的相互作用对细胞的生长、分化、形态及转移等都有重要作用。研究表明软骨细胞表达整合素和 CD44，这两种受体都可以调节微丝蛋白与细胞外基质的相互作用及其信号传导。OA 时，CD44 或整合素介导的软骨细胞与基质的相互作用被破坏，软骨新陈代谢受到影响。Loeser 等的实验表明正常情况下 a1 整合素亚单位只在少数关节表面软骨细胞中表达，且数量较少，但在 OA 早期整合素的表达上调，而整合素的上调对 OA 时降解的细胞外基质的修复至关重要。OA 时整合素表达上调也被认为是此时蛋白多糖合成减少的主要原因之一[肖进，2005]。

卫小春与李亮亮等采用免疫荧光染色法对不同年龄组的软骨细胞的细胞骨架进行特异性的染色，发现不同年龄组的软骨细胞的细胞骨架具有明显的差异，软骨细胞的细胞骨架不论是微丝、微管还是中间纤维，其生物力学性质均是随着年龄的增长而逐渐下降的[李亮亮，2007]（图 4-8，彩图 4-8）。这些研究结果表明，随着年龄的增长，软骨细胞的生物力学特性逐渐降低，其相应的细胞骨架的各组成分也明显降低，这也部分解释了其生物力学下降的原因。王小虎与张全有等同样采用微管吸吮技术检测膝关节 OA 时软骨细胞在力学特性上的变化（软骨细胞基本力学响应、细胞弹性、黏弹性分析及吸吮前后细胞体积变化分析），并定量比较 OA 病变过程中软骨细胞力学行为的差异。研究发现正常软骨细胞与发生 OA 时软骨细胞的黏弹性特性存在明显差异，正常软骨细胞的平衡模量 E_∞、瞬间模量 E_0 及表观黏性 μ 明显高于 OA 的软骨细胞。同时，免疫荧光染色结果从软骨细胞生物力学的物质基础和细胞骨架上也进一步证实了在发生 OA 时，软骨细胞的细胞骨架，不论微丝、微管还是中间纤维均明显降低，这也与 OA 发生时软骨细胞的生物力学特性下降相一致[王小虎，2006]。

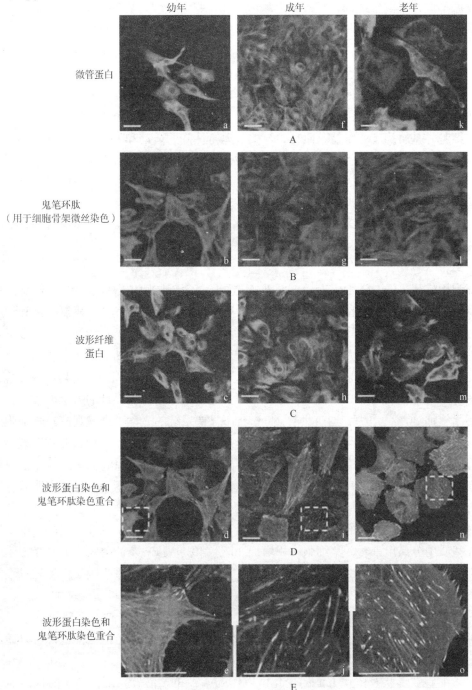

图 4-8　不同年龄组软骨细胞的细胞骨架

第四节　软骨细胞的力学响应与量化

关节软骨主要由软骨细胞和细胞外基质组成。在细胞外基质中，II 胶原型和少量的IX、XI型胶原形成纤维网架结构，维持一定的形态和抗张力强度，VI型胶原环绕于软骨细胞，使软骨细胞黏附于基质大分子框架上；蛋白聚糖不仅赋予软骨组织抗压强度，而且因蛋白聚糖带有大量负电荷，促使周围水分向软骨基质聚集，保持基质的水和状态，使整个软骨富于弹性。软骨组织没有血管、神经及淋巴液的影响，因此缺乏相应的神经和体液调节，而力学刺激作为一个重要的因素可以显著地影响关节软骨的正常生理功能。软骨细胞所处的机械环境，即关节应力，对维持关节正常状态及功能有着至关重要的影响。机械应力不仅影响细胞外基质稳态的维持，而且参与关节退行性变的启动和发展。软骨细胞的力学特性可以显著地影响关节软骨的生理功能。对软骨细胞力学特性的研究不仅有助于阐明生物力学因素在骨关节炎发病机理中的作用，而且为软骨组织工程中相关力学因素的研究提供了新的思路与技术方法，为最终利用组织工程治疗软骨损伤提供相关理论依据。

一、软骨细胞的力学特性与细胞代谢

细胞用最简单的力学术语表示，可以把它看成是由一层膜包着的流变体。细胞的形态结构及其功能，细胞的生长、发育、成熟、增殖，细胞的分化及其调控机制，都和细胞的力学特性有关。软骨细胞利用力学信号结合基因表达来调控自身的代谢活动。许多学者利用各种实验方法试图阐明力学信号在软骨细胞代谢活动中的调控机制，包括体内研究或在细胞和分子水平的体外实验。然而理解软骨变形过程中软骨细胞周围的生物物理环境，首先要清楚软骨细胞的局部变形行为。Broom 等首先利用一种特殊设计的力学加载设备对软骨的切面施加 30% 的应力，通过具有 Nomarski 显像系统的光学显微镜观察软骨细胞的局部变形行为。实验结果表明，软骨细胞在承受外力时，细胞将发生变形；外力卸载后，细胞的形状很快恢复。利用力学加载仪器对在洁净的琼脂糖载体上培养的 Swarm 鼠的软骨肉瘤细胞进行力学加载，并使用二维显像显微镜记录细胞的变形行为，结果表明软骨细胞在压力作用下，其细胞的形状也发生了很大的变化。

对软骨基质加载一定的压力可以引起软骨细胞和细胞核体积的减小。当软骨细胞被从细胞外基质中分离出来时，其细胞体积增加 30%～40%。进一步研究表明，软骨细胞体积将随细胞外基质中离子浓度的变化而相应的减小或增大。利用微管吸吮技术使软骨细胞变形，然后测定细胞中离子变化，结果发现细胞变形后胞内 Ca^{2+} 浓度明显增加，而 Ca^{2+} 作为第二信使将启动细胞膜上的重要生理功能。应用阿米洛利等拉伸激活离子通道阻滞剂时，则可以明显减少细胞内 Ca^{2+} 的浓度。这一结果表明钙离子通道的活性也许可以通过软骨细胞膜相应的力学拉伸而改变。

软骨细胞在形状及体积方面的变化可以作为一种力学信号来调控自身的代谢活动和基因表达。有学者研究发现在单层培养皿上培养的软骨细胞较三维培养体系中培养的软骨细胞有较强的成纤维细胞表型，表明软骨细胞形状的改变对其细胞表型的表达有重要的影响。Uchida 等利用循环拉伸加载仪器对二维培养体系中的软骨细胞施加频率为 0.2Hz 的 5.5%应变，检测软骨细胞对张力、拉力的反应，24h 后发现细胞多聚糖的合成明显增加。Lee 等对鸡的尾骨软骨细胞施加频率为 1Hz 的 10%的拉伸-应变加载，结果也发现细胞多聚糖的合成增加了 2～3 倍。Lee 在培养皿基底利用特殊设备造成培养液的流动，使软骨细胞受到流体剪切应力的作用，结果表明也对细胞的代谢产生了相同的影响。Waldman [Waldman，2003]将牛的关节软骨细胞培养在底部多孔的陶瓷表面上，先进行 4 周的静态培养，然后选取两个实验组每天给予 8min 的压力或剪切应力刺激，4 周后发现力学刺激的两个实验组较对照组的细胞密度和细胞外基质增多，同时发现剪切应力刺激组的蛋白多糖和Ⅱ型胶原的产生较压力刺激组明显增多。基于此类现象，有一种假设：软骨细胞受力学刺激后在形状上的变化可以作为自身代谢的一种调控方式。然而这方面的研究多是对分离出的单个软骨细胞进行变形行为的检测，很难区分其他物理因素对细胞变形的影响作用。

二、软骨细胞力学特性的量化

Freeman 最先测定软骨细胞的力学特性，他对 2%的琼脂糖载体上培养的软骨细胞施加 5%、10%、15%的应变，同时记录起始和平衡时细胞变形情况。测量的数据与标准线性黏弹性的有限元模型计算结果具有较好的一致性，其软骨细胞的弹性模量为 4.0kPa，泊松比为 0.4。Jones 利用微管吸吮技术测定人的正常软骨细胞与 OA 软骨细胞的力学特性。采用半无限体模型分析表明软骨细胞为黏弹性固体，正常软骨细胞平均杨氏模量为 0.65kPa，OA 软骨细胞平均杨氏模量为 0.67kPa，两者并无统计学意义。同时 Jones 测量了软骨细胞在吸吮前和完全吸吮入微管后的体积变化，结果显示正常软骨细胞被吸入微管后细胞体积降低了 11%，而 OA 的软骨细胞则降低了 20%。正常软骨细胞卸载后恢复原形的时间为 65s，而 OA 软骨细胞则仅需 33s。这些结果表明，OA 时软骨细胞在体积调控能力上发生了明显变化。

王小虎与卫小春采用微管吸吮技术测量了新西兰兔的膝关节软骨细胞的基本力学特性，包括弹性、黏弹性及细胞的体积变化，明确了正常软骨细胞的基本力学响应，为细胞工程学和组织工程学中生物力学因素的引入提供了相应的力学参数，下面将正常软骨细胞的弹性、黏弹性、体积变化及基本力学响应分别作介绍。

正常软骨细胞的弹性特性：给单个细胞施加 0.01kPa 的负压，使软骨细胞发生弹性响应产生微小位移，并予微管管口密封，持续时间 20s，以此作为初始状态。随后，逐步增加幅值为 0.05kPa 的阶跃负压，每次经 20s 平衡细胞达到稳态后，记录细胞被吸入的长度，如图 4-9 所示。根据 Theret[Theret，1988]等提出的均质、不可压缩和各向同性的半无限体（Half-space model）理论，可以确定软骨细胞的杨氏模量 E 为：

$$E = 3a\Delta p\Phi(\eta) / 2\pi L$$

其中：Δp 是施加的负压，a、b 分别是微管的内、外半径，$\eta=(b-a)/a$，Φ 是与微管内、外径有关的壁函数，L 是吸吮入微管的长度。本实验室测得正常软骨细胞的杨氏模量 E 为

（0.57±0.43）kPa（n=51）。

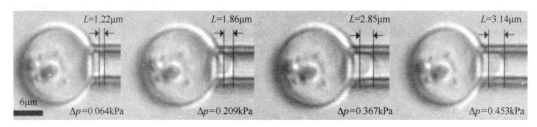

图 4-9　正常软骨细胞在不同阶跃式负压下的变形

正常软骨细胞的基本力学响应及黏弹特性：在一较大恒定负压作用下，软骨细胞表现出典型的黏弹性固体蠕变特征。软骨细胞首先发生瞬时弹性响应，随后是变形率单调减小的蠕变过程，最终在（110±18）s 时达到稳定态。此时，细胞被吸入微管长度（L）一般达到微管半径的 3 倍，而细胞不完全被吸入微管。卸载后软骨细胞大约在（31±5）s 后恢复变形。图 4-10 为一个正常软骨细胞 400Pa 负压下的黏弹性蠕变响应及卸载后的变形恢复过程，吸入长度 L 与时间 t 的对应关系如图 4-11 所示。软骨细胞在微管内的变形随时间的关系为：

$$L(t) = \frac{3a\Phi(\eta)\Delta p}{2\pi E} \times \left[1 + \left(\frac{k_1}{k_1 + k_2} - 1 \right) \exp\left(-\frac{t}{\tau} \right) \right]$$

$$\tau = \mu(k_1 + k_2)/k_1 k_2$$

式中，μ、k_1 和 k_2 为黏弹性参数，其中 μ 为表观黏性系数，k_1 为平衡模量，k_1+k_2 为瞬间模量，t 是变形时间，τ 为时间常数，a 为微管直径。本实验室所测量的正常软骨细胞的黏弹性参数 k_1、k_2 和 μ 分别为（0.37±0.07）kPa、（0.29±0.04）kPa、（6.36±1.12）kPa·s（n=47）。

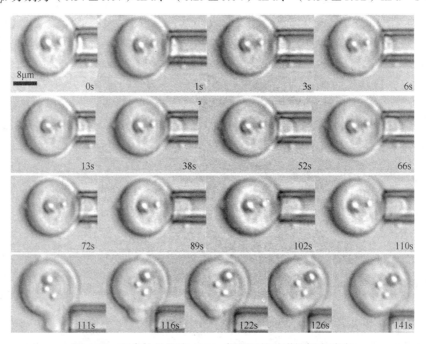

图 4-10　正常软骨细胞 400Pa 负压下的黏弹性蠕变响应

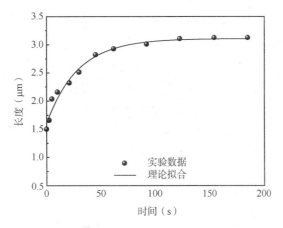

图 4-11 正常软骨细胞黏弹行为的非线性拟合曲线

这里有必要对黏弹性的几个参数的具体意义作一个简单的介绍。黏弹性材料的基本性质是蠕变、应力松弛。当应力保持一定，物体的应变随时间的延长而增大，这种现象称为蠕变。当物体突然发生应变时，若应变保持不变，则相应的应力将随着时间的延长而下降，这种现象称为应力松弛。在细胞力学实验中由于无法有效控制恒定应变，所以仅作蠕变分析。在一个较大的恒定负压下，软骨细胞首先发生瞬时弹性响应，随后是变形率单调减小的蠕变过程。对于给定的细胞、微管和负压，细胞的初始变形为一弹性响应，变形值与瞬间模量（k_1+k_2）成反比。随后细胞发生的变形为蠕变过程，变形的快慢取决于时间常数 τ，τ 越大，细胞变形越缓慢。细胞发生的最大变形与平衡模量（k_1）成反比。μ 为表观黏性系数，指的是细胞受力发生变形反应或外力撤销后形成的恢复时间依赖性，μ 越大变形所需时间越长。

正常软骨细胞的体积变化：在测量软骨细胞的体积变化时，采用直径比软骨细胞直径稍小（直径为细胞直径的 3/4）的微管把细胞完全吸入微管，对于单个细胞，分别测量其吸入微管前（$t=0^-$）、刚吸入（$t=0^+$）后的软骨细胞体积。假设细胞吸入前为球形且直径为所测垂直和水平直径的平均值。完全吸入微管的软骨细胞体积可分为两部分：两个半径等于微管半径的球帽和一个直径等于微管直径的圆柱体，如图 4-12 所示。

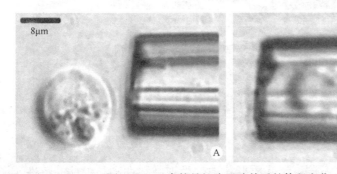

8μm

A   B

图 4-12 正常软骨细胞吸吮前后的体积变化

本实验室所测量的软骨细胞的细胞直径为（14.94±2.33）μm，吸吮前细胞体积为（1871±841）μm³，吸吮入微管后的细胞体积为（1631±834）μm³，其细胞体积下降了 15.7%。

张全有[Zhang, 2016]等利用 AFM 技术结合力学模型分析软骨细胞感受基质刚度所表现的主动弹性和黏弹性行为。研究发现基质刚度对软骨细胞力学行为有着显著的调控作用。软骨细胞弹性和黏弹性各参数表现出随基质刚度增加而升高的趋势（图 4-13）。软骨细胞感受基质刚度所表现的力学行为差异，与其自身细胞骨架组构及细胞与不同刚度基质的黏着斑形成有关。软骨细胞在硬基质中铺展面积增加、细胞多边形比例高及单细胞黏着斑面积较大，这些都可能是软骨细胞在硬基质中具有较高弹性和黏弹性的原因。然而，软骨细胞在硬基质中发生硬化的现象可能会引起软骨细胞生理和分化表型的改变。

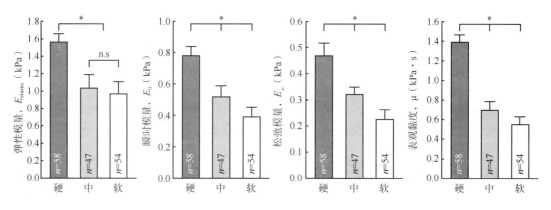

图 4-13 软骨细胞在不同刚度基底中的弹性和黏弹性参数值

关节软骨结构自上而下依次分为浅表层、移行层至辐射层，软骨细胞形态根据软骨单元内边界确定，分别为扁平圆盘形、椭球形（或球形）、多细胞柱体团簇（或球体团簇）。最近，张全有等近似反演软骨各层细胞周基质的三种 3D 形状模型（图 4-14），并分析 3D 形状对软骨细胞力学行为的调控机制[未发表结果]。

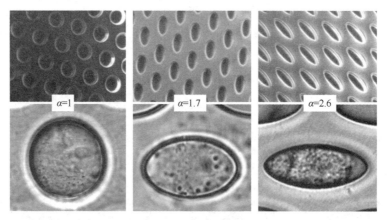

图 4-14 3D 基质形状及其确定的细胞形态

利用 AFM 技术表征不同 3D 基质形状中软骨细胞弹性和黏弹性的特性（图 4-15，彩图 4-15），研究发现，软骨细胞在形状因子α 较高的 3D 空间形态中具有较高的主动弹性和黏弹性参数，此时软骨细胞形态类似于软骨浅表层中的细胞形态，浅表层软骨细胞相对其他层软骨细胞能够承受更大的来自关节表面的作用力。因此，软骨生理环境中细胞周基质形状界定的软骨细胞形态除调控其生物学功能之外，可能对于其发挥正常的力学功能也有调控作用。

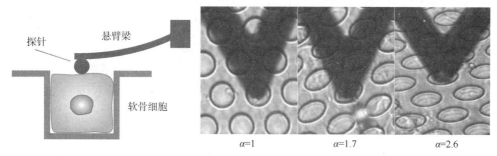

图 4-15　AFM 测量 3D 基质形状中软骨细胞力学特性的示意图

以上结果也表明，基质 3D 形状对软骨细胞主动弹性和黏弹性特性参数的影响均小于基质刚度的影响。换而言之，软骨细胞形成 3D 黏附所具有的弹性和黏弹性相比 2D 平面黏附相对较弱。这可能是由于软骨细胞成 3D 空间形态相对平面铺展而言，细胞骨架分布在细胞内更加均匀，细胞核距离质膜空间距离较远的缘故。

随着近几年软骨细胞力学生物学测试和评估的进展，一些新问题出现并值得深入研究。第一，理解亚细胞成分的力敏感性能阐述细胞作为整体其力敏感性的作用。众所周知，细胞骨架是决定细胞刚度的重要成分，它可能在细胞膜转导力学信号到细胞核中发挥重要作用。第二，已知细胞核力学特性不同到细胞其余部分，但这种差异在力学信号转导中的重要性尚不清楚。相同的原理能应用到很多软骨细胞亚细胞成分中，而且可能导致对软骨细胞力转导更加彻底的理解。在整个加载过程中，通过利用靶向荧光分子追踪亚细胞有望推动这些试验技术的应用。

第五节　软骨组织工程中力学因素的影响

一、软骨组织工程中种子细胞传代后生物力学特性的变化

关节软骨覆盖在关节表面，有传导负荷、缓冲震荡等重要作用。各种运动创伤和炎症都会导致关节软骨的破坏或损伤，由于关节软骨缺乏血管、神经的分布，自身修复能力极差，一旦损伤，最终会发生不可逆的病理改变，演变为创伤性关节炎或骨关节炎，将严重影响患者的生存质量。目前所用的治疗方法中没有一种方法能够产生结构、成分、力学性质与正常软骨类似的透明软骨。而近年来软骨组织工程的兴起，为治疗关节软骨损伤提供了极具应用前景的方法。组织工程是通过人工的方法采集组织细胞，进行体外培养扩增并直接或附着于一定的支架材料后移植入体内，进而形成新的、有活力的组织。然而，遗憾的是，自体软骨细胞作为组织工程的种子细胞其数量有限，并且在体外传代扩增时发生代谢和表型的改变，表现为 II、XI 型胶原和蛋白多糖的合成减少，I、III、V 型胶原合成增加，软骨表型丢失而逐渐转化为纤维细胞表型。现在有越来越多的研究表明，无论是种子

细胞、可降解材料、还是细胞/组织的三维培养，其基础问题无不与细胞和分子的力学行为相关。但软骨组织工程发展到今天，实验室培育出的软骨却始终突破不了"形似而神不似"结果，也就是始终达不到正常透明软骨应有的力学强度。因此，尽快明确软骨组织工程中种子细胞的力学特性及其传代后力学特性的变化至关重要，这也将为下一步将软骨细胞的力学生物学研究引入软骨组织工程中打下坚实的理论基础。

王小虎等将新西兰大白兔的膝关节软骨细胞采用二步酶消化为软骨细胞，并传代培养，采用微管吸吮技术结合半无限体模型研究发现，原代（P0）及传代（P1、P2）培养后软骨细胞的杨氏模量 E 和表面张力 T 随传代培养后其值逐渐增大；贴壁单层培养的 P0 及 P1、P2 代软骨细胞失去典型的黏弹性固体蠕变特征（图 4-16）。李亮亮等采用动物实验的方法，取原代（P0）及传 1、2 代（P1、P2）的软骨细胞，利用免疫荧光抗体分别对各代软骨细胞 CSK 蛋白成分肌动蛋白、波形蛋白、微管蛋白和纽蛋白进行荧光染色后，利用激光扫描共聚焦显微镜观察各代软骨细胞 CSK 形态；利用荧光强度测定软件对各代软骨细胞 CSK 蛋白荧光强度进行测定。结果发现微丝随传代有增粗趋势，在 P2 代软骨细胞中可见增粗的微丝纤维。纽蛋白呈斑点状，位于微丝靠近细胞膜的末端；纽蛋白斑点数量随传代减少。中间纤维呈细丝状，形成相互交织的贯穿胞浆的网状结构，在胞浆内的荧光强度不均一，部分软骨细胞中可见中间纤维在核周形成密集分布；P1 和 P2 代软骨细胞中间纤维网状结构变松散且核周密集分布减少。微管在核周呈放射状散向整个细胞，形成松散并相互交织的贯穿胞浆的网状结构，胞浆内荧光强度较均一；P1 和 P2 代软骨细胞在细胞周围形成的微管突起较 P0 代增多。对 P0、P1 及 P2 代软骨细胞 CSK 蛋白荧光强度定量测定结果发现，P1 和 P2 代软骨细胞肌动蛋白荧光强度较 P0 代明显升高，软骨细胞波形蛋白和微管蛋白荧光强度随传代逐渐下降。因此他认为传代软骨细胞 CSK 形态有所变化，表现为随传代微丝增粗，纽蛋白斑点数量减少，中间纤维网状结构变松散且核周密集分布减少，并且在细胞周边形成的微管突起增多。与原代软骨细胞相比，传代软骨细胞肌动蛋白量明显升高而微管蛋白和波形蛋白量明显降低；这提示软骨细胞在传代过程中伴随着 CSK 形态及蛋白量的改变[李春江，2007；张全有，2009，2006，2005]（图 4-16）。

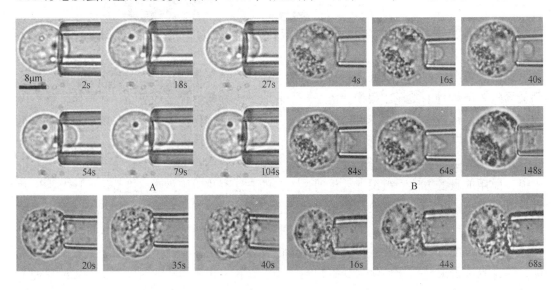

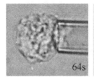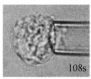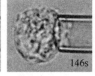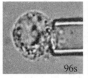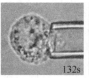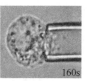

图 4-16 传代后的软骨细胞

A. 急性消化软骨细胞在负压下的黏弹性蠕变过程；B. P0 代软骨细胞在负压下变形图；C. P1 代软骨细胞在负压下变形图；D.P2 代软骨细胞在负压下变形图

这些研究结果清晰地表明，单纯的非力学环境下培养扩增的种子细胞——软骨细胞在多次传代培养后其细胞的力学特性已经明显下降，相应的细胞力学的物质基础细胞骨架的大部分组织也已明显降低，这也可以部分解释为什么软骨组织工程中培养的关节软骨虽具有关节软骨的型，但缺乏正常关节软骨应有的硬度和抗压性，这说明需要将力学生物学研究引入软骨组织工程中，将种子细胞在精确模拟体内微力学环境下培养扩增软骨细胞，这也许为下一步软骨组织工程的研究提供了一个新的方向与思路[赵浩亮，2010；李亮亮，2010；商鹏，2011；郭恒，2011；郝耀，2014]。

二、应力刺激对软骨细胞生理及其生物合成的影响

生物力学因素是促进 OA 发生发展的主要因素之一，在关节运动过程中关节软骨承受复杂的循环应力载荷而发生周期性变形和恢复，循环载荷是软骨细胞执行正常功能和维持细胞外基质正常表型的基本因素，而体外培养和一些疾病中的软骨细胞失去正常应力环境，会发生代谢、表型等的变化，关节软骨退变性疾病的发生与异常应力载荷密切相关。利用体外培养的关节软骨细胞进行应力载荷的实验研究表明，低频率、小力值的牵张力可促进软骨细胞的合成代谢，而高频率、高力值的牵张力则会抑制软骨细胞的合成和分泌活动，同时机械力的强度、拉力、剪切应力等对软骨的作用也有不同。研究力学刺激对正常软骨细胞和 OA 软骨细胞的影响，有助于深入了解异常力学载荷造成关节软骨损伤的机制，对于揭示关节软骨退变的始动机制，制定预防及改善软骨退变性疾病的策略具有重要意义。

细胞受到应力刺激后，其本身的形态可在力的作用下发生改变，细胞核、细胞骨架也能发生相应的改变，进而引起细胞内的一系列生化反应，出现细胞代谢和功能的改变，扁平细胞比圆形细胞 DNA 合成更旺盛，说明细胞变形是信息传递的重要环节，细胞受压变形后，细胞膜上电位发生改变，甚至出现超极化现象，激活机械刺激敏感的 Ca^{2+} 依赖的钾离子通道，使阳离子浓度和渗透压改变，培养环境 pH 发生改变，从而影响细胞的代谢活动；在机械刺激传入细胞的过程中，细胞外基质和细胞膜均可能参与了信息传递，细胞上存在的整合素等机械刺激感受器可直接将信息传入细胞内，再通过细胞骨架的传递将信息传入细胞核，引起软骨细胞的一系列功能改变[邵越峰，卫小春，2009]。本节将介绍力学刺激对软骨细胞生理及其生物合成的影响，力学刺激包括牵张应力、压缩应力、剪切应力、流体静压力和离心力等。

（一）牵张应力

细胞在体外培养贴壁时，周期性拉伸培养使细胞受到适当的周期性牵张应力作用，细胞变长且垂直于拉伸方向重新排列，细胞所受牵引力减小，该效应称为回避反应（avoidance response）。该方法可以很好地模拟细胞在体内基底拉伸，即基底拉伸双轴力学应变系统。Flexercell 装置可以观察拉伸力作用，用于体外细胞培养的持续性、间歇性牵张应力加载，该装置由真空底座和密封垫、正负压力控制模块、柔性细胞培养板、计算机监控系统等组成，通过计算机监控系统控制气体流入速率，调节柔性细胞培养板基膜的垂直形变来控制细胞受力大小。应用此力学装置，能较好地模拟体内软骨组织受牵拉时的力学环境，可以给予细胞静止性或周期性、单向或双轴的牵拉，牵张应力大小和时间频率可以量化，加载刺激时或刺激前后均可用显微镜观察细胞情况。卫小春[卫小春，2011]等先期通过微管吸吮技术发现：老年软骨细胞的黏弹性较幼年及成年软骨细胞明显下降，进一步通过Flexercell.4000 型力学加载系统，对体外培养的不同年龄兔软骨细胞实现了精确控制的力学加载（适当的周期性牵张应力），观察到老年软骨细胞与成年和幼年细胞相比，早期出现更为明显的分泌增加，但总体 GAG 分泌量要低于年轻细胞，通过对不同年龄软骨细胞的力学生物学研究，初步认识软骨细胞生长、成熟和衰老过程中的自然规律及相应变化，有助于了解不同发育阶段患者软骨疾病的发病及修复特点，同时也为选取适宜的软骨组织工程种子细胞提供更多依据，从而为骨与软骨疾病的预防与治疗提供一条新途径。

过度的牵张力学载荷是 OA 的始发原因，将高强度的周期性牵张应力应用于单层培养的软骨细胞时，它导致软骨细胞从多角形转变成梭形，同时导致软骨基质中蛋白成分和间质金属蛋白酶的变化，高强度的周期性牵张应力导致软骨基质中特殊蛋白成分降低，*MMP-1*、*MMP-3*、*MMP-9* 等基因表达增加，而 MMP-2 的 mRNA 的水平未发生改变。在 OA 关节软骨中，力学信号传导异常导致软骨细胞的紊乱活动是引起 OA 病理进展的重要原因。Huang[Huang，2007]等应用周期性牵张应变进行研究（10%，0.5Hz）发现，在周期性牵张应变作用 3h 时，Ⅱ型胶原、聚集蛋白聚糖合成反应形成一个起始的高峰；12h 时Ⅱ型胶原、聚集蛋白聚糖的表达降到对照水平；24h 后，由于 MMP-1 的产生，形成了明显的分解反应，MMP-1 降解了基质胶原及其他软骨基质蛋白成分，这意味着持续性周期性牵张应变导致了基质向重新塑造的方向转变及潜在的基质组成成分的改变。

适度的周期性牵张应力可以抑制 OA 的炎性环境，卫小春[卫小春等，2009]等观察到周期性牵张应变作用软骨细胞 8h、16h、24h 后，拮抗 IL-1β 诱导的 NO 表达的值分别为59.35%、55.06%、48.43%，其中，作用 8h 阻滞效果最佳。周期性张应变还可以阻滞炎性环境中膝透明软骨细胞 MMP-3 的分泌，作用 8h、16h、24h 后，拮抗 IL-1β 诱导的 MMP-3 表达的值分别为 61.18%、45.74%、53.47%，其中作用 8h 阻滞效果最佳。该研究证实了周期性牵张应变在体外可以降低 IL-1 诱导的关节软骨细胞 NO 和 MMP-3 的合成，并阻滞 IL-1 介导的 GAG 合成的抑制；周期性牵张应变可能通过抑制炎症反应中 NO 和 MMP-3 的产生，促进炎症反应中 GAG 的合成以参与 OA 软骨损伤的修复过程，为连续被动运动等在 OA 治疗中的作用提供了一定的实验基础，这也进一步提示机械载荷不仅对维持透明软骨的稳态和修复至关重要，也能阻滞 OA 等疾病中软骨基质的退变。

（二）压缩应力

压缩应力是人体关节软骨所受的最主要的力。压缩应力可以引起软骨一系列的生理变化，包括关节软骨组织内应力与应变的变化、流体静压、间隙液流、流能、渗透压及组织与细胞变形间的变化等。而在体外实验研究中，通常有两种压力；一种是动态压力，另一种是持续静压力。

1. 动态压力

细胞的变形、流体静压力、流体流动被认为可以影响细胞的功能。然而，在对软骨细胞进行动态压缩时这些物理刺激在细胞外基质中密切关联，以至于很难区分每种刺激分别对软骨细胞产生的影响。在对软骨细胞进行动态压缩刺激下，流动电位可以让人们基本认识到流体流动和流体静压力在压缩中的分布情况，流动电位中流体的速率和固定的电荷密度是成比例的。卫小春[卫小春，2014]等通过对海藻酸钠立体培养的兔膝关节软骨细胞在受到动态压缩应力刺激时，微管吸吮弹性特性的测定发现：压缩 7 天组软骨细胞杨氏模量 E 与对照组相比差异无统计学意义（$P>0.05$）。在某一恒定的阶跃式负压作用下，软骨细胞表现出典型的黏弹性固体蠕变特性，即软骨细胞首先在微管中发生微小形变，随后是变形率单调减小的蠕变过程，最终在 100s 左右时达到稳定，而细胞不被完全吸入微管，卸载压力后软骨细胞大约在 30s 后恢复变形；在相同负压作用下，通过观察 3 组软骨细胞的吸入长度与时间变化的关系可以看出，压缩 21 天组与 7 天、14 天组有明显差别，表现为在相同的时间下 21 天组吸入的长度较大、长度变化上升的速度较快且在短时间内达到最大长度，而对照组和压缩 7 天、14 天组在微管内吸入长度与时间变化的趋势基本相似；对压缩组软骨细胞的瞬时模量（E_0）、平衡模量（E_∞）、表观黏性（μ）统计分析发现，压缩 7 天和 14 天组软骨细胞的 E_0、E_∞、μ 均高于 21 天组（$P<0.001$）；7 天组与 14 天组之间差异无统计学意义。结果说明海藻酸钠立体培养的关节软骨细胞在生理压力刺激下可以保持正常的细胞表型、维持生物学特性和力学特性，但随着压缩刺激的增加表现出基质分泌减少、力学特性减弱的特点。

Kim 等观察到对软骨进行非限制性动态压缩可以刺激蛋白多糖和胶原的合成，实验中采用的动态压缩频率为 $0.0001\sim1.0$Hz。进一步研究表明，在动态压缩条件下，软骨周边合成的蛋白多糖和胶原比中央部合成的多，该结果表明软骨与液体基质之间的相互影响与频率依赖的组织力学性能有关。Sven[Sven，2012]等将人全膝关节置换后的膝关节软骨细胞培养在 I 型胶原的水凝胶中，对凝胶施加 10%持续的周期性压缩应力，II 型胶原和蛋白多糖在凝胶中的分泌量增加。Huang[Huang，2004]等研究发现动态压力刺激可增加兔骨髓间充质干细胞的 II 型胶原和聚集蛋白聚糖的基因表达，同时，动态压力刺激与软骨诱导液结合时诱导骨髓间充质干细胞的软骨形成要比单用软骨诱导液作用强。Mauck[Mauck，2007]等对接种了软骨细胞的藻酸盐块施加频率为 1Hz、细胞材料块变形 10%的正弦曲线式的动态压力，4 周后发现 GAG 及胶原含量明显增加，GAG 含量达到正常软骨的 1/4，力学性质测试平衡聚集模数为静态培养组的 6 倍。Demarteau[Demarteau，2003]等以 PEGTPPBT 复合物为载体接种软骨细胞并施加动态压力刺激，结果 GAG 及胶原含量也有不同程度的增加。Chowdhury[Chowdhury，2003]等比较了连续性动态压缩和间歇性动态压缩对关节软骨基质代谢的影响，发现间歇性动态压缩12h可以明显提高软骨基质中蛋白聚糖的合成量，说明间歇性加载可能对体外培养关节软骨基质合成更有利，从而为组织工程软骨体外加载方式的选择提供很有价值的参考。

2. 静压力

静态压缩传导的机制，可以归类为：细胞变形、运输相关、物理化学和细胞基质的相互作用。软骨细胞的变形是由于琼脂糖凝胶的形变的结果，在静态压缩下，软骨细胞在琼脂糖凝胶中存在与否对凝胶的物理性能有着明显的影响，这表明在静态压缩下凝胶的物理性能对软骨细胞存在与否影响较大；静态压缩、流体流动、流动电势和细胞基质作用这些刺激比增加液压、改变分子的转运和单个细胞的变形作用更有意义。对琼脂糖凝胶施加动态压缩应力，在改变压力时不会刺激生物合成，而较大的压力刺激与流体流动的机制相关，动态压缩中诱导产生的最大液压近似等于测量到的压力，在琼脂糖凝胶中立体培养的软骨细胞需要一些最初的压力来获得生理学上的补偿，这样可以与完整的软骨更加相似。

Buschmann等研究了在静态和动态机械性压缩作用下软骨细胞于琼脂糖凝胶中的生物合成状况。将含有软骨细胞的直径为 3mm 的琼脂糖凝胶中放置在不可渗透的培养板上施加不同时间的（2～43 天）非限制性压缩：对琼脂糖凝胶施加静态压缩的早期，软骨细胞几乎没有发生生物合成的改变，但是随着时间的推移和压缩振幅的增加，凝胶中的合成显著下降；将动态压缩（动态应变幅值为 30m 位移幅）在 0.01～1.0Hz 范围与静态压缩叠加，这个刺激与观察到的软骨外植体所受到的机械刺激类似，随着压缩时间的延长，软骨细胞在琼脂糖凝胶中的生物合成发生了变化，中央部的软骨细胞和周围的软骨细胞发生的改变不同。软骨细胞在琼脂糖凝胶中受到静态和动态力学加载后，生物合成的作用与软骨块体外培养相似，而且在培养过程中随着基质水平的变化，压缩作用的效果更加显著。培养过程中运用力学的加载可以更有意义地改变组织长期的发展变化，这也许可以使人们通过生理学和细胞的机制了解软骨细胞对体外力学信号的反应。

（三）剪切应力

流体剪切应力是机体内微环境的重要组成部分。目前，流体剪切应力模型有锥板流动室、平行平板流动室、板板流动室、圆柱管流动室和径向流动室等。李洪鹏[李洪鹏，2005]等利用平行平板流动室对人骨髓间充质干细胞加载 0.5Pa 的流体剪切应力 30min 后，发现细胞增殖能力提高，细胞活性增强，S 期细胞百分比较对照组增高约 180%。Malaviya[Malaviya，2002]等将 3.5Pa 的流体剪切应力作用到单层培养的牛原代关节软骨细胞上，发现流体剪切应力可以促进软骨细胞的增殖，并且培养液中 TGF-β_1 的含量增加了 3.5 倍，证实 TGF-β_1 及其受体可以介导流体剪切应力对软骨细胞增殖的促进作用。Waldman[Waldman，2003]等将软骨细胞种植在生物陶瓷支架中，施加间歇性剪切应力作用 8 周后发现，无论是压缩模量（Es）、平衡模量还是蛋白多糖、胶原量都有显著增加。Smith[Smith，2000]等将 1.6Pa 的流体剪切应力作用到人和牛的关节软骨细胞上，发现 GAG 数量增加了 2 倍，前列腺素 E_2（PGE_2）释放也同时增加了 10～20 倍，基质金属蛋白酶的组织抑制物同时升高。这表明软骨细胞可以直接受到剪切应力的影响，在促进软骨基质合成的同时可以释放炎性介质 PGE_2，提示在组织构建过程中要选择合适的施力方式、大小及频率。

（四）流体静压力

流体静压力，也称为生理液态压力，是生理活动时对软骨细胞影响最大的力。实验表明选用的间歇性流体静压力负荷低于或近似于生理水平（1～10MPa）时，不会引起细胞形变，能够提高软骨细胞蛋白多糖和Ⅱ型胶原 mRNA 的表达水平。Iuo[Iuo，2007]等将羊骨髓间充质干细胞在软骨诱导液的条件下培养 4 周后施加 0.1Mpa、0.25Hz、30min/d 脉冲式流体静压，发现经过 7 天的流体静压刺激后，蛋白聚糖增加，7 天和 10 天分别为对照组的 1.5 和 2.7 倍；胶原经 10 天刺激后为对照组的 1.9 倍。周期性静压力除了可以促进Ⅱ型胶原的表达外，还可以抑制Ⅰ型胶原的表达，促进总胶原和 GAG 的含量增加，表明周期性静压力不但促进软骨基质的合成，还可以稳定软骨细胞的表型。但是，超过生理范围的持续高流体静压力则会改变细胞骨架结构，破坏高尔基体，导致正常的软骨细胞向骨关节炎样细胞变化。

（五）离心力

离心力主要是利用复合物在离心机内高速旋转，从而对复合物产生离心力，该办法不要求特殊设备，较为简单。将高密度软骨细胞接种在离心管内，离心力可能发挥了类似生物体内应力的作用，可以使软骨细胞按固定方向进行空间排列，在支架材料中形成一定的初期分布，有利于营养物质的交换和细胞的增殖代谢。孔清泉[孔清泉，2005]等将软骨细胞种植在脱细胞软骨基质材料上，并移入离心管中培养，每天取出离心管置于离心机上离心 3 次，每次离心时间 20min，相对离心力约为 200g，该研究表明离心力的作用主要是促进软骨细胞分泌 GAG 和Ⅱ型胶原，并使该类软骨组织具有一定层次的排列结构；而静态培养的类软骨组织排列较为紊乱。刘天一[刘天一，2004]等以离心机产生离心力（100g，2 次/天，30min/次，间隔 12h），摇床机产生旋转力（80r/min，每天施力 8h）分别刺激三维支架软骨诱导剂培养的猪骨髓间充质干细胞，研究它们对该细胞向软骨分化的影响，研究发现第 4 周和第 8 周时，两组实验组的细胞材料复合物形状保持良好，细胞生长情况、软骨陷窝形成、蛋白多糖沉积及Ⅱ型胶原合成均明显优于对照静止组，从而表明种子细胞体外构建组织工程化软骨中，施加适当力学刺激也可以促进软骨组织成熟。

总之，通过对细胞力学的相关研究发现，软骨细胞的力学特性可以显著影响关节软骨的生理功能，许多学者试图通过各种实验阐明力学信号在软骨细胞代谢活动中的调控机制及软骨细胞的局部变性行为。力学刺激对改变软骨细胞力学特性的研究有助于阐明生物力学因素在关节软骨损伤机制中的作用，为软骨组织工程中相关力学因素的研究提供了新的思路与技术方法，为最终利用组织工程治疗软骨损伤提供相关立论依据。

三、力学环境对间充质干细胞向软骨细胞诱导分化影响的研究

间充质干细胞（MSCs）具有多向分化潜能，可定向分化为软骨组织，并且取材广泛、体外扩增能力强，是广泛应用于软骨组织工程的理想细胞之一。骨髓间充质干细胞（BMSCs）是来源于中胚层的具有很强增殖能力的一类成体干细胞，其具有多向分化潜能，存在于不同种属动物体内，主要分布于全身结缔组织中，其中又以骨髓组织中含量最为丰富。在适当的诱导条件下，骨髓间充质干细胞可以分化为骨细胞、软骨细胞等，现已成为组织工程中一种常用的种子细胞。研究表明，体内软骨细胞能通过分泌大量细胞因子促进骨髓间充质干细胞向软骨细胞的增殖和分化，转化生长因子 β（TGF-β）为主要的细胞因子。TGF-β 作为一种多肽类因子，对骨髓间充质干细胞的软骨方向分化具有显著的诱导作用。研究表明体外将人骨髓间充质干细胞离心后，可以形成高密度的微团，加 TGF-β 后，骨髓间充质干细胞向细胞外分泌富含蛋白多糖的基质，并表达关节软骨的标志性蛋白——II 型胶原。

研究表明，力学刺激可以通过影响细胞内基因表达和蛋白质的合成来调节细胞功能，在细胞的生理、病理过程中发挥着重要作用。Huang[Huang，2004]等研究发现压缩应力诱导 BMSCs 成软骨分化的效应与 TGF-β_1 相同。而力学刺激与 TGF-β_1 共同作用的成软骨效应更佳。压缩应力与 TGF-β_1 都经由 TGF-β_1 信号通路诱导兔 BMSCs 成软骨分化。Huang 等进一步研究发现，循环压缩应力也会提高 2 个 TGF-β_1 膜受体的基因与蛋白表达，印证了其经由 TGF-β 信号通路促软骨分化。同时，研究还发现动态压缩应力载荷可同时上调 Sox-9 和 TGF-β_1 基因与蛋白的表达水平。Hamilton[Hamilton，2004]等对培养的 MSCs 施加频率 1Hz、10%的张力，持续时间为 7 天，发现细胞增殖受到抑制，细胞内 F-actin 发生重排，并与应变方向垂直，同时 α-actin 和 H1 重链的表达显著提高，提示 MSCs 向软骨细胞分化。McMahon[McMahon，2008]等研究发现拉伸应力可提高 MSCs 的成软骨分化和 GAG 合成。

周期性拉伸应变（cyclical tensile strain，CTS）作为生物力学的一种表现形式，其可以模拟软骨细胞在体内的力学环境，对细胞的增殖和分化起着重要的调节作用，成为近年来研究的热点。但是将力学刺激与化学刺激结合起来是否更有助于 BMSCs 向软骨细胞的分化，研究并不多见。王小虎和卫小春采用力学-化学耦合刺激协同作用，考察在化学诱导条件下（TGF-β）结合周期性拉伸应变对 BMSCs 向软骨细胞分化选择的影响和对分化的调控作用。结果发现在番红 O 染色下，周期性拉伸应变+TGF-β 组的细胞数量及基质分泌较单独 TGF-β 组、周期性拉伸应变组明显增多，而各实验组较对照组细胞数量及基质分泌增多。这些结果表明在以 BMSCs 为种子细胞，以 TGF-β 为生长因子的软骨组织工程中加入力学培养因素，可以有效地促进 BMSCs 向软骨细胞的分化，但如何更加优化力学环境更有利于向软骨细胞分化还需要大量研究[商鹏，2011；郝耀，2014]。

第六节　软骨细胞周基质的力学特性

关节软骨细胞周基质（pericellular matrix，PCM）是包绕于软骨细胞周围的一层狭窄基质条带，其与所包绕的软骨细胞共同构成软骨单位，而 PCM 的生化和生物力学特性明显不同于细胞外基质（ECM）[Duan W P，2010]。大量的研究已证实 PCM 富含Ⅵ型胶原和基底膜蛋白多糖，而且对软骨细胞的生化特性和生物力学信号的传导起到很重要的作用。微管吸吮技术、原位成像技术、软件模型构建及原子力显微镜（atomic force microscope，AFM）技术均证实 PCM 生物力学特性明显不同于 ECM，同时该特性受特定 PCM 成分和疾病状态影响，因此，PCM 很大程度上影响了软骨细胞的生物力学特性。大量的实验证据表明 PCM 在软骨细胞生物力学和生物化学信号传导中起关键性作用[Alexopoulos L G，2005]。前期实验研究证实 ECM 和 PCM 在调节生物力学和生物化学环境中起到很重要的作用，同时这种作用又会影响软骨细胞的新陈代谢、内稳态及总体关节的健康状况[Halloran J P，2012]。

一、PCM 的结构及基本组成成分

Poole[Poole，1997]于 1997 年阐述了软骨单位的 PCM 结构，采用激光扫描共聚焦显微镜观察，发现在关节软骨不同层面 PCM 所包绕的软骨细胞数目是不同的，且其在不同部位呈现的形状也不同（球形或柱形）。在关节软骨浅表层，PCM 以包绕一个软骨细胞为主，而在移行层和辐射层区域 PCM 大多包裹 2～4 个软骨细胞，这往往与不同区域所承载的力学负荷有很大关系。同时，有学者证实关节软骨受到压力负荷作用时，通过 PCM 所包绕不同软骨细胞数量的分布，由浅入深逐渐增强抗压作用来缓解压力[Han S K，2011]。

PCM 主要组成成分类似于 ECM，两者均含有蛋白多糖和胶原纤维，但在 PCM 中蛋白多糖和胶原纤维含量明显高于 ECM[Vonk L A，2010]，PCM 中富含有大量的基底膜蛋白聚糖，透明质酸、GAG、Ⅵ型胶原、Ⅱ型胶原、Ⅸ型胶原等，其中基底膜蛋白聚糖、Ⅵ型胶原及 GAG 为其特异性组分。这些分子之间的交互作用有助于促使 PCM 表现出明显的网状结构和生物力学特性。

在正常成年人关节软骨组织中，基底膜蛋白聚糖是一个特异性影响 PCM 特性的分子，它是一种大分子硫酸乙酰肝素蛋白多糖，通过 HS 链与Ⅵ型胶原经静电亲和力相结合。Ⅵ型胶原也是包绕在软骨细胞周围 PCM 中具有代表性的特异性物质。Alexopoulos[Alexopoulos，2009]等采用敲除Ⅵ型胶原基因的小鼠来阐明 PCM 区域Ⅵ型胶原的存在对延缓小鼠 OA 有一定的作用。大多研究集中在Ⅵ型胶原对 PCM 生物力学作用的影响上，通过结合免疫荧光标记的原子力显微镜刚性映射技术检测到，在猪关节软骨某些区域存在丰富的Ⅵ型胶原，并且在该区域表现出较低的弹性模量（elastic modulus，弹性模量是细胞在受到外力施加时所表现出的弹性形变趋势），同时证实该区域弹性模量要比缺乏Ⅵ型胶原区域的弹性模量更低[Wilusz R E，2012]。而后，Rebecca[Rebecca，2012]等通过使用基底膜蛋白聚糖酶消化软骨单位中 PCM 的基底膜蛋白聚糖，发现软骨单位的弹性模量比未处理时明显增高，进一步说明基底膜蛋白聚糖在 PCM 生物力学功能方面有重要作用。同时他们使用免疫荧光介导的原子力显微镜刚度映射技术也证实，PCM 区域的基底膜蛋白聚糖和Ⅵ型胶原共同降低软骨细胞周围的弹性模量。Vincent[Vincent，2007]等指出低弹性模量区域直接与所存在的硫酸乙酰肝素有关，同时也为硫酸乙酰肝素和基底膜蛋白聚糖作为成纤维细胞生长因子-2（fibroblast growth factor-2，FGF-2）的胞外基质储备库提供重要的支持，关节软骨在力学负荷作用下可能通过释放 FGF-2 来起到力学传导作用。另外，PCM 外周区域存在的Ⅵ型胶原表现出比内侧区域有较高的弹性模量，同时可以表明 PCM 边界区域的Ⅵ型胶原可作为临近过渡区域的特异性物质。聚集蛋白聚糖（aggrecan，AGG）在基质中含量丰富、半衰期短[Wiberg C，2003]，并且在 PCM 的含量较其周边 ECM 的含量要高[Coleman J L，2013]，因此 AGG 对软骨代谢有很大的影响。

此外，细胞分泌的其他生长因子和基质蛋白，它们的存在可能会进一步改变 PCM 的结构和功能状态，PCM 中存在寡聚胞外蛋白-3，其对软骨细胞的影响是从抑制代谢转换成促进代谢[Vincourt J B，2012]。因此，PCM 中物质微运输的改变可能也会影响软骨细胞的活动，同时可能是通过改变微运输生长因子来应对力学负荷[Vincent T L，2007]。此外，PCM 结构或功能的改变可能会影响细胞对各种理化因子的反应。总之，这些研究表明，在软骨细胞微环境中 PCM 在生化组分和生物力学的变异间存在直接的关系[Steward A J，2013]。

二、PCM 体外的生物力学特性

由于每个软骨细胞都被 PCM 所包绕，细胞分泌的酶及基质成分都必须通过该区域。同时软骨单位包被于软骨组织的 ECM 中，探究体外离体 PCM 的特性需要分离出软骨单位，目前采用直接物理切割分离与酶解消化分离方法。早期软骨单位的分离一般采用机械匀浆法[卫小春，2007]，因其所获取的软骨单位数量少和结构不完整，目前相关报道较少。近年来有学者通过胶原酶解法获得结构完整的 PCM，能够明显地提高软骨单位的稳定性[段王平，2010]。因此，这些方法的应用为组织工程的发展指明了重要的方向，同时也为 PCM 体外研究奠定了夯实的基础。

采用微管吸吮技术能够直接定量测量到 PCM 的黏弹性和双向特性[Alexopoulos L G，2005]。段王平[段王平，2011]等对酶解法分离的软骨单位采用微管吸吮技术对软骨单位定量分析后认为，由于软骨单位 PCM 成分的存在，软骨单位在体外微管吸吮的整个蠕变过程可以使软骨单位整体黏弹性力学特性（viscoelastic properties，具有应力随时间变化的黏性和弹性的特征）明显提高，同时也指出 PCM 对维持软骨力学微环境的调节起到一定的作用。与此同时，有研究证实 PCM 的弹性模量比单纯的软骨细胞要高至少两个数量级，但是要比所包绕的 ECM 低至少一个数量级，这些特性往往取决于软骨组织的不同区域。有学者使用吸管机械分离技术从正常小鼠和敲除Ⅵ型胶原小鼠关节软骨中成功地分离出完整的软骨单位[Alexopoulos L G，2009]，表明无论Ⅵ型胶原基因有无破坏都能够形成明显的 PCM，进一步使用微管吸吮技术对分离的软骨单位进行检测，发现来源于Ⅵ型胶原杂合子的小鼠 PCM 模量降低要低于源于Ⅵ型胶原阴性的小鼠 PCM 模量的降低量，这些研究表明Ⅵ型胶原的存在对 PCM 的生物化学和生物力学有着重要的作用，可以延缓 OA 的发生。通过酶解法获得不同年龄兔的软骨单位[段王平，2010]，而后采用微管吸吮技术证实随着年龄的增长，软骨单位黏弹性力学特性明显增高，提示随着年龄增长 PCM 的退变在 OA 中有一定的作用，同时说明软骨单位在关节软骨发育、成熟及退变方面有一定的作用。总之，PCM 与 ECM 在力学特性上是不同的，在软骨组织中，每个软骨细胞的力学微环境能够使 PCM 单独调节牵张应力变化。

三、PCM 原位的生物力学特性

由于组织内 PCM 被 ECM 所包绕，为避免 PCM 离开 ECM 微环境后某些特性的改变，目前通过软骨组织原位检测的方法来探讨 PCM 的生物力学特性。由于关节软骨内软骨细胞密度分布较少及 PCM 直径处于微米数量级而使 PCM 生物力学特性的量化一直是不能攻克的难题[Youn I，2006]。以下介绍几种方法来探讨 PCM 的原位力学及功能特性。

对分离的关节软骨组织块应用测量软骨单位形变的原位成像技术来探究软骨细胞、PCM 及 ECM 的相应形变。这些研究表明，PCM 通过放大或限制力学的特性而起到多重的调节作用，这些力学特性的差异由组织中软骨细胞所处的位置决定。Choi[Choi，2007]等认为在软骨组织的浅表区 ECM 表现出较低的弹性模量，该区域 PCM 能够明显地降低细胞应力水平，然而在辐射层区域，由于 ECM 的弹性模量明显高于 PCM 弹性模量（这往往与 PCM 能够卸载过大的应力以及扩增过小的应力作用有关），使软骨细胞局部负荷保持稳定。因此，在应力负荷作用下 ECM 应变尽管有很大的不同，但是，PCM 对不同区域软骨细胞提供相对一致的应力环境。

目前通过计算机软件构建 PCM 形态原位成像模型[Michalek A J，2007]，收集到的数据也能够间接对 PCM 特性进行定量分析。通过该方法，PCM 的力学特性不需要机械或酶解法从组织中分离出软骨单位来进行分析，只需要在原位力学刺激下进行分析即可。而后使用逆边界元素分析耦合三维激光共聚焦成像对猪关节软骨 PCM 的弹性模量进行分析[Kim E，2010]，使用该方法原位检测软骨中层 PCM 弹性模量（24~59kPa）接近于采用机械方法分离出软骨单位进行检测的模量（21~23kPa）[Alexopoulos L G，2005]。

基于微压痕的原子力显微镜原位直接定量检测 PCM，是通过一种被称为力曲线数组绘制的力光谱学技术[Wilusz R E，2014]，原子力显微镜能够收集缩进曲线的数组，并能绘制软骨细胞力学环境中弹性模量的空间变异。使用基于微压痕的原子力显微镜所获得的猪关节软骨[McLeod M A，2013]PCM 弹性模量（13~75kPa）和人关节软骨[Wilusz R，2013]的 PCM 弹性模量（27~205kPa），与机械分离法获得的软骨单位采用微管吸吮技术测得的弹性模量和计算机软件构建的原位变异模型的弹性模量值是相接近的。最近研究[McLeod M A，2013]也指出原子力显微镜也可以评估关节软骨不同深度 PCM 的各方变异度，PCM 弹性模量在浅表层方向上是最大的。

此外，Wiluszd[Wilusz，2013]等通过原位原子力显微镜可以精细地检测到处于 PCM 外侧的一些特性，如区基质（territorial matrix，TM），其结构处于 PCM 与 ECM 之间的过渡区。同时也可以通过原子力显微镜刚性映射定量评估自 PCM 到 ECM 的模量梯度。因此，原子力显微镜结合荧光显微镜为探究 PCM 结构基础、分子组分及生物力学之间的正相关性提供了一种全新的方法。

四、PCM 原位或离体的刚度分析

软骨细胞 PCM 从微/纳米尺度上定义了软骨细胞 3D 力学微环境刚度、形状和变形。PCM 自身力学特性赋予其在组织内对软骨细胞力学微环境应力和应变独特的调节能力。随着对 PCM 超微结构、生化组成和生物力学特性认识的不断深入，有关软骨细胞力学微环境的描述就更加全面。其他类软骨组织可能也具有 PCM 生物力学特性的变化，如半月板和椎间盘，这些组织同样具有相似的 PCM 状结构，即丰富的Ⅵ型胶原和组织内封闭的单个细胞。因此，理解 PCM 刚度、形状和变形对软骨细胞力学生物学的影响将为认识生长发育和疾病形成过程中 PCM 调控细胞行为的机制提供参考。近几年，研究者利用原子力显微镜技术进行原位或离体定量分析 PCM 刚度[Alexopoulos，2003；Wilusz，2014]（图 4-17，彩图 4-17）。

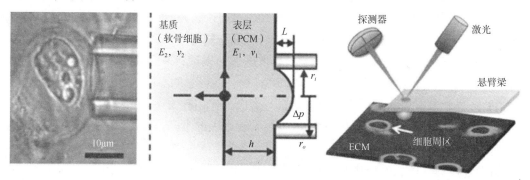

图 4-17　微管吸吮和原子力显微镜分析 PCM 力学特性的方法[Alexopoulos，2003；Wilusz，2014]

这些研究增加了人们对软骨细胞力学微环境的认识，并为组织工程应用提供了重要参考。微管吸吮技术测量 PCM 刚度取值在 $E \approx 40 \sim 70 kPa$，这个取值范围高于文献报道的软骨细胞弹性模量（$E \approx 0.5 \sim 4 kPa$），但远小于 ECM 刚度（$E \approx 0.1 \sim 2 MPa$）。原子力显微镜测量的 PCM 刚度值 $E \approx 1 \sim 4 kPa$，而 Kim 基于逆边界元素分析耦合三维激光共聚焦成像发现原位移行层 PCM 弹性模量取值为 $E \approx 24 \sim 59 kPa$，与之前机械分离软骨单元的刚度较为接近。基于微压痕的原子力显微镜技术，可直接在 PCM 和 ECM 之间基质原位上量化 PCM 刚度并给出软骨细胞力学微环境刚度分布图，如猪软骨 PCM 刚度取值为 $E \approx 13 \sim 75 kPa$ 和人软骨 PCM 刚度取值为 $E \approx 27 \sim 205 kPa$。此外，刚度定量分析的分布图表明，从 PCM 到 ECM 以外的刚度呈梯度增加。由于实验技术、计算方法和细胞来源的差异，早期文献报道的 PCM 刚度差异很大，但综上所述，PCM 刚度值均包含在 $E \approx 1 \sim 205 kPa$ 这个取值范围[张全有，博士论文]。

在关节软骨中，PCM 具有调控放大或遮挡外力的多重生物物理功能，这取决于细胞在组织中的位置。譬如，软骨浅表层 ECM 刚度最低，PCM 能够减小细胞水平应变，而在辐射层，ECM 和 PCM 刚度的差异导致细胞应变放大，这些发现意味着，尽管关节承载时不同层 ECM 应变幅值变化较大，但 PCM 为软骨细胞提供相对均匀的应变环境。所以，PCM 可能促进和调控机械载荷向软骨细胞适宜感受的幅值转换。因此，基于 PCM 生理相关动态应变，在体外研究基质周期性应变对软骨细胞行为的影响也许对软骨组织工程更具有现实意义。

五、展望

PCM 为软骨细胞代谢提供微环境，其力学特性会影响软骨细胞的生长和代谢。然而，作为种子细胞的软骨单位进行三维立体培养与 PCM 的力学特性密切相关，比如种子细胞与支架材料的相互作用[高钺，2013]，对微环境的力学调节有紧密的关系。通过体外微管吸吮技术可以对单个软骨单位中 PCM 生物力学特性进行分析，但由于 PCM 可能受 ECM 的某些影响，因此，采用原子力显微镜原位检测以及计算机软件建立原位模型可以更深地了解组织中 PCM 结构和力学特性，同时也可以对揭开关节软骨负荷下压力试验的作用及力学传导机制提供推波助澜的作用。同时，为软骨组织工程修复关节软骨损伤中以软骨单位作为种子细胞提供新思路。

第七节　软骨细胞-基质相互作用的理论模型

为了更好地探讨软骨细胞的力学环境，将软骨细胞与 PCM 的理论模型建立起来很重要。因为这一问题涉及软骨细胞复杂的几何构型和基本变形能力，一些理论模型分析方法，如有限元法已被广泛应用。这些理论模型可以较好地分析基质在动态加载下，细胞随时间变化的力学分布。模型所需输入的参数一般为软骨细胞、PCM、ECM 的几何构型及相关实验参数，其中部分参数可以从描述的实验构型中获得，其他一些参数，如软骨细胞与 PCM 的力学特性则必须通过实验的方法获得。

随着对软骨细胞及 PCM 力学特性及几何构型的深入了解，理论模型可以提供软骨细胞在局部力学微环境中的更多知识。Guilak 等首先应用有限元模型分析软骨细胞与 ECM 的相互力学特性对软骨细胞力学特性的影响。结果表明，软骨细胞的力学特性是随时间和空间而变化的。进一步研究表明，软骨细胞的应力-应变分布依赖于细胞的几何构型和软骨细胞与 ECM 的相互作用。Guilak 应用有限元理论模型分析 PCM 对软骨细胞力学环境的影响，首先对软骨细胞建立力学模型，然后通过微管吸吮技术进行实验。分析结果显示 PCM 的黏弹性对软骨细胞的力学特性有显著的影响。并且发现在 OA 时由于 PCM 在几何构型上发生了变化，以及 ECM、PCM 弹性模量降低，软骨细胞的力学环境也发生了明显的变化。实验测量的数据与理论模型相结合的研究表明：OA 的软骨细胞变形时承受的应变较正常软骨细胞发生同样变形时承受的应变低 50%~75%。这些结果表明 OA 时软骨细胞接受的力学信号发生了明显的变化。

笔者实验室测量正常软骨细胞的生物力学特性时采用的细胞模型为半无限体模型

（half-space model），该模型由两条平行的"臂"组成，其中一臂为弹性系数 k_1 的弹性元件，另一臂由弹性系数 k_2 的弹性元件和黏性系数 μ 的黏性元件串联组成，如图 4-18 所示。半无限体模型的理论依据是假设细胞是均质不可压缩的，其变形阻力主要来自细胞骨架、胞质和细胞膜的共同作用，当微管的直径与细胞直径相比足够小时，则把这一球壳近似认为是一个厚度与皮质层相当的平板。当该层内的应力在随着距表面距离的增加而迅速减小时，可将其近似看成一个半无限体，并认为细胞是各向同性、不可压缩的。在忽略细胞的体力和惯性力后，假设半无限体平面上没有切线应力，即微管与细胞表面的接触认为是完全光滑的，由连续介质力学可知其控制方程，利用弹性、黏弹性对应原理，通过拉普拉斯变换可得细胞在微管中的位移量。

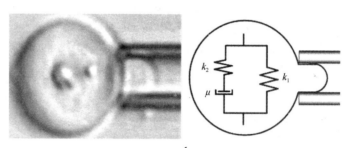

图 4-18　软骨细胞黏弹性模型

第八节　软骨细胞力学-化学转导的机制

早在 19 世纪末，科学家们就认识到机械力可以影响各种组织、器官和机体的功能。虽然其根源在于单个细胞介导的应力响应，但机械力转化成生化响应的力转导分子机制至今是个谜。软骨细胞具体应力传导的生物机械或生物化学途径尚不清楚，目前认为有两种途径参与力学-化学转导机制。

一、物理途径

Ingber[Ingber，2003]于 1993 年提出张力整合模型，对细胞内力学信息传递做出了较完善的解释，并在近年的研究中获得了认同。如压力作用下，软骨细胞的细胞器如内质网、高尔基体等结构发生改变，而这些细胞器是生物合成的重要场所。这些变构过程中细胞骨架起了重要的作用，因此，细胞膜-细胞骨架-细胞核和细胞膜-细胞骨架-细胞器的力学传递途径可以使外界力学刺激信号迅速扩布于整个细胞。

二、化学途径

继物理途径后，较缓慢却更复杂的化学途径开始发挥作用，并可能参与了力学信号的传递过程。研究发现，牵引力或液流的剪切应力可诱发细胞内 Ca^{2+} 浓度即刻升高，从细

胞培养液中除去 Ca^{2+} 后，其反应波也不再出现，这种反应波也可以被压力敏感通道阻滞剂所抑制，提示浓度升高可能使力学刺激下压力敏感通道开放而 Ca^{2+} 流入。1994 年，Guilak 等利用微管吸吮技术使软骨细胞变形，然后测定细胞中离子变化，结果发现细胞变形后胞内 Ca^{2+} 浓度明显增加，而 Ca^{2+} 作为第二信使将启动细胞膜上的重要生理功能。应用阿米洛利等拉伸激活离子通道阻滞剂时，则可以明显减少细胞内 Ca^{2+} 的浓度。这一结果表明钙离子通道的活性也许可以通过软骨细胞膜相应的力学拉伸而改变。由于信使分子处于多种细胞信息传递途径的中心位置，胞内 Ca^{2+} 浓度升高就可以使力学信号得到放大并广泛传递。

一氧化氮（NO）是一种有第二信使特征的信号分子，具有自分泌/旁分泌作用，是软骨细胞中力学信号传递的重要组分之一。Das 等发现，液流产生的剪切应力能诱使软骨细胞释放 NO，随剪切应力增大和持续时间延长，NO 释放增加，伴有 GAG 合成的上升。NO 合成抑制剂存在时，不仅软骨细胞 NO 释放明显减少，而且对剪切应力的反应性 GAG 的合成上升也被抑制。这种反应性 GAG 的合成上升除 NO 介导外，还需要 G-蛋白和磷脂激酶的激活。因此，整个磷脂肌醇途径都参与了力学信号的传递。

多种细胞因子也与软骨细胞的力学信号传递有关，液流的剪切应力可以增加正常软骨细胞的 IL-6mRNA 表达和 IL-6 合成释放。尽管 IL-6 对蛋白聚糖合成和蛋白酶的释放没有直接的影响，但可以调节 IL-1、TNF-α 等其他细胞因子的作用。1999 年，Millward-Sadler 等首次在人软骨细胞内发现 IL-4 和 IL-4 受体的表达，在周期性压力（0.33Hz）下，软骨细胞膜的 SK 通道开放和超级化与这一对细胞因子-受体反应有关。许多研究已证实一些细胞因子（IL-1、IL-6、TNF-α、GF、TGF-β 等）与 OA 软骨细胞的异常代谢状况有密切关系，在 OA 软骨细胞中就发现有 IL-6mRNA 高度表达，而力学刺激和直接应用 IL-4 都可以引起 OA 软骨细胞的异常电生理变化。因此，细胞因子可能在力学负荷改变软骨细胞代谢状况下导致 OA 的病程中起重要作用。

另一个在力学信号传递中起作用的分子是整合素（integrins），整合素是位于细胞膜的一族糖蛋白分子，是细胞黏附分子和 ECM 受体，与 ECM-细胞间相互反应有关。对整合素分子的直接吸引牵拉可立即引起胞内细胞骨架、核及细胞器的变构。整合素与其他信号分子组成的黏附复合物通过与细胞骨架的连接传递信号，调整细胞功能。人软骨细胞在周期性压力下，胞膜的超级化和去极化反应必须要有整合素参与。在培养基中分别加入抗整合素受体和抗 IL-4 抗体后，软骨细胞膜不再对压力刺激出现超级化反应，提示力学信号传递中整合素和 IL-4 可能是联合起作用的。研究表明软骨细胞表达整合素和 CD44，这两种受体都可以调节微丝蛋白与细胞外基质的相互作用及其信号传导。OA 时，CD44 或整合素介导的软骨细胞与基质的相互作用被破坏，软骨新陈代谢受到影响。Loeser 等的实验表明正常情况下 a1 整合素亚单位只在少数关节表面软骨细胞中表达，且数量较少，但在 OA 早期整合素的表达上调，而整合素的上调对 OA 时降解的 ECM 的修复至关重要。OA 时整合素表达上调也被认为是此时蛋白多糖合成减少的主要原因之一。

丝裂霉素激活的蛋白激酶（mitongen activated protein kinase，MAPK）是 IL 受体后化学信号传递途径中的重要成分，近年研究证实它也与力学信号传导有关。Hung 等发现，液流的剪切应力可激活软骨细胞中的细胞外信号-调节的激酶（extracellular signal-regulated kinase，ERK，是哺乳动物 MAPK 家族中的主要成分），同时伴有整合素启动子的活性明显下降[Hung，2000]。软骨细胞在受到液流的剪切应力作用后，通过 G-蛋白的活化来调节蛋白聚糖的合成。活化的 G-蛋白中可能有 ras 蛋白，从而激活 ras/ERK 途径。MAPK 途径是许多不同信号系统的共同通路，IL-4、IL-6 等细胞因子及 NO 都可能通过它把力学信号传入细胞核内。

笔者实验室进行的体外软骨细胞力学实验发现，组蛋白去乙酰化酶4（HDAC4）细胞核内外移动参与软骨细胞的力学信号转导[Chongwei，2016]。HDAC4 特异性地在软骨中表达，可在细胞核和细胞质之间穿梭，调节软骨细胞的基因表达。实验中应用 2%藻酸盐水凝胶立体培养软骨细胞，应用 Flexcell FX-5000^{TM} 力学加载系统对立体培养的软骨细胞施加周期性变化的压应力（0.5Hz 正弦波形频率，0～20kPa 压应力强度），软骨细胞转染绿色荧光 GFP 标记的 HDAC4，激光扫描共聚焦显微镜观察压应力前后软骨细胞内 HDAC4 亚细胞分布的变化；同时，应用免疫共沉淀进一步观察压应力前后软骨细胞质和细胞核内 HDAC4 蛋白含量的变化。实验结果显示，压应力促进 HDAC4 核内移，同时，促进软骨表型和增殖基因（蛋白聚糖、Ⅱ 型胶原、LK1 和 SOX9）的表达，并压制软骨肥大表型基因（Ⅹ 型胶原、MMP-13、IHH 和 Runx2）的表达。应用抑制剂抑制 HDAC4 核内移，压应力失去了调节软骨细胞基因表达的作用。并且发现，压应力通过增加丝/苏蛋白磷酸酶（serine/threonine protein phosphatase 2A，PP2A）活性，去磷酸化 HDAC4，促进 HDAC4 细胞核内流[Chongwei C，2016]。

力学信号在软骨细胞中经过各种不同的途径进行复杂传递。不仅各条化学途径有交错，化学与物理途径之间也通过某些特殊结构、分子相互联系起来。所以，力学信号与其他信号一样，在细胞内通过错综复杂的网络系统来传递。但对于软骨细胞，目前还缺乏一个能做出完整解释的模式。

第九节　滑膜关节的润滑作用

生物力学研究范围广泛，涉及了细胞、细胞质基质等生物微观结构体的生长发育与力学环境关系的研究，同时也包括组织、器官等生物宏观结构体的形态功能与力学参数关系的研究，以及骨骼等生物体内固体组织材料的力学行为研究。软骨组织多位于关节面，属结缔组织，具有传递荷载、缓冲减震等作用。软骨组织内无营养血管，当作用在组织上的应力改变时，组织内的液体随之不断流动从而带来生长、发育及维持正常生理功能所需的营养[陶祖莱，2000]。对软骨组织的生物力学特性的研究有助于了解关节软骨应力负荷下的力学行为，并掌握正常组织与变性组织之间的差异，以期为临床治疗中为软骨的损伤修复提供力学理论支持。既往研究表明，与正常关节软骨结构、功能高度相似的工程化软骨的生物力学性能却与活体软骨存在明显差异，从而导致工程化软骨和自体软骨结合处的硬化及开裂[Hung C T，2004]。由此可见，软骨组织的生物力学性能对软骨的损伤修复具有重要意义，同时也对目前工程化软骨研发和评价提供新的视野和思路：以正常软骨为参照，改进工程化软骨的力学功能。

关节软骨可以提供一个低摩擦的润滑的表面，防止关节磨损和退变。关于负荷下关节软骨表面的润滑机制有很多理论，基本上可归为两种基本的润滑模式：液膜润滑和边界润滑。一般认为这两种润滑模式可以解释在特定载荷和运动状况下关节的摩擦和磨损现象。经典的润滑理论基于非生物学系统：两个受压接触面之间的不平整引起摩擦与损耗，产生的摩擦系数与接触点的剪切应力强度有关。两粗糙面间的液体通过两种方式降低摩擦系数：①液膜润滑作用，即于两粗糙面间产生一薄而连续的液体膜，此液体膜由原来的滑液和挤渗出来的软骨组织液组成，而液体膜可能通过外部压力（静水润滑作用）、内积液体产生的压力（挤压膜润滑作用）及持续的相对运动使接触面间楔状润滑作用（动水润滑作用）来维持；②边界润滑作用，即两接触面表面吸附一层可以防止粗糙接触的分子，这些分子的自然特性是分子间的滑动比磨切粗糙吸附面更容易。边界润滑包含一层吸附在两相向关节面上的润滑剂分子，当两关节面的粗糙部开始接触，或者当液体膜在高载荷下被全部挤出时，边界润滑开始起作用。边界润滑一般能产生表面黏附和排斥，软骨表面的边界润滑可能是由于排斥的水合作用[Benz M，2004]或电荷排斥[Benz M，2004]。滑液嵌在滑动面之间时，既可发生液膜润滑，又可产生边界润滑，或两个润滑机制均发挥作用，在大多数润滑的表面，两种机制并存的程度主要依赖于接触面间的角度及速度，弹性动水润滑作用则是负重后变形、粗糙面间的液体膜被挤出后的另一润滑机制。

液膜润滑的润滑剂是关节滑液，一般来说，关节滑液以下列方式影响关节润滑功能：①它的一些成分吸附在软骨表面可以充当边界润滑剂；②在较轻载荷下它可以显著降低软骨-软骨界面摩擦系数；③它可以降低软骨-玻璃界面摩擦系数，当使用缓冲盐溶液时，可将摩擦系数从 0.02 降低到 0.01；④可将软骨-滑膜摩擦从 0.4 减到 0.2；⑤在高载荷下，关节滑液对润滑没有其他好处。

滑液产生非常小的摩擦系数（μ），大约 0.01，甚至更低。即使是目前润滑最好的人造负重系统（Teflon），摩擦系数也明显高达 0.04 左右[Jay，Gregory D，2004]。滑液的非牛顿特性，特别是剪切稀化现象，有助于增加承载能力，增加承载面积，以及延长液膜挤出时间。Swann 等发现了一种糖蛋白，称之为润滑素（lubricin），认为是关节润滑的一个主要因素[Jay，Gregory D，2004]，在牛和人的正常及病理状态下，滑液内均发现有此糖蛋白，它与关节软骨表面结合，起边界润滑剂的作用。显然在游离的和与关节软骨结合的润滑素分子之间存在有一种动态平衡，蛋白溶解消化滑液及机械性去除均破坏了润滑作用。

能提供黏滞性的滑液成分是透明质酸盐（hyaluronate），为多糖类物质，有时称为透明质酸（hyaluronic acid）。黏滞性（viscosity）增加了液体本身对剪切应力的阻力，因而黏滞性较低的液体，摩擦系数也较低，滑液组织的自身摩擦主要由透明质酸盐润滑，透明质酸盐附着在滑膜组织上产生界面润滑，透明质酸盐的主要作用是界面润滑。滑膜组织的润滑与滑液的黏滞度无关，因为，黏稠的溶液没有透明质酸盐，对滑膜面的润滑是不适宜的。

第十节 关节软骨的承载作用

一、软骨组织的结构特性

人的关节软骨整体厚度在 1～5mm 范围内，青年时期厚度最大，之后随年龄增大，关节软骨逐渐变薄。关节软骨表面平滑，可有效地减轻关节活动时两端骨面的摩擦与碰撞；在应力负荷状态下，软骨组织起类似软垫的作用，能将荷载传递至软骨下骨，尤其在运动过程中，能较好地缓冲关节压力，显著减小震荡的冲击。软骨组织由软骨细胞及细胞外基质构成，软骨细胞占软骨组织体积的 1%～10%，维持细胞外基质成分合成与分解的平衡。细胞外基质主要为水、胶原和蛋白多糖，水占湿重的 65%～80%，胶原占干重的 50%～80%，主要为 II 型胶原，与蛋白多糖的长链结构共同构成网状基质。软骨组织的物理状态由固相（20%）、液相（80%）和离子相三部分组成[Kencht S，2006]。固相呈多孔状，具通透性，主要由胶原纤维、蛋白多糖和散在分布的软骨细胞组成；液相即细胞外液，由水和营养质组成；离子相为液相中的各种离子。既往通常将离子相归入液相，认为软骨组织由两相构成。

活动关节的关节软骨要承受一生中几十年的静态的、周期的、反复的高负荷，当把关节软骨看成一种由液相（包括可溶性离子）与固相组成的双相性材料时更能充分理解其生物力学特性。但随着研究的深入，研究者发现承受载荷时离子相与其余两相存在相互作用，有着重要的力学行为，如关节软骨的膨胀与离子浓度的变化密不可分，因此，现亦将软骨细胞外液中的离子视作单独一相。

二、软骨组织的本构关系

本构关系指将描述连续介质变形的参量与描述内力的参量联系起来的一组关系式。对于不同的物质，在不同的变形条件下有不同的本构关系[李晓路，2017]，它是结构或者材料的宏观力学性能的综合反映。软骨组织的本构关系即软骨在外力作用下的响应，由软骨的结构和组成决定。软骨组织具有非均匀性、各向异性，同时具有典型的黏弹性行为：蠕变和应力松弛。蠕变即软骨组织在一定的应力作用下，其应变随时间改变。蠕变的原因为长时间的持续外力作用下，软骨组织内的胶原纤维和蛋白多糖结构和位移发生了变化，即软骨组织承受的载荷最终由这两种组分的变形来承受。各项生物力学试验均提示软骨组织的蠕变速度随着时间变化逐渐减小，表明即使应力较小，但若持续作用于关节软骨，亦可造成较大的形变，这就从力学的角度解释了为何长时间站立会造成膝关节软骨的损伤。应力松弛即保持一定的应变，软骨组织的应力会随时间的变化而逐渐减小，这种现象的存在使得软骨组织内的胶原网状结构极易发生破坏，提示长时间变形的软骨组织更易损伤。

研究者最早将软骨组织视作单相固体进行力学性能测试，1926 年 Bar 首次对关节软骨进行压凹实验，对整块软骨施加不同载荷，测量其蠕变响应。软骨组织承受不同载荷时都存在一个瞬时变形，随后凹陷深度随时间延长逐渐增加（蠕变）；快速卸载负荷时软骨组织有一瞬时恢复，而后凹陷深度随时间逐渐减小。该实验同时显示，受到相同载荷时，空气中的软骨块变性程度较溶液中的软骨块更大，提示溶液环境下的软骨组织具有更强的抗压能力。Elmore（1963）等进一步探究了溶液环境下软骨组织的抗压特性，将空气受压变形的软骨块置于 Hank 溶液约 50min 后，凹陷的软骨试件能完全恢复原状。之前的研究都将软骨组织视作弹性体，无法很好地解释试件的黏弹性行为，Hori 和 Mockros 在 1976年首先将软骨组织视为黏弹性体并重新得到了剪切模量，随后的 Parsons 将软骨视作黏弹性固体进行相关研究并得出本构关系。

但上述试验都是基于软骨组织的单相理论，研究者笼统地将软骨组织视作单一固体物质，以弹性或黏弹性体的特性进行力学实验，从而导致由此得到的本构关系具有较大的局限性，不能很好地解释软骨块的力学特性，有时甚至与实际情况有较大的差别。研究者根据这种理论，对软骨组织的生物力学性质进行了许多实验研究，并对影响软骨力学性质的各种因素做了广泛探索。然而，这些研究中的简单本构模型无法描述软骨组织的二相性，也没有精确的数学公式去预测软骨的蠕变和应力松弛，更不必说进一步探究基质间隙内液相的运动规律。

上文中提到，软骨组织中的液相最多可占 80%，且承受压力时，在体软骨组织的液相可经由多孔结构自由流出或流进软骨内，这提示在研究软骨组织的生物力学特性时，不应忽略间隙内液体所产生的力学特性，而应将软骨看作固定基质及其间的液体构成的两相物质，软骨组织具有的黏弹性行为既来源于固相本身，也源于固相与液相之间的相互作用。这是由 Mow 于 1980 年完善的二相理论，该理论在对软骨组织的微观结构相对深入了解的基础上，建立了两相多孔的力学模型：固相为线性黏弹性的多孔基质，孔隙间的液相为黏性不可压缩的液体。由此得出的本构方程能够对一维蠕变及应力松弛进行数学解答，可较好地吻合实验相关的数据，同时也给出了软骨润滑机制的数学解答。二相理论的另一优势在于能提供软骨组织承受外界压力时的形变和内部液体流动的物理图像，以软骨组织的应力松弛为例，其物理图像可表明软骨组织的黏弹性是由间隙内液体相对于固相流动时的阻力和固相本身的黏弹性形成的。

后来的研究者也不断完善二相理论，Lai 等用函数描述了渗透率和基质应变的关系，并将其应用到了两相多孔模型中。Setton 等建立了黏弹性的多孔模型，适应于压痕试验及压缩试验，其软骨材料的黏弹性与液相的流动相关，而与流量无关。Li 等建立了纤维增强多孔弹性模型，该模型考虑到胶原纤维在其方向上主要承受拉伸性能，因此将其定义为只承受拉应力的非线性材料，从而较为真实地体现了胶原纤维的性能。该模型还考虑了软骨力学性能非线性的重要特征：软骨材料的扩张与渗透率的关系及有限的变形和应变对胶原纤维刚度的影响。Wilson [Wilson，2004]等根据非围限压缩实验数据定义胶原纤维的性能，且包含了一个次级纤维网络，建立了一个包含各向异性黏弹性胶原蛋白结构和具有膨胀性的多孔黏弹性关节软骨力学模型，从而使该模型更加接近软骨组织真实的力学性能。Wilson [Wilson，2005]等假设外部温度和盐的浓度恒定，忽略电解液流量在软骨的受力扩散，组织变形的公式用固定电荷密度表达，孔隙压力用电化学电势表达，并纳入两相模型中的舌头膨胀行为和化学膨胀应力，从而建立了与机械电化学性质相似的两相膨胀模型。

　　二相理论也存在自身的局限性，它忽略了离子浓度对软骨组织膨胀行为的影响，并且离子浓度的变化将会导致关节软骨的膨胀或者收缩。因此，研究者基于连续介质热力学框架，考虑了离子浓度变化对软骨组织的力学特性变化，建立了三相模型，将液体中的离子独立视为一项，来描述软骨组织的生物力学模型。Lai 等加入了小变形机械电结构的三相模型，为小变形下的电解质理论系统提供了理论基础，利用该理论可描述软骨组织的电化学行为，并提出 Donnan 渗透压是由离子与固定负电荷密度所产生的膨胀压力。三相理论目前已被用于软骨组织内部的多电解质研究，但由于其模型的复杂性及庞大的计算量，通常需要进行一定的简化以降低软骨组织力学行为分析的难度。Lu 等提出了一个线性化近似公式去描述固定负电荷密度和弹性系数间的关系。前文已经述及，软骨组织内部结构呈非均匀性变化，因此其力学特性与在各个层次上是各向异性。从而更进一步的研究揭示了软骨内的固定电荷分布、膨胀应变的分布在不同软骨层次也存在差异，而均匀分布的三相理论模型无法准确描述这些分布差异所造成的应变变化。Wang[Wang，2007] 及 Niu[Niu，2010]等基于软骨组织的非均匀性假设，提出了两层 4 参数的三相模型（非均匀三相模型），并成功地运用此模型估计不同层次软骨组织的轴向弹性模量，更加准确地描述软骨的应变分布和力学特性。

　　近年来，超声技术应用于关节炎早期诊断的研究成为热点。研究者将声学参数与关节炎软骨成分建立联系并探究两者之间的关系，并进一步利用超声观测软骨组织内部应变，结合三相理论，研究软骨组织的力学特性[Zheng Y P，2005；Wang Q，2007；Wang Y X，2011]。超声结合非均匀三相模型还可以求取软骨不同层的轴向弹性模量，该理论定义了三个弹性模量以描述不同层次的软骨组织，更符合关节软骨的三层结构特点，因此，较为全面地描述了关节软骨的力学特性[Niu H J，2010]。同时，上述结合能探究不同病理分级关节炎的各层软骨轴向弹性模量的改变，进一步将超声结果与临床病理分级联系起来，有利于提高超声早期诊断关节炎的精确性。

三、关节软骨的抗压力特性

　　关节软骨具有黏弹性，当持续均衡负重或变形时，会出现时间依赖性。黏弹性是材料内部摩擦的一种表现，组织间隙液体流动所产生的吸引力是软骨受压时黏弹性产生的主要原因。二相理论可很好地帮助理解该特性，固相是线弹性且多孔的（孔隙率是 70%～85%），液相（大部分是水）是不可压缩的，固体基质弹性压缩，将液体挤压出来，就像水从海绵中被挤出一样，流体的摩擦阻力越大，则流体被挤压的越快（非定常的）。显然，如果缓慢压缩软骨，可以忽略摩擦阻力，则软骨的特性将近似为线弹性。另外，孔隙越小（低渗透性），越难以使液体通过，从而阻力越大。由于孔是固体基质的组成部分，基质的压缩性应变将使孔变小，进而增加黏性阻力，所以黏性既依赖于时间也依赖于应变。当最终处于平衡状态、流体停止流动时，所有的载荷由固体基质来承受，如果是弹性压缩的话，其应力-应变曲线上的平衡位置是不变的。

　　关节软骨是在结构和生物力学方面都很复杂的非线性材料，表现为生物力学各向异性。关节软骨的三维胶原网状结构被认为在软骨负重和软骨变形时基质的生物力学特性中起决定性作用。正常生理条件下，关节软骨能耐受高的周期性负荷，几十年没有损伤和退变，尤其是下肢，膝和髋关节能承受相当于体重许多倍的力的作用，髋关节甚至能承受20MPa 的压应力，关节软骨能承受大约为体重 5 倍的负荷[Sellards，RobertA，2002]。

1970 年，Kempson 等发现压缩力可以分阶段描述，给予软骨组织负荷后，首先进入"瞬间变形期"，关节软骨被压凹，但可以恢复；接下来进入"蠕变期"，同样负荷下，关节软骨的变形增加。Elmore 等于 1963 年证实，给予足够的恢复时间(15min 负荷要求 20min 恢复时间)，去除负荷后，关节软骨完全恢复[Angel，Michael J，2003]，根据实验可绘制出关节软骨的蠕变和松弛曲线（图 4-19）。

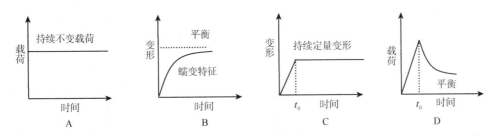

图 4-19　关节软骨的蠕变和松弛曲线图

恒定应力作用下关节软骨应变随时间延长而不断增大，直到平衡（A，B）。应力作用下，关节软骨变形增大；但在保持恒定应变状态下，所需外在应力随时间延长而不断减小，直到平衡（C，D）。

从蠕变曲线来看，在初始阶段，蠕变速度非常快，这是由于外在压力与软骨内蛋白多糖渗透压之间差距大，所以液体渗出很快，随着液体的进一步渗出，软骨蛋白多糖浓度增加，渗透压增大，反过来又阻止液体的渗出，随着渗出逐渐减少直至达到平衡，此时无液体渗出，软骨变形停止。蠕变作用有可能使软骨细胞发生损伤，或是胶原纤维发生断裂，从软骨的应力松弛曲线也可看出，只要时间足够，较小的应力同样可以产生较大的变形。

不同形式的双相理论被用来描述实验上确认的蠕变和应力松弛现象，这些实验表明，在瞬间，负荷由软骨的液体压力承担。Ateshian 等和 Mow 等指出，在关节的高应力区，大约 75%的总法向应力被液相承担，这种状态在负荷的最初 100s 内只有很小的变化。持续负重时，随着蠕变持续，承重相逐渐由液相转变为固相（软骨中的固体基质），压力差或基质的压缩使水分在多孔-可渗透固体基质中流动。固体基质中液体明显的流动需要很高的流体压力，因为固体基质的渗透性较低导致较高的摩擦阻力，因此，液体压力成为关节软骨承重的主要部分，减少了作用在固体基质上的应力。实际上，在正常的关节软骨中，液压与固体基质承重的比例大于 20∶1，对于健康的软骨，即使承受固定的载荷，也能使间隙液承受总载荷的85%并持续 15min 以上，而且当关节面开始滑动时，间隙液压力还将增加，其原因是健康软骨的渗透性非常小以致液体以很缓慢的速度流出承载区，流动阻力进而使压力增加并延缓其降低所需的时间。这种机制是在软骨的协同下进行，由于软骨层相对较软，在法向载荷作用下它会明显变形，使两软骨面之间很好的吻合，这种吻合意味着关节面接触区域面积尺寸远大于软骨的厚度，液体要流过相对较长的路径才能流出软骨区。

Jurvelin[Jurvelin, 2003]等发现人关节软骨在压力下是各向异性的，即软骨表面平行和垂直的压力刚性有显著差别，压力下的平衡系数比张力下的平衡系数低，这有利于受压组织变形，各向异性是理解正常关节软骨生物力学性能的关键。Liu[Liu, 2004]等测量蛋白聚糖聚合物 36 个单一分子的压力性能发现，当压缩至其外形 30%的长度，蛋白聚糖聚合物才产生抵抗力。当从它们外形长度的 30%～35%压缩到它们外形长度的 2.5%～5%时，其刚度从 2.6～3.8pN/μm 非线性增加到 115.5～30.9pN/μm。Seog[Seog, 2002]等认为在压力对抗强度方面，蛋白聚糖比 HA 扮演更重要的角色（HA 需压缩至外形的 5%长度时才显示抵抗力）。硫酸软骨素氨基葡聚糖链（蛋白聚糖分子的侧链之一）在对抗压力中起主要作用（50%～75%）。

四、关节软骨的抗张力特性

张力下关节软骨的机械行为是很复杂的，在张力时，组织显示各向异性和不均匀性，由于各向异性，标本处于劈裂线平行形式时要比处于垂直位时更硬更强，不均匀是指成熟动物关节软骨标本的表层要比深层更硬更强。这种各向异性和不均匀特征对成熟关节来说，是由于不同的胶原与蛋白多糖在关节面上的结构组成和组织内的层次结构排列而形成。因此，胶原丰富的表层区提供给关节软骨一个坚韧耐摩擦并带有保护性的表层。

这些胶原组织的各向异性与它们的组成和原纤维结构密切相关。在关节面，胶原按特定的方式排列，其排列方式因具体的关节而异，这可以通过用圆锥子穿刺其表面的试验加以说明，此时穿刺孔非圆形而为椭圆形，就如同一个大钉子钉穿木材所形成的钉子孔。关节软骨典型的应力-应变曲线是非线性指数曲线，说明胶原纤维的抗张力强度和硬度随拉伸应力的增大而快速增强，这种强度随应变增加而增加的现象可用胶原的超微结构特征加以解释。在这些组织里，胶原从不呈直线排列也不以线性排列，在排列上总是存在"松散"和"皱折"的情况，因此在拉伸试验中随着应变的增加，越来越多的胶原纤维被拉直，而使其越能承受拉伸载荷。通常，在达到极限应力之前，在应力-应变曲线上有一线性段，在此线性段试件上所有的胶原纤维是直的，能够承受拉伸载荷，并且，在显微镜下，学者们已观察到在拉伸作用下胶原组织的"皱折"被拉直的情形。但这种胶原组织拉伸应力-应变形为的"增值模型"（recruitment model）也是一种理想化模型，大部分组织的特征并不这般规整，其他有机物如蛋白多糖和胶原与蛋白多糖的组合体，对于软骨的力学特性也往往起重要的影响作用。下面将讨论的膨胀特性就是如此。

关节软骨的抗张力特性是各向异性和非均匀性，关节软骨承受的张力作用继发于负载时的压力作用。软骨承受的张力负荷与关节软骨面相平行时，其硬度和强度与胶原纤维平行于张力方向排列的范围密切相关。软骨表面胶原纤维的排列方向与垂直于关节面的压力所产生的最大表面张力相一致。胶原纤维是软骨抗张力的主要成分，而与蛋白多糖的含量无关，当软骨发生纤维化时，张力强度明显降低。软骨的张力与胶原纤维的含量有直接联系，然而这种性质不像张力与胶原纤维方向平行的关系那样显著[Angel, Michael J, 2003]，抗张力强度依赖于胶原纤维间的交互作用。关节软骨典型的应力-应变曲线是非线性指数曲线，说明胶原纤维的抗张力强度和硬度随拉伸应力的增大而快速增强。张力（tensile）实验展示了软骨组织的各向异性、非均质性及胶原结构同蛋白聚糖的相互作用，实验表明，软骨的张力性质同载荷坡度有关[Schmidt M B，1990]。在张力实验中，慢速载荷者的主要承担者是胶原结构，而快速载荷的承担者同时包括胶原和蛋白聚糖，蛋白聚糖限制了胶原纤维的转动。

五、关节软骨的膨胀特性

对软骨膨胀效应的研究方法有两种：体积膨胀（volumetric swelling）和尺寸膨胀（dimensional swelling）。在体积膨胀中，将软骨游离制成试样，然后将试样在不同浓度的盐溶液或聚乙烯溶液中达到渗透压平衡。测量试样重量增加值，与膨胀前的重量比较进行研究。尺寸膨胀实验方法则关注软骨在不同膨胀环境中的几何尺寸变化。

经典的膨胀效应研究由于需要将软骨从软骨下骨上游离下来，因此无法反映软骨组织的原位膨胀特点。而且不能对软骨固相基质的材料学性质进行定量研究。Daria 建立了可以对原位软骨的材料学性质进行精确定量的非接触性化学加载（chemical loading）方法。通过这种方法可以确定软骨的材料学参数如 H_A。Narmoneva 将人关节软骨标本（包含正常的与退变的）置入不同渗透压的溶液中并达到组织内外渗透压平衡。用非接触光学方法测定膨胀引起的组织张力。根据非均质-三相力学-化学模型建立了关节软骨膨胀效应的理论方程。本方法优点在于原位测量和非接触性测量。要通过这种方法完整地确定软骨的材料学性质需要进一步完善软骨本构模型，能够包含材料的非均质性；进一步改进对非均匀应变（nonuniform strain）的测量手段；同时建立完善的膨胀压力（swellng pressure）模式描述。

胶原-蛋白多糖的相互作用可以通过研究关节软骨的膨胀特性得到。一般来说，蛋白多糖具有膨胀特性而胶原具有限制膨胀的特性。蛋白多糖含量的改变或对胶原网络的损坏都将导致组织水分的增多。这是一个非常重要的探究领域，因为在 OA 初期，会由于胶原网络的破坏而发生膨胀。软骨组织中 Ⅱ 型胶原纤维与蛋白聚糖一起形成稳定的固相基质。生理条件下，软骨组织中的蛋白聚糖具有强烈的亲水作用，并带有大量负电荷，因此亲和了许多水分子形成水合聚集体 PGA，PGA 能阻止间质液体流出固相基质，从而增强了软骨的抗压性能。当化学环境发生变异，如离子浓度增大时，PGA 可能解聚，变为单体 PGM，此时一方面导致胶原纤维构架失稳，另一方面原来被 PGA 亲和的水也被释放出来变成了游离水，形成软骨的膨胀效应（Swelling effect）。

关节软骨的此特性仍然是各向异性和非均匀性的。将关节软骨放入 NaCl 溶液中时，随着 NaCl 浓度的增加，软骨样本将收缩。由于在关节软骨深部的胶原少于浅表部的，而蛋白多糖则多于浅表部的，所以收缩性随着深度的增加而加强；深部的收缩性＞中部＞浅表部。膨胀特性由浅到深将随深度而增加。收缩性是各向异性的。膨胀性在厚度方向是最强的，在此方向上有大量的胶原纤维皱折，而膨胀性在平行于层纹线的方向（长度方向）上最小，此方向上纤维基本上是直的[Joseph A，2001]。

六、关节软骨的渗透性

胶原纤维在关节软骨中，呈网状结构，能够限制大分子物质的自由扩散，而小分子物质则不受限制，可自由通过，因此，蛋白多糖在其中并不能自由扩散，而水分子则可自由移动。蛋白多糖在软骨中具有很高的渗透压，来源于两个因素，首先是蛋白多糖的电解质性质，蛋白多糖侧链具有固定的阴电荷，能够吸引阳离子，使得软骨中的离子浓度远高于血浆；其次是蛋白多糖大分子形成的胶体渗透压。因此，蛋白多糖高渗透压是软骨与周围组织之间存在着渗透压不平衡，于是大量水分进入软骨，使得软骨基质保持高度水和状态。蛋白多糖的渗透压与浓度之间并不成线性关系，而是呈指数关系。在正常条件下，关节软骨因其渗透压的因素对液体的流出有很高的阻力，因此渗透性很低。

七、常见生物力学实验及各类型环境下软骨的力学特性

（一）拉伸实验

该实验通常将软骨组织制作成一定的形状，通常呈两头稍粗的哑铃形状，以便试件固定在相应的夹具中，而后对其进行拉伸力学测试，探究软骨组织的弹性模量、黏弹性等力学特性。Kempson 在 1972 年进行的拉伸实验已证实：随着年龄的增大，软骨组织的抗拉伸性能下降；且软骨组织的抗拉伸性能与胶原纤维的含量正相关。董启榕等对人和兔膝关节股骨髁间处的软骨分别进行了拉伸试验，明确了人的膝关节软骨组织抗拉伸能力的具体数值。沙川华等对新鲜腕关节软骨板进行了应力松弛试验和拉伸试验，探究腕关节软骨板的生物力学性质，并利用试验数据建立了腕关节软骨板的本构方程。Chen[Chen，2010]等通过拉伸实验研究了气管软骨组织的力学性质。但由于软骨体积小，大多数研究都采用压缩实验代替软骨各层的拉伸试验来探究其力学性质[Li Xue，2013]。

（二）压缩实验

软骨组织的压缩实验按其压缩形式可分为三种：压痕实验、非围限压缩实验和围限压缩实验。压痕实验是指采用不同直径的压头（常为球形或滚筒形）对软骨局部进行压缩并造成表面凹陷，进而观测软骨的变形程度及压痕随时间的变化。压痕实验相比其他生物力学实验而言，其优势在于简便快捷，可直接在关节软骨原位处进行测试，而不需要把软骨组织制成某一特定形状或尺寸。1991 年，Athanasiou 等通过压痕实验研究了兔、牛、犬、猴和人的关节软骨，证明了不同物种软骨组织的生物力学性能差异不大，而不同部位之间的软骨组织力学特性存在差异。数字图像相关法操作简单，对环境要求低，Wang[Wang，2011]等运用该技术捕获采集的压缩试验的图像，通过图像处理软件获得相应力学参数及软骨表面区到深部的应变曲线，从而对关节软骨的综合机械性质进行研究。在最新的研究中，Arabshahi[Arabshahi，2018]将超声波换能器整合至环形压头上，用超声波捕获正常软骨和酶降解的牛骨软骨试件的蛋白多糖含量，从而明确软骨组织的变形和恢复情况。

非围限压缩实验，即在压缩过程中软骨组织的横径方向的不被限制。Comasso 等进行了不同年龄牛的近端骨骺软骨的压缩试验，发现软骨组织具有较强的可塑性，不同层区的软骨组织在压缩荷载作用的力学特性上存在差异，且不同年龄的软骨组织其力学特性差异明显。由上一小节内容可知，软骨组织中的液相可自由流动于固相多孔基质中，非围限压缩实验无法还原这一特性。而围限压缩实验中，圆柱状的软骨试件通常被置于直径相同的环形容器内，且施加载荷的压头为多孔结构，在压缩过程中软骨的横径方向被限制，软骨组织无法沿横径方向扩张，其液相只能通过压头中的孔隙渗出，卸载压缩负荷时，又可沿孔隙流入软骨。因此，围限压缩实验较好地模拟了活体软骨组织在承受压缩负荷时的液相特征。Guo 等基于双相理论建立了围限压缩实验的有限元模型，发现去除了软骨浅表区的试件，其表面渗透率增加，力学参数变化较大，说明浅层软骨组织在维持组织的力学性能，避免变形方面有重要作用。

（三）渗透加载实验

渗透加载实验可用于待测软骨组织的尺寸较小，传统的拉伸试验或压缩实验难以测量的情况。渗透加载实验通过良好地展现软骨组织的膨胀行为而获得相应的力学参数。研究者采用渗透加载实验获得的关节软骨的单轴拉伸模量与传统拉伸试验得到的单轴拉伸模量基本无差异[Narmoneva，2001]。Charlene[Charlene，2004]等通过渗透加载实验对豚鼠的软骨组织进行了研究，发现豚鼠的年龄增加会导致关节软骨力学性能下降，从而造成软骨组织的退变。Rami[Rami，2010]等进行的渗透加载实验发现，关节软骨承受压缩载荷时的力学性能与渗透介质中离子浓度有关，而承受拉伸载荷时其力学性能与离子浓度无关。

（四）动态力学性能实验

上述实验都是针对软骨组织的准静态力学性能进行研究，目前对软骨组织动态力学性能的研究较少，因为在动态加载条件下进行生物材料的力学测试难度较大，尤其在冲击生物力学中，载荷作用的时间短至毫秒甚至微秒级，极短的时间内载荷作用的参量都有显著的不同。动态压缩实验目前应用较多，该实验持续对软骨试件施加一定频率的循环压缩载荷（通常在 100Hz 以下），以模拟生理环境下关节软骨运动时承受的负荷，从而观测该条件下软骨组织的力学特性。Szarko[Szarko，2010]用动态压缩实验检测不同低温保存的软骨组织的力学性能，发现 $-20℃$ 与 $-80℃$ 保存后解冻的软骨其动态黏弹性无明显改变，而液氮（$-196℃$）保存的软骨组织其力学性能显著改变。Gannon[Gannon，2015]通过对不同发育程度猪的关节软骨进行静态和动态压缩实验，探讨了骨骼发育成熟过程中关节软骨浅表区的变化对其力学特性的影响，发现随着年龄增大，关节软骨硬度增加且渗透性降低。在去除成熟软骨中的表面区域后，软骨组织的动态模量显著降低，提示浅层软骨对整体软骨组织的力学稳定具有重要意义。

动态压缩实验即使采用特殊设计，应变率最高也只能达到 100/s，因此需要新的实验方法来获得更高的应变率，这就是分离式霍普金森压杆实验技术。该技术能对高应变率（$10^2 \sim 10^4$/s）下的软骨组织进行力学性能研究，Kobayashi[Kobayashi，2006]使用丙烯酸圆棒测量高应变率下牛软骨的精确应力-应变曲线，发现其动态杨氏模量约为 60MPa，较静态杨氏模量高约 5MPa，且软骨组织含水量和杨氏模量之间并无相关性。杨氏模量的急剧增加是由于关节软骨中的液体维持高速率的应变所导致。日本学者 Nishida[Nishida,2015]对软骨-松质骨分层组织进行了准静态实验和分离式霍普金森压杆实验，绘制出其应力-应变曲线，依据曲线的变化差异可分为两个区域：第一区域，变形主要发生在关节软骨，而松质骨很少变形；第二区域代表试件变形继续进展，当试件应力接近松质骨的断裂压力时，关节软骨变形与骨折松质骨同时发生。由于应力-应变曲线的斜率下降，因此松质骨开始变形时即表现为骨折，且呈持续进展性。

（五）不同条件下软骨组织的力学特性

1966 年，Sokoloff 研究了正常软骨与退变软骨在施加同样的压缩载荷时两者的差异，研究表明退变软骨的凹陷程度较正常软骨大，且去除载荷后，退变软骨的恢复时间更长，表明退变软骨的抗压缩性能较正常软骨差。1989 年，李振宇等对正常股骨头处软骨及股骨头坏死的关节软骨进行了拉伸试验，得到了大变形范围的两者各项力学参数，并得到了应力-应变曲线，结果显示股骨头坏死组的软骨的应力、应变值下降，抗拉伸性能减弱。Obeid[Obeid，1994]研究了来自人正常膝关节的软骨组织与单室间骨关节炎软骨组织的力学性质，认为即使临床无症状，影像学表现无异常的源于 OA 的软骨，其力学性质仍较正常膝关节的软骨差。Duma[Duma，2007]对牛的软骨-骨组织分别进行−20°C 的慢冷冻循环与−80°C 快冷冻循环储存，发现前后两种方式处理的软骨其硬度分别降低了 37%和 31%。基于水凝胶的组织工程修复软骨缺损正成为最有潜力的治疗方案之一，研究者 Zhang[Zhang，2018]将其用于修复兔膝关节全层缺损的软骨，发现再生软骨在 12 周时与周围正常软骨和软骨下骨融合良好，并且其生物力学特性与正常软骨相当，显示了该治疗方式的优越性。

第十一节　影响关节软骨力学特性的因素

一、年龄

卫小春[Wei，1998]指出，人和动物从出生到骨骼发育成熟，关节软骨都经历一个年龄相关的改变。这一改变包括结构、细胞、基质及生物力学特征。随着年龄的改变，关节软骨的结构会发生相应的改变，但这一差异在不成熟动物的软骨中不明显。卫小春[Wei，1998]曾用成年新西兰大白兔实验，观察膝关节软骨压缩特性与年龄的关系。他将兔分为幼年（10 周龄）、青年（18 周龄）、成年（31 周龄以上）3 组，每组 5 只，在每个膝关节的 7 个部位使用原位（或在体）压痕技术检测软骨的缓慢模量和蠕变模量，发现软骨的硬度（缓慢模量）在幼年期、青年期均减小，而且缓慢模量和蠕变模量在所有部位都有高度相关性。不同年龄的实验动物，关节软骨细胞的浓度、增殖能力，也会有显著的差别。在生长期间，实验动物软骨细胞的数量逐渐减少，在软骨表层尤为明显，成年后大致保持不变。增殖能力的下降表现在成熟过程中软骨细胞的有丝分裂数的减少，以及 DNA 合成的下降。

软骨细胞外基质的生化构成和组织结构随年龄而出现明显变化。随着年龄增加，软骨含水量减少，胶原和糖醛酸浓度增加。胶原纤维直径在胎儿软骨为 25nm，成熟软骨则达到 200nm。在实验动物成熟前，基质中胶原的含量逐渐增加，且在关节软骨的表浅层及辐射层，胶原纤维呈切线状排列，成年后胶原含量大致保持不变，但切线排列的纤维仅限于浅表层，而在中间层，胶原纤维垂直于软骨表面。卫小春[Wei，1998]的实验也证明，随着年龄的增加，兔膝关节软骨深层的胶原纤维排列方向逐渐由类网孔状变为垂直。在关节软骨内，不同类型的 GAG 分布的年龄相关性改变相当显著。非硫酸盐类软骨素（non-sulphated chondroitin）仅在非常年轻的关节软骨内检测到。在年轻的成年兔子中可检测到硫酸皮肤素（dermatan sulphate），随后在年龄较大的兔子出现硫酸角质素（keratan sulphate）。4-6-硫酸盐软骨素可以在所有研究的关节软骨内检测到。6-硫酸盐的分布随年龄的增加而不同。但在生长发育过程中，GAG/组织容量保持相对的稳定[Williamson，2001]。在青春期后骨骼达到成熟，蛋白多糖合成的速率显著下降，同时，新合成的蛋白多糖结合形成稳定的多聚体的速率也下降[Bayliss，1990]。而且成熟的软骨相对于未成熟软骨来说具有较小的蛋白多糖聚合物，较短的硫酸角蛋白单体，较少的连结稳定的聚合物。成年(牛)软骨的瞬间泊松系数（Poisson's ratio）和平衡泊松系数均高于婴儿（牛）期和胎儿（牛）期软骨。胎儿（牛）期软骨负载后的应力松弛时间短于婴儿（牛）期和成年（牛）期软骨。负载后胎儿（牛）期软骨的侧向膨胀是一致的，而成年（牛）期软骨的侧向膨胀能力在各层是不同的。软骨胶原纤维的交联程度则是，成年（牛）期＞婴儿（牛）期＞胎儿（牛）期，而且胎儿（牛）期软骨中胶原的含量也比成年（牛）期和婴儿（牛）期低[Wang，2000]。关节软骨的生物力学特性随着实验动物年龄的变化而不同。与未成熟动物相比，成年动物关节软骨显示出截然不同的生物力学特性。其中压缩特性主要由蛋白多糖分子的改变所致，而张力特性与胶原的网状结构有关。卫小春[Wei，1998]等对不同年龄的健康兔膝关节软骨压缩特性和软骨下组织容量分数的改变进行研究。发现软骨压缩特性的成熟相关的改变与软骨下组织容量分数显著改变相吻合，并且主要的改变发生在青春期。Williamson[Williamson，2001]研究发现，在成熟过程中，牛关节软骨表面生物力学特性的改变极为显著，特别是从胎牛到小牛期间，内侧股骨髁的张力特性的改变，生物力学特性的改变与胶原及交联程度的增加显著相关，可能的原因是胶原在基质内的空间填充作用或压缩是直接的负荷承受作用。这说明：在生长过程中，胶原的沉积与成熟具有功能上的重要性。

1998 年，Adam 等运用超声测量膝关节软骨厚度时发现，从绝对值看，老年人的显著低于以前报道的年轻人的数值。

软骨的蠕变与年龄密切相关，年龄越大，载荷或变形变化越慢，且达到相对平衡点的时间越长。Inerot 认为这种变化是由于随着年龄增长，软骨内胶原纤维断裂和蛋白多糖的空间结构改变的结果。

二、部位

蛋白多糖的含量与软骨硬度显著相关。犬的胫骨软骨（含丰富蛋白多糖）硬度低于与之相对的股骨软骨（含较少的蛋白多糖含量）。在没有钙化的胫骨平台软骨中，蛋白多糖含量高于股骨软骨，硬度低于股骨或肱骨软骨。软骨硬度最大的部位是股骨的髌骨沟，最小的位于胫骨平台[Jukka S，2000]。Guthrie 等研究发现出生后犬肱骨髁关节软骨表面厚度不同，内侧比外侧更厚，在中央冠状突的顶点也很厚，这些软骨较厚的区域可能与其功能密切相关。Athanasiou 等研究发现，兔股骨内髁后部软骨比外髁后部软骨硬度高。Rasanen和 Messner 证明同个膝关节股骨软骨后部比前面厚且硬度高[Sellards，Robert A，2002]。软骨的硬度与功能密切相关，同一关节不同部位，软骨的硬度存在很大的差异。Rasanen等使用压痕实验对正常兔膝关节软骨的 7 个部位（股骨髁内外侧前后区域，髌骨滑车，内外侧胫骨平台的中央区）进行比较，发现胫骨软骨最厚但也最软。髌骨滑车和胫骨、股骨内侧室的软骨比外侧成分更硬更厚，与犬相似。然而，犬的股骨软骨前侧比后侧更硬，兔则相反。这些动物模型的异同可能由于不同的关节负重特征导致。Appleyard[Appleyard，2001]研究发现绵羊膝关节位于半月板下的关节软骨比未覆盖区硬度大 200%～500%。

牛内侧股骨髁和髌骨沟内侧面远端分别是膝关节最大和最小的负荷承载区域，实验证明前者的软骨在软骨厚度及张力特性上明显优于后者[Williamson，2001]。为分析关节软骨结构、成分、力学特征之间的不同，Arokoski 等使用牛膝关节胫骨和股骨软骨作为实验组织进行研究。研究发现，牛胫骨软骨的未钙化层厚度高于股骨软骨未钙化层的厚度，平均为 21.1%（$P<0.001$），显微分光光度计（microspectrophotometer）测量的胫骨软骨的 GAG 浓度高于股骨软骨，平均为 14.8%（$P<0.001$），特别是在浅表层（50.0%，$P<0.05$），而以计算机为基础的定量偏振光显微镜技术所测的股骨软骨浅表层的胶原网状结构的光学延迟高于胫骨软骨（64.7%，$P<0.001$）。使用原位（或在体）压痕技术检测即时剪切模量（instant shear modulus，IM）和平衡剪切模量（equilibrium shear modulus，EM），结果显示股骨软骨的 IM 和 EM 为 131.3 和 51.2%，分别高于胫骨软骨（$P<0.001$）。这些结果说明，在同一关节内，软骨的结构及基质的含量并不均一，并且关节软骨的结构、成分及含量影响其生物力学特性。

Herberhold 等发现，在相当于体重 1.5 倍的负荷下，髌骨关节软骨的厚度平均减少了32%，大于股骨软骨的减少量。Froimson 等在压痕试验中也发现髌骨关节软骨的压缩模量低于股骨软骨 30%。Clark 在猫软骨上所做的实验和 Oliver K 等对猪的髌骨、股骨软骨的研究均发现髌骨的应变大于股骨的应变。

Treppo S 对人类踝关节（距骨软骨）与膝关节（股骨软骨）标本表层（1mm）的成分、材料学性质进行了对比研究。发现两者有较大差异，前者较后者含水量低，硫酸蛋白聚糖含量高，动态刚度大，通透系数低。多重线性回归提示材料学性质的差异，可能与成分的差异相关。提示这些因素可能与膝关节 OA 的高发有关[Treppo S，2000]。Lyyra 在关节镜下利用压痕试验设备对人类在体正常软骨测试，结果表明，股骨髁部软骨最硬，胫骨平台内侧最软，软骨硬度顺序为：股骨＞髌骨及胫骨。测试结果同以前的尸体检测结果一致。

关节软骨的生化构成成分蛋白聚糖和胶原是形成蠕变的基础。朱庆三等于 1993 年对前述三个部位软骨的胶原含量进行测定，得出非负重关节的胶原含量高于负重关节，承受压力越大的关节其软骨胶原含量越低，即关节软骨的胶原含量与负重的大呈负相关。王成学[王成学，2004]等的研究表明人的肩、髋、膝三个部位软骨的蠕变依次增大，这可能与三个部位软骨的蛋白聚糖含量呈正相关，即负重越大的关节其蛋白聚糖含量越高，进一步说明了关节软骨的生化构成差异决定其蠕变的大小差别，也正是蠕变的不同又决定了其执行不同的生理功能，因此说是一种构效关系。

三、运动

Murray[Murray，2001]等研究发现，马的腕关节背侧软骨有较高的胶原含量、DNA含量及软骨细胞浓度，但黏多糖的含量低于掌侧软骨，训练可以显著增加软骨黏多糖的含量，尤其是背侧关节软骨，但胶原含量无明显变化。Ecksten 等发现年轻成人髌股关节软骨层超过 5mm，在剧烈运动后厚度整个减少约 5%[Clark A L，2003；Oliver K，2005]。运动后软骨厚度的减低可能是由于间隙液渗出（主要从软骨浅表层流出）和固体基质实变造成的。根据关节功能，可将软骨划分为负重区（weight-bearing）和非负重区（not-weight-bearing），负重区软骨的厚度比非负重区厚。Andriacchi 等认为，韧带损伤或随年龄增大出现的松弛改变可以使接触部位改变为较少负重的区域，从而使其软骨厚度改变。行走时增加负重可以增加健康膝关节的软骨厚度[Eckstein F，2000]。

四、软骨的分层

自关节面向深部，关节软骨可分为浅表层（superficial zone）、移形层或过渡层（transitional zone）、深层或辐射层（deep zone or radial zone）及钙化软骨层（zone of calcified cartilage）。

浅表层：厚约 40μm，可从关节软骨上剥离。此层又可分为两层：第一层，无细胞，由细小纤维及少量的蛋白多糖组成，厚度为 2～5μm。第二层，细胞呈扁平、圆盘状，其长轴与关节表面平行，分散排列。与其他层相比，浅表层胶原纤维和水的含量较高，蛋白多糖较低。胶原纤维排列方式不一样，呈切线位，与关节表面平行，这有助于决定组织的机械特性，并影响分子进出关节软骨的运动，这些胶原纤维较辐射层有更大的张力硬度和强度。能够抵抗关节活动时的剪切应力。其内的梭形细胞与关节面平行排列，每个细胞被周围基质包绕。这些纤维具有孔隙状结构，能够摄入滑液分子，排出蛋白质以及透明质酸等较大的分子。浅表区蛋白多糖的分布亦与其他层不一样，每一核心蛋白上附着的糖胺多糖比较少，且部分蛋白多糖与细胶原纤维交织成网，难以分离，可能与抗剪切应力有关。

移形层或过渡层：距关节面下约 500μm，此区内细胞代谢较浅表区内活跃，均具有细胞内结构，如内质网、线粒体和高尔基复合体。基质内的胶原纤维粗大，与关节面呈斜形排列，该层内的蛋白多糖也较易分离。

深层或辐射层：为关节软骨最厚的部分，软骨细胞呈柱状排列，胶原纤维垂直排列，部分穿过潮线及钙化软骨达软骨下骨层，使关节软骨牢固地附着在骨上。胶原与蛋白多糖紧密相连，但也有许多单体存在，难以检测到连接蛋白的存在。在透明质酸支架上有大量的蛋白多糖聚合物存在。此区内胶原纤维直径最粗，可能与它们需要抵抗蛋白多糖膨胀性的压力有关。

钙化软骨层：位于潮线深面，将透明软骨与软骨下骨组织隔开，在骨骼成熟之前，此层内的软骨细胞退变，软骨内骨化。骨骼成熟以后，基质钙化，可见无 RNA 合成能力的小软骨细胞。

关节软骨各层厚度分别占软骨全厚的 10%、40%、40%、10%。软骨不同层带厚度的差别包括胶原纤维排列方向的不同（平行、斜行、垂直），构成了关节软骨的生物力学特性。关节软骨浅表层胶原纤维与软骨表面平行排列，抵抗剪切应力。移行层胶原纤维呈斜行排列，抵抗压缩负荷[Andriacchi T P，2004]，钙化软骨将关节面附着于骨上。

正常关节软骨在张力强度和硬度上由于部位和方向不同而表现出很大不同。移行层较低，浅表层较高。随着浅表层胶原纤维网状结构分解和破坏而张力硬度降低。从浅表层到辐射层，胶原网状结构控制膨胀的能力逐渐减弱，抗张力硬度逐渐降低。人膝关节软骨的典型内在拉伸模量，浅表层为 20Mpa，辐射层为 1Mpa。

关节软骨的应变表现为深度依赖性。Guilak 等使用共聚焦显微镜观察犬股骨软骨后发现，同样的压缩力下，浅表层关节软骨的变形（19.1%）大于移行层（14.8%）和辐射层（15.7%）。从而认为，移行层和辐射层关节软骨的压缩硬度大于浅表层。Akizuki 的研究也表明，压缩负荷下猪股骨和髌骨软骨浅表层的应变明显大于移行层和辐射层。Williamson[Williamson，2001]研究发现，胶原排列对关节软骨抗压性能的强弱具有决定性的作用。软骨组织浅表层、移行层和辐射层胶原纤维的排列方式存在差异，这种差异最终造成各层力学性能的不同，浅表层的胶原纤维主要承受剪切荷载，移行层的胶原纤维主要起抗压作用，而辐射层区的胶原纤维对压载和剪切荷载均起作用。由于胶原纤维在空间上的各向异性，使得软骨组织的宏观上的力学响应也表现为各向异性，即依赖方向。施加拉伸载荷时，胶原纤维的非均匀分布最终导致软骨组织力学性能在不同方向上的差异[Motavalli M，2013]。最近的研究认为软骨组织的浅表层对于其力学特性的贡献最大，在 Gannon[Gannon，2015]的实验中，去除了浅表层的软骨组织，其静态或动态的黏弹性都发生显著改变。

由上可知，胶原纤维起维持软骨组织的形状和硬度的作用。而另一重要结构基础蛋白多糖也起着独特的力学作用：赋予软骨组织弹性。软骨组织良好的弹性性能源于蛋白多糖的长链结构，该性能对关节具有减震、抗冲击等重要作用。弹性性能的关键在于凝胶的形成：糖胺聚糖中大量的羧基和硫酸根离子聚集，形成负电荷后与蛋白多糖的电荷相斥产生排斥力，从而形成一个渗透膨胀压，这就使软骨组织在未受外力作用时却能造成水分子的大量聚集，最终形成凝胶。另一项研究揭示了软骨组织的抗拉伸性能取决于胶原纤维的含量，抗压性能取决于蛋白多糖类含量，即胶原纤维的力学功能是承受拉应力，而蛋白多糖类则是承受压应力，蛋白多糖本身不具有抗压能力。

第十二节　异常应力作用下关节软骨的变化

一、原因

Li 等分析钝击伤下兔髌股关节反应的模型后认为：髌骨软骨表面的裂隙发生在剪切应

力和张力高的部位附近。剪切应力的分布沿着软骨与骨接触面和软骨张力高的部位。Garcia 等的研究也指出：撞击负荷下，各向同性的关节软骨接触模型的压力分析表明，软骨与软骨下骨界面存在高剪切应力，软骨表面存在正常压力。对钝性撞击下兔髌骨表面软骨损害的观测发现，这些压力分布不平衡。这些试验提示：高剪切应力和高的张力可以导致软骨损害。Atkinson 等也认为，剪切应力比撞击力或下落高度更能预示撞击时软骨裂隙的出现。此外 Newberry[Newberry，1998]等认为：超过损伤阈值的急剧压力，也是软骨损伤的一个原因。Atkinson[Atkinson，2001]等在犬的膝关节上进行实验。分别用 2J、11J、22J 三个能级中的一种和 0.7kg、1.5kg、4.8kg 三个质量中的一个撞击犬的膝关节后发现，软骨损伤程度随能量和负荷的增加而增加。低能量时导致软骨损伤，高能量时导致软骨下骨深部损伤。关于造成软骨损伤的负荷的大小、类型还未完全明确，但 Borrelli[Borrelli，2004]等的试验做了一些初步的探索。该试验用摆锤撞击新西兰大白兔股骨髁间的后方区域，分别给予以下三种负荷：低（14.4±2.1）MPa；中（22.8±5.8）MPa；高（55.5±12.6）MPa。2 周、6 周、12 周时，将兔子安乐死，用光镜观测及免疫组化的方法进行评估，发现撞击侧与未撞击侧的关节软骨是有弹性的组织，能承受大小为使关节骨折的撞击负荷的 45% 的力，而没有明显的表面破碎退变。

二、基质和细胞损伤

Donohue 等在犬的髌股关节被撞击 2 周、4 周、6 周时对软骨进行观察分析。发现 2 周时水与己糖醛酸的含量增加；4 周和 6 周时撞击处软骨中与基质外胶原纤维关联的蛋白多糖减少了 40%，胶原的宽度增加。蛋白多糖的减少出现在软骨破裂之前。Borrelli[Borrelli，2004]等也发现被撞击的软骨，蛋白多糖有较多丢失且这种变化不随时间而变化。而 Patwari[Patwari，2003]等在胎牛和人的膝踝关节软骨上所做研究则表明 IL-1 和 TNF 在蛋白多糖的丢失过程中起协同作用。明显的蛋白多糖丢失，可以使软骨渗透性增加，抗压强度减弱，从而使包括胶原纤维在内的大分子支架受力增加，软骨更易受损。

Borrelli 等为了研究钝性撞击下软骨细胞的变化，设计了如下实验：用摆锤撞击新西兰大白兔右侧肢体的股骨髁间软骨，撞击分为高低两种强度，撞击的平均接触时间均为 0.021s，左侧肢体作为对照组，对其做假的撞击操作。光镜下，撞击组可看到软骨细胞出现核浓缩，细胞质嗜酸性深染，空泡形成等。高强度撞击组中，11% 的软骨细胞出现了上述变化；低强度撞击组中只有 3% 的软骨细胞出现；对照组中只有 <1% 的软骨细胞出现变化。可以认为，在活的有机体内单一快速地撞击可以导致软骨细胞的凋亡。而软骨细胞凋亡的数量与负荷大小有关。

卫小春等对关节软骨钝性损伤后的变化进行了大量研究。他们选用 24 只健康成年雄性新西兰大白兔，用自制的"落锤"（撞击重物为 10g，撞击频率为 1 次/秒）按撞击次数不同，随机分组，左右膝关节随机分为实验组、对照组，撞击后随机分为 1 周、4 周、8 周，3 个时间点取材。取双侧膝关节股骨滑车标本。分别做：大体评分；HE、番红 O（safranin O）染色，按 Mankin 评分法评分；Ⅱ型胶原免疫组化检测；Ⅱ型胶原原位杂交；透射电子显微镜观察。

1 周时，撞击组可见软骨细胞退行性变化。表现为原有卵圆形扇贝状外观出现轻度异形性，有软骨细胞周围突起脱落，细胞周晕消失。少量细胞核呈不规则形，核染色质浓聚、不规则分布。胞质中易见轻度扩张的粗面内质网池，并有少量脂滴和糖原出现。

4 周时，撞击组均出现明显变化，细胞失去扇贝样外形。细胞核偏向一侧，并有固缩性改变，胞质中见有粗面内质网膨胀，扩大成池，表面的核糖体颗粒脱落明显，线粒体、高尔基体水肿，溶酶体出现，还出现胶原纤维明显破坏。软骨细胞坏死较多。坏死细胞中细胞器无法辨认，细胞核崩解消失。

8 周时，细胞四周微绒毛突起完全丧失，细胞核固缩、崩解状态或从细胞膜破裂处逸出。胞质粗面内质网极度扩张，粗面内质网上未见核糖体颗粒，内质网池中滞留众多云絮状物质。线粒体、高尔基体极少见到，细胞外观呈现不规则状。还可见髓鞘样结构，大量"对生"的软骨细胞出现，还有许多几个软骨细胞聚集在一起的软骨细胞群，并且有明显的成纤维样细胞，胶原纤维大量增生。大量软骨细胞坏死，细胞器模糊不清或几乎消失，也可见细胞逐渐收缩成内容物无法辨识的狭长状态，处于陷窝之中。基质中可出现成纤维样细胞，这些细胞除了具有成纤维细胞的外形核特征外，还具有软骨细胞胞膜突起的特征。这些细胞同样有退行性变，表现为细胞核皱缩、破裂及胞质内出现巨大脂滴。

软骨细胞内出现脂滴和糖原颗粒积聚，说明软骨的合成代谢活动降低。细胞周晕是合成胶原纤维的前体物质，它的减少或消失说明软骨细胞合成和分泌软骨基质前体物质的功能下降，此时，软骨基质的结构还未破坏。软骨细胞群的出现是一种代偿性修复过程，然而，这些新生的软骨细胞群内的细胞无法正常地发挥功能。这些软骨细胞同样出现退变征象。"对生"软骨细胞的出现也是一种代偿性修复过程。

成纤维样细胞出现说明纤维软骨的形成，同样表明了软骨的修复能力，但纤维软骨不能代替透明软骨。

可以推测，软骨细胞功能下降导致基质产生减少，基质中蛋白多糖减少，软骨细胞退变使组织蛋白酶、中性蛋白聚糖酶、胶原酶等一系列酶的释放，使蛋白多糖和胶原纤维破坏。这样更加重了软骨基质的损坏，软骨基质的损害又加剧了软骨细胞的退变，两者相互影响，互为因果，形成恶性循环，最终导致软骨细胞死亡。

软骨受到损伤后可引起软骨细胞的坏死或凋亡[Loening，2000；Tew S R，2000]。文献报道 OA 患者软骨细胞凋亡率明显高于正常者，在正常关节软骨中，软骨细胞可见凋亡征象，OA 中可见 50% 软骨细胞凋亡，可发生于软骨全层。软骨细胞的异常死亡势必影响软骨分解及合成代谢的动态平衡[Kim，2001]。但机械损伤导致的软骨细胞死亡，其死亡形式是通过凋亡或是坏死，还有待进一步印证。

撞击后出现软骨基质中蛋白多糖的丧失，软骨番红 O 染色变浅。蛋白多糖的丧失使软骨的强度降低，通透性增加，造成胶原纤维的大分子网架的受力更大，增加了软骨对应力的易损伤性。软骨 HE 染色显示软骨细胞增生，这说明软骨细胞对基质成分变化的感应和合成新的大分子对软骨的损伤进行修复。撞击后，造成软骨裂隙和胶原纤维网架变形破裂，撞击伤后时间越长，蛋白多糖浓度越低。虽然 HE 显示软骨细胞出现增生，由于基质中蛋白多糖的丧失使软骨的强度降低，通透性增加，这些改变使包括胶原纤维的大分子网架的受力更大，加上软骨开始就有裂隙和胶原纤维网架的破裂，进一步增加了软骨对应力的易损伤性[Buckwalter，2001；Duca，2001]。不但存活的软骨细胞不能对基质给以修复，而且使软骨细胞直接暴露在应力之下，造成不可逆损害，使软骨发生退变。

撞击组 Mankin 评分始终高于对照组。撞击初期，由于软骨细胞增生、自身合成及分泌蛋白多糖加强，使得蛋白多糖含量下降不太明显。以后软骨基质蛋白多糖含量迅速下降，潮线模糊，软骨细胞对此的反应从散在细胞增生到形成巢状，细胞代谢活跃并开始加速合成各种基质大分子，尤其是蛋白多糖，以弥补退变造成的丢失。但其合成的新基质不能弥补软骨退变造成的缺失。新合成的蛋白多糖被局限在相邻的软骨细胞陷窝中，形成本实验中观测到的软骨陷窝周围番红 O 染色着色深，这个修复阶段最初很活跃，但其范围和持续时间有限，几周后就消失了。随着时间的延长，关节软骨退变和损伤进一步加重。细胞数目减少，基质蛋白多糖分解，番红 O 不着色，Mankin 评分大幅度增高。

软骨受到撞击后软骨细胞凋亡，加上撞击时胶原纤维网架变形和断裂，使完好的胶原纤维网架受力加大，存活的软骨细胞加快Ⅱ型胶原 mRNA 的翻译、转录，但由于新分泌的Ⅱ型胶原数量、质量均不如原来，所以，1 周时，Ⅱ型胶原 mRNA 原位杂交染色及免疫组化染色的灰度值均略高于对照组。4 周时，由于胶原纤维网架不能对软骨细胞起到保护作用，软骨开始退变，Ⅱ型胶原 mRNA 表达减少，软骨基质和软骨陷窝Ⅱ型胶原着色也逐渐变浅，原位杂交染色及免疫组化染色的灰度值明显增高于对照组；8 周时，Ⅱ型胶原 mRNA 表达已经很低，软骨基质被大量增生的纤维组织充满，Ⅱ型胶原含量少，普遍不着色，仅基底部软骨陷窝成黄色。

三、软骨损伤

有研究证实，对犬的髌股关节施以 2170N 的作用力，光镜下可看到钙化软骨区的骨折和关节表面到移行层或柱状上层的裂隙。另有多项研究表明，钝性创伤可以引起软骨下骨的厚度增加。不同的试验表明，钝击伤最初可以使软骨软化或损害软骨下骨或两者都存在。最初的损害一般认为是由于软骨和软骨下骨所受的过多的接触压力[Ewers，2002；Ewers，2000]。Haut 等的试验证明，软骨表面裂隙的出现与损伤部位接触压力的倾斜角度有很大的关系。钝击伤引起的表面裂隙导致髌骨软骨出现了可测量的软化。Ewers[Ewers，2002]等的研究表明，钝性撞击兔的髌股关节，12 个月后发现受撞击的软骨表面与对照组相比表现出了有意义的、更大比度的表面裂隙，而且数量和深度不随时间函数变化，还发现撞击后关节软骨的改变对所受负荷方向的轻微变化非常敏感。另一项研究显示，重复性负荷可破裂软骨，损坏严重程度随负荷量和负荷频率增加而增加。250 次 70.4kg/cm^2 负荷压力可导致软骨表面磨损。500 次负荷产生初级裂隙穿透到钙化软骨，1000 次负荷加深初级裂隙程度。8000 次负荷裂隙连合贯通至软骨碎裂。低频率高强度负荷亦产生相似变化。实验表明，重复性负荷能延长垂直裂隙从关节表面到钙化软骨；延长斜裂到软骨实体区，扩大损伤程度，产生软骨片和游离碎片。

四、骨软骨损伤

急性、反复的慢性钝性关节损伤可能导致软骨和软骨下骨的退行性变。Ewers[Ewers，2002]等的研究表明，钝性撞击兔的髌股关节，12 个月后出现髌骨软骨软化和软骨下骨的增厚，且软骨下骨的厚度随时间变化而增加。然而，软骨表面的改变与软骨下骨的增厚不是同步的。Ewers[Ewers，2000]等的另一项研究中，24 只动物的髌股关节受到撞击，且分别在撞击后 0 个月、4.5 个月、12 个月时被处死。与未撞击的相比，撞击后 4.5 个月和 12 个月，髌骨软骨出现了有意义的软化（灶）。然而，在任何时间点都没有可证明的软骨下骨的增厚。表明髌股关节受到钝性损伤时，髌骨软骨和软骨下骨的改变是各自独立开始的。Ewers[Ewers，2002]等的另一项研究也证实，软骨下骨的增厚不一定伴有软骨的退变。但目前对能使软骨及软骨下骨受损，而表面无可见破裂的负荷强度、类型还不十分明确。

Duda[Duda，2001]等用"坠落塔"上下落的球形物在猪的髌骨上所做的 3 个数量级（0.06J、0.1J、0.2J）的撞击负荷试验表明，软骨细胞的死亡可能早于软骨其他更多结构的破坏，而且可能是导致外伤后 OA 的至关重要的因素。一项体外实验表明，撞击兔的胫骨平台发现，使软骨表面发生裂变的最小值是 5.5MPa。人的髌骨受到 42MPa 的撞击力后，导致软骨下骨的急性损伤。虽然临床上并不把软骨软化和软骨下骨的增厚作为诊断创伤性关节炎的指标，但是这些改变可能是创伤性关节炎的始动因素。直到现在，软骨细胞死亡仍然被认为是软骨坏死的最初起始表现。软骨细胞死亡在外伤后关节病中的作用，目前仍不甚明了[Borrelli，2004]。

目前，尚不清楚关节软骨损伤到何种程度即成为不可逆，或关节软骨进一步退变。这很可能与蛋白多糖的丢失速度、关节软骨细胞的合成速度、是否有足够的有活力的软骨细胞有关。软骨的损伤程度随着超负荷时间的延长而加重，并且这种损伤因素停止后软骨的破坏还会继续，但要注意的是，早期软骨损伤是不易被发现的。

参 考 文 献

曹谊林，周广东，2005. 21 世纪组织工程面临的机遇与挑战. 中华医学杂志，85：2523-2525.

陈树，郭喜平，吕雅平，等，2010. 人气管软骨的拉伸力学特性. 中国组织工程研究，14（11）：1907-1910.

戴尅戎，2006. 力学生物学在骨与软骨研究中的应用. 中华骨科杂志，26（6）：429-431.

丁惠锋，汤亭亭，2005. 骨细胞网络结构的研究进展. 医用生物力学，20：193-196.

段王平，孙振伟，李琦，等，2010. 兔膝关节软骨单位体外酶解法消化分离的实验研究. 中国药物与临床，8：874-877.

段王平，孙振伟，卫小春，等，2011. 兔膝关节软骨单位微管吸吮黏弹性力学分析. 中华骨科杂志，4：379-383.

高钺，刘舒云，黄靖香，等，2013. 人脐带 Wharton 胶细胞外基质对软骨种子细胞的作用. 中华关节外科杂志（电子版），7：821-826.

郭恒，段王平，李琦，等，2011. 微管蛋白破坏对软骨细胞代谢功能的影响. 中华医学杂志，91（15）：1036-1040.

郝耀，乔梁，郝永壮，等，2014. 转化生长因子 β 及周期性拉伸应变条件下骨髓间充质干细胞向软骨样细胞的分化. 中国组织工程研究，1（28）：4429-4436.

孔清泉，杨志明，项舟，2005. 离心力在体外构建组织工程软骨中的作用. 中华实验外科杂志，22（3）：281-283.

李春江，卫小春，2007. 关节软骨细胞力学特性研究近况. 中国矫形外科杂志，15（13）：992-994.

李春江，卫小春，2007. 软骨细胞骨架研究进展. 生物骨科材料与临床研究，4（2）：24-26.

李春江，卫小春，2007. 力学因素在功能性软骨组织工程学中的作用. 生物骨科材料与临床研究，4（3）：27-29.

李洪鹏，许建中，周强，等，2005. 流体剪切应力对人骨髓间充质干细胞增殖及细胞周期的影响. 第三军医大学学报，27（16）：1637-1639.

李亮亮，段王平，杨自权，等，2010. 关节软骨细胞骨架肌动蛋白与组蛋白相关性. 中华实验外科杂志，27（11）：1755.

李晓路，刘文，2017. 浅析塑性增量本构理论及其应用. 建材与装饰，（36）：205.

刘天一，周广东，苗春雷，等，2004. 力学刺激影响猪骨髓基质干细胞体外软骨形成的初步研究. 中华医学杂志，84（23）：1997-2002.

龙勉. 2005. 生物力学：与生命科学的有机融合——关于我国生物力学"十一·五"发展的一点建议. 医用生物力学，20：133-139.

沙川华，陈孟诗，李雪，2007. 腕关节软骨板生物力学特征研究. 体育科学，27（7）：51-54.

商鹏，陈维毅，段王平，等，2011. 周期性张应变力对不同年龄兔关节软骨细胞产生糖胺多糖的影响. 中华创伤骨科杂志，13（2）：155-159.

邵越峰，卫小春，2009. 应力状态下软骨基质分解代谢的变化. 中国骨伤，22（3）：241-243.

陶祖莱，2000. 生物力学导论. 天津：天津科技翻译出版公司.

王成学，赵宝林，白岩，等，2004. 人体肩、髋及膝关节软骨蠕变对比研究. 吉林大学学报（医学版），30（4）：586-588.

王小虎，卫小春，陈维毅，2006. 软骨细胞力学特性的研究进展. 中华医学杂志，86（21）：1502-1504.

王小虎，卫小春，张全有，等，2007. 正常软骨细胞力学特性的研究. 中华医学杂志，87（13）：916-920.

王跃，杨志明，解慧琪，2001. 组织工程化软骨的应力—应变研究. 生物医学工程学杂志，18（2）：181-184.

卫小春，2007. 关节软骨. 北京：科学出版社：56.

卫小春，2007. 关节软骨. 北京：科学出版社：10-11.

卫小春，李春江，张全有，等，2009. 不同年龄兔关节软骨细胞的力学特性. 中华医学杂志，89（33）：2360-2363.

肖进，谷志远，谢志坚，2005. 软骨细胞的细胞骨架研究. 国外医学口腔医学分册，32：25-27.

杨桂通，陈维毅，徐晋斌，2000. 生物力学. 重庆：重庆出版社.

苑伟，卫小春，2014. 周期性动态压缩应力对海藻酸钠立体培养兔膝关节软骨细胞生物力学特性的分析. 太原：山西医科大学.

翟中和，王喜中，丁明孝，2003. 细胞生物学. 北京：高等教育出版社.

张全有，2016. 基质力学微环境调控软骨细胞力学生物学研究. 北京：清华大学.

张全有，陈维毅，2005. 细胞骨架生物力学模型. 医用生物力学，20（3）：197-202.

张全有，陈维毅，卫小春，等，2009. 软骨细胞黏弹性及恢复变形与年龄相关性研究. 力学学报，41（6）：906-912.

张全有，陈维毅，吴文周，2006. 细胞骨架生物力学进展. 力学进展，36（2）：274-285.

张全有，李永胜，陈维毅，2006. 嗜中性粒细胞微管吸吮的稳定性分析. 太原理工大学学报，37（1）：26-28.

赵浩亮，李亮亮，段王平，等，2010. 兔骨关节炎软骨细胞骨架变化的研究. 中华关节外科杂志，4（6）：772-778.

Buckualter J A，Einhorn T A，Simon S R，2001. 陈启明，梁国德，秦岭，等译. 骨科基础科学——骨关节肌肉系统生物学和生物力学. 北京：人民卫生出版社.

Alexopoulos L G，Haider M A，Vail T P，et al，2003. Alterations in the mechanical properties of the human chondrocyte pericellular matrix with osteoarthritis. J Biomech Eng，125：323-333.

Alexopoulos L G，Setton L A，Guilak F，2005. The biomechanical role of the chondrocyte pericellular matrix in articular cartilage. Acta Biomater，3：317-325.

Alexopoulos L G，Williams G M，Upton M L，et al，2005. Osteoarthritic changes in the biphasic mechanical properties of the chondrocyte pericellular matrix in articular cartilage. J Biomech，3：509-517.

Alexopoulos L G，Youn I，Bonaldo P，et al，2009. Developmental and osteoarthriticchanges in Col6a1-knockout mice：biomechanics of type VI collagen in the cartilage pericellular matrix. Arthritis Rheum，3：771-779.

Andriacchi T P，Mundermann A，Smith R L，et al，2004. A framework for understanding the in vivo pathomechanics of osteoarthritis at the knee. Ann Biomed Eng，32：447-457.

Angel M J，Razzano P，Grande D A，2003. Defining the challenge：the basic science of articular cartilage repair and response to injury. Sports Medicine and Arthroscopy Review，11（3）：168-181.

Appleyard R C，Swain M V，Khanna S，et al，2001. The accuracy and reliability of a novel handheld dynamic indentation probe for analysing articular cartilage. PhysMedBiol，46（2）：541-550.

Arabshahi Z，Afara I O，Moody H R，et al，2018. A new mechanical indentation framework for functional assessment of articular cartilage. J Mech Beh Biomedi Mater，81：83-94.

Atkinson P J, Ewers B J, Haut R C, 2001. Blunt injuries to patellofemoral joint resulting from transarticular loading are influenced by impactor energy and mass. J Biomech Eng, 123（3）: 293-295.

Benz M, Chen C, Jay G D, et al, 2004. Static forces, stracture and flow properties of complex fluids in highly confined geometries, Ann Biomed Eng, 33（1）: 39-51.

Borrelli J Jr, Ricci W M, 2004. Acute effects of cartilage impact. Clin Orthop Relat Res, 1（423）: 33-39.

Borrelli J Jr, Tinsley K, Ricci W M, et al. 2003. Induction of chondrocyte apoptosis following impact load. J Orthop Trauma, 17（9）: 635-641.

Borrelli J Jr, Zhu Y, Meghan B S, et al, 2004. Cartilage tolerates single impact loads of as much as half the joint fracture threshold. Clin Orthop Relat Res, 1（426）: 266-273.

Buckwalter J A, Einhorn T A, Marsh J L, 2001. Bone and joint healing Zn: Rockwood CA, Green DP, Budhola RW, et al. Fractur. Philadelphia: Lippincott: 245-271.

Chen C, Wei X, Wang S, et al, 2016. Compression regulates gene expression of chondrocytes through HDAC4 nuclear relocation via pp2a-dependent HDAC4 dephosphorylation. Biochimi Biophys Acta, 1863（7）: 1633-1642.

Choi J B, Youn I, Cao L, et al, 2007. Zonal changes in the three-dimensional morphology of the chondron under compression: the relationship among cellular, pericellular, and extracellular deformation in articular cartilage. J Biomech, 12: 2596-2603.

Chowdhury T T, Bader D L, Shelton J C, et al, 2003. Temporal regulation of chondrocyte metabolism in agarose constructs subjected to dynamic compression. Arehives Bioehem BioPhys, 417: 105-111.

Clark A L, Barclay L D, Matyas J R, et al, 2003. In situ chondrocyte deformation with physiological compression of the feline patellofemoral joint. J Biomech, 36: 553-568.

Coleman JL, Widmyer MR, Leddy HA, et al, 2013. Diurnal variations in articular cartilage thickness and strain in the human knee. J Biomech, 3: 541-547.

Darling E M, Zauscher S, Block J A, et al, 2007. A thin-layer model for viscoelastic, stress-relaxation testing of cells using atomic force microscopy: do cell properties reflect metastatic potential? Biophys J, 92: 1784-1791.

Darling E M, Zauscher S, Guilak F, 2006. Viscoelastic properties of zonal articular chondrocytes measured by atomic force microscopy. Osteoarthritis Cartilage, 14（6）: 571-579.

Démarteau O, Wendt D, Braccini A, et al. 2003. Dynamic compression of cartilage constructs engineerd fromn expanded human articlar chondrocytes. Biophys Res Commun, 310（2）: 580-588.

Duan W P, Sun Z W, Wei X C, 2010. Chondron: a basic microanatomical unit in articular cartilage. J Clin Rehabil Tiss EngRes, 24: 4557-4560.

Duda G N, Eilers M, Loh L, et al, 2001. Chondrocyte death precedes structural damage in blunt impact trauma. Clin Orthop, （393）: 302-309.

Eckstein F, Lemberger B, Stammberger T, et al, 2000. Patellar cartilage deformation in vivo after static versus dynamic loading. J Biomech, 33: 819-825.

Erne O K, Reid J B, Ehmke L W, et al, 2005. Depth-dependent strain of patellofemoral articular cartilage in unconfined compression. J Biomech, 38: 667-672.

Ewers B J, Haut R C, 2000. Polysulphated glycosaminoglycan treatments can mitigate decreases in stiffness of articular cartilage in a traumatized animal joint. J Orthop Res, 18（5）: 756-761.

Ewers B J, Newberry W N, Haut R C, 2000. Chronic softening of cartilage without thickening of underlying bone in a joint trauma model. J Biomech, 33（12）: 1689-1694.

Ewers B J, Weaver B T, Haut R C, 2002. Impact orientation can significantly affect the outcome of a blunt impact to the rabbit patellofemoral joint. J Biomech, 35（12）: 1591-1598.

Ewers B J, Weaver B T, Sevensma E T, et al, 2002. Chromic changes in rabbit retro-patellar cartilage and subchondral bone after blunt impact loading of the Patello-femoral joint. J Orthop Res, 20（3）: 545-550.

Flahiff C M, Kraus V B, Huebner J L, et al, 2004. Cartilage mechanics in the guinea pig model of osteoarthritis studied with an osmotic loading method. Osteoarthritis Cartilage, 12（5）: 383-388.

Gannon A R, Nagel T, Bell A P, et al, 2015. The changing role of the superficial region in determining the dynamic compressive properties of articular cartilage during postnatal development. Osteoarthritis Cartilage, 23（6）: 975-984.

González-Cruz R D, Fonseca V C, Darling E M, 2012. Cellular mechanical properties reflect the differentiation potential of adipose-derived mesenchymal stem cells. Proc Natl Acad Sci U S A, 109（24）: E1523-E1529.

Guo H, Maher S A, Torzilli P A, 2015. A biphasic finite element study on the role of the articular cartilage superficial zone in confined compression. J Biomech, 48（1）: 166-170.

Halloran J P, Sibole S, van D C, et al, 2012. Multiscale mechanics of articular cartilage: potentials and challenges of coupling musculoskeletal, joint, and microscale computational models. AnnBiomedEng, 11: 2456-2474.

Hamilton D W, Maul T M, Vorp D A, 2004. Characterization of the response of bone marrow-derived progenitor cells to cyclic strain: implications for vascular tissue-engineering applications. Tissue Eng, 10（3-4）: 361-369.

Han S K, Federico S, Herzog W, et al, 2011. A depth- dependent model ofthe pericellular microenvironment of chondrocytes in articular cartilage. Comput Methods Biomech Biomed Engin, 7: 657-664.

Huang C Y, Hagar K L, Frost L E, et al, 2004. Effects of cyclic compressive loading on chondrogenesis of rabbit bone-marrow derived mesenchymal stem cells. Stem Cells, 22（3）: 313-323.

Huang C Y, Reuben P M, Cheung H S, 2005. Temporal expression patterns and corresponding protein inductions of early responsive genes in rabbit bone marrow-derived mesenchy-mal stem cells under cyclic compressive loading. Stem Cells, 23（8）: 1113-1121.

Huang J, Ballou L R, Hasty K A, 2007. Cyclic equibiaxial tensile strain induces both anabolic and catabolic responses in articular chondrocytes. Gene, 404（12）: 101-109.

Hung C T, Mauck R L, Wang C C, et al, 2004. A paradigm for functional tissue engineering of articular cartilage via applied physiologic deformational loading. Ann Biomed Eng, 32（1）: 35-49.

Ingber D E, 2003. Tensegrity II. How structural networks influence cellular information processing networks. J Cell Sci, 116（8）: 1397-1408.

Iuo Z J, Seedhom B B, 2007. Light and low-frequency pulsatile hydrostatic pressure enhances extracellular matrix formation by bone marrow mesenchymal cells: an *in-vitro* study with special reference to cartilage repair. Proc Inst Mech Eng, 221（5）: 499-507.

Jay G D, 2004. Lubricin and surfacing of articular joints. Curr Opini Orthop, 15（5）: 355-359.

Jones B F, Wall M E, Carroll R L, et al, 2005. Ligament cells stretch adapted on a microgrooved substrate increase intercellular communication in response to a mechanical stimulus. J Biomech, 38（8）: 1653-1664.

Jurvelin J S, Arokoski J P, Hunziker E B, et al, 2000. Topographical variation of the elastic properties of articular cartilage in the canine Knee. J Biomech, 33: 669-675.

Jurvelin J S, Buschmann M D, Hunziker E B, 2003. Mechanical anisotropy of the human knee articular cartilage in compression. Proc Inst Mech Eng, 217（3）: 215-219.

Kennedy E A, Tordonado D S, Duma S M, 2007. Effects of freezing on the mechanical properties of articular cartilage. Biomed Sci Instrum, 43: 342-347.

Kim E, Guilak F, Haider M A, et al, 2010. An axisymmetricboundary element model for determination of articular cartilage pericellular matrix properties in situ via inverse analysis of chondron deformation. J Biomech Eng, 3: 031011.

Kim H A, Bae S C, Yeong W, 2001. TNF-2 mediated apoptosis and MMP expression in chondrocytes from human auricular cartilage. Arthritis Rheum, 44（9）: S63-S68.

Knecht S, Vanwanseele B, Stüssi E, 2006. A review on the mechanical quality of articular cartilage-implications for the diagnosis of osteoarthritis. Clin Biomech, 21（10）: 999-1012.

Knudson W, Loeser R F, 2002. CD44 and integrin matrix receptors participate in cartilage homeostasis. Cell Mol Life Sci, 59: 36-44.

Kobayashi K, Sakamoto M, Tanabe Y, et al, 2006. Application of acrylic split-hopkinson-bar method for determining mechanical properties of articular cartilage at high strain rate. J Biomech, 39: S477.

Korhonen R K, Jurvelin J S, 2010. Compressive and tensile properties of articular cartilage in axial loading are modulated differently by osmotic environment. Medi Eng Physi, 32（2）: 155-160.

Langelier E, Suetterlin R, Hoemann C D, et al, 2000. The chondrocyte cytoskeleton in mature articular cartilage: structure and distribution of actin, tubulin, and vimentin filaments. J Histochem Cytochem, 48（10）: 1307-1320.

Leonidas G, Gregory M, Maureen L, 2005. Osteoarthritic changes in the biphasic mechanical properties of the chondrocyte pericellular matrix in articular cartilage. J Biomech, 38: 509-517.

Li X, Ye J D, Zhang C Q, et al, 2014. Numerical simulation about stretching process in different layers of cartilage: Applied Mechanics and Materials, Trans Tech Publications, 441: 480-483.

Liu X, Noble P C, Luo Z P, 2004. Biochem Biophys Res Commun, 316（2）: 313-316.

Loening A M, James I E, Levenston M E, et al, 2000. Injurious mechanica compression of bovine articular cartilage induces chondrocyte apoptosis. Arch Biochem Biophys, 381: 205-212.

Lu X L, Wan L Q, Guo X E, et al, 2010. A linearized formulation of triphasic mixture theory for articular cartilage, and its application to indentation analysis. J Biomech, 43（4）: 673-679.

Malaviya P, Nerem R M, 2002. Fluid-induced shear stress stimulates chondrocyte proliferation partially mediated via TGFbeta1. Tissue Eng, 8（4）: 581-590.

Mauck R L, Byers B A, Yuan X, et al, 2007. Regulation of cartilaginous ECM gene transcription by chondrocytes and MSCs in 3D culture in response to dynamic loading. Biomech Model Mechanobiol, 6: 113-125.

Mauck R L, Soltz M A, Wang C C, et al, 2000. Functional tissue engineering of articular cartilage through dynamic loading of chondrocyte-seeded agarose gels. J Biomech Eng, 122（3）: 2522-2560.

McLeod M A, Wilusz R E, Guilak F, 2013. Depth-dependent anisotropy of the micromechanical properties of the extracellular and pericellular matrices of articular cartilage evaluated via atomic force microscopy. J Biomech, 3: 586-592.

McMahon L A, Reid A J, Campbell V A, et al, 2008. Regulatory effects of mechanical strain on the chondrogenic differentiation of MSCs in a collagen-GAG scaffold: experimental and computational analysis. Ann Biomed Eng, 36（2）: 185-194.

Michalek A J, Iatridis J C, 2007. A numerical study to determine pericellular matrix modulus and evaluate its effects on the micromechanical environment of chondrocytes. J Biomech, 6: 1405-1409.

Motavalli M, Whitney G A, Dennis J E, et al, 2013. Investigating a continuous shear strain function for depth-dependent properties of native and tissue engineering cartilage using pixel-size data. J Mech Behav Biomed Mater, 28（4）: 62-70.

Murray R C, Birch H L, Lakhani K, et al, 2001. Biochemical composition of equine carpal articular cartilage is influenced by short-term exercise in a site-specific manner. Osteoarthritis-Cartilage, 9（7）: 625-632.

Narmoneva D A, Wang J Y, Setton L A, 2001. A noncontacting method for material property determination for articular cartilage from osmotic loading. Biophy J, 81（6）: 3066-3076.

Nebelunga S, Gavenisa K, Lüringa C, et al, 2012. Simultaneous anabolic and catabolic responses of human chondrocytes seeded in collagen hydrogels to long-term continuous dynamic compression. Annals of Anatomy, 194: 351-358.

Nishida M, Hino Y, Todo M, 2015. Dynamic compressive properties of bovine knee layered tissue. EPJ Web of Conferences. EDP Sci, 94: 03003.

Niu H, Wang Q, Zheng Y, et al, 2010. A new method for computing the uniaxial modulus of articular cartilages using modified inhomogeneous triphasic model. Acta Mechanica Sinica, 26（1）: 121-126.

Niu H J, Li L F, Sun F, et al, 2011. Ultrasound speed and attenuation in progressive trypsin digested articular cartilage. Sci China Life Sci, 54（11）: 1029-1035.

Patwari P, Cook M N, DiMicco M A, et al, 2003. Proteoglycan degradation after injurious compression of bonvine and articular cartilage in vitro: interaction with exogenous cytokines. Arthritis Rheum, 48（5）: 1292-1301.

Qu F, Guilak F, Mauck R L, 2019. Cell migration: implications for repair and regeneration in joint disease. Nat Rev Rheumatol, 15（3）: 167-179.

Rebecca E W, Louis E D, Farshid G, 2012. A biomechanical role for perlecan in the pericellular matrix of articular cartilage. Matrix Biol, 31: 320-327.

Sellards R A, Nho S J, Cde B J, 2002. Chondral injuries. Curr Opin Rheumatol, 14（2）: 134-141.

Seog J, Dean D, Plaas A H K, et al, 2002. Macromolecules, 35: 5601-5615.

Smith R L, Lin J, Trindade M C, et al, 2000. Time-dePendent effects of intermittent hydrostatic Pressure on articular chondroeyte type11 collagen and aggrecan mRNA expression. RehabilRes, 37（2）: 153-161.

Sokoloff L, 1966. Elasticity of ageing cartilage. Fed Proc, 25: 1089-1095.

Steward A J, Wagner D R, Kelly D J, 2013. The pericellular environment regulates cytoskeletal development and the differentiation of mesenchymal stem cells and determines their response to hydrostatic pressure. Eur Cell Mater, 25: 167-178.

Szarko M, Muldrew K, Bertram J E A, 2010. Freeze-thaw treatment effects on the dynamic mechanical properties of articular cartilage. BMC Musculoskelet Disord, i1（1）: 231.

Tew S R, Kwan A P, Hann A, et al, 2000. The reactions of articular cartilage experimental woundmg: role of apoptosis. Arthritis Rheum, 43（1）: 215-225.

Treppo S, Koepp H, Quan E C, et al, 2000. Comparison of biomechanical and biochemical properties of cartilage from human Knee and ankle pairs. J Orthop Res, 18（5）: 739-748.

Trickey W, Vail T, Guilak F, 2004. The role of the cytoskeleton in the viscoelastic properties of human articular chondrocytes. J OrthoP Res, 22: 131-139.

Vincent T L, McLean C J, Full L E, et al, 2007. FGF-2 is bound to perlecan in the pericellular matrix of articular cartilage, where it acts as a chondrocyte mechanotransducer. Osteoarthritis Cartilage, 7: 752-763.

Vincourt J B, Etienne S, Grossin L, et al, 2012. Matrilin-3 switches from anti- to pro-anabolic upon integration to the extracellular matrix. Matrix Biol, 5: 290-298.

Vonk L A, Doulabi B Z, Huang C L, et al, 2010. Preservation of the chondrocyte's pericellular matrix improves cell-induced cartilage formation. J Cellular Bioch, 110: 260-271.

Waldman S D, Spiteri C G, Grynpas M D, 2003. Effect of biomechanical conditioning on cartilaginous tissue formation *in vitro*. J Bone Surg Am, 2: 101-105.

Waldman S D, Spiteri C G, Grynpas M D, 2003. Long-term intermittent shear deformation improves the quality of cartilaginous tissue formed *in vitro*. J Orthop Res, 21 (4): 590-596.

Wang M, Ponticiello M, Kovanen V, et al, 2000. Volumetric changes of articular cartilage during stress relaxation in unconfined compression. J Biomecha, 33: 1049-1054.

Wang Q, Zheng Y P, Niu H J, et al, 2007. Extraction of mechanical properties of articular cartilage from osmotic swelling behavior monitored using high frequency ultrasound. J Biomech Eng, 129 (3): 413-422.

Wang Y, Liu H, Gao L, et al, 2011. Test the mechanical properties of articular cartilage using digital image correlation technology. Proced Environ Sci, 8 (1): 191-196.

Wei X C, 1998. Maturation-dependent normal and injury-induced changes in rabbit knee articular cartilage. Linköpings universitet.

Wiberg C, Klatt A R, Wagener R, et al, 2003. Complexes of matrilin-1 and biglycan or decorin connect collagen VI microfibrils to both collagen II and aggrecan. J Biol Chem, 39: 37698-37704.

Williamson A K, Chen A C, Masuda K, et al, 2001. Evolution of the biomechanical properties of articular cartilage during development: function-composition relationships. 47th Annual Meeting, Orthopaedic Research Society: 25-28.

Williamson A K, Chen A C, Sah R L, 2010. Compressive properties and function-composition relationships of developing bovine articular cartilage. J Orthop Res, 19 (6): 1113-1121.

Wilson W, Van Donkelaar C C, Van Rietbergen B, et al, 2004. Stresses in the local collagen network of articular cartilage: a poroviscoelastic fibril-reinforced finite element study. J Biomech, 37 (3): 357-366.

Wilson W, Van Donkelaar C C, Van Rietbergen B, et al, 2005. A fibril-reinforced poroviscoelastic swelling model for articular cartilage. J Biomech, 38 (6): 1195-1204.

Wilusz R, Zauscher S, Guilak F, 2013. Micromechanical mapping of early osteoarthritic changes in the pericellular matrix of human articular cartilage. Osteoarthritis Cartilage, 12: 1895-1903.

Wilusz R E, Defrate L E, Guilak F, 2012. Immunofluorescence-guided atomic force microscopy to measure the micromechanical properties of the pericellular matrix of porcine articular cartilage. J R Soc Interface, 76: 2997-3007.

Wilusz R E, Guilak F, 2004. High resistance of the mechanical properties of the chondrocyte pericellular matrix to proteoglycan digestion by chondroitinase, aggrecanase, or hyaluronidase. J Mech Behav Biomed Mater, 38: 183-197.

Wilusz R E, Sanchez-Adams J, Guilak F, 2014. The structure and function of the pericellular matrix of articular cartilage. Matrix Biol, 39: 25-32.

Xie J, Zhang Q, Zhu T, et al, 2014. Substrate stiffness-regulated matrix metalloproteinase output in myocardial cells and cardiac fibroblasts: Implications for myocardial fibrosis. Acta Biomaterialia, 10 (6): 2463-2472.

Youn I, Choi J B, Cao L, et al, 2006. Zonal variations in the three-dimensional morphology of the chondron measured in situ using confocal microscopy. Osteoarthritis Cartilage, 14: 889-897.

Zhang Q, Yu Y, Zhao H, 2016. The effect of matrix stiffness on biomechanical properties of chondrocytes. Acta Biochimica et Biophysica Sinica, 48 (10): 958-965.

Zhang Y, Zhang J, Chang F, et al, 2018. Repair of full-thickness articular cartilage defect using stem cell-encapsulated thermogel. Mater Sci Eng C Mater Biol Appl, 88: 79-87.

Zheng Y P, Niu H J, Mak F T A, et al, 2005. Ultrasonic measurement of depth-dependent transient behaviors of articular cartilage under compression. J Biomech, 38 (9): 1830-1837.

第五章

关节软骨损伤

膝关节软骨是覆盖于股骨远端、胫骨近端及髌骨后方关节表面，由单一的软骨细胞、致密Ⅱ型胶原与糖蛋白基质构成，无血管、淋巴管及神经支配，主要功能是在关节间分散与传递负荷，减少摩擦，帮助膝关节进行光滑、无痛的活动。但各种损伤、炎症和退变均可引起不可逆性软骨损伤。软骨组织的结构特点使得软骨一旦损伤，便难以自愈。

第一节　关节软骨损伤的分类

全球软骨修复协会（ICRS）将软骨损伤分为5级。0级为正常；1级基本正常，表现为浅表的损伤；2级为异常，表现为裂缝向下延长小于软骨厚度的50%；3级为严重的异常，裂缝向下延长超过软骨厚度的50%，可深及钙化层，但不穿透软骨下骨；4级为严重的异常，裂缝穿透全层，合并软骨下骨缺损或暴露。也有学者将软骨损伤分为三类，即①软骨基质和细胞损伤；②软骨裂隙，即软骨片撕裂或软骨缺损；③骨软骨损伤，可见的关节软骨和骨结构性破裂。但多数学者将非穿透软骨下骨的软骨损伤称为软骨部分损伤，而将穿透软骨下骨的损伤称为软骨全层损伤。

一、软骨基质和细胞损伤

软骨基质和细胞损伤时，软骨的表层结构尚完整。正常软骨组织结构急性或重复性钝性创伤包括过度的冲击负荷能导致关节软骨基质发生变化——蛋白多糖浓度减少和胶原纤维网络破坏（图5-1，图5-2）。软骨细胞可感受到基质成分变化并合成新的基质大分子，因此有可能修复基质大分子网络损伤。但尚不清楚什么程度的损伤可被修复，什么程度的损伤可导致进行性软骨丢失。足够数量的健康的软骨细胞存活，软骨胶原纤维网络尤其是表层结构完整与否，是软骨细胞能否修复此类损伤的关键。当条件不能满足时，软骨细胞不能修复基质，细胞将暴露于过度负荷下，软骨组织将发生退行性变。但此类损伤往往难以早期诊断，文献显示，一些特殊序列的 MRI 也可显示表面下的软骨损伤，关节滑液中或血清中一些标记可提示软骨早期损伤，如聚集蛋白多糖片段、金属蛋白酶等，由于尚缺乏精确性和可靠性，目前临床应用有限，尚需进一步的研究。

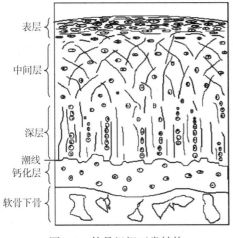

图 5-1 软骨组织正常结构

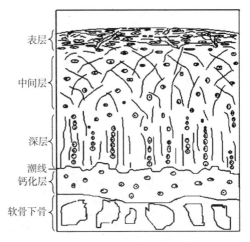

图 5-2 软骨细胞和基质损伤，但表层基本完整

二、软骨裂伤或缺损

软骨裂隙，软骨片撕裂或软骨缺损：局限于软骨的可见软骨结构性破裂（图 5-3），急性或重复性创伤能导致关节软骨局部结构破裂，包括软骨裂隙，软骨片或软骨撕裂和部分软骨丢失。缺少血液和修复性细胞限制了软骨对损伤的修复，软骨细胞在损伤区附近增殖并增加基质大分子合成，但新合成的基质和增殖的细胞不能填满组织缺损，且损伤后不久细胞增殖和合成活性即停止。此型损伤多有明确外伤史，局部肿胀，关节活动受限，多伴有弹响或交锁症状，常合并膝关节韧带损伤，MRI 检查可明确诊断，关节镜检查可进一步明确诊断并予以治疗。

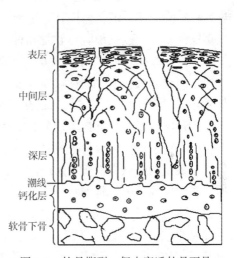

图 5-3 软骨撕裂，但未穿透软骨下骨

三、骨软骨损伤

骨软骨损伤，可见关节软骨和骨结构性破裂（图 5-4）。此型损伤不局限于软骨损伤，常涉及软骨下骨出血，形成纤维蛋白凝块进而激活炎症反应。此型损伤多见于青少年或成人患者，Jonhson 等学者认为，青年时由于软骨与软骨下骨连接紧密，关节软骨潮线尚未形成，遭受剪切应力时常向软骨下骨深层传递，造成骨软骨联合骨折。根据损伤机制的不同，骨软骨骨折又分为外源性骨折和内源性骨折，外源性骨折指因直接外部打击所致的骨折，内源性骨折产生于关节内部旋转与挤压联合应力。Rosenberg 等指出，外源性骨软骨

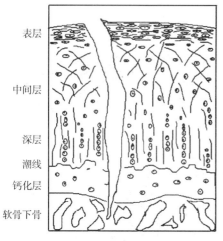

表层

中间层

深层

潮线

钙化层

软骨下骨

图 5-4 深及软骨下骨的骨软骨损伤

骨折常由髌骨半脱位或脱位过程中髌骨施加应力、撞击股骨髁，引起髌骨和股骨外髁的骨软骨骨折。当膝关节在伸直或接近伸直位突然施展向外扭转或外翻应力时，即使未造成髌骨脱位，股骨外髁仍可发生骨软骨骨折。

骨软骨损伤修复机制为损伤后不久，从破坏骨血管溢出的血液形成血肿暂时填充损伤位置。血肿内含纤维蛋白，血小板黏附于胶原纤维。纤维蛋白凝块填充骨缺损延伸到软骨缺损处。血凝块内血小板释放血管活性介质和生长因子或细胞激动素（一些小蛋白质影响多种细胞功能，如迁移、增殖、分化和基质合成），包括转化生长因子 β 和血小板源性生长因子。骨基质也含有生长因子，包括转化生长因子 β、骨形态形成蛋白、血小板源性生长因子、胰岛素样生长因子 Ⅰ、胰岛素样生长因子 Ⅱ 和其他生长因子。这些生长因子在修复骨软骨缺损中具有重要作用。它们能刺激血管入侵，未分化细胞迁入血凝块，影响细胞增殖和合成活性。进入组织缺损不久，未分化间充质干细胞增殖合成新基质。损伤两周内，一些间充质干细胞呈现软骨细胞样圆形形态，开始合成含 Ⅱ 型胶原和相对高浓度的蛋白多糖样基质。这些细胞在软骨和骨缺损区长成透明软骨样软骨。损伤后 6～8 周，软骨缺损区修复组织含许多软骨细胞样细胞，基质由 Ⅱ 型胶原、蛋白多糖、少量 Ⅰ 型胶原和非胶原蛋白质构成。不似软骨缺损区细胞，骨缺损区细胞产生未成熟骨、纤维组织和透明样软骨。

软骨修复组织具有典型成分和结构，介于透明软骨和纤维软骨之间，很少能复制正常关节软骨精密的结构成分。软骨修复组织持续没有变化或逐渐塑型形成功能性关节软骨，但大多数大的骨软骨损伤，大约一年软骨修复组织开始显示基质丢失、碎片和纤维化，胶原含量增加及丢失软骨细胞样细胞。残存的细胞经常呈现成纤维细胞样形态，周围基质逐渐由浓密胶原纤维填塞。纤维组织经常碎裂裂解而暴露骨区。软骨修复组织低劣的力学特性可导致常见的退行性变。即使成功填塞骨软骨缺损，但由于修复组织缺乏硬度，因此其具有较正常关节软骨有更高的渗透性，甚至最好的透明软骨样软骨修复组织胶原纤维排列方向和结构亦与正常关节软骨不一样。另外，修复组织细胞不能建立基质大分子之间的正常关系，尤其是软骨蛋白多糖与胶原纤维网络间的连接。修复软骨基质硬度的减少，渗透性的增加可加重大分子网络负荷，导致蛋白多糖结构毁坏；因此，暴露修复软骨细胞于过度负荷之下，会进一步损坏细胞修复基质能力。临床经验和实验研究表明：成功修复骨软骨损伤软骨部分，在某种程度上依赖于损伤的严重程度和个体年龄，如损伤软骨的体积或表面积。没有改变关节功能小的骨软骨缺损比改变关节表面负荷大的缺损预期治疗效果好。治愈软骨和骨软骨损伤与年龄的关系尚未彻底研究，但儿童比成年人骨愈合快，骨骼未成熟动物比成熟动物关节软骨细胞对损伤反应显示较好的增殖活性和较强的合成蛋白多糖分子能力（图 5-5～图 5-9）。

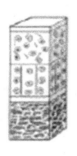

图 5-5　ICRS 0 级——正常

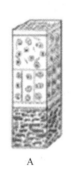

A　　　　B

图 5-6　ICRS 1 级——基本正常

A. 浅表的损伤、柔和的切迹；B. 浅表的龟裂和
裂缝

图 5-7　ICRS 2 级——异常

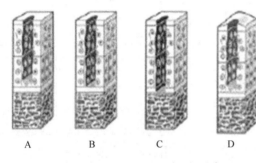

A　　　B　　　C　　　D

图 5-8　ICRS 3 级——严重的异常

裂缝向下延长小于软骨厚度的 50%；A.裂缝向下延长超过
软骨厚度的 50%；B.可深及钙化层；C.不穿透软骨下骨；
D.大水疱也包括在此级中

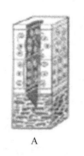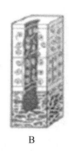

A　　　　B

图 5-9　ICRS 4 级——严重的异常

A. 裂缝穿透全层；B. 合并软骨下骨缺损或暴露

第二节　关节软骨损伤的自然转归

　　关节软骨损伤的修复与其组织结构特点及损伤的方式有关，而修复的持久性及良好的负重关节面的维持则有赖于愈合组织的质量，但实际上，修复常不完善，使损伤的关节面后期常常发生退行性改变。

一、不同软骨损伤类型的修复

　　表浅损伤的修复愈合依赖于关节软骨细胞的代谢活性，但其精确重建结构的能力有限，即使关节软骨细胞能够合成蛋白多糖和胶原分子，并能够释放入基质，但这些新合成的分子并未相互结合形成络合物，因此构建的结构并不完美，愈合组织的功能也较差。软骨无血供及软骨细胞不能大量复制限制了其修复的能力。

关节的钝性损伤较常见，体外低于 20% 的应变对关节软骨没有任何明显破坏。长期重复性的负重可导致在体软骨基质裂解，细胞破坏，最终软骨下骨增厚。离体髋关节重复性负重可引起负重区蛋白多糖基质含量下降，软骨细胞合成活性增加。细胞死亡与胶原纤维裂解随负重频率和负重幅度的改变而变化。超过临界值的单次冲击伤或多次大幅度但小于临界值的钝性损伤即可导致软骨不可逆性损害，小负荷冲击伤使基质降解，但无软骨细胞坏死，其修复过程主要特征是基质蛋白合成增加，但仅限于紧邻软骨的细胞群，不包括炎性反应或介质的生成及未分化的成纤维细胞成分。

撕裂伤或软骨缺损破坏了胶原纤维网，使胶原纤维暴露于降解酶类，并有可能使局部细胞死亡。缺损区一般不愈合，但也不扩大。许多动物实验研究发现受损部位软骨细胞群状增殖，基质合成增加，在伤后 6 周最为活跃，但不久后即停止，使修复过程不完全。Ghadially 等在超微结构水平对切线伤的愈合过程观察两年发现，损伤后 1 周，光镜下局部细胞坏死，邻近蛋白多糖丢失。存活软骨细胞的透射电镜观察表明代谢活性增加。伤后 6 个月，缺损区覆盖一层细胶原纤维网，其排列方向与表面平行，但表面的不平整依然存在。Mankin 等认为受损软骨的基质蛋白多糖抑制血小板的附着及纤维网架的形成，使成纤维细胞不能桥接间隙。在实验中，关节内注射蛋白多糖溶解酶可促进动物关节软骨表浅撕裂伤的愈合，水杨酸盐也可促进浅表缺损的愈合。

深达软骨下骨质的损伤可导致血肿形成及纤维蛋白凝集，其在修复过程中起网架作用。与浅表损伤不同的是，骨软骨损伤可以软骨组织愈合，但其性质（纤维软骨或透明软骨）与软骨下肉芽组织（外源性转化细胞）和软骨细胞的作用目前意见尚不一致。

Depalma 的研究发现，未成熟犬由软骨下肉芽组织演变而来的透明软骨修复全层软骨缺损。Campbell 认为，在修复早期，胶原纤维的走行和分布与纤维组织相似，主要细胞与成纤维细胞类似，大部分胶原为 I 型胶原，仅有少量的 II 型胶原，3 个月后，则以 II 型胶原为主。所形成的透明软骨不规则，并有部分基质区域缺乏细胞，受损部位的组织切片也难以再现关节软骨的层状区域性分布。随着时间的延长，修复组织更似纤维软骨，并有退行性纤维化倾向。蛋白多糖的丢失可能伴随着透明软骨逐渐向纤维软骨的转化。

成年兔股骨远端软骨内骨折复位不完全或复位后未加压，常以纤维软骨修复。复位完全，加压并行骨折块间固定，关节软骨表面的修复组织外观则与透明软骨相似。加压固定可能改变了关节面的机械微环境，促使透明软骨的形成，阻止干扰浅表透明化肉芽组织的长入。负重的软骨可以记录到电位，关节软骨和生长板软骨显示电极化，生长活跃的部位更趋向于阴极。机械力有可能转化为软骨细胞或大分子敏感的生物电。Hall 认为电磁与生长、形态发生及修复和再生过程有关。这也可能是加压固定后修复效果较好的原因。

在兔子动物实验中，持续被动活动促进透明软骨修复关节软骨全层缺损，而完全制动和间断性主动活动对照组则较差。持续被动活动可以促进关节内自体骨膜游离移植的新生软骨形成。关节制动破坏了实验动物的关节软骨，即使制动不完全，6 周后所产生的软骨显微性破坏在 6～8 个月后仍然存在。而坚强的固定制动 30 天，即可引起 30 天后仍难以逆转的改变。制动破坏了基质和细胞所需的正常机械刺激，也使为软骨细胞提供营养的滑液泵作用失能。

二、软骨损伤修复与软骨成熟程度关系

机体许多生物化学反应与成熟程度相关，由于在不同的研究中选用不同成熟程度的实验动物，而使得比较不同修复方法优劣的工作变得困难。明确软骨组织对损伤的反应及其修复与软骨的成熟程度关系，Wei 等对此进行了深入研究。

Wei 等选用 17 只幼年兔、21 只青年兔和 19 只成年兔研究内侧股骨髁全厚层软骨缺损的修复。分别在兔两侧膝关节内侧股骨髁负重区做缺损模型组织，然后分别在 3 周、6 周、12 周注射过量麻药处死动物取材。先用解剖显微镜观察左膝关节软骨表面，即表面的平整程度、完整性及修复组织的颜色，并用改良的 Makin 软骨评分法对正常软骨的退变情况进行评估。如 Sommeylath 和 Gillquist 描述：0 级，正常软骨；1 级，软骨表面不规整；2 级，软骨翳及表面不平整；3 级，表面裂隙形成；4 级，深的局限的裂隙，可深及软骨下骨；5 级，深至软骨下骨的大的损伤；6 级，软骨完全缺失。

组织学观察发现，虽然没有一例修复组织达到缺损周围软骨的水平，但幼年比成年再生旺盛。在幼年组和青年组，修复组织主要由纤维组织和未分化的基质组成，显示了大量的类软骨细胞，这些细胞含大的细胞核和大的胞质。一些修复组织如硫酸软骨素（AB-PAS）呈阳性染色。而成年组，修复以纤维组织为主。修复组织的总体特征是幼年组和青年组较成年组更接近软骨组织，而成年组修复组织的表面比较光滑。主要原因是成年修复组织表层有一层滑膜细胞层覆盖。不管年龄大小，修复组织经常有裂隙或囊肿形成，也常比正常软骨更厚。早期观察再生组织与周围软骨的连接或与软骨下骨的连接，青年兔及成年兔是缺失的或不完全的，幼年组有 2 例已完全愈合，其他多为部分愈合。缺损周围软骨基质硫酸软骨素染色轻微，基质看起来流向了缺损。

在修复组织与邻近软骨间的某些愈合可能为这种基质流动所导致。邻近缺损区软骨细胞丛多见，而幼年组则更为多见。在所有年龄组中一些邻近缺损区的软骨表面呈现纤维化。从骨髓腔或缺损侧壁上长出肉芽组织在幼年组和青年组非常明显，而成年组则不然。幼年动物，以未成熟的骨小梁骨填充缺损，在其上层有富含成熟软骨细胞的组织。越靠近骨关节腔，则变成极似纤维化组织外观。

3 周时，缺损多未填充，与年龄无关。6 周时，幼年组和青年组兔较成年兔显示更多的组织再生。12 周时，所有缺损均填充。总体上，修复组织不平整。3 周时显浅红，12 周显白色。三组缺损区周围软骨均呈现轻微的退变，这些退变似乎并不随时间延长而进展，但随时间延长骨赘形成退变的较为普遍。

6 周时发现，幼年组修复组织高于或平于邻近软骨，成年组则无一修复组织达到邻近软骨的水平；幼年组，可发现半数多为透明样软骨，其余也具有未分化间充质的特征。新形成的类透明样软骨具有高的细胞密度。这些细胞经常有多边形形状和被 AB-PAS 染色，典型的栅栏样细胞结构也开始形成。在成年组，修复组织要么是纤维组织，要么是未完全分化的间充质，染色着色轻微或缺失，无一例有类透明样软骨形成。再生组织的主要特征是幼年组比成年组要好。不论年龄大小，修复组织多是不规整的并有裂隙形成。修复组织比邻近软骨厚且与 3 周相比，有较好的完整性。青年组中，修复组织都全部或

部分愈合邻近软骨，明显优于成年。幼年兔较成年兔还有更多的软骨细胞丛。在缺损底部，血管化的骨小梁骨已经形成，其量在幼年组和青年组明显大于成年组。邻近修复组织的软骨在幼年组与成年相比有更大程度的退化表现，表现为减少的异染性及破裂表面。

12周时幼年组和青年组，所有缺损被完全填充，但成年组仅有一半缺损完全填充。幼年组和青年组多数有类透明样表现；仅少数几例呈现未分化间充质。靠近骨髓腔的软骨细胞呈圆盘状及有典型的线状表层。深层的栅栏状排列较前面观察更加明显。在成年组，再生组织从纤维组织向类透明样软骨转化。不同年龄组的修复组织不再有差异。另外，异染性是相似的。多数浅表层及移行层接近浅表层的部分着色较淡，而辐射层部分着色加深。被纤维组织修复的表面破裂或裂纹在所有年龄组是常见的，但幼年组和青年组与成年组比，有更好的结构完整性，完全或部分与软骨下骨或邻近软骨愈合全部在幼年组和青年组；在许多例数中已难发现有明确的界限。在成年组，8例中仅有3例有部分愈合，多数修复组织与软骨下骨或邻近软骨间有明确的界限或裂隙。幼年组和青年组愈合好于成年组。软骨细胞丛在多个年龄组同样常见。在幼年组和青年组软骨下骨形成，部分组还可发现潮线。成年组无一例有软骨下骨板及潮线形成。

修复组织填充缺损随时间进展，但幼年组和青年组，修复组织填平缺损的速度比成年组快，再生软骨的性质在幼年组随时间而改善，即由纤维组织向未分化的间充质或类透明样软骨演变；这种改善幼年组和青年组快于成年组，在幼年组和青年组中显示了较高的类透明软骨的概率。AB-PAS染色在幼年及青年组随时间显著增高。修复组织表面的破坏（纤维化及裂纹出现）仅在成年组可注意到。在所有动物中，修复组织的结构完整性随时间改善，即从松散的血管化的纤维组织向更致密、类透明软骨演变；12周幼年组和青年组优于成年组。在青年组与邻近软骨的愈合可显著改善；幼年组比成年组有较好的愈合；12周幼年组和青年组愈合优于成年组。成年组软骨丛随时间增多，幼年组在3周时达到的水平较高。各个年龄组，邻近软骨的退化不随时间的改变而改变。损伤6周，全部幼年兔和青年组兔缺损完全被再生组织填充，成年兔则仅为少数。所有的修复组织形态随时间有明显改善，逐渐由纤维组织向类透明样软骨演变。在3周和6周时，幼年兔和青年兔修复组织与成年兔比，有更多透明样软骨生成。另外，与邻近软骨组织的愈合也优于成年兔。12周时，软骨下骨已在幼年兔和青年兔的修复组织中形成，但在成年兔中无一例发现。所有实验兔中无一例修复组织具有正常软骨表现，但在12周时普遍形成类透明样软骨。不论年龄大小及观察时间长短，与邻近或对照软骨相比，修复位点显示硬度减小和应变值变大，且没有随时间改善的趋势。与成年兔相比，幼年兔显示充填缺损较快，以及较早的软骨化。

第三节　关节软骨损伤

软骨组织无血管、神经分布，成熟的关节软骨包含少量的软骨细胞和其周围的大量细胞外基质。由于关节软骨具有这种富含基质的组织学特征，因此基质的破坏意味着关节软骨的破坏。过度负荷的力学因素、激活的蛋白酶、细胞因子、前列腺素、氧自由基等生物学因素及软骨细胞骨架的变化对关节软骨的破坏起重要作用。最近 HDAC4、Ihh 及关节软骨下骨异常变化的作用也十分令人关注。研究表明，各种因素绝不是各自单独作用，而是相互作用，但其机制尚未完全阐明。

一、关节软骨的退变

随着年龄增加，尤其是 40 岁以后，关节软骨细胞都发生了退变。首先表现在细胞内端粒随着年龄增加而缩短。端粒是同源染色体末端的序列，可阻止染色体凝集和被酶破坏，从而维持染色体的正常功能，同时端粒也是染色体复制所必需的。随着细胞分裂端粒会逐渐缩短，端粒缩短后其功能会逐渐下降。关节软骨经过几十年后，软骨细胞即使是低分裂也会导致端粒缩短，这期间如果软骨受到损伤和高负荷负重，细胞分裂会增加数倍，会更加快端粒缩短的速度。另外，线粒体是细胞的重要细胞器，它通过呼吸作用为细胞的代谢和生存提供能量，同时线粒体可保护细胞，使其免受氧衍生物及其他自由基的毒性损害。但随着年龄增加，会出现细胞内线粒体减少，线粒体内 DNA 含量下降，线粒体的膜蛋白丢失。因此，随着年龄增加，软骨细胞有丝分裂降低，对生理应力刺激和 IGF-Ⅰ 等促进基质合成的生长因子的反应下降，基质分泌能力降低，维持和修复软骨的能力降低，软骨退变的危险性增加[Martin J A，2003]。

随着年龄增加，关节软骨内的基质也发生了结构和力学性能的改变。老年关节软骨内聚集蛋白聚糖分子变小，而且大小不均；胶原交联增加，变得僵硬，张力强度下降。最近研究发现，随着年龄增长，糖基化产物（AGEs）在关节软骨内逐渐堆积，糖基化产物是还原性糖在无酶条件下与蛋白质等大分子发生不可逆的糖化反应而生成的产物，AGEs 常产生于生存期较长的蛋白质分子中，如胶原分子。生物力学实验证实[Bank，1998]，胶原发生糖基化后，胶原纤维网架结构脆性增加，易于疲劳。基质分子糖基化后，不易被生理状态下的蛋白酶降解。另外，糖基化产物能降低软骨细胞分泌基质的能力，从而抑制基质更新，导致软骨内退变基质增加。有研究显示 80 岁人群与 20 岁人群相比，关节软骨内糖基化胶原增加了近 50 倍。因此老年软骨更容易受损，同时退变基质的增加可能会激活软骨细胞对软骨的分解[Verzijl，2003]。

二、关节软骨基质的破坏

关节软骨内基质合成与基质降解同时存在，但其细胞调控机制尚不明了。Thompson和 Robinson 推算，成人软骨内的基质糖胺多糖每年更新一半，而胶原基质每 10 年才能替换一半。所有降解酶，除透明质酸酶存在于滑膜外，其余均存在于关节软骨内。但对每个细胞的降解与合成之间关系尚知之甚少。软骨细胞内含有组织蛋白酶（cathepsin）B、组织蛋白酶 D 及组织蛋白酶 F。组织蛋白酶 B 在中性条件下具有活性，组织蛋白酶 D 只有在 pH 4.50～5.00 时才具有活性，因此，在软骨中，组织蛋白酶 B 比组织蛋白酶 D 更重要。每个软骨细胞的软骨陷窝内含有新合成的基质成分，并有组织蛋白酶 D 存在，可能此处的

pH 偏酸性。组织蛋白酶 D 不能降解胶原，但可分解蛋白多糖的多肽支架，而被其他酶降解。其合成基质细胞与降解蛋白多糖的速度比胶原的速度快。

胶原酶由成纤维细胞、滑膜细胞和软骨细胞合成与释放，但通常需要其他因素的激活（如纤维蛋白溶酶）。胶原酶在中性环境下会破坏三螺旋结构。新合成的尚未交联的胶原对胶原酶比已交联的胶原更敏感。老化、分子间交联严重的软骨对这些酶的降解更具抗性。

有些胶原溶解蛋白酶，如多核白细胞产生的酶类，不能破坏胶原的三螺旋结构，但它们能降解非螺旋的末端肽（如丝氨酸蛋白酶、组织蛋白酶 G 及弹性硬蛋白酶）。这些酶在滑液中并不存在。滑膜表面的 A 型细胞或 B 型细胞的溶酶体在病理状态下可释放蛋白酶、胶原酶和透明质酸酶，从而导致关节软骨的降解。软骨以外的其他组织有可能分泌刺激软骨细胞降解蛋白多糖和胶原的信使——分解代谢产物（catabolin）。这些蛋白或蛋白家族并不直接作用于软骨基质，只有活的软骨才可受累。巨噬细胞和单核细胞可产生分解代谢产物样物质，如果在巨噬细胞培养基中加入脂多糖类（lipopolysaccharides），则会明显增加这些因子的生成。

三、力学与软骨损伤

关节软骨细胞的力学特性是影响关节健康和功能的重要因素。对软骨细胞力学特性的深入研究将有助于了解软骨细胞在正常和病理条件下的调节情况，进一步为软骨损伤的修复提供新的方向。关节软骨细胞通过生物学、力学及理化相互作用于软骨细胞外基质，从而感知其力学环境。

软骨细胞的力学特性受到细胞、胞周基质、胞外基质的结构和特性的影响。同时受到局部渗透环境的影响。通过理论分析与实验研究的有机结合，进一步发现细胞周基质在关节软骨中起着举足轻重的生物力学作用。这将为研究软骨细胞力学信号的转导及软骨各组分力学特性奠定坚实基础，也为阐明力学因素在健康和病变软骨中的作用提供指导临床进行治疗的理论依据。

软骨细胞通过对力学信号的反应协同环境因子和遗传因素共同调控细胞的新陈代谢。生理条件下，软骨具有一定的机械反馈调节机制，可阻止因软骨内液体过度溢出而发生的变形，从而保护软骨。然而，在病理条件下，力学因素可以导致关节退行性变的发生和进展。为了阐明力学刺激对关节软骨及软骨细胞的作用，国内外学者尝试了从动物体内模型到组织、细胞、分子水平等的体外实验等不同的研究方法。他们认为力学环境对软骨细胞生长、分化、表型的表达，对移植物软骨的生成过程及修复组织的生物学特性有非常重要的作用[余方圆，2004]。但是，调控软骨细胞力学信号转导的力学及生化过程仍未能彻底阐明。这种调控途径的完全认识将是理解维持软骨细胞外基质的正常生理过程和导致关节疾病（如 OA）的病理过程的基础。

软骨细胞局部的变形行为是理解其力学特性的基础。有学者用一种特殊设计的力学加载设备对软骨的切面施加 30% 的压力，通过显像系统观察软骨细胞的局部变形行为。结果发现，随着细胞外基质的变形，软骨细胞的形状和细胞内空间发生了很大的变化。随着压力的去除，软骨细胞恢复原形。细胞外基质胶原的排列随着压力的去除也恢复原样

[王小虎，2006]。

近年来，许多学者运用共聚焦激光扫描显微镜来观察软骨细胞形态。共聚焦激光扫描显微镜可以对荧光染色的细胞膜和细胞器进行三维成像。通过几何模型程序确定软骨细胞的半径、体积、表面积和形状等的变化。结果表明，关节软骨细胞的形状和体积的变化与细胞外基质的变形紧密相关[Guilak F，1998]。Wong[Wong，1997]等对软骨进行应力加载和组织学固定再进行几何检测，结果发现软骨细胞及细胞核的体积和半径在压力方向上的减少程度与关节软骨厚度的下降程度相一致，垂直于压力方向上的软骨细胞及细胞核的大小没有发生显著性的变化。

除了可观察到软骨细胞在应力作用下发生形状和体积的显著变化外，也有证据表明软骨细胞的变形作为一种力学信号将调控新陈代谢和基因表达。有学者发现单层培养的软骨细胞较三维培养的软骨细胞有较强的成纤维细胞表达及三维立体培养，有助于软骨细胞表型的维持[吕昌伟，2004]。基于这些现象，有种假设认为细胞形状的改变（如变形）是影响软骨细胞代谢的调控因素之一。

在某些局部应力加载模型中，细胞变形引起的效应可以从其他物理因素的影响中分离出来单独考虑。例如，在微小的剪切应力条件下（如圆柱体的扭转）可以将细胞外基质的非流动依赖性效应从流动依赖性效应，如流体静压、渗透压、液流和电场效应中分离出来[Setton L A，1995]。使用这种模型，在频率为 1Hz 15% 的正弦剪切应变条件下作用 48 h，软骨细胞可以提高蛋白多糖的合成率并且可以改变蛋白多糖的合成类型。

Buschmann[Buschmann，1996]等将受压的、经放射性标记的软骨板用戊二醛固定，通过放射自显影技术显示软骨细胞及细胞核的形态变化与新合成的蛋白多糖的空间分布的关系。软骨受压导致细胞及细胞核的半径和体积的下降，同时伴有蛋白多糖的合成减少。这些研究更进一步证实关节软骨细胞形状和体积的变化在软骨细胞信号转导和细胞代谢过程中的影响。

近年来，大多数学者运用微管吸吮技术对正常和病态软骨细胞进行直接的力学特性的检测。这种技术是用较小的吸吮压作用于单个细胞，应用视频技术确保细胞吸入微管有一个暂时的变形。使用 1 根内径约 3μm 的玻璃微管对单个软骨细胞施加阶段性升高的负压，细胞达到平衡时的变形行为可以得到测量。对软骨细胞利用微管吸吮技术进行黏弹性特性的检测，结果显示，在一阶跃式负压的作用下，软骨细胞表现出典型的黏弹性固态蠕变特性。Trickey[Trickey，2000]等利用微管吸吮技术研究表明正常人软骨细胞和 OA 时退变的人软骨细胞的力学特性存在显著的差异，这些差异反映出病态软骨细胞骨架结构和组成发生的改变。张全有与王小虎[Zhang，2008；Wang，2008]等同样采用微管吸吮技术检测新西兰兔膝关节 OA 时软骨细胞在力学特性上的变化，并定量比较 OA 病变过程中软骨细胞力学行为的差异。研究发现正常软骨细胞与发生 OA 时退变的软骨细胞的黏弹性特性存在明显差异，正常软骨细胞的平衡模量 E_∞、瞬间模量 E_0 及表观黏性 μ，明显高于 OA 的软骨细胞。随后，卫小春[卫小春，2009]等采用微管吸吮技术研究不同年龄组原代软骨细胞的力学特性。研究结果表明，不同年龄新西兰兔关节软骨细胞均表现为典型的黏弹性固体蠕变特性。随着年龄的增长，其黏弹性参数（瞬时模量 E_0、平衡模量 E_∞、表观黏性 μ）逐渐降低，老年关节软骨细胞的黏弹性特性较幼年和成年软骨细胞明显下降。以上结果表明，退变后损伤的软骨细胞力学性能发生明显改变，表现为黏弹性显著降低，这为研究软骨细胞的退变机制提供了重要的生物力学依据。

四、生物学因素与软骨损伤

在诸多因素中，生物学因素在软骨损伤的发生过程中起着最主要的作用。其中以金属蛋白酶为代表的蛋白酶、前列腺素、一氧化氮，以 HDAC4 为主的表观遗传及 Ihh 的作用对关节软骨的破坏起重要作用。

1. 金属蛋白酶与关节软骨损伤

有多种分解酶参与软骨基质的破坏。这些酶主要由炎性细胞、增殖的滑膜细胞和软骨细胞分泌[Lohmander L S，1993]。根据活性基因，蛋白酶可分为四大类型：丝氨酸蛋白酶（serine proteinases）、巯基蛋白酶（cycteine proteinases）、基质金属蛋白酶（matrix metalloproteinases，MMPs）和天门冬氨酸蛋白酶（asparti proteinases）。软骨基质呈中性环境，而金属蛋白酶和丝氨酸蛋白酶的活性环境亦为中性，因此将金属蛋白酶和丝氨酸蛋白酶称为中性蛋白酶，它们对关节软骨的作用备受重视[Vincenti M P，1994]。

不同的金属蛋白酶其分泌细胞也不尽相同，由软骨细胞、滑膜细胞及巨噬细胞分泌的主要有 MMP-1、MMP-2、MMP-3 和 MMP-13、MMP-7、MMP-9。其中在关节软骨破坏中起重要作用的主要有 MMP-1、MMP-3 和 MMP-13[Vincenti MP，1994]。然而，在 MMP 家族中最为重要的是 MMP-13（又被称为胶原酶 3），它一种 Zn^{2+} 依赖的 MMP，并且通常情况下只在软骨及骨的发育过程中，以及 OA 的软骨细胞中表达[Nagase H，1998]。MMP-13 在 OA 软骨中的含量高于 MMP-1，且对胶原的分解作用是 MMP-1 的 10 倍，所以最为关键[Mitchell P G，1992]。在 MMP-13 大量表达后，软骨基质中的 Ⅱ 型胶原蛋白被大量分解，导致软骨基质的破坏和降解，软骨细胞直接暴露在炎性介质中，进一步则发生软骨细胞的变性和死亡，从而引起 OA 的一系列临床症状[Vincenti M P，1994]。

金属蛋白酶对软骨的破坏作用可能不是单独进行的，而是通过协同作用。除了 MMP-13 在软骨损伤中作用外，MMP-3 破坏软骨基质的蛋白聚糖结构，使胶原暴露，使得可破坏胶原的酶如 MMP-1、MMP-3 与胶原接触，同时激活酶的活性，MMP-1 和 MMP-13 迅速破坏胶原的网状结构，使黏附在胶原纤维上的蛋白聚糖进一步破坏，随后 MMP-2 破坏已经破损的胶原，使其碎解。经过这一过程，胶原的网状结构失去坚固性，导致不可逆的软骨变性。当然，这一过程常受到 TIMP 的抑制。只有 TIMP 与 MMPs 失衡，这一进程才能得以完成[Hiraoda K，1993]。目前，已有各种针对 MMP 的抑制剂在基础研究和临床工作中被人们逐渐开发和利用。

2. 一氧化氮与关节软骨破坏

一氧化氮（NO）对关节破坏作用的分子机制，目前仍未十分清楚。NO 由体内 L-精氨酸（L-Arg）生成，生物学半衰期只有 4～8s，与氧自由基反应后，形成亚硝酸离子（NO_2）进入血中和尿中[MacIintyre I，1995]。它的生物学作用主要为：

（1）酶活化作用：NO 可激活鸟苷酸环化酶（guanylic acid cyclase），由 GTP 生成

cGMP。cGMP 可激活 cGMP 依赖性蛋白酶，影响代谢环路和离子频率。

（2）酶失活作用：NO 与 Fe 结合可使酶失活，NO 可使线粒体的电子传递系中复合体 Ⅰ、复合体 Ⅱ 及乌头酸酶（aconitase）失活，使 ATP 合成下降，使 DNA 合成的速度酶——核糖核苷酸还原酶（ribonucleotide reductase，RRs）失活，阻止细胞分裂。

（3）细胞毒作用：①与胺基（amine）和硫醇（thiols）反应，形成具有致癌作用的亚硝胺化合物；②NO 与 O=2 反应，生成过氧化合物，这些氧自由基化合物，可造成细胞的损伤。

一氧化氮合酶（nitric oxide synthase，NOS）作为 NO 生成的关键因素，对其生物功能的发挥起非常重要的作用。NOS 是一种二氧化酶，已克隆出三种 NOS 基因[Hukkanen M，1995]。有两种基因产物：原生型 NOS（constitutive NOS，cNOS）和神经原生型 NOS（neuronal cNOS，ncNOS）。ncNOS 从大鼠和猪的小脑分离出来，以二聚体形式存在于胞质内，其单体分子质量为 150～160kDa，它存在于外周非肾上腺素能非胆碱能神经元、骨骼肌、胰岛细胞、肾致密斑细胞、子宫内膜等细胞中。cNOS 是内皮类原生型 NOS（endothelial cNOS，ecNOS），从血管内皮细胞中纯化，它的活化也依赖于 Ca^{2+}/CaM。ecNOS 是膜结合型蛋白，其单体分子质量为 133kDa，其 N-末端有一个十四烷基化的氨基酸序列，对其结合于膜上起着关键作用。还有一类基因产物是诱生型 NOS（inducible NOS，iNOS），从小鼠巨噬细胞中纯化得到的 iNOS，并以二聚体形式存在于胞质内，其单体分子质量为 130kDa。iNOS 受细胞毒素-LPS 及 IL-1、IL-6、TNF-α、IFN-α 等炎性细胞因子诱导而分泌，可产生纳摩尔水平的 iNOS。iNOS 可在许多细胞中表达，如炎症中性粒细胞、肿瘤细胞、肝细胞、血管内皮细胞和平滑肌细胞、软骨细胞、心肌细胞等[George A C，1996]。

研究表明关节软骨破坏与 NO 有关，但其机制尚不清楚。在类风湿关节炎动物模型的血清与尿中可出现 NO 的代谢产物 NO_2 上升，给予 NOS 阻滞剂后，NO 产生受到抑制，关节炎症程度减轻。关节炎大鼠关节滑膜上有 iNOS 表达，滑膜组织产生 NO。类风湿关节炎和 OA 患者滑液中 NO 含量比血清中高，提示滑膜产生的 NO 与疾病有关[Blanco F J，1998]。

NO 抑制软骨细胞蛋白聚糖合成，抑制软骨细胞的增殖[Stefanovic-Racic M，1995]。运用 RT-PCR 方法，在 OA 小鼠模型的关节软骨中，也发现了 NOS 的表达增强，而用中药养肝方、补肾方及芬必得治疗的小鼠，NOS 表达明显受到抑制。

最近的研究还表明[Hashimoto S，1998]，软骨损伤时 IL-1b、TNF-α等炎性细胞因子可以促进 NO 及 iNOS 的显著增高，高表达的 NO 可以增加软骨细胞、滑膜细胞的凋亡，从而促进 OA 的发生[Cillero-Pastor B，2011]。Johnston 认为，在软骨损伤时，NO 是由于抑制了细胞线粒体的呼吸作用，从而引发了软骨细胞一系列凋亡的发生[Johnson K，2000]。

3. 前列腺素与关节软骨损伤

前列腺素（prostaglandins）是以磷脂酶 A_2 水解细胞膜上磷脂所产生的花生四烯酸为原料，在环氧化酶（cyclo-oxygenase，COX）等一系列酶群作用下产生的。近年发现了与 COX-1（PGHs-1）结构不同的同工酶 COX-2（PGHs-2）。环氧化酶具有脂肪酸氧化酶和前列腺素羧化酶两种活性，可把花生四烯酸转化为前列腺素 H_2。前列腺素与关节滑膜的血管增生及骨、软骨破坏密切相关。在类风湿关节炎患者的滑膜细胞、血管内皮细胞、软骨细胞、炎性单核细胞中发现大量的 COX-2，IL-1、TNFa 等细胞因子激活 COX-2mRNA 的分泌，产生 PGE_2、PGF_{2a}、PGI_2、TXA_2 等前列腺素[Amaso S，1995]，特别是 COX-2 分泌时，PGE_2 大量产生。PGE_2 在前列腺素样物质中，促进骨吸收的作用最强，可激活破骨细胞，破坏骨与软骨，且可激惹血管新生，在关节炎病理及关节破坏中起重要作用。

4. 表观遗传与关节软骨损伤

近年来，众多强有力的基因学证实有多种 DNA 片段参与关节软骨的破坏过程。但是很多信号通路只与膝关节、髋关节或手部等某些关节的软骨损伤有关；甚至某些信号通路仅仅局限于特定的性别，例如，标记有单核苷酸多态性（single-nucleotide polymorphism，SNP）rs10948172 的信号通路只与男性 OA 有关[Arcogen，2012]。现在，国际上已经开始根据不同关节部位和不同性别对 OA 相关的信号通路进行更细的分类。可见表观遗传因素在关节软骨损伤破坏中具有重要意义。

在关节软骨破坏领域，组蛋白的乙酰化与去乙酰化是最近研究中比较热的一种表观遗传。组蛋白去乙酰化酶（HDACs）使组蛋白去乙酰化、染色质凝聚及抑制转录。哺乳类动物细胞中存在 5 类 HDACs（Ⅰ类、Ⅱa 类、Ⅱb 类、Ⅲ类和Ⅳ类）。与其他 HDACs 不同的是，Ⅱa 类（HDAC4，HDAC5，HDAC7，HDAC9）在特定细胞类型中表达，如骨骼肌、心肌、平滑肌、骨骼、免疫系统、心血管系统和大脑。HDAC4 主要表达于增殖软骨细胞与前肥大软骨细胞中，通过与组蛋白及其他转录因子相互作用调控软骨细胞增殖、分化、肥大化及软骨内骨化。最近研究表明，HDAC4 通过核内外穿梭机制对肌细胞增强因子 2（myocyte enhancer factor 2，MEF2）、核心结合蛋白因子 2（Runt-related transcription factor-2，RUNX-2）、MMP-13 等因子起抑制的调控作用而参与软骨损伤的表观遗传调控[Wang A H，2001]。

5. Indian hedgehog 与软骨损伤

刺猬（Hh）信号通路蛋白家族是多细胞生物胚胎发育及胚胎期后组织代谢中的一种主要蛋白家族[Jacob L，2007]。在脊柱动物体内，Hh 蛋白分为 3 个亚型，即印度刺猬蛋白（Ihh）、音速刺猬蛋白（Shh）、沙漠刺猬蛋白（Dhh），其中 Ihh 蛋白主要表达于哺乳动物前肥大软骨细胞中并参与软骨细胞的分化和退变[Hooper J E，2005]。

2000 年 Beaupre[Beaupre，2000]等使用基因敲除小鼠进行研究发现：Ihh 通路下游信号的激活会导致小鼠关节软骨的厚度和蛋白多糖的含量显著降低，相反，阻断 Ihh 信号通路后则可以导致小鼠关节的软骨厚度和其中蛋白多糖的含量升高。2011 年 Kim[Kim，2011]等对创伤性骨关节炎（PTOA）大鼠模型膝关节软骨下骨中发生表达量明显变化的基因进行筛查，也发现 PTOA 时，Ihh 表达量显著增高。2012 年 Zhang[Zhang，2012]等对 PTOA 大鼠模型关节软骨中 Ihh 的 mRNA 表达量及蛋白含量进行检测，发现关节软骨中 Ihh 蛋白含量显著增高。2014 年，Zhang 等比较了膝骨关节炎患者与正常的患者节液中 Ihh 的含量，研究发现膝骨关节炎患者相对正常的患者，关节液中 Ihh 含量显著升高，在奥特布里奇（Outerbridge）评分为 1 时，Ihh 含量即开始增高，Outerbridge 评分为 2 时，Ihh 含量最高，随着损伤程度的增高（评分为 3 分、4 分），Ihh 蛋白含量逐渐降低[Zhang C，2014]。因此，Ihh 在 OA 发病早期特异性升高，Ihh 升高可能作为软骨早期损伤的一种新的生物标志而成为骨关节炎早期诊断标准之一[张志伟，2015]。

五、软骨细胞骨架与软骨损伤

（一）软骨损伤时软骨细胞骨架的改变

1. 微管的改变

微管是由 13 条原纤维构成的中空管状结构，直径 22～25nm。每一条原纤维由 α-微管蛋白亚基和 β-微管蛋白亚基首尾相接排列而成。细胞中的微管就像混凝土中的钢筋一样起支撑作用，同时微管起细胞内物质运输的路轨作用，破坏微管会抑制细胞内的物质运输[Langelier E，2000]。

软骨损伤时软骨细胞中微管蛋白显著减少，并且呈颗粒状或碎片状分布在细胞之中，Western 证实有小于微管蛋白（57kDa）的蛋白（55kDa）出现[Capín-Gutiérrez，2004]，说明软骨损伤时微管蛋白也有裂解现象。另有研究发现，软骨损伤时 A 软骨细胞初级纤毛数量和长度显著增加[McGlashan，2008]，纤毛的主要成分是微管蛋白，而且组成纤毛的微管蛋白大多被乙酰化[田沁，2004]，是否可以认为软骨损伤时大量微管蛋白乙酰化而组成纤毛而导致可以被荧光标记的微管蛋白减少，有待进一步研究证实。

2. 微丝的改变

微丝分布于整个细胞，在核周和细胞突起最明显，是由肌动蛋白（actin）组成的直径约 7nm 的骨架纤维，又称肌动蛋白纤维（actin filament）。微丝和它的结合蛋白及肌球蛋白三者构成化学机械系统，利用化学能产生机械力。

软骨损伤时关节软骨细胞的肌动蛋白无明显变化，实验发现，与正常软骨细胞相比，软骨损伤时软骨细胞中肌动蛋白的含量减少，但无统计学意义，Western 也证实不论是正常还是损伤的软骨细胞，其只显示一个条带（45kDa），即肌动蛋白[Capín-Gutiérrez1，2004]。

3. 中间纤维的改变

中间纤维直径在 10nm 左右，介于微丝和微管之间。从细胞水平看，中间纤维在细胞质内形成一个完整的支撑网架系统。中间纤维负责细胞内部空间的整合[Lazarides E，1980]，围绕细胞核，成束成网，并扩展到细胞质膜，分布于整个细胞质中，能反映细胞的形态[Holloway I，2004]，在外面与细胞膜和细胞外基质相连，在内部与细胞核表面和核基质直接相连，中间纤维与微丝、微管及其他细胞器相连，赋予细胞一定的强度和机械支持力。细胞类型不同，其组成中间纤维的蛋白也不同，软骨细胞的中间纤维由波形蛋白（vimentin）组成[Benjamin M，1994]。

软骨损伤时软骨细胞波形蛋白的形态、分布、含量均发生显著变化改变[Emma J.Blain，2006]。Capín-Gutiérrez 等发现，和正常软骨细胞相比，损伤的软骨细胞波形蛋白的含量明显降低，并出现分子质量低于波形蛋白（55kDa）的一系列蛋白（55～38kDa），用透射电子显微镜观察 OA 软骨细胞的中间纤维发现其失去了正常的束状结构，代之以核周无序、紊乱的碎片样结构［Capín-Gutiérrez，2004］，说明损伤的软骨细胞中部分波形蛋白裂解成蛋白碎片，对人软骨损伤时软骨细胞波形蛋白的研究也发现相同的现象［Lambrecht S，2008］。用丙烯酰胺特异性破坏软骨细胞的波形蛋白后，其Ⅱ型胶原的合成显著下降［Emma J. Blain，2006］，这与 OA 患者关节软骨变薄，抗压能力下降相符合。另外，用特殊免疫荧光标记波形蛋白后在激光扫描共聚焦显微镜下观察发现，正常的波形蛋白呈束状分布，而损伤的软骨细胞的波形蛋白呈大颗粒状散在分布于细胞质中［Capín-Gutiérrez，2004］，这可能是由于部分中间纤维的裂解使中间纤维失去了原来的支撑结构而发生挛缩、塌陷的结果。

（二）细胞骨架的改变对软骨细胞的影响

（1）细胞骨架改变对关节软骨细胞力学特性的影响：Trickey 等用细胞松弛素 D、丙烯酰胺、秋水仙碱分别对微丝、中间纤维、微管进行破坏，然后通过微管吸吮技术结合细胞的黏弹性固态模型对正常和骨关节炎的软骨细胞进行黏弹性分析。结果发现，无论是用细胞松弛素 D 破坏微丝，还是用丙烯酰胺破坏中间纤维都可以使正常和 OA 的软骨细胞弹性模量和表面黏性发生显著下降，而用秋水仙碱破坏微管则细胞的生物力学没有发生明显的变化。这些结果表明微丝和中间纤维提供了软骨细胞的主要黏弹性固态特征，而微管的作用并不明显［Trickey W R，2000］。研究表明细胞松弛素 D 也可使细胞核的变形能力增加，且软骨细胞核的硬度是细胞质的 3～4 倍［Guilak F，1994］，但是软骨细胞要比其细胞核体积大得多（10∶1），从而表明胞核对整个细胞的表观特性的影响相对较低［Trickey W R，2000］，细胞力学特性的维持主要是靠细胞骨架成分。另一研究中以细胞松弛素 D 和诺考达唑分别破坏软骨细胞肌动蛋白和微管蛋白，表明两者对维持软骨细胞力学的完整性都有作用。当用数据的标准化来解释细胞变形的增加时，无论是肌动蛋白还是微管蛋白，对拉伸应变由细胞向细胞器的转移都是必不可少的；线粒体和细胞核的变形均参与软骨细胞内外的应力传导［Ohashi T，2006］。此外，微管吸吮技术可导致细胞内钙动员，而这可能会改变肌动蛋白的聚合，从而改变细胞力学和膜强度，以促进细胞局部的变形。

（2）细胞骨架改变对关节软骨细胞合成和分泌的影响：当中间纤维被丙烯酰胺破坏后，软骨细胞的增殖能力及Ⅱ型胶原合成显著下降，硫酸化糖胺聚糖（sulfated glycol-saminoglycan，sGAG）合成则无明显改变。同时在这些细胞中，聚集蛋白聚糖、Ⅱ型胶原（type Ⅱ collagen）及基质金属蛋白酶（matrix metalloproteinases，MMPs）的基因表达下降。将中间纤维被破坏后的软骨细胞换液后继续培养，发现其新合成的 sGAG 量较正常软骨细胞明显下降［Blain E J，2006］。表明中间纤维在软骨细胞基质的合成与代谢中起着重要作用。

（3）细胞骨架改变对关节软骨细胞信号传导的影响：软骨细胞利用力学信号结合基因表达来调控自身的代谢活动。关于软骨细胞力学信号转导的确切机制目前仍不十分清楚。有学者认为力学信号通过离子通道影响细胞生物活动是一条调节途径。近年来研究表明［宋宇锋，2006］，细胞骨架对力学信号有重要的转导作用。细胞内细胞骨架微丝产生原张力，与细胞内的微管结构形成平衡力。这样细胞内环境就处于张力平衡之中，细胞对外界的反应程度也就取决于细胞原张力的大小。同时细胞骨架在胞膜区与跨膜受体（整合素）形成的黏附斑也是细胞中重要的力学作用位点。细胞骨架在感知细胞外基质的信号后与细胞膜上的特定位点形成点灶性接触（黏附斑），形成复合体，再与细胞内的支架结构相互作用，完成力学信号的细胞内转导。也有学者发现，细胞骨架可以把分布应力转化为相应的生化事件[Janmey P A，1998]。但是，力学信号转导是一个牵涉整个细胞结构改变、酶激活及基因表达的复杂过程，而细胞骨架也在受到力学刺激后发生了复杂的形态改变和生化改变[Wang N，1993]。所以，关于细胞骨架形态改变与跨膜受体、酶激活之间的相互作用及它对基因表达的具体作用机制仍需要进一步的研究。

骨架结构的改变不仅可影响软骨细胞的力学特性，还可导致软骨细胞的合成、分泌及信号传导等多方面功能的下降。软骨细胞骨架与 OA 等疾病的关系虽已取得了一定的研究成果，但也仅限于对某一现象的描述，其深层次的原因和过程仍需进一步研究。

六、软骨下骨的异常改变与软骨损伤

近年研究发现软骨下骨的改变在 OA 时软骨损伤发病过程中起着重要作用，软骨下骨溶解或硬化不仅是 OA 时软骨损伤发生的结果，而且与其发生发展密切相关。有研究指出，软骨下骨的改变早于关节软骨的改变[Karsdal M A，2008]。正常情况下，富含水分的软骨可以将收到的应力进行分散传导，本身缓冲的应力却很少，而关节软骨所承受的应力几乎完全缓冲到软骨下骨而变成压力和张力，这时软骨下骨则可以缓冲掉传来应力的大部分[Karsdal M A，2008]。

在 OA 发病早期，软骨发生溃疡、糜烂同时软骨下骨处于高转化状态，以骨吸收为主。软骨下骨内的破骨细胞和成骨细胞数量会明显增多，破骨细胞的活性增加，软骨下骨发生骨质溶解和塌陷，局部骨质疏松形成，极易发生软骨下骨微损伤，软骨下骨可见骨小梁发生骨折，且微损伤的修复作用很低。随着软骨下骨的逐渐溶解和塌陷，软骨下骨异常的生物学及生物力学性能改变会加重软骨发生溃疡、糜烂和皲裂（图 5-10，彩图 5-10）[Goldring S R，2009]。

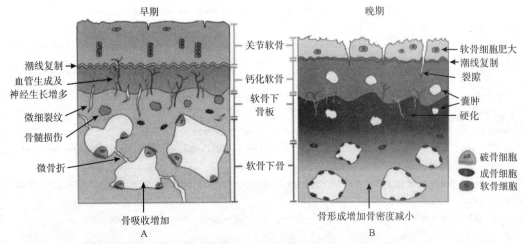

图 5-10　OA 早期和晚期软骨下骨的异常改变与软骨损伤的关系

　　中晚期关节出现大片软骨丧失，软骨下骨反复的溶解和塌陷微损伤启动了以异常骨形成为主的骨重塑过程。这时，软骨下骨的异常重塑企图修复软骨下骨的溶解和塌陷，旧骨吸收增加，新的骨小梁形成，成骨细胞分泌大量同型Ⅰ型胶原三聚体[$\alpha_1(I)$]$_3$，以治疗软骨下骨的溶解，而正常骨组织中的Ⅰ型胶原主要由异型三聚体[$\alpha_1(I)$]$_2\alpha_2(I)$组成，正常Ⅰ型胶原的增加导致软骨下骨异常钙化、增厚变硬，软骨下骨病理性骨密度增高。最终软骨下骨出现了骨囊肿和骨硬化，减弱了其正常缓冲震荡的能力，丧失了对软骨的保护作用，并由此增加传至关节软骨上的冲击力，使软骨发生继发损伤，形成恶性循环，从而促进了骨关节炎的发生和发展（图5-10）[Goldring S R，2009]。

　　另外，成骨细胞还分泌大量炎性因子，如前列腺素E_2、白三烯B_4、IL-1、IL-6和肝细胞生长因子。正常时软骨下骨和软骨之间有许多小通道，OA时软骨下骨发生的骨溶解、微骨折和血管侵入更增加了两者之间的连接。这些因子会通过以上通道进入软骨，对软骨细胞进行异常调节，使软骨进一步发生退变及钙化。其中软骨细胞不分泌肝细胞生长因子，而OA时在软骨深层可发现大量肝细胞生长因子，该因子可刺激软骨细胞分泌胶原酶-3，导致软骨退变[Lajeunesse D，2003]。这就是说肝细胞生长因子由软骨下成骨细胞合成，通过局部血管或裂隙孔道进入软骨深层引起软骨降解。综上所述，软骨下骨的异常改变在软骨损伤的发生、发展中起着重要的作用，它们可以促进彼此的损伤进一步加重。

参 考 文 献

吕昌伟，胡蕴玉，崔玉明，等，2004. 应力环境下三维诱导组织工程种植细胞修复关节软骨缺损. 中国矫形外科杂志，2（12）：74-76.

宋宇锋，卫小春，2006. 关节软骨细胞离子通道研究进展. 中华医学杂志，39：2806-2808.

田沁，张莹，2004. 微管组装的分子机制研究的进展. 生物学教学，10：6-7.

王小虎，卫小春，陈维毅，2006. 软骨细胞力学特性的研究进展. 中华医学杂志，21（86）：1502，1504.

卫小春，李春江，张全有，等，2009. 不同年龄兔关节软骨细胞的力学特性. 中华医学杂志，89（33）：2360-2363.

余方圆，卢世璧，袁攻，2004. 组织工程关节软骨研究进展. 中国矫形外科杂志，10（12）：785-787.

张志伟，郭丽，段王平，等，2015. Indian hedgehog 信号通路与骨关节炎相关性的研究进展. 中华实验外科杂志，32（11）：2913-2915.

郑诚功，2004. 骨科生物力学的研究进展. 中华创伤骨科杂志，1（6）：4345.

Amaso S，Naganuma K，Kawata Y，et al，1995. Prostaglandin E2 Stimulates osteoclast formation via endogenous IL-1 expressed through protein kinase A. J Immunol，156（5）：1931.

Bank R A，Bayliss M T，Lafeber F P，et al，1998. Ageing and zonal variation in post-translational modification of collage in normal human articular cartilage. The age-related increase in non-enzymatic glycation affects biomechanical properties of cartilage. Biochem J，330：345-351.

Beaupre G S，Stevens S S，Carter D R，2000. Mechanobiology in the development，maintenance，and degeneration of articular cartilage. J Rehabil Res Dev，37：145-151.

Benjamin M，Archer C W，Ralphs J R，1994. Cytoskeleton of cartilage cells. Microsc Res Tech，28：372-377.

Blain E J，Gilbert S J，Hayes A J，et al，2006. Disassembly of the vimentin cytoskeleton disrupts articular cartilage chondrocyte homeostasis. Matrix Biology，25：398-408.

Blanco F J，Guitian R，Vazqnez-Martul E，et al，1998. Osteoarthritis chondrocytes die by apoptosis. A possible pathway for osteoarthritis pathology. Arthritis Rheum，41：284-289.

Buschmann M D，Hunzikar E B，Kimand Y J，et al，1996. Altered aggrecan synthesis correlates with cell and nucleus structure in statically compressed cartilage. J Cell Sci，109（2）：499-508.

Capín-Gutiérrez N，Talamás-Rohana P，González-RoblesA，et al，2004. Cytoskeleton disruption in chondrocytes from a rat osteoarthrosic（OA）-induced model：its potential role in OA pathogenesis. Histol Histopathol，19：1125-1132.

Cillero-Pastor B，Martin M A，Arenas J，et al，2011. Effect of nitric oxide on mitochondrial activity of human synovial cells. BMC Musculoskelet Disord，12：42.

ConsortiumA，CollaboratorsA，Zeggini E，et al，2012. Identification of new susceptibility loci for osteoarthritis（arcOGEN）：a genome-wide association study. Lancet，380（9844）：815-823.

George A C，Martin M D，Daniel J，et al，1996. Nitric oxide：an important articular free radical. J Bone Joint Surg，78（2）：265.

Goldring S R，2009. Role of bone in osteoarthritis pathogenesis. Med Clin North Am，93（1）：25-35.

Goldring S R，2008. The role of bone in osteoarthritis pathogenesis. Rheum Dis Clin North Am，34（3）：561-571.

Guilak F，1994. Volume and surface area measurement of viable chondrocytes in situ using geometric modeling of serial confocal section. J Mierosc，173（3）：245-256.

Hashimoto S，Takahashi K，Amiel D，et al，1998. Chondrocyte apoptosis and nitrcoxido production during experimentally induced osteoarthritis. Arthritis Rheum，41：1266-1274.

Hiraoda K，Sasaguri Y，Komiya S，et al，1993. Effects of lipid peroxide on production of matrix metalloproteinase-1 and 3 and TIMP-1 by human rheumatoid synovial fibroblasts. Exp Mol Pathol，59（1）：169.

Holloway I，Kayser M，Lee D A，et al，2004. Increased presence of cells with multiple elongated processes in osteoarthritic femoral head cartilage. OsteoArthritis and Cartilage，12：17-24.

Hooper J E，Scott M P，2005. Communicating with Hedgehogs. Nat Rev Mol Cell Biol，6：306-317.

Hukkanen M，Hughes F J，Buttery L D K，et al，1995. Cytokine-stimulated expression of inducible nitric oxide synthase by mouse，rat and human osteoblast-like cells and its functional role in osteoblast metabolic activity. Endocrinol，136（15）：5445.

Jacob L，Lum L，2007. Deconstructing the hedgehog pathway in development and disease. Science，318：66-68.

Janmey P A，1998. The cytoskeleton and cell signaling：component localization and mechanical coupling. Physiol Rev，78：763-781.

Johnson K，Jung A，Murphy Λ，et al，2000. Mitochondrial oxidative phosphorylation is a downstream regulator of nitric oxide effects on chondrocyte matrix synthesis and mineralization. Arthritis Rheum，43：1560-1570.

Karsdal M A，Leeming D J，Dam E B，et al，2008. Should subchondral bone turnover be targeted when treating osteoarthritis？ Osteoarthritis Cartilage，16（6）：638-646.

Kim S Y，Im G I，2011. The expressions of the SOX trio，PTHrP（parathyroid hormone-related peptide）/IHH（Indian hedgehog protein）in surgically induced osteoarthritis of the rat. Cell Biol Int，35：529-535.

Lajeunesse D，Reboul P，2003. Subchondral bone in osteoarthritis：a biologic link with articular cartilage leading to abnormal remodeling. Curr Opin Rheumatol，15（5）：628-633.

Lambrecht S，Verbruggen G，Verdonk P C M，et al，2008. Differential proteome analysis of normal and osteoarthritic chondrocytes reveals distortion of vimentin network in osteoarthritis. Osteoarthritis and Cartilage，16：163-173.

Langelier E，Suetterlin R，Hoemann CD，et al，2000. The chondrocyte cytoskeleton in mature articular cartilage：structure and distribution of actin，tubulin，and vimentin filaments. J Histochem Cytochem，48：1307-1320.

Lazarides，E，1980. Intermediate filaments as mechanical integrators of cellular space. Nature，283：249-256.

Lohmander L S，Hoerrner L A，Lark M W，et al，1993. Metalloproteinases，tissue inhibitor，and proteoglycan fragments in knee synovial fluid in human osteoarthritis. Arthritis Rheum，36（2）：181.

MacIntyre I，Zaidi M，Towhidul A S M，et al，1995. Osteoclastic inhibition：an action of nitric oxide not mediated by cyclic GMP. Proc Natl Acad Sci USA，88（71）：2936.

Martin J A，Buckwalter J A，2003. The role of role of chondrocyte senescence in the pathogenesis of osteoarthritis and in limiting cartilage repair. J Bone Joint Surg Am，85：106-110.

McGlashan S R，Cluett E C，Jensen C G，et al，2008. Primary cilia in osteoarthritic chondrocyte：from chondrons to clusters. Dev Dyn，237：2013-2020.

Mitchell P G，Struve J A，McCarthy G M，et al，1992. Basic calcium phosphate crystals stimulate cell proliferation and collagenase message accumulation in cultured adult articular chondrocytes. Arthritis Rheum，35：343-350.

Noyes F R，Bassett R W，Grood E S，et al，1980. Arthroscopy in acute hemarthrosis of the knee：incidence of anterior cruciate ligament tears and other injuries. J Bone Joint Surg Am，62（5）：687-695.

Ogden JE, Moore PK, Inhibition of nitric oxide synthase potential for a novel class of therapeutic agent? Trends Biotechnol, 13（2）: 70-78.

Ohashi T, Hagiwara M, Bader D L, et al, 2006. Intracellular mechanics and mechanotransduction associated with chondrocyte deformation during pipette aspiration. Biorheology, 43: 201-214.

Setton L A, Mow V C, Howell D S, 1995. Mechanical behavior of articular cartilage in shear is altered by tran saction of the anterior cruciate ligament. J Orthop Res, 13（4）: 473-482.

Stefanovic-Racic M, Taskiran D, Georgescu HI, et al, 1995. Modulation of chondrocyte proteoglycan synthesis by endogenously produced nitric oxide. Inflamm Res, 44（Suppl2）: S216.

Trickey W R, Lee G M, Guilak F, 2000. Viscoelastic properties of chondrocytes from normal and osteoarthritic human cartilage. J Orthop Res, 18（6）: 891-898.

Verzijl N, Bank A, TeKoppele JM, et al, 2003. AGEing and osteoarthritis: a different perspective. Curr Opin Rheumatol, 15（5）: 616-622.

Vincenti M P, Clark I M, Brinckerhoff CE, et al, 1994. Using inhibitors of metalloproteinases to treat arthritis. Arthritis Rheum, 37（8）: 1115.

Wang A H, Yang X J, 2001. Histone deacetylase 4 possesses intrinsicnuclear import and export signals. Mol Cell Biol, 21: 5992-6005.

Wang N, Butler J P, Ingber D E, 1993. Mechanotransduction across the cell surface and through the cytoskeleton. Science, 260: 1124-1127.

Wong M, Wuethrich P, Buschmann M D, et al, 1997. Chondrocyte biosynthbiasynthesis correlates with local tissue strain in statically compressed adult articular cartilage. J Orthop Res, 15（2）: 189-196.

Zhang C, Wei X, Chen C, et al, 2014. Indian hedgehog in synovial fluid is a novel marker for early cartilage lesions in human knee joint. Int J Mol Sci, 15: 7250-7265.

Zhang Q, Wang X, Wei X, et al, 2008. Characterization of viscoelastic properties of normal and osteoarthritic chondrocytes in experimental rabbit model. Osteoarthritis Cartilage, 16（7）: 837-840.

Zhang R, Fang H, Chen Y, et al, 2012. Gene expression analyses of subchondral bone in early experimental osteoarthritis by microarray. PLoS One, 7: e32356.

第六章

关节软骨损伤修复的实验研究

第一节 关节软骨损伤修复的影响因素

关节软骨的修复一直是医学界尚未解决的难题之一，这主要是由关节软骨的形态学结构所决定的。关节软骨属于透明软骨，由单一的软骨细胞组成，这些细胞分布于细胞间质中，周围形成软骨陷窝。软骨组织内无神经、血管和淋巴的分布，其营养主要由滑液和关节囊滑膜层的血管供应。关节软骨损伤后，由于软骨细胞无法迁徙到损伤区域，因此无法对损伤进行修复，而软骨组织内缺乏血管分布又使得血液中的修复细胞无法到达损伤区域，关节软骨的组织形态学特点决定了其再生能力较差。影响关节软骨损伤修复的因素主要包括以下几个方面。

一、年龄因素

年龄因素直接影响着关节软骨修复的效果。随着年龄的增长，关节软骨细胞密度逐渐下降，软骨层厚度逐渐变薄，肥大层和钙化层逐步出现细胞骨化，荆立忠[荆立忠，2012]对不同月龄新西兰大白兔髌软骨及少量软骨下骨做苏木精-伊红染色、甲苯胺蓝染色及Ⅰ型、Ⅱ型胶原免疫组织化学染色，对染色结果进行分析发现，随着年龄的增长髌软骨细胞逐渐肥大、骨化，至成年期只有少量透明软骨细胞特有的Ⅱ型胶原蛋白及蛋白多糖合成。这种软骨细胞和基质保持及修复自身的能力不断降低，以及体内各种组织中能生成软骨的间充质细胞的数目减少，使得机体对软骨损伤的修复能力也随之下降。

学者对于关节软骨损伤已经进行了大量的研究，但是在既往的研究中，不同研究者所使用动物的年龄并不相同，这就使得各个实验之间的互相比较成为困难。不同年龄的动物，其关节软骨的修复能力不同。关节软骨的修复能力与年龄相关，幼年动物的关节软骨有一定的修复能力，但这种能力会随着年龄的增长而下降，这种现象很久之前就被研究者注意到了，但是很少有研究者对其进行深入的研究。Wei[Wei，1997]对年龄相关关节软骨损伤修复做了深入的研究，他将实验动物——新西兰大白兔按照性成熟程度分为幼年组（平均月龄13.7周）、青年组（平均月龄20.5周）和成年组（平均月龄36.4周），分别在各组实验动物股骨内侧髁造成直径 3mm 的全层关节软骨缺损，以观察关节软骨的自然修复，6周后幼年组和青年组的缺损已被透明样软骨修复组织完全填充，修复组织与周围软骨结合良好，而成年组仅有少数缺损被填充；12 周时，幼年组和青年组软骨下骨已形成，而成年组没有形成软骨下骨。组织形态检查进一步证实，幼年组的修复组织与青年组相比，更接近于透明软骨。研究显示，幼年动物较成年动物的软骨修复能力更强，证实年龄是影响软骨损伤修复的重要因素之一。Huibregtse 的类似实验在 5 周龄兔和 4 月龄兔的股骨内侧髁分别造成直径 2mm 的全层软骨损伤，12 周后，5 周龄兔软骨下骨自然修复，且其上形成了透明样软骨组织，修复组织与周围组织愈合良好；但同样是处于生长期的 4 月龄兔，修复能力却明显下降，12 周后修复组织为纤维软骨和组织[Johnstone，1998]。

二、损伤类型

目前的研究认为，关节软骨损伤根据其损伤的深度可以分为穿透软骨下骨的全层软骨损伤（骨-软骨损伤）和局限于软骨内的单纯（部分）软骨损伤。两者的预后截然不同。局限于软骨内的单纯软骨损伤仅引起机体局限的损伤反应，关节软骨不能得到修复；而穿透软骨下骨的全层软骨损伤可以引起机体的修复反应，损伤区域可以得到修复，但是修复的结果常常为纤维软骨，其结构与功能都不能和正常的透明软骨相比[Grande，1999]。

单纯关节软骨损伤自然修复的障碍之一是损伤周围的软骨细胞不能迁移入损伤区域，也不能产生修复性的基质；而全层软骨损伤由于穿透了软骨下骨，骨髓中的 BMSCs 可以随血流到达损伤区域，继而向软骨方向分化，所以损伤得以修复。关节软骨损伤的修复类似于软骨组织发生的过程，修复组织是由存在于骨髓中的 BMSCs 分化成软骨细胞后产生的，损伤后局部的微环境则能诱导干细胞分化。对关节软骨损伤的研究发现，关节软骨损伤后的修复主要依靠骨髓内的 BMSCs。软骨损伤后局部产生的炎性反应趋化骨髓中的基质细胞到达损伤区域，这些细胞在局部的微环境和细胞因子的作用下，定向向成骨和成软骨方向分化，最终形成骨和软骨组织。未穿透软骨下骨的损伤不能修复的重要原因是软骨下骨的存在阻挡了骨髓基质细胞向损伤区域的趋化。使用放射自显影的方法证明：累及软骨下骨的损伤，周围的软骨细胞并不参与组织再生，而主要由来源于骨髓的基质细胞修复损伤[Shapiro，1993]。

学者根据软骨损伤形状将软骨损伤分为纵行裂伤和水平缺损两类。通过制作兔股骨内侧髁关节软骨纵行裂伤和水平缺损动物模型，研究纵行裂伤和水平缺损部分软骨损伤的病理变化情况，结果发现水平缺损的关节软骨，其软骨退变和坏死程度均显著高于纵行裂伤的关节软骨。

三、损伤部位

不同部位的关节软骨损伤对于软骨修复的影响不同，这主要表现在负重区域和非负重区域软骨修复的情况不同。应力刺激对关节软骨的组织形态和生物力学性质具有重要影响。不同的力学刺激还会影响软骨组织中蛋白多糖含量及胶原种类，不同区域的软骨组织适应不同区域的力学要求。无正常的应力，就无正常的关节软骨。在关节软骨的负重区域和非负重区域，其所受到的力学刺激不同，所以会对关节软骨的修复产生不同的影响。

王刚[王刚，2004]等将日本大耳白兔制成髌骨外侧脱位动物模型，分成移植物正常应力组、移植物脱位组、单纯载体脱位组，以 MSCs 为种子细胞构建自体组织工程移植物修复关节软骨缺损。6 周后处死动物，观察修复组织的成分和结构。结果发现，术后 6 周，移植物正常应力组修复组织与正常关节软骨结构相似。移植物脱位组为骨组织所修复，缺损周围的正常关节软骨变薄，软骨下血管侵入正常关节软骨内，遗留在股骨髁滑车槽内的移植物在滑车槽正常关节软骨表面形成新生类透明软骨组织。单纯载体脱位组为纤维组织修复。王刚等认为负重关节的正常应力刺激通过细胞外基质将力学刺激传递给修复组织细胞，有利于修复组织细胞向软骨细胞分化。负重关节正常的应力刺激不仅对维持正常关节软骨的形态与结构十分重要，而且对组织工程软骨修复组织的形成和维持也是必不可少的。

四、损伤范围

软骨损伤区域的范围和大小对损伤修复亦起着重要作用。在马膝关节软骨面上造成面积大小不同的全层软骨缺损，研究发现，直径小于 9mm 的缺损可完全修复，大于 9mm 者则为不全修复，其中直径小于 3mm 者只在术后 3 个月即完全修复。Shapiro[Shapiro，1993]在兔股骨的髌股关节面上钻孔，深达软骨下骨，认为直径小于 3mm 的钻孔可以被新生透明软骨修复，而大于此直径的损伤无法自然修复。所以损伤区域的大小对于关节软骨的修复起着重要作用。

五、力学因素

力学环境对软骨的正常生理有重要影响，软骨组织作为运动系统的重要组成部分，在人体生理活动中，要不断受到内源性、外源性的力学刺激[Xu，2011]和不同大小及类型的应力刺激。软骨细胞作为一种力学效应细胞，力学因素在软骨形成过程中有非常重要的作用，力学刺激对关节软骨基质代谢及其力学特性的影响尤为重要[Bian，2012；Danisovic，2012]。适当的力学刺激可以促进软骨的再生，对重建的软骨在结构和质量两方面都起重要的调节作用。但也有研究表明，不适当的力学刺激可能会诱导软骨细胞生物学行为改变，如炎性因子分泌增加、细胞能量代谢障碍、基质合成减少和分解增加、细胞增殖缓慢及细胞老化等[Freemont，2009]。

许多动物实验证实，适当的力学环境是一个生理性的刺激因素，有助于形成正常的有功能的关节软骨。在成年动物关节中，肢体制动会导致关节软骨组织蛋白多糖含量减少，而轻度的活动可以刺激基质合成。程鹏等通过年龄在 50 岁以上行全膝关节表面置换术的膝 OA 患者 214 例进行分析，根据患者身高、体重计算出 BMI。按照我国成年人体重指数标准划分为体重过轻、体重正常、超重、肥胖四组，分别记录各组患者术前膝关节 KSS 评分，采用 SPSS 17.0 统计软件进行分析，探讨 BMI 与膝 OA 发病的关联性。结果发现体重指数与膝 OA 呈低度线性相关，两变量存在一定程度的线性相关，说明体重指数是老年严重膝 OA 发病的一个危险因素；肥胖程度对膝 OA 发病的影响较大，两者存在一定的关联性，是膝 OA 发生发展的一个重要因素。段王平[段王平，2015]等利用 Flexcell-5000 力学加载系统对体外培养软骨细胞进行周期性压缩应力加载，于加载第 7 天、第 14 天、第 21 天留取软骨细胞，采用实时定量聚合酶链反应对软骨细胞聚集蛋白聚糖、Ⅱ型胶原、Ⅹ型胶原及基质金属蛋白酶-13（matrix metalloproteinase-13，MMP-13）mRNA 进行定量分析。结果发现实验组在第 7 天聚集蛋白聚糖及 Ⅱ 型胶原 mRNA 的表达明显增高，证实了适当的生理力学刺激可明显促进立体培养软骨细胞基质合成能力，但随刺激时间的延长，基质合成能力逐渐减弱，软骨细胞趋于肥大分化。以上结果表明，力学大小和力学刺激对关节软骨的损伤和修复及基质合成均具有重要作用。

第二节　关节软骨损伤的动物模型

软骨属于结缔组织，对机体起支持和保护作用。人体内的软骨可以分为透明软骨、弹力软骨和纤维软骨三类。软骨组织由软骨细胞、胶原纤维和基质成分构成。关节软骨属于透明软骨，是关节内的重要结构，覆盖于关节表面，在关节运动时起着传导负荷、缓冲震荡等重要作用。关节软骨组织内无血管和神经分布，自身修复能力极低，自我修复临界直径在 3mm 左右，由各种创伤和疾病造成的软骨损伤或缺损难以自我修复，所以软骨损伤往往会造成不可逆转的功能障碍。目前如何对软骨损伤进行修复是近年来骨科研究的热点问题。

目前相关研究发现，软骨修复依赖细胞募集和基质产生两个环节。依作用机制可分为两类：①自主型，主要利用自身修复能力，使修复细胞募集到修复部位并大量繁殖，进而分泌基质，成为成熟的软骨组织，本质上是再发育的过程；②外源型，主要利用其他组织或细胞，重建受损区域的形态，包括自体、同种异体、异种来源的多种组织，如骨膜、软骨膜、硬脑膜、筋膜、软骨、骨软骨复合体、软骨细胞、间充质细胞等，都可以用来修复关节软骨，本质上是一种移植过程。

由于在取材及伦理学等方面的限制，对人类关节软骨的形成、变化及修复仅能进行有限的研究，因而适当的动物模型对于关节软骨的研究具有相当重要的意义。软骨损伤的病因和机制，都属于软骨损伤动物模型的设计范畴。细胞及分子水平的体外研究结果只有与体内环境相联系后，才能最终获得临床意义和价值。软骨损伤的动物模型的制备目前集中在急性创伤及慢性退变性疾病等方向。

不同物种间，透明关节软骨的厚度、细胞浓度、基质成分和生物力学特性各不相同，常用的实验动物有鼠、兔等，其关节软骨较薄，但细胞浓度却是人类的几倍。因此，动物模型的建立不仅要求选择适当的动物种类，还要求仔细考虑损伤的参数，包括大小、深度、相关的位置及是否适合应用到人类等情况。更为重要的是，要意识到人和所选动物的区别。要全面地了解人和所选择动物的关节软骨的生物学特征和结构特征，才能够制造出更为理想的实验模型。

一、实验动物模型的设计

OA 是人类最常见的关节疾病，深入研究该病常常需要对病变组织进行活体取材，但由于伦理原因，这在人类研究中常受到限制，因此动物模型应运而生。另外，在动物模型中，人们可以对各种危险因素进行单因素控制，从而产生了各种动物模型。借助这些动物模型，我们可以对 OA 病变进行深入研究。但是，动物与人类有种属差异，各个模型也不能完全模拟人类的 OA 病变，因此有必要对 OA 动物模型进行全面了解，以便于在研究中进行正确选择。与临床上 OA 的分类相对应，OA 动物模型可分为诱发性 OA 模型和自发性 OA 模型两大类，每个类型根据制作方法或模型动物的种属不同又可分为若干小类。

（一）诱发性 OA 模型

1. 生物力学性 OA 模型

（1）关节制动：当动物的关节机械制动一段时间后，局部不论是否施以外加压力，关节软骨均可出现与临床 OA 相似的退行性改变。该模型多选用兔为实验对象，采用物理方法将一侧膝关节制动，制动位置可分为伸直位、屈曲位或中间位，以伸直位制动最常用。对于兔膝关节伸直位制动的 OA 模型，短于 4 天的制动即具有一定的病理积累作用，无论是短期的反复制动还是持续制动，若制动时间超过 30 天，就会导致关节的进行性破坏；制动 5~6 周，则关节软骨大面积丧失，大量骨赘形成，OA 病变已发展到中度至重度[邱贵兴，1987]。该模型早期的大体形态表现主要为滑液渗出、中性粒细胞浸润、关节肿胀。

光镜下，制动侧关节软骨随时间的增长主要有如下改变。固定 10 天时，细胞有散在肥大，软骨层次清楚，潮线完整。固定 20 天时，局部被血管翳覆盖，切线层严重破坏，细胞出现簇聚，双重潮线。固定 30 天时，切线层大部分缺失，移形层受损严重，细胞肥大、大量簇聚。大量毛细血管侵入软骨下骨及钙化层，甚至突破潮线。固定 40 天时，软骨层变薄，部分区域软骨全层丧失；细胞减少，大量簇聚；边缘骨赘形成。Mankin 评分随时间增加而增高[陈崇伟，2003]。

透射电镜下关节软骨的变化：固定 10 天时，切线层凝胶状结构消失；细胶原纤维网因受损变薄，纤维网内细胶原增粗（平均直径 20nm）、断裂、溶解、蛋白多糖颗粒丢失（图 6-1），各层软骨细胞增生明显。20 天时，切线层细胶原纤维网大部分丢失，含梭形细胞的胶原纤维层受损，胶原断裂，粗细不等（胶原直径为 12.5~75nm，平均为 35nm），蛋白多糖颗粒消失（图 6-2），细胞大部分退变：细胞核形状不规则，胞质内出现脂滴和糖原颗粒，细胞器肿胀，大量溶酶体出现，有的细胞坏死。移形层和深层细胞增生明显，细胞周围胶原疏密不均（图 6-3），或溶解、破坏；细胞间区胶原纤维束出现散在溶解、破坏，粗细不等（胶原直径为 10~150nm，平均为 65nm），排列紊乱（图 6-4），破坏程度由上向下逐渐加重；基质中可见较多的胶原原纤维纤丝（图 6-5），蛋白多糖颗粒变少，直径变小。30 天时，切线层结构大都无法辨认。移形层中上部细胞间区胶原纤维束破坏严重，细胞周围胶原溶解、断裂（图 6-6），退变细胞增多，程度加重：细胞质溶解，胞

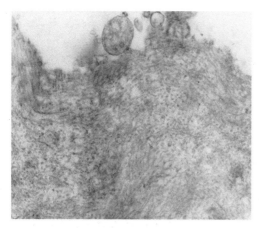

图 6-1 固定 10 天，表层膜样结构消失，表层纤维网被破坏，纤维网内细胶原增粗、断裂、溶解，蛋白多糖颗粒丢失（×15 000）

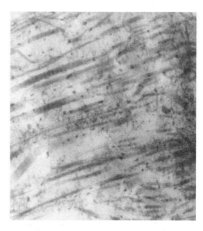

图 6-2 固定 20 天，表层纤维网大部分丢失，切线层胶原断裂（×25 000）

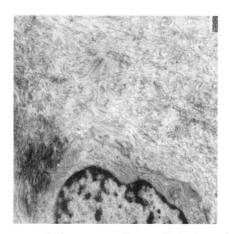

图 6-3 固定 20 天，细胞周围胶原疏密不均（×15 000）

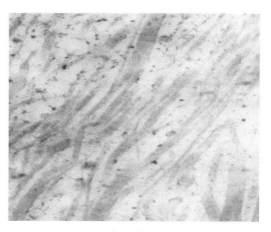

图 6-4 固定 20 天，细胞间区胶原溶解、破坏（×25 000）

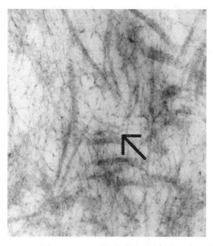

图 6-5 固定 20 天，细胞间区胶原排列紊乱，可见较多的胶原原纤维纤丝（↑）（×25 000）

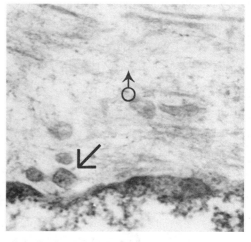

图 6-6 固定 30 天，细胞周围胶原溶解、破坏（♂），细胞膜被破坏，细胞突起脱落（↓）（×25 000）

质内出现大的空泡，细胞膜被破坏，细胞突起脱落（图 6-7），个别地方只遗留细胞分解后的脂肪碎屑（图 6-8）；移形层下部及深层胶原纤维网架结构完整性仍存在，细胞大量增生、簇聚，多数有不同程度退变。40 天时，胶原粗细不等，大量破坏，排列紊乱，层次不清；细胞退变严重，大量坏死。

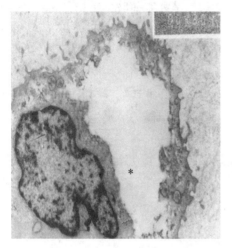 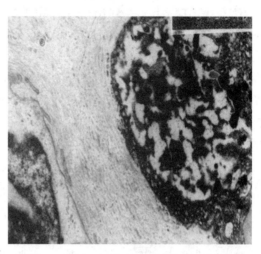

图 6-7　固定 30 天，细胞质溶解、破坏，胞质 内出现大的空泡（∗）（×8 000）

图 6-8　固定 30 天，细胞坏死后的残留物 （×8 000）

扫描电镜发现，关节软骨表面先出现破口，继而纤维网暴露，而后发生胶原纤维的断裂、塌陷、细胞坏死[纪斌平，1998]。

生化分析显示，制动 4 天左右，软骨内蛋白多糖就发生丢失，伴随 $^{35}SO_4^{2-}$ 吸收增加，表明软骨内蛋白多糖的分泌增加[Videman，1978]。在制动早期，软骨内胶原的退变和分泌同时增加，但胶原的退变率超过了分泌率，而且新合成的胶原难以形成有功能的胶原纤维网[陈崇伟，2003]。持续制动，即使中间有短暂的活动，也会导致关节软骨的进行性损害，如基质纤维化和腐蚀。长时间制动不仅有软骨的腐蚀性变，同时伴有骨量的减少。重新活动可逆转制动的不利影响，可部分限制病变的继续发展，但过度锻炼却可加速软骨的退变。制动的同时，如用阿司匹林治疗，病变会更重。兔的关节制动模型和犬的关节制动模型都显示，对侧非制动肢体的关节软骨也出现了不同程度的退变。

关节软骨的营养主要来源于关节滑液，关节活动可促进关节内外滑液的交换，关节制动后这种机制发生障碍，软骨的物质交换受限，发生退行性改变。另外，在张力位制动时，关节面产生了过度压力，也促进了关节的退变。对兔膝关节伸直位制动 OA 模型中的压力进行测量表明，在最初的 4 周内，胫骨和股骨髁之间的压力增加了 3 倍，之后压力逐渐降低到初始水平。

（2）运动过度：对雄性 Wistar 大鼠进行过度跑步锻炼，会导致双膝 OA 发生。实验中大鼠模型在跑步机上每天跑 500m，每周跑 5 天，之后对实验鼠膝关节进行形态学观察和 MMP-3 的免疫组化测定。对照组膝关节形态结构正常，MMP-3 染色阳性的软骨细胞占 47.4%。跑步 3 周，15km 后，膝关节出现轻度 OA 病变，MMP-3 染色阳性的软骨细胞增为 70.4%。跑步 6 周，30km 后，膝关节发展为中度 OA 病变，MMP-3 染色阳性的软骨细胞增为 89.9%。此动物模型还提示，MMP-3 可能是过度跑步导致 OA 病变的重要介质[Pap G，1998]。在类似的实验中，使实验犬每天进行 20km 的跑步运动，持续到 15 周后，实验动物股骨髁关节软骨发生退变，关节软骨变薄，胶原纤维性变及裂隙形成，局部软骨下骨暴露，软骨内蛋白多糖和胶原含量下降，水含量增加。

（3）关节应力增高：对出生后 1 周的 Wistar 大鼠，结扎双前肢，使其直立。术后常规饲养 3 个月左右，70%～80% 的大鼠可形成理想的双侧髋关节 OA 模型。光镜下，3 个月时，关节软骨变薄，原纤维性变及破裂，局部软骨下骨暴露；6 个月时，软骨基质内有假黏液囊肿形成，潮线部位出现水平裂隙，所有动物的关节软骨面被一层纤维血管层覆盖。透射电镜下可见到，软骨细胞退行性变，软骨基质内胶原纤维紊乱。扫描电镜下，胶原纤维暴露，胶原纤维丢失，软骨表面出现裂隙。此模型中大鼠髋关节发生 OA 病变的机制，可能是大鼠直立的异常体位，使髋关节应力增加的结果。

给犬的胫骨行内翻或外翻成角截骨，造成犬的膝关节内翻或外翻畸形，导致犬膝关节内的应力集中在内侧或外侧，术后动物自由活动，6 个月左右，在膝关节高应力侧也会发生 OA 病变。

（4）关节应力降低或丧失

1）应力降低：顾延[顾延，1995]等通过切除大鼠一侧跟腱，制成该侧膝关节负重降低的动物模型，证实关节应力降低可导致 OA 病变。实验用 80 天雌性 SD 大鼠，腹腔内注射戊巴比妥钠麻醉，在无菌条件下，沿左侧跟腱内侧切口，暴露跟腱，上自肌腹肌腱移行处，下至跟骨结节，切除跟腱约 3mm。术后动物自由活动，以保持关节活动的次数和幅度。之后对左侧股骨和胫骨髁关节软骨进行纵向观察。光镜下，术后 2 个月，软骨表浅层出现裂隙。术后 3 个月，软骨裂隙增多，有些可深达钙化层，部分区域有软骨小片缺损。软骨细胞排列紊乱，较多软骨细胞发生退变，并有空陷窝出现。部分区域软骨细胞出现簇聚。术后 5～8 个月，软骨裂隙进一步增多，加深，部分深达软骨下骨，软骨下骨裸露，裸露的软骨下骨表面可见纤维软骨或纤维组织层。正常形态的软骨细胞柱消失，出现大量的退变软骨细胞和空陷窝。扫描电镜观察显示，术后 2 个月，表面无定形致密物质消失，部分软骨表面有小片凹陷和表浅裂隙。术后 3 个月，软骨表面裂隙增宽增大，裂隙内的胶原纤维较松散、紊乱，部分断裂。术后 5～8 个月，软骨表面裂隙更加扩大，部分区域软骨剥脱，形成缺损区。大量胶原纤维裸露，排列紊乱，许多胶原纤维已断裂。软骨下骨暴露。透射电镜观察显示，术后 1 个月，部分软骨细胞内细胞器减少，核质加深，胞核周围微丝明显增多，并有巨大的脂滴和糖原颗粒的积聚，细胞周晕减小或消失。术后 2 个月，出现固缩或崩解的软骨细胞，基质内可见到脂肪残片，同时可发现各种形态的退变软骨细胞。术后 3～8 个月，镜下可见较多固缩、崩解的软骨细胞，软骨基质中脂肪残片明显增多。出现软骨细胞簇，部分软骨细胞内线粒体膨大，有丰富的粗面内质网，部分粗面内质网扩大成池。

用手术方法延长兔髌韧带 3mm，使髌骨关节压应力降低，术后动物自由活动，6 周后，髌软骨细胞出现簇状增生，排列紊乱；16 周时软骨明显变薄，并且出现纵裂纹和胶原纤维增粗、断裂。

2）关节应力丧失：将雌性大鼠的股骨外侧髁切除，使股骨下端外侧部与胫骨平台外侧部无任何接触，术后动物自由活动。1 年后，大鼠完全丧失应力的胫骨外侧髁内侧部分出现了类似于临床 OA 的改变，关节软骨纤维变性，局部软骨下骨裸露，软骨下骨囊性变和骨硬化，而有可能传递了增加的超正常应力的膝关节内侧部却未见到明显的异常改变。通常认为关节应力丧失后，软骨细胞因长期失去力学刺激，会发生萎缩，导致软骨退变。但以下实验似乎不支持以上观点。对切除兔股骨外侧髁的模型观察显示，术后 7 天，胫骨外侧髁软骨内蛋白多糖就开始丧失，术后 3～6 个月，胫骨外侧髁退变虽已相当严重，但仍可见有活性的软骨细胞大量分泌蛋白多糖。

（5）关节失稳：用手术方法破坏关节内或关节周围的结构，造成关节失稳，可产生许多 OA 模型，常用的动物模型如下。

1）前交叉韧带切断模型（简称 ACLT 模型）：该类模型中最早出现的是 Pond-Nuki 犬模型（Pond-Nuki dog model），由 Pond 和 Nuki 通过手术方法切断犬的一侧膝关节前交叉韧带而建立，一直应用至今。模型选用骨骺闭合的健康成年实验犬，前交叉韧带的切断在手术室麻醉的状态下进行。传统的方法有两种，切开膝关节后直视下切断前交叉韧带和经皮微创刺断前交叉韧带；亦有报道应用关节镜切断前交叉韧带，且较前两者更优。术中要避免损伤关节软骨，并彻底止血，术后用生理盐水冲洗干净关节腔积血，常规给予抗生素预防感染，之后实验条件下常规喂养。组织形态学观察显示，术后 2～4 周，手术侧股骨髁软骨出现纤维性变和轻度糜烂，8～12 周溃疡形成。术后 54 个月，实验侧股骨和胫骨髁内侧关节软骨出现全厚层溃疡变，单核细胞渗出较初期减少，关节囊纤维性变增厚，进一步形态学测量显示，软骨下骨量和成骨活动明显增加，表明病变在进行性发展。电子显微镜观察显示，术后 2 周就可见到软骨内胶原纤维网破坏。2～8 周病变软骨内胶原发生溶解，在 4 周达到最高。磁共振成像（MRI）显示[Libicher，2004]，术后 6 周，胫骨后内侧软骨下骨髓内水肿。12 周后，可见胫骨后内侧软骨面糜烂；24～48 周后，可见半月板发生退变和骨赘形成。对侧膝关节仅见短暂渗出。随后又相继形成了兔、豚鼠和鼠等动物的 ACLT 模型。对新西兰大白兔的 ACLT 模型进行计算机辅助的组织形态学测量可见，术后 8 周，约半数动物股骨内侧髁的软骨出现全厚层溃疡变；术后 12 周，大部分动物都出现了全厚层溃疡变；随着时间的延长软骨的厚度和覆盖面逐渐减少，表明病变进行性发展。此外，豚鼠的 ACLT 模型也常被用来研究维生素 C 对 OA 病变的影响。

2）联合切除内侧半月板，切断兔前交叉韧带和内侧副韧带模型（简称 Hulth-Telhag 模型）：最早由 Hulth 和 Telhag 建立。模型选用骨骺闭合的健康成年兔，在全身麻醉和无菌条件下对其一侧膝关节进行手术，通过髌旁内侧切口，切断内侧副韧带，并剪去 3～4mm，切断前后交叉韧带，完整切除内侧半月板，之后彻底止血，用生理盐水将关节腔积血冲洗干净，逐层缝合伤口，无菌包扎。另一侧膝关节通常为对照侧。术后常规给予抗生素预防感染，实验条件下常规喂养，不限制动物使用手术侧肢体。组织形态学显示，内侧胫骨平台原半月板覆盖的关节软骨首先发生退变，术后 15～30 天，软骨细胞排列紊乱，大量簇聚，浅表层细胞退变。术后 1～2 个月，表层软骨薄片状剥脱，出现深达深层的斜行裂隙，关节边缘骨赘形成。术后 2～3 个月，软骨的柱状层出现纤维变和囊性变，毛细血管从软骨下骨长入软骨钙化层和柱状层，在毛细血管周围出现软骨内骨化。术后 5 个月，全层软骨脱落，软骨下骨暴露。髌软骨和股骨髁关节软骨的退行性变化与胫骨平台相似，但出现较晚。生化分析显示，手术侧关节软骨内的蛋白多糖减少，酸性磷酸酯酶增加，蛋白和 GAG 的分泌增加。

3）联合切除前外侧半月板、切断腓侧韧带和髌韧带模型：行单侧膝关节手术，联合切断腓侧韧带和髌韧带、切除 4～5mm 前外侧半月板，术后该侧胫骨和股骨髁关节软骨出现进行性 OA 退变，其中原前外侧半月板覆盖区的关节软骨退变最重。最早在术后 1～2 周，就可见软骨病变，随后病变进行性发展，到术后 12 周，表现为严重的晚期 OA 病变。主要病变包括软骨发生纤维化、溃疡和腐蚀变，软骨细胞克隆簇聚，数量减少，软骨基质染色变浅，关节边缘骨赘形成。

4）半月板切除模型：切除绵羊一侧膝关节的内侧半月板，可导致该侧股骨和胫骨内侧髁发生 OA 病变。术后 4～6 个月，可见软骨腐蚀变和裂隙形成，蛋白多糖染色降低，关节边缘骨赘形成。

部分切除骨骺闭合的成年兔的内侧半月板，2～16 周后也会发生轻度至中度的膝关节 OA。组织形态学的病变主要局限于切除半月板的内侧胫骨平台，病变从关节表面开始，发展到软骨深层，主要变化有关节软骨面失去光泽，边缘骨赘形成，软骨细胞肥大增生，周围基质紊乱，GAG 丧失。生化分析可见，术后 3 周细胞复制增多，分泌增加。

5）髌骨脱位或切除模型：手术使雄性 Wistar 大白鼠髌骨外侧脱位，7～9 个月后，手术侧膝关节内的髌股关节和胫股关节同时发生 OA 病变，病变程度随时间的增加而加重，内外侧没有明显差别，主要的变化包括软骨坏死、多重潮线、软骨下骨增生和关节边缘骨赘形成。部分或全部切除兔或犬的髌骨，也可导致 OA 病变，其中，将髌骨上半部或下半部予以保留时，退变程度最轻。

6）破坏膝关节周围的韧带和筋膜模型：切断小鼠双膝关节内侧副韧带及前内侧筋膜扩张部，断端剪去 2mm，造成小鼠双膝外翻不稳，术后 2 天放于拖箱内，每天赶其行走30m。2 周后，光镜见软骨厚度变薄，伴裂隙深入移行层和放射层上部，细胞出现簇聚，数量较正常数量明显减少，基质糖蛋白染色不均，主要集中于中层及其以上，滑膜增厚，炎性细胞数量明显增加。电镜示，软骨细胞有明显的外形改变，细胞变长趋向于梭形或不规则，胞膜上大部分突起消失，胞核肿胀扩大占据大部胞质，粗面内质网和高尔基器肿胀，数目减少，胶原基质密度降低，基质颗粒散在于基质中及软骨细胞之间，表明软骨细胞处于失代偿期。4 周后，光镜下软骨厚度显著变薄，软骨破损严重，裂隙可深达钙化区，部分区域可见软骨下骨板暴露，细胞数极少，仍有部分细胞簇集现象，基质糖蛋白着染色淡而不均，软骨下骨骨小梁密度增加。电镜下软骨细胞变形严重，呈不规则状，胞质内充满脂滴、糖原颗粒及微丝，细胞器外形模糊，细胞核凹陷变形，细胞旁出现嗜锇性脂肪碎屑，基质内胶原纤维暴露，较正常为粗，结构松散紊乱。手术 8 周，病变与 4 周相似，但程度加重。

7）选择性切断关节周围肌和肌腱模型：选择性切断豚鼠的髋部肌肉或髌韧带可形成 OA 模型。实验动物 Hartley 豚鼠，平均体重 650g，对右侧后肢行手术：①在骶骨肌肉起点处切除宽 0.5～1.0cm，长 2.5～3.0cm 的臀上肌、臀中肌和股二头肌肌肉片段；②切断髌韧带。动物分为三个实验组，一组同时行两种手术，另两组分别行①和②，另设一个对照组，动物只行皮肤切口。实验动物每日补充 100mg 维生素 C，术后 4～24 周，间断取样观察。三个实验组动物都出现了相似的 OA 病变。大体观察显示，术后 24 周，手术侧股骨头和胫骨平台关节软骨出现腐蚀性变和凹陷。光镜观察显示，术后 20 周，胫骨平台出现严重纤维化；术后 20~24 周，软骨基质染色进行性丧失；术后 16~24 周，细胞密度轻度增加，关节软骨进行性变薄。生化实验显示，软骨蛋白多糖进行性丢失，含水量增加，早期软骨吸收 $^{35}SO_4^{-2}$ 增加。该模型的特别之处是不产生滑膜炎，骨赘也不明显。另外模型的手术不涉及关节，也是较其他手术模型的优越之处。

类似的模型还有，选择性切断豚鼠的臀大肌和臀中、小肌，造成髋关节失稳，术后 12 周出现明显的 OA 病变，术后 24 周 OA 病变更加严重。

2. 破坏关节血循环

关节软骨局部的血液循环异常也可导致 OA 病变。结扎大鼠股静脉并切除 1cm，同时切断髂内静脉和踝部至膝部的大隐静脉，8 周后可见大鼠膝关节软骨的钙化层增厚，新骨形成，松质骨硬化，与临床 OA 的变化相似。结扎犬膝关节周围的静脉，可导致关节软骨的局部损伤和变性。

髌骨静脉回流经关节囊和髌下脂肪垫入腘静脉，用手术方法切除家兔髌下脂肪垫和髌骨内外缘关节囊及滑膜各一条组织（10mm×5mm），然后做鼠膝切口游离髂外静脉和股静脉，结扎并切除 1.5cm 的血管，以破坏髌骨静脉回流，术后家兔自由活动。30 天后，可见髌骨近远两端软骨变薄，层次紊乱，有的部位只见纤维组织覆盖于松质骨表面；术后 60 天，髌骨表面被新生骨覆盖，股四头肌肌腱和髌腱内出现片状软骨灶。

3. 细菌性感染

细菌感染后关节会迅速发生退变。将 9.2×10^4 个集落形成单位的金黄色葡萄球菌接种入新西兰大白兔的一侧膝关节，48h 后该侧软骨内硫酸软骨素下降 42%。10 天后可测到大量胶原的丧失。3 周后，胫骨髁关节软骨内 GAG 丧失 90%，股骨髁关节软骨内 GAG 丧失 85%，胶原平均丧失 65%；胫骨和股骨髁关节面不规则破坏，局部有全厚层软骨丧失。早期应用敏感抗生素可减轻关节病变。

4. 关节腔内注射药物或植入异物

（1）注射药物

1）木瓜蛋白酶：是一种蛋白水解酶，对蛋白多糖有强的分解力，将其注入兔的髋关节、膝关节和肘关节中都会导致 OA 发生。在实验中，以 4%的木瓜蛋白酶 0.3ml 分别于实验的第 1 天、第 4 天、第 7 天注入兔髋关节中，注射 6h 后就出现股骨头软骨变软，镜下见有轻度的原纤维变性，软骨基质中酸性黏多糖染色变浅。注射 24h 后，关节软骨表面糜烂、腐蚀，软骨基质中酸性黏多糖染色降到最低点，软骨细胞成簇排列，部分坏死。3 天后，软骨细胞出现增生，有丝分裂增加，滑膜增厚。1 周后，软骨细胞呈簇状增多。4 周后，软骨细胞增生更加明显，关节软骨肥大改变，番红-O 染色较前恢复，可见血管侵入软骨，骨赘开始形成。6 周后可见到关节间隙变窄、关节周围骨赘形成、软骨下骨囊肿和软骨下骨硬化等 OA 典型的 X 线改变。按同样方法将该酶注入豚鼠膝关节，注射 6h 后显微镜下可见到关节软骨表面不规则，8 个月后肉眼就可见到 OA 样改变，10 个月后全部动物膝关节都出现了放射学的改变[Kopp，1983]。

2）细菌胶原酶：将纯化的细菌胶原酶注入 C57 Bl 种属小鼠的一侧膝关节腔，几个星期就可导致注射侧关节出现 OA 样病变。3 天后，膝关节在前后方向和内外方向都出现松弛，42 天后胫股关节内侧部分的关节软骨出现严重的退行性损害，软骨下骨硬化，边缘骨赘形成，伴有髌骨的内侧脱位和膝关节内翻畸形，而关节外侧缘的病变相对较轻。有实验研究表明，在胶原酶诱导的小鼠 OA 模型中，关节松弛程度和软骨损失程度及骨赘大小之间都有密切的相关性（相关系数分别是 $r=0.78$ 和 $r=0.87$），关节内侧缘软骨损失的程度和骨赘形成的程度主要决定于交叉韧带损害的严重程度，关节外侧缘的病变与韧带损害没有明显相关性。另有实验显示，在体内，胶原酶可刺激软骨细胞的蛋白多糖分泌；而在体外，胶原酶对软骨蛋白多糖分泌却没有影响。因此，该模型发病的原因可能是注入关节腔的胶原酶损害了关节内含 I 型胶原的结构，如肌腱、韧带和半月板，导致关节不稳，从而诱导OA 的发生。

3）单碘醋酸盐：能抑制细胞糖酵解，将其注入啮齿类动物的关节腔后，能对软骨细胞产生损害，导致 OA 病变。实验中将 1mg 单碘醋酸盐注入 Wistar 大鼠的一侧膝关节腔，随后对该侧胫骨平台和股骨髁关节进行的组织形态学观察显示，注射后 1～7 天，可见大量软骨细胞发生局灶状，甚至全层的退变或坏死，软骨表层纤维化，基质染色显著降低。7 天时，软骨下骨内的破骨细胞和成骨细胞数量明显增多。28 天时，软骨发生溃疡和糜烂，可见软骨下骨骨小梁发生骨折和塌陷，破骨细胞活性增加；56 天时，大片软骨丧失，软骨下骨发生重塑形，旧骨吸收增加，新的骨小梁形成，软骨下骨出现骨囊肿和骨硬化[Guzman R E，2003]。生化分析显示，注射后 2 天，蛋白多糖分泌就大大降低，同时出现白细胞介素-1（IL-1β）和可诱导型 NO 合成酶（iNOS）的表达，5 天后在关节负重区出现大量明胶酶[Dumond H，2004]，这些降解关节软骨的酶和细胞因子的出现，进一步证实，实验侧关节软骨在早期就开始了退行性变。

4）雌二醇：将雌二醇注入兔膝关节腔，可导致剂量和时间依赖的 OA 病变。将高剂量雌二醇[0.3mg/（kg·d）]注入卵巢切除兔的膝关节之内，9 周后，关节面不规则，软骨层变薄，出现纤维化，有大量裂隙形成。12 周后，软骨腐蚀性变深达钙化层，软骨下骨裸露。扫描电子显微镜观察显示，高剂量组软骨表面出现了许多深浅不一的凹陷，而注入低剂量雌二醇[0.06mg/（kg·d）]组，同样时间内却没引起任何明显变化。这一模型表明，体内雌激素水平和软骨细胞上的雌激素受体与 OA 的发病有密切关系，也为临床上预防绝经肥胖妇女高发 OA 病变提供了新思路。

5）菲律宾菌素：对溶酶体有破坏作用，将其注入兔膝关节腔，可出现滑膜增生，关节软骨原纤维变性，蛋白多糖含量下降，关节周围骨赘形成等膝关节 OA 病变。这些变化可能由软骨细胞或关节腔其他细胞释放溶酶体酶所导致。

6）H_2O_2：向大鼠膝关节内注入 2% H_2O_2，并辅以跑步运动，8 周后，膝关节可形成OA 样的组织学病变[Kotin R M，1994]。

以上动物模型提示，关节腔内注入任何有损于细胞和基质的物质，都会导致软骨的退变，最终发展为 OA。

（2）植入异物：通过手术方法将一块硬质无菌聚乙烯块植入兔膝关节腔，可引起该侧膝关节进行性地产生类似于人类 OA 的病变。术后 7 天，可见滑膜充血增生，包裹聚乙烯异物，与聚乙烯块接触处软骨内细胞发生坏死，细胞密度下降，基质染色下降，表面纤维化，周围有活性的软骨细胞有丝分裂增加，细胞大量簇聚。关节边缘的蜂窝状软组织增生形成骨赘雏形。术后 15 天，软骨细胞减少，在无细胞区出现与关节面垂直的裂隙，全层软骨腐蚀性变，血管侵入软骨，软骨深层出现骨化，边缘骨赘纤维软骨化。术后 2~3 个月，有活性的软骨细胞进行性减少，大片软骨坏死脱落，软骨下骨裸露，边缘骨赘骨化 [Gelse K，2003]。

另有文献报道，将软骨碎片、软骨微粒、尿酸盐结晶体、胆固醇结晶体和滑石粉等异物注入动物膝关节腔，也可导致退行性 OA。

5. 营养性 OA 模型

（1）维生素 B_6：饮食中缺少维生素 B_6 也能导致 OA 的发生，实验中给 2 周龄烤用仔鸡（broiler chickens）饲以去除维生素 B_6 的饲料，6 周后，这些动物的踝关节出现渗出和肿胀，关节软骨出现大量裂隙，关节边缘骨骼增大。电子显微镜显示，软骨切线层胶原纤维增粗。生化分析显示，关节软骨中的硫酸 GAG 丧失，核心蛋白（decorin）减少[Monson F C，1995]。正常时核心蛋白覆盖在胶原纤维表面，调节胶原纤维的形态结构，而维生素 B_6 缺乏会抑制包括核心蛋白在内的软骨基质糖蛋白的合成，进而影响软骨分子结构的稳定，最终导致 OA 发生。

（2）ω-3 脂肪酸：饮食中 ω-3 脂肪酸可竞争性抑制亚油酸等必需脂肪酸的吸收，同时 ω-3 脂肪酸在体内还能抑制亚油酸等必需脂肪酸向花生四烯酸转化，使花生四烯酸的合成受阻，而花生四烯酸是合成前列腺素的中间物质，因此也会导致体内前列腺素的量减少。给出生 21 天的雄性 SD 大鼠饲以高 ω-3 脂肪酸含量的饲料（含 10%鲱鱼鱼油），会引起 OA 病变。生化实验显示，125 天后，实验鼠关节软骨内的必需脂肪酸亚油酸和花生四烯酸都减少了 70%，氨基己糖减少了 30%~40%，羟脯氨酸也有轻度减少，蛋白多糖分泌下降了 32%。组织形态学观察显示，股骨头关节软骨表面不规则，番红-O 染色和甲苯胺蓝染色丧失[Louis L，1990]。给小鼠饲以含 4%胆固醇的高脂饮食，也会导致膝关节和脊柱的 OA。

6. 转基因模型

转基因技术是通过显微注射方法将目的基因（转化基因）导入受精卵细胞或胚胎干细胞，之后将该卵子和胚胎移植入假孕母体。这个外源基因整合入宿主基因组后，就可以在下一代表达。近年通过对家族性 OA 患者的遗传分析得知，基因与 OA 发病有密切联系，据此人们应用转基因技术，控制软骨内各种基质成分的表达，以研究这些基质成分在维持软骨结构和功能中的作用，从而产生了一系列 OA 模型。常见的模型如下。

（1）胶原基因突变的转基因鼠模型

1）Ⅱ型胶原基因突变模型：通过使Ⅱ型胶原基因发生不同类型的突变可产生一系列转基因鼠模型。其中一个转基因鼠模型表达人类的 *COL2A1* 基因，该基因内有大段碱基缺失。另一个转基因鼠模型表达鼠的 *COL2a1* 基因，但该基因三螺旋区域内的 Gly85Cys 被替换。这两个转基因鼠模型的老年鼠都有高的 OA 发病率，而前一个转基因老年鼠的 OA

发病率更高。

2）剔除 Col2a1 基因模型：剔除 Col2a1 基因的纯合体鼠不表达 Col2a1 基因，基质中缺乏Ⅱ型胶原，不能进行软骨内成骨，只能进行膜内成骨，出生后不久就会死亡。杂合体鼠只有一个 Col2a1 等位基因失活，在早期仅有轻微的表型改变，包括轻度的生长迟缓、肢体短缩和颅面骨骨骼的改变。显微定量观察显示，杂合体鼠关节软骨和软骨下骨内胶原网架结构的发生并没有明显的异常。但老年鼠关节软骨发生软化，有极高的 OA 发病率。

3）Del1 鼠模型：Del1 鼠是最成熟、最常用的转基因动物模型，Del1 转基因鼠带有外源 Col2a1 基因，该基因的一个 150 bp 碱基序列被剔除了 7 个外显子和 7 个内含子，其三螺旋结构的氨基端又剔除了编码 15 个氨基酸的基因序列[Mason J，1998]。纯合体 Del1 鼠带有 12 倍体的转化基因，在胚胎期就发育成严重的软骨发育异常，出生后即因呼吸衰竭而死。实验用的 Del1 鼠模型主要是杂合体，杂合体 Del1（+/−）鼠带有 6 倍体的 Col2a1 转化基因，可与正常鼠同量地表达Ⅱ型胶原 mRNA。但这些鼠的膝关节常较早地出现与人类 OA 相似的病变。3 个月龄时，膝关节软骨表面就出现了纤维化，之后迅速发展，非钙化层软骨和钙化层软骨都出现腐蚀样病变，同时伴有软骨下骨硬化，半月板退变，关节周围结构钙化，骨囊肿形成和软骨下骨暴露。其中，雄性动物的病变程度较雌性动物重，胫骨和股骨外侧髁的病变程度较内侧髁重。在 OA 的早期阶段，软骨内寡聚蛋白分泌增加，而且释放入血浆的寡聚蛋白也增多。同时软骨钙化层和软骨下骨可测到大量 MMP-13，滑膜组织肥大，也含有大量 MMP-13，而关节软骨中几乎测不到 MMP-13。这些都与人类的OA 病变相类似。成年关节软骨细胞只有有限的修复能力。Del1 鼠中，这种修复能力表现在软骨细胞表达 Sox9——一种调节软骨细胞表型的转录因子，在软骨修复组织中再现ⅡA型前胶原。在一些区域中，可见自然修复形成的粗糙粒状组织。这些组织中，细胞不表达软骨细胞表型，在外形上类似于成纤维细胞，埋在Ⅲ型胶原堆成的基质中，基质中蛋白多糖含量很少。在病灶的边缘，软骨细胞达到终末分化，停止分泌 Sox9。

（2）Ⅸ型胶原基因突变模型：Ⅸ型胶原是由 1（Ⅸ）、2（Ⅸ）和 3（Ⅸ）多肽链构成的异质三聚体，既有胶原区又有 GAG 区。它共价连接在Ⅱ型胶原纤维表面，将它们锚定在周围基质中。纯合体转基因鼠携带一个中央发生缺失突变的 Col9a1 基因，该基因编码短缩的 1（Ⅸ）多肽链。该转基因鼠在幼年期具有与正常动物相同的软骨表型，但 6 个月后 OA 的患病显著增加。12 个月时脊柱的形态发生改变，出现退行性变，形成骨赘，椎间盘和终板出现裂隙[Khang R，1997]。

（3）非胶原蛋白基因突变

1）双链蛋白聚糖（biglycan）和纤调蛋白聚糖（fibromodulin）模型：双链蛋白聚糖和纤调蛋白聚糖是细胞外基质中的两种小蛋白多糖，可同时在肌腱、软骨和骨组织中表达。目前，这些分子的确切生理作用仍不清楚。同时敲除编码双链蛋白多糖和纤调蛋白聚糖的基因，使实验鼠缺乏这两种蛋白多糖，3 个月后实验鼠膝关节出现了 OA 病变，之后 OA 病变程度发展得相当严重，同时伴有异常籽骨形成[Adams M E，2001]。

2）基质金属蛋白酶模型：人和动物的 OA 病变都显示，基质金属蛋白酶，特别是MMP-13，在软骨的降解中起重要作用。据此人们设计了新的动物模型，通过转基因技术，使转基因鼠表达人的 MMP-13，该酶特异地作用于透明软骨的Ⅱ型胶原，四环素可调节其转录,出生后这些鼠也逐渐发生组织学上类似于人类 OA 的软骨病变[Neuhold L A,2001]。

3）整合素 α1（integrin）模型：整合素 α1 是软骨细胞上的一个胶原受体，它使软骨细胞黏附在胶原上。整合素 α1 基因失活的转基因鼠，随着年龄增长会发生膝关节 OA。在 9 个月龄时模型动物膝关节可见滑膜炎发生，GAG 丧失，软骨进行性退变[Zenmyo M，2001]。随着年龄增加，OA 进行性加重，退变软骨中 MMP-2 和 MMP-3 的表达增加，细胞减少，凋亡增多[Zemmyo M，2003]。该模型对研究细胞和细胞外基质的相互作用，以及细胞凋亡和 OA 发病机制都具有重要价值。

4）剔除 TGF-β 基因模型：在剔除 TGF-β 基因的转基因鼠中，软骨细胞过早地出现了肥大和终末分化，最终导致软骨内蛋白多糖减少、软骨进行性丧失、骨刺形成等 OA 的表现[Yang X，2001]。

（二）自发性 OA 模型

1. 小鼠的自发性 OA 模型

（1）遗传背景明确的小鼠自发 OA 模型

1）骨发育不良小鼠（cho mice）：骨发育不良小鼠的 *Col11a1* 基因中，有一个核苷酸发生丢失突变，导致基因编码框架移位，其软骨不能产生 α1（Ⅺ）胶原蛋白链。纯合体鼠（cho/cho）出生后就会死亡。杂合体鼠（cho/+）出生后可发生随年龄而发展的 OA 病变。出生后 3 个月，膝关节和颞下颌关节就开始出现 OA 样的组织学改变，同时 MMP-3 表达增加，电镜下胶原纤维直径增粗。6 个月龄时，病变进一步加重，MMP-3 表达进一步增多，基质染色明显变浅，软骨的张力强度降低。之后随着年龄的增加，OA 病变呈进行性加重[Xu L，2003]。

2）非对称性短肢畸形小鼠（dmm mice）：非对称性短肢畸形小鼠的 Ⅱ 型胶原 C 端球状区域有三个核苷酸丢失，导致赖氨酸和苏氨酸被天冬酰胺酸取代，使 C 端区域通过二硫键形成稳定的异常三聚体，从而扰乱了 Ⅱ 型胶原的形成。纯合体鼠（dmm/dmm）出生后就会死亡。杂合体鼠（dmm/+）出生后表现出早发的 OA 病变。典型的病变有软骨的表层和移行层出现腐蚀样变。

3）软骨基质缺乏小鼠（cmd mice）：软骨基质缺乏小鼠的可聚蛋白多糖基因中有七个碱基对丢失，导致软骨不能合成可聚蛋白多糖的核心蛋白质。纯合体鼠（cmd/cmd）出生后就会死亡。杂合体鼠（cmd/+）随着年龄的增长会表现出比普通鼠更高的 OA 患病率[Watanabe H，1994]。

（2）遗传背景不明的自发性小鼠模型

1）雄性 C57 黑鼠（C57BL）：1941 年 Silberbrg 首先发现 C57 雄性黑鼠膝关节可自发 OA 病变，之后许多学者先后对此模型进行了大量研究和动态观察。该动物 3 个月龄时，膝关节软骨基质中糖蛋白染色降低；6 个月龄时，有 60% 的小鼠关节软骨出现 Ⅰ 度 OA 改变；18 个月龄时，几乎所有小鼠均出现 Ⅰ 度以上 OA 改变，其中 18% 的出现 Ⅱ 度 OA 改变，9%出现 Ⅲ 度 OA 改变。但该模型的 OA 病变与人类原发性 OA 病变存在一定的差别，主要表现有关节软骨不发生微纤维化，而呈腐蚀状剥离脱落，软骨细胞几乎不形成簇聚，也无骨赘形成，滑膜炎症也不明显，OA 进展过程中不伴有蛋白多糖、DNA 合成增加，提示该种小鼠软骨自我修复机能缺乏或受抑制。超微结构观察显示，早在 2 个月龄时，该动物的股骨和髌骨关节就出现了异常表现。

2）雄性 STR/ort 鼠：雄性 STR/ort 鼠可自发 OA 病变，动物的胫骨内侧髁在 30 周龄时就可见明显的组织形态学改变，15 月龄时几乎全部出现 OA 病变，30 周龄前就可见进行性的蛋白多糖丧失。对软骨细胞的乳酸脱氢酶活性进行测定显示，在软骨结构出现退行性改变前，先有局灶的细胞表现出该酶无活性，4～5 周后该区域软骨发生破坏，据此有学者推测可能该动物的细胞色素转氢系统发生了紊乱，导致细胞死亡或失去功能。Mistry[Mistry，2004]等通过冰冻切片观测显示，胫骨内侧髁软骨病变区域有大量细胞死亡，并且病变程度越重死亡细胞越多。组织化学证实细胞死亡并非线粒体途径的细胞凋亡。因此该动物模型的软骨退变可能源自软骨细胞。

2. Dunkin Hartley 豚鼠

Silverstein 和 Sokoloff 于 1958 年首次描述了 Dunkin Hartley 豚鼠的自发性膝关节 OA，该病发病率高并呈进行性加重，其形态学改变与人类原发 OA 相似。Bendele 和 Hulman 进一步观察到，豚鼠的自发病变主要见于胫骨内侧髁的中央区域，胫骨外侧髁受累得晚，病变也轻，组织学改变出现在 6～12 月龄，特征性改变主要包括关节软骨纤维化、软骨丧失、软骨下骨硬化和骨刺形成，其中表浅层细胞减少是最早的改变。Lei[Lei，1998]等对豚鼠进行 30° 外翻截骨后，OA 病变部位转移到胫骨外侧髁，因此其发病机制可能与该动物膝关节先天性的内翻畸形有关。

3. 短尾猕猴

随着年龄的增长，短尾猕猴（Cynomolgus Macaques）也会自发膝关节 OA。9 岁龄动物已出现明显病变，其中胫骨内侧髁最重，其形态学改变类似于人类原发 OA 病变，但软骨下骨的改变更重、更广泛，在形态上超过了关节软骨的变化，随着软骨退变加重，软骨下骨厚度也相应增加。病变程度随年龄增长而加重，且不受性别和体重影响。

（三）动物模型与人类 OA 的比较

临床上 OA 的诊断主要靠症状、体征和 X 线检查，而早期阶段的 OA 无明显的症状、体征和 X 线表现，因此很难发现。另外，临床上获取病变组织进行体外研究，也很难做到。动物模型的建立克服了这些缺点，通过动物模型不仅可研究 OA 早期阶段的变化，而且可连续观察和研究疾病的全过程。此外，在动物模型中，可以对年龄、性别、种属及遗传背景等混杂因素进行控制，对致病因素进行单因素分析。但是没有一种动物模型与人类 OA 完全相同，如人类 OA 的主要临床表现是疼痛，这在动物中是很难评价的。动物模型中发生病变的关节主要是膝关节和髋关节，在人类中，OA 的高发部位除以上两个关节外，还有手的小关节和脊柱。

模型中常用的动物鼠、兔、犬和羊等都是四足爬行动物，与直立行走的人有很大的差别。犬、兔的膝关节，组织结构与人类接近，犬、兔 OA 模型的软骨生化指标也与人类

OA 一致。如研究 OA 的病理进程、组织病理特征或软骨生化代谢的变化，选用犬、兔模型较适宜。鼠的关节外形与人类稍有不同，大鼠的骺软骨终生不闭合，正常状态下，大鼠终生都不发生 OA 病变；另外，小鼠关节软骨内不含硫酸角质素，而在人类关节软骨中该物质是重要的组成成分，含量随年龄增长而增高，如以大鼠或小鼠为 OA 模型，在分析结果时应考虑上述差异。从种属差别上看，灵长类动物与人类最接近，但费用昂贵，不能普及，也不能满足实验中大数量要求。鼠、兔等小动物费用低，可满足实验中大数量的要求，但关节小，不适合进行如核磁共振成像（MRI）等形态学观察。

诱发性动物模型中诱发 OA 的现象，如切除半月板、韧带和髌骨等破坏关节内外结构，在临床上并不常见，在发生 OA 的患者中更是少见。关节内注射药物和异物的现象在临床上更难见到。病理上，诱发性 OA 仅部分模拟了人类 OA 病变，不仅发病过程快，而且常有自限性。如目前最常用的 ACLT 模型，到 64 周后病变表现出自限性，并不会发生软骨全层的完全丧失和软骨下骨的全部象牙变，而且软骨细胞反应性地增加基质分泌[Adams M E, 1991]。此外，造模时如行关节内手术，手术过程中的出血及炎症也会影响 OA 早期软骨、滑膜的生化和代谢。转基因模型从基因水平证明了基因突变可能是 OA 发病的一个重要原因，尤其是家族性 OA 患者和年龄较小的 OA 患者。另外，转基因模型对单一研究软骨内某类分子的作用也具有重要的价值。原发性 OA 模型的发病过程不需要外来因素的诱导，OA 病变随年龄增加而自然发生，并随年龄增加而进行性加重，这方面类似于人类 OA，但模型动物患病年龄早，而且几乎全部动物都发病，这方面又有别于人类原发性 OA 病变。

因此，在选择动物模型或分析实验结果时，应结合动物的种属（如生活习性、关节结构、组织学特征等）、造模方法和模型的病理特点进行综合分析。

二、实验动物的选择原则

任何动物模型的选择均必须首先遵循以下原则：所复制的模型应尽可能近似于人类疾病情况，最好是与人类疾病相同或相似的自发性疾病动物模型；所有施加于实验动物模型上的干预措施能够在临床研究中重现；动物模型应能较可靠地反映人类相应疾病的特点，具有该种疾病可辨认的主要症状和体征；动物体内实验所得结果能够在相同条件下重现于临床研究。此外，在动物模型选择上，需要综合考虑物种、动物年龄、生理特点、关节大小、缺损部位、急性或慢性缺损、软骨和骨软骨缺损、力学环境、附近软组织代谢情况及评价方法等因素[Shimomura K, 2010]。

选择实验动物时，要特别注意年龄对关节软骨的性质及损伤修复反应的影响。随着实验动物年龄的增长，其软骨不断成熟钙化，软骨组织的生物学形状和力学特征都在发生变化，特别是由于软骨下骨板的成熟和骨化及钙化软骨层的形成，使软骨组织的力学性能强化，导致损伤的负荷穿透钙化软骨层进入软骨下骨的机会大幅度减少。Wei[Wei, 2007]指出，人和动物从出生到骨骼发育成熟，关节软骨都经历一个成熟依赖性的改变。这一改变包括结构、细胞、基质及生物力学特征的改变，并且关节软骨损伤修复也具有成熟依赖性。这样就可以解释为什么选择骨骼成熟前的动物进行软骨损伤修复的研究，其结果常常优于成熟个体。但是动物模型的选择应该与实际情况尽量接近，而在人类正常生活环境中，成年人软骨损伤的概率要远远大于儿童，因此，选择成熟动物进行的研究更具有临床实际意义[Kim，2006]。

关节软骨厚度也是影响实验动物选择的重要因素，兔关节软骨的厚度通常小于0.5mm，犬的关节软骨的厚度为 0.5~1mm，马的关节软骨的厚度约为 2mm，与人关节软骨的厚度（2~3mm）较为接近，因此，能提供比兔和犬更好的人类软骨损伤疾病模型。但是，由于考虑到实验的可行性和实验经费等，通常选用性情温和、繁殖能力强的动物，兔通常为首选的实验动物。

另外，人的关节软骨与实验动物的关节软骨在力学特性方面也存在差异。检测犬、狒狒、牛等不同物种髋关节软骨力学参数并与正常人髋关节软骨力学参数进行对比，结果表明，上述实验动物软骨生物力学与人软骨生物力学差异有统计学意义。要特别注意的是，作为人类关节软骨损伤评估的一项重要内容——疼痛，不能在动物模型中进行有效评估，而只能依赖其他客观的检查项目对治疗结果进行分析。尽管如此，动物模型在评估各种治疗方法的优势及潜在的问题方面仍具有极大的价值。

三、常用的实验动物的种类

多种动物均可用于关节软骨损伤的实验研究，目前，选用最多的实验动物是兔，常用的种系为近交系新西兰白兔，该品种纯合性好，性情温顺，易于管理，且较为接近人类的生理情况，其次为鼠、羊、犬、猪。一般依据软骨损伤的实际范围和程度、实验目的和方法、参考经费和技术限制来具体选择动物模型。一般来讲，鼠类的成本最低，与人类的相似性较好，检测指标多样，商品化试剂全面，适合 OA 等大样本研究。羊、犬、猪等大型动物是负重性关节软骨研究的较佳对象，与人类膝、髋等关节的相似性更好，在大范围软骨损伤（如人工关节等）研究中拥有不可替代的地位，缺点是实验成本高，结果分析和整理的难度较大。兔类介于上述两者之间，成本和效益居中。

第三节　关节软骨损伤修复的实验方法

一、组织工程修复方法

组织工程学，是目前关节软骨损伤研究领域的重点之一。组织工程学是集生物学、工程学、材料科学及外科学为一体的一门新兴学科。其核心技术是利用少量的组织细胞经过体外培养、扩增后，附着于一定的支架材料上，移植到体内，形成新的有生命力的组织。组织工程的三大要素是种子细胞、支架材料、细胞因子。

（一）种子细胞

软骨组织工程中的种子细胞的来源主要有两个：软骨细胞和具有成软骨细胞能力的细胞。

1. 软骨细胞

软骨细胞对关节软骨的组成、功能起决定性作用，因此应用软骨细胞作为种子细胞通常是研究者的首选。

软骨细胞的分离、培养技术目前已经成熟。软骨细胞在体外培养过程中，其分化表型的特征为Ⅱ型胶原及软骨特异性蛋白多糖的表达。但是研究发现，在多次传代培养过程中，软骨细胞逐渐失去这种表型而以分泌Ⅰ型胶原和低水平的蛋白多糖为主[Benya P D，1982]。软骨细胞这种体外去分化（dedifferentiation）现象被认为可能反映了细胞在体内会逐渐失去生成稳定软骨的潜力[Dell'Accio F，2001]，而对软骨细胞进行三维培养后可使去分化的软骨细胞重新恢复正常的形态及分化表型。因此组织工程中通常将两种培养方法结合起来，即首先在单层培养中对软骨细胞进行快速扩增，得到大量正常表型的软骨细胞，然后将其与可降解生物材料复合，恢复其分化表型并保留软骨细胞分泌的基质，从而达到体外快速构建工程化软骨的目的。

软骨细胞的浓度对软骨组织的形成也有影响。Vacanti研究表明（5～10）×10^8/ml的细胞浓度生成的组织绝大部分为透明软骨，只有少量为纤维组织[Vacanti C A，1994]。国内的动物实验也表明形成的软骨组织最适浓度为50×10^6/ml[夏万尧，1999]。然而随着机体年龄的增长，软骨细胞的数量和增殖能力都会降低，限制了自体软骨细胞的临床应用。

应用同种异体软骨细胞具有来源广泛、一次可获得大量细胞的优点，可解决自体软骨细胞数量有限的难题，近来也备受关注。曾令员[曾令员，2012]运用同种异体软骨细胞修复兔膝关节软骨缺损，实验结果发现，同种异体软骨细胞移植修复组的修复组织为类透明软骨组织，软骨和软骨下骨重塑，新生组织的Ⅱ型胶原免疫组化染色呈强阳性，确定同种异体兔软骨细胞能提高对兔膝关节全层软骨缺损进行修复的作用。Wakitani[Wakitani，1989]运用同种异体软骨细胞移植修复关节软骨缺损，报道成功率达80%。另外一些研究也取得类似结果。但Ostrander[Ostrander，2001]应用Y染色体标记法检测同种异体软骨细胞在移植区的存活率时发现，移植后第2天，细胞的存活率从96%降至27%，到第28天时降至8%，数量从1×10^6个降为1.4×10^5个。究其原因可能是由于免疫排斥反应导致细胞死亡。黄永波[黄永波，2007]运用同种异体软骨细胞修复兔膝关节软骨缺损。实验结果证实，在修复早期（24周）实验组软骨细胞增殖旺盛，Ⅱ型胶原含量丰富，修复组织为透明软骨；修复后期（48周）可见修复骨组织表层明显破损、蜕变。如何避免免疫排斥反应及远期软骨退变是同种异体软骨细胞移植所需要进一步解决的问题。

2. 骨髓间充质干细胞

BMSCs是存在于骨髓基质中的一种多能干细胞。在特定的培养条件下，MSCs可分化成成骨细胞、软骨细胞、脂肪细胞、成纤维细胞等多种间充质细胞。

20世纪70年代中期，Friedenstein[Friedenstein，1976]在全骨髓培养时发现，有少量细胞可贴壁生长，2～4天后大量增殖，并形成细胞集落，由于这些细胞贴壁生长后形态类似成纤维细胞，因而他将其称为"成纤维细胞集落形成单位"（colony forming unit-fibroblast，CFU-F）。Owen[Owen，1987]在以后的研究中发现这些细胞具有形成骨和软骨的能力。Pittenger[Pittenger，1999]的实验进一步证明了，同一细胞来源的MSCs具有成骨、成软骨、成脂肪定向诱导分化的多向分化能力。

应用 MSCs 作为种子细胞，可实现模拟软骨胚胎发育的过程，同时修复软骨和软骨下骨的损伤。另 MSCs 具有取材方便、体外易分离扩增等特点，现已成为组织工程中一种常用的种子细胞。目前 MSCs 的分离培养、表型鉴定、成软骨机制等是国际上组织工程领域研究的重点。

随着对 MSCs 研究的深入，研究者们发现 MSCs 在体内的分布很广，除了存在于骨髓中，在骨膜、软骨膜、骨小梁、滑膜、脂肪、肌肉等组织中都发现了这种细胞的存在。但是，MSCs 在体内的数量却非常小，即使在细胞含量较多的骨髓组织中，也仅占有核细胞的 $1/10^6 \sim 1/10^4$，而且随着年龄的增长，细胞的数目进一步减少[Conget, 1999]。因此有效的分离方法很重要。目前从骨髓中分离 MSCs 的方法主要有：①贴壁培养筛选法；②密度梯度离心法；③流式细胞仪或免疫磁珠分选法。贴壁培养筛选法主要是利用 MSCs 对培养瓶具有较强的黏附能力，而血细胞不贴壁，在以后的换液中逐渐被弃去。贴壁的 MSCs 生长形成细胞集落，即成纤维细胞集落形成单位。密度梯度离心法是根据 MSCs 与骨髓中其他细胞的密度不同来进行分离的。现在广泛采用的是 percoll 密度梯度离心法。分离时，将骨髓悬液置入 percoll 分离液（密度为 1.073g/ml）面上，离心，然后收集液面交界处的单核细胞进行接种培养。流式细胞仪分选法是根据细胞大小不同或细胞表面的一些特殊标志进行分离的。研究者在实验中运用贴壁培养筛选法获得良好结果，认为全骨髓培养法是一种分离 BMSCs 的有效方法[贺冬冬，2012；李兵，2007；米坤龙，2007]。

研究发现 MSCs 接种培养前，不表达分化相关标记，如Ⅰ、Ⅱ、Ⅲ型胶原，碱性磷酸酶，osteopontin 等；细胞贴壁后，均一致表达 SH2、SH3、CD29、CD44、CD71、CD90、CD106、CD120a、CD124 等多种表面蛋白，而 CD1a、CD31、CD34、CD14、CD45、CD56、ESA 等表达阴性[Zohar, 1997]。Deschaseaux[Deschaseaux，2003]曾报道应用 CD49a 和 CD45 单克隆抗体结合免疫磁珠分选法可从骨髓中直接分离出较纯的 MSCs。研究表明，新鲜分离出的 MSCs 表达 CD49a$^+$、CD45$^{med, low}$、CD34^{low}、HLA-Ⅱ$^-$，接种培养后，这些细胞能保持多向分化的能力，但表型变为 CD45$^-$、CD34$^-$、HLA-Ⅱ$^-$、CD49$^+$。到目前为止，MSCs 仍缺乏特异性的标记分子，其表型鉴定仍需进一步的研究。

MSCs 向软骨细胞分化受众多因素的影响。Johnstone[Johnstone。1998]建立了一种 MSCs 聚集培养方法（见第五章第四节）。笔者认为细胞聚集培养与胚胎软骨分化过程类似，聚集细胞间的交互作用及 TGF-β 的加入都是 MSCs 向软骨细胞分化的重要条件。米坤龙[米坤龙，2007]实验证实 10ng/ml TGF-β 1 可诱导高密度培养状态的 BMSCs 定向分化成软骨细胞，表达Ⅱ型胶原 mRNA，分泌Ⅱ型胶原蛋白，产生软骨基质成分。此外研究表明 FGF-2、BMP-2、BMP-9、BMP-6、IGF-1 等生长因子均有诱导 MSCs 向软骨细胞分化的作用。

MSCs 修复关节软骨损伤在动物实验上取得良好的结果。由于其干细胞特性和体外多次传代培养后仍能保持其多向分化等特点，因此成为良好的基因载体之一。目前已有报道将 TGF-β1、BMP 等生长因子的基因转染 MSCs，可使其向软骨细胞分化，继而提高其修复软骨的能力[郭晓东，2003；Grande，1999]。贺冬冬[贺冬冬，2012]经实验证实，第 3 代 BMSCs 生长形态良好，细胞形态单一，呈梭形，应用其修复兔膝关节软骨缺损，修复效果良好，表面平整光滑，为透明软骨。李兵[李兵，2007]得到类似的实验结果，术后12周软骨和软骨下骨得到良好修复，修复组织进一步改建为正常软骨组织。但是MSCs在软骨组织工程方面仍有许多问题有待解决：如何获得纯的MSCs；MSCs的增殖、向软骨细胞分化的控制机制等。

3. 软骨单位

软骨单位（chondron）作为近年来被逐渐重视的关节软骨的基本功能结构，其主要由PCM与包裹其内的一个或几个软骨细胞所构成[Youn I，2006]，与广泛的ECM相比，PCM主要由各种蛋白多糖类物质和胶原类物质所构成，其中蛋白多糖类物质主要包括蛋白聚糖、透明质酸、核心蛋白多糖；胶原物质包括Ⅱ、Ⅵ、Ⅸ型胶原等，其中Ⅵ型胶原为其特异性胶原组成成分。同时其蛋白多糖类物质和胶原类物质在PCM中的含量明显高于在ECM中的含量[Vonk L A，2010]。Poole同时采用激光共聚焦显微镜观察，发现在关节软骨不同层面PCM所包绕的软骨细胞数目是不同的，且其在不同部位呈现的形状也不同，球形或柱形。在关节软骨浅表层，PCM以包绕一个软骨细胞为主，而在中间层和深层区域PCM大多包裹2～4个软骨细胞，这往往与不同区域所承载的力学负荷有很大关系。同时，有学者证实关节软骨受到压力负荷作用时，通过PCM所包绕不同软骨细胞数量的分布，由浅入深逐渐增强抗压作用来缓解压力[Han S K，2011]。这些分子之间的交互作用有助于促使PCM表现出明显的网状结构和生物力学特性[赵昱，2015]。由于PCM在空间结构上是介于软骨细胞与ECM之间的环形基质条带，理论上其成为软骨细胞与ECM相互交通的"介质"，因此软骨单位中PCM在软骨细胞代谢及力学传导方面逐渐被人们所重视[Alexopoulos L G，2003]。段王平[段王平，2011]经实验证实软骨单位作为一个整体单元结构，可实现体外微管吸吮黏弹性分析，表现为黏弹性固体特性，但其力学特性较单纯软骨细胞明显提高，提示PCM在软骨细胞力学微环境维持中作用；随着年龄的增长，软骨单位黏弹性逐渐增高，提示软骨单位在关节软骨发育成熟与退变力学机制中有重要作用。

前期学者通过反复实验摸索，逐渐建立了制备兔膝关节软骨单位体外酶解消化的实验方法，并经过大量实验证实能够保留完整PCM，此方法已获得国家发明专利（201010146940.3）[段王平，2011]。前期实验表明，在体外软骨细胞培养过程中，细胞因子（包括TGF-β、IGF-Ⅰ及OP-1等）及力学刺激等干预均可以明显促进软骨细胞周围PCM结构的形成。由于PCM存在的影响，其内的软骨细胞早期增殖较缓慢，保有较好的软骨细胞增殖潜力，与此同时，软骨单位中GAG、Ⅱ型胶原mRNA表达量较单纯软骨细胞明显增高，且其蛋白合成功能退变较缓慢[Chubinskaya S，2007；Connelly J T，2008]。山西医科大学第二医院骨科实验室前期经过大量实验证实：与单层软骨细胞相比，软骨单位与软骨细胞单层混合培养，其Ⅱ型胶原及蛋白多糖的合成与分泌均增加，尤其是软骨单位与软骨细胞以1∶1共培养后软骨细胞力学——生物学特性提高更明显[任晓春，2013]。本实验室前期也证实软骨细胞与软骨单位以1∶1比例在海藻酸钠中立体共培养其生物学及生物力学特性较其他比例培养更优[韩俊亮，2015]。赵瑞鹏[赵瑞鹏，2017]通过Transwell间接共培养技术发现软骨单位能够更长时间有效抵抗或延缓软骨细胞凋亡、维持软骨细胞增殖和正向调节软骨基质相关物质的基因表达。

赵昱[赵昱，2016]通过在体实验，软骨单位作为种子细胞修复兔关节软骨缺损，效果显示早期可以修复软骨组织缺损，晚期可以延缓关节软骨组织退变。

4. 其他细胞

除 BMSCs 外，还有几种干细胞备受组织工程研究者的关注，如脐带干细胞、胚胎干细胞、脂肪干细胞等。

脐带和胎盘血中除含有造血干细胞外，还含有可以向多胚层甚至全胚层发育的干祖细胞[蔡琳，2005]。与骨髓间充质干细胞相比，脐带和胎盘血干细胞有以下优势：①脐带及胎盘血资源丰富；②对供者（母婴）无任何不良影响；③对人类白细胞抗原（human leukocyte antigen，HIA）配型相合的要求相对降低，可扩大供者范围；④能快速获得移植供者，避免因供者原因耽误造成的风险；⑤移植后发生移植物抗宿主病的危险性较低；⑥不涉及社会、伦理及法律方面的更多争论。此外，祝佳佳[祝佳佳，2007]经实验证实，脐带 MSCs 一致表达 CD44，而 CD34、CD38 呈阴性。

胚胎干细胞来源于胚胎或胎儿组织，具有高度的未分化特性，在适当条件下可向三个胚层的组织和细胞方向分化。已有报道应用 BMP-2 和 BMP-4 诱导胚胎干细胞分化成软骨细胞，但条件较苛刻，成功率低，新的技术还在不断研究中。

脂肪干细胞是新发现的一类干细胞。在体外培养过程中，通过微团培养法（micromass）可诱导其分化为软骨细胞。脂肪在人体分布广泛，其可通过吸脂术、关节镜手术或关节置换术取髌下脂肪垫获得[Dragoo，2003]。有文献报道，从小鼠腹股沟区取得的脂肪中分离出干细胞，在不同条件下可分化成成骨细胞、软骨细胞[Huang J I，2002]。因其取材方便、细胞来源广泛，是软骨组织工程中较理想的种子细胞。

上述干细胞虽然在基础研究中取得了瞩目的成就，但仍存在的众多问题有待解决，如干细胞的纯化、表型鉴定，定向分化的调控机制，在宿主体内的安全性、致瘤性等。

（二）支架材料

软骨组织工程常用的支架材料大致可分为两种，即天然基质材料和人工合成材料，前者主要包括骨和软骨基质、骨膜、胶原、透明质酸、纤维素等，后者常用的有碳纤维、羟磷灰石、聚乳酸、聚乙醇酸、海藻酸钠凝胶等。这些材料除可作为生长因子或细胞的载体外，部分材料还能刺激宿主细胞的生长及软骨基质的合成。由于这些材料的生物相容性、孔隙率、可降解性等性能皆不相同，对软骨细胞的生长增殖常会有不同的影响。

在软骨组织工程中，一种理想的支架应起到如下作用：①运输细胞到组织缺损处；②支架的三维结构可维持软骨细胞稳定生长而不失表型；③支架材料的孔隙率等应满足细胞的生长及所需营养成分的扩散；④支架材料的机械性能应与正常软骨相近，从而可承受各种生理应力，保护再生组织不受破坏；⑤支架应具有良好的生物相容性（biocompatible），在体内与周围组织结合良好，其本身或降解产物对细胞和机体无毒性，不引起机体的免疫反应；⑥支架在体内是可降解的，且降解速率应与细胞的增殖和基质合成的速率相近，从而不妨碍新组织的生成。

海藻酸钠凝胶被认为是目前较为理想的软骨细胞培养材料之一。与一般的可降解材料相比，它主要有以下几个优点：①作为一种从海藻中提取的多糖，具有与软骨基质成分蛋白多糖相似的结构，同时凝胶网状结构可为软骨细胞提供充分的附着面积，使软骨细胞生长在一种更类似生理状态的环境中，有利于细胞保持活性和分泌大量的基质。②海藻酸钠在钙离子作用下可以变成凝胶状，从而可根据要求方便地加以塑形。③软骨细胞在一般的三维载体材料中培养，细胞和载体物质是无法分离的，而海藻酸钠可与钙离子可逆性螯合，从而方便地在液态和固态之间进行转换。利用这一特点可去除移植物中的海藻酸钠，而仍保留软骨细胞和其产生的基质作为移植物，避免了可能存在的免疫反应[卫小春，2003]。笔者应用海藻酸钠为载体分别复合软骨细胞、BMSCs 修复关节软骨损伤，均取得良好效果。同时笔者也通过对比分析复合软骨细胞的海藻酸钠凝胶球在体内外的降解显示，复合软骨细胞的海藻酸钠凝胶球在兔膝关节内生物相容性较好，降解时间明显缩短，大约 4 周可吸收完全[赵昱，2016]。

　　Ⅰ型胶原蛋白由粗纤维蛋白形成，赋予组织强烈的拉伸能力。Ⅲ型胶原是一种细纤维，组成了组织良好的有扩展能力的组织网络[Jin Z C，1998]Ⅰ-Ⅲ混合型胶原膜不仅具有Ⅰ型、Ⅲ胶原在上文提到的各自优点，它还具备以下优点：生物可降解性（无难以降解而产生缺损区域的肥大）；人工制造（不会带来供体区域的损伤）；无免疫炎症反应；标准化的质量控制；抗拉力及压力；形态稳定；培养过程中不会发生皱缩，出现双层结构（防止细胞露出，促进细胞与支架自身结合）。因此，Ⅰ-Ⅲ混合型胶原膜便于手头拿取、缝合、固定和广泛应用于组织工程修复组织缺损。曾令员、贺冬冬[曾令员，2012；贺冬冬，2012]运用Ⅰ-Ⅲ混合型胶原膜作为支架材料，搭载不同的种子细胞修复兔膝关节软骨缺损。结果证实，Ⅰ-Ⅲ混合型胶原膜生物相容性较好，能有效地提高对兔膝关节全层软骨缺损进行修复的作用。

　　骨膜正常附着于骨表面，由外层的纤维层和内层的生发层构成，生发层细胞成分较多并终生保持分化增殖能力。骨膜生发层内有终生保持分化潜能的未分化间充质干细胞和骨原细胞，未分化间充质干细胞在低氧环境下可分化为软骨细胞，骨膜被移植到关节腔后，在低氧环境和滑液的营养及局部应力下，原处于静止状态的细胞迅速增殖分化为软骨母细胞，后者分泌细胞间质并被包埋而变为软骨细胞，最终成为软骨组织[ItoY，2001]。李兵、米坤龙[李兵，2007；米坤龙，2007]运用骨膜作为支架材料，搭载种子细胞修复兔膝关节软骨缺损。结果证实，以骨膜覆盖 BMSCs 移植可促进关节软骨损伤的修复。

　　与静态培养相比，适当的力学刺激可有效促进软骨基质的合成，提高生成软骨的质量。这些力学刺激包括动态液压、流体灌注压力等。研究表明，间歇性生理液态压力下培养，PGA 中的软骨细胞外基质合成明显增加，其蛋白多糖的含量至少是无压力下培养组的 2 倍，且与液态压力的压缩模量有量效关系。在流体灌注压力的刺激下，软骨细胞培养也可取得类似的结果，并在此基础上，有学者研制出了生物反应器。生物反应器可分为旋转式（微重力）生物反应器、流体灌注式生物反应器等。通过生物反应器培养软骨细胞，有许多优点：使培养细胞与载体材料混合更加充分、均匀；可调整流体剪切应力；可促进细胞的增殖及基质的合成；可维持恒定的培养微环境等。

　　支架材料未来在临床应用的另一个难题是其安全性及免疫反应。Ochi[Ochi，2002]曾报道了体外用组织工程技术生成软骨样组织应用于临床的结果。在这项技术里运用原胶原凝胶作为支架。这是一种经过处理去除了抗原决定簇的Ⅰ型胶原。实验和临床结果都证实它可维持软骨细胞的表型，减少细胞泄漏，使细胞能均匀分布在移植区，且无免疫反应的风险。

（三）细胞因子

在软骨组织的胚胎发育及创伤修复过程中，细胞因子起重要的作用。其中生长因子与软骨细胞增殖、分化的关系最为密切，也是软骨组织工程中重点研究的对象。

生长因子是一组具有促进细胞生长、增殖和合成作用的蛋白多肽。软骨组织中含有多种生长因子及其受体，主要通过自分泌和旁分泌方式共同作用于软骨细胞。这些生长因子主要包括TGF-β、BMP、FGF、IGF、PDGF等。

对于软骨细胞，实验表明上述生长因子对软骨细胞增殖、分化、细胞外基质合成均有明显作用。但这种作用受软骨细胞分化程度，生长因子的浓度、类型和交互作用的影响。

TGF-β是一族具有多种功能的多肽类生长因子，可以调节多种细胞的生长和分化。TGF-β在软骨细胞发育的早期能促进未分化早期的软骨细胞DNA复制，从而促进软骨细胞增殖并促进蛋白多糖和Ⅱ型胶原的合成。对于分化末期的软骨，TGF-β则抑制其分化并抑制软骨基质的合成与钙化。对成人软骨细胞，TGF-β是强有力的有丝分裂原，且TGF-β的三种异构体对软骨细胞的增殖作用都呈剂量依赖性。祝佳佳[祝佳佳，2007]经实验证实TGF-β1作用的发挥与培养液胎牛血清的浓度有相互关系：10ng/ml的TGF-β1可诱导人脐带MSCs向软骨细胞方向分化，但在无血清培养基中无法有效地促进细胞的增殖；低浓度的胎牛血清（5%）和10ng/ml的TGF-β1联合作用既可促进人脐带MSCs的增殖，又可诱导其向软骨细胞方向分化，而高浓度胎牛血清仅对细胞的增殖有促进作用。

BMP是TGF-β的超家族成员之一，在软骨组织形成和软骨内骨化中起重要作用。研究发现，BMP-7即成骨蛋白-1（osteogenic protein，OP-1）对软骨生长的刺激作用明显。将其与Ⅰ型胶原复合后移植于软骨缺损处，12周后可获得透明软骨组织[Cook，1996]。

FGF在人体组织中广泛存在，主要有两种存在形式：bFGF和aFGF，两者的生物学效应基本相同。当软骨细胞缺乏bFGF时，便不能合成与释放硫酸软骨素和Ⅱ型胶原蛋白，加入bFGF后又可恢复这种能力，提示bFGF对软骨细胞的生长起重要调节作用[Gospodarowicz，1990]。

IGF家族包括IGF-Ⅰ和IGF-Ⅱ。IGF-Ⅰ对成年软骨细胞的刺激作用强，可促进软骨细胞合成Ⅱ型胶原和蛋白多糖。而IGF-Ⅱ对胚胎细胞的刺激作用强于IGF-Ⅰ。

PDGF最初从血小板中提纯，以后从其他组织中发现有PDGF的分泌。Guerne[Guerne，1995]比较了TGF-β、bFGF、IGF-Ⅰ、PDGF-AA对人软骨细胞的作用后发现，年轻供体（10～20岁）的软骨细胞对PDGF的反应强于TGF-β，但在所有的生长因子中，TGF-β是最强有力的有丝分裂原，且TGF-β的三种异构体对软骨细胞的增殖作用都呈剂量依赖性。

　　软骨的发育、代谢是一个复杂的过程，其中需要多种生长因子的参与。它们之间通过相互影响共同作用于细胞的增殖、分化。因此探讨不同生长因子的交互作用对组织工程中种子细胞的培养更有意义。

　　研究发现，TGF-β 与 bFGF 联合作用于老年人的软骨细胞，经过 4 次传代后，细胞数量增加了 136 倍。这种已经去分化的细胞再经高密度培养后移植到裸鼠皮下，又可形成透明样软骨组织[Bradham，1998]。在无血清培养基中，TGF-β1 和 TGF-β2 联合 IGF-I 可有效促进已去分化的软骨细胞分泌聚合蛋白和 Ⅱ 型胶原，而当它们单独作用时却无效[Yaeger，1997]。

　　在对骨髓基质细胞的研究中发现了相似的结果。Kuznetsov 研究发现，鼠和人的骨髓基质细胞形成克隆至少需要四种生长因子：PDGF、bFGF、TGF-β、EGF。其中 bFGF 单独作用即可刺激无血清培养基中的鼠基质细胞形成克隆，而人的骨髓基质细胞在无血清培养基中培养时，上述四种生长因子无论单独或联合作用均不能促进基质细胞形成克隆，说明人骨髓基质细胞的增殖对生长因子的需求更大[Kuznetsov，1997]。

　　组织工程的三大要素不是各自独立的，而是彼此互有联系、相互影响的。未来关节软骨组织工程的研究应考虑如何将三者更好地结合在一起，使构建组织的形态、结构及功能与透明软骨组织更接近，甚至是再生透明软骨组织。目前关节软骨组织工程的研究大多为基础研究，离临床应用还较远。相信随着组织工程技术的不断进步，组织工程化软骨会广泛应用于临床，使更多的患者受益。

二、生物学治疗

　　PTOA 多见于关节曾遭受较严重损伤的群体。一项研究调查了 1321 名医学生，其中有 14% 的人曾经在青少年时期遭受过膝关节损伤，6% 的人从未有过膝关节损伤，20 多年后，前者均出现了 OA 的表现，深入随访发现，关节韧带或者半月板损伤的人群发生 OA 的风险是没发生关节损伤人群的 10 倍之多[Gillquist J，1999；Roos H，1998]。其他研究也表明，曾经遭受过髋臼骨折的患者至少有 25% 的可能性会发展为髋关节 OA，累及膝关节面的骨折患者有 23%～44% 的可能性发展为膝关节 OA，而累及关节面的胫骨远端骨折患者有一半以上的可能性发展为踝关节 OA[Laird A，2005]。综合上述结果表明，较为严重的韧带和关节囊损伤增加了 10 倍罹患 OA 的风险，而累及关节面的骨折增加了至少 20 倍的风险。

　　这些研究证实了关节损伤会增加罹患 OA 的风险，但是并没有评估 PTOA 所造成的经济负担。另外一项研究中，研究对象由于关节损伤造成失用，结果发现有 1.6% 的患者存在髋关节 OA，9.8% 的患者存在膝关节 OA，79.5% 的患者存在踝关节 OA[Brown T，2006]，在美国，这部分人接近 600 万，占据了总体 OA 花费的 12%，高达每年 30 亿美元[Brown T，2006]。然而更重要的是，PTOA 常发生于年轻人，而对于年轻人发生的 PTOA 不适合行关节置换或者关节融合治疗，所以 PTOA 会造成非常大的社会负担。

（一）关节损伤导致 PTOA

关节损伤的一个常见特征就是引起 PTOA，一定程度的关节结构机械损伤会进一步对其功能造成影响。对关节的体外研究发现，高能量的冲击能引起局部组织的破坏，包括软骨细胞的死亡、基质的瓦解，以及氧自由基的释放。

不同程度的冲击能量引起不同类型的关节表面损伤，伴随着不同的修复反应和愈合的潜力：①损伤累及细胞和细胞基质，而不涉及骨或软骨的宏观结构破坏；②损伤累及细胞和细胞基质，并且伴随着关节软骨宏观结构的破坏，但是不存在骨折；③关节表面的移位骨折延伸至软骨深层和骨。低能量损伤，包括关节挫伤、脱位和韧带损伤，常引起前两类关节表面破坏，而高能量损伤则引起关节内的骨折。

研究显示，关节骨折能够引起严重的软骨细胞死亡，在动物模型中，关节骨折模型造成的损伤导致关节软骨、骨、滑膜及其他关节组织形成类似 OA 的改变[Furman B D，2006]。这些变化与血浆和关节液中软骨生物标志物和炎症因子浓度的快速变化相关联[Ward B D，2008]。但是目前尚不能对关节损伤严重程度进行有效评估，也无法依照严重程度采取相对应的治疗。外科上治疗关节损伤的方法也极其有限，无法准确评估关节表面及其他关节组织的损伤程度。关节骨折后，X 线检查和 CT 能够显示关节面的破坏及骨折块位移的程度，MRI 能够显示关节软骨的破坏及软骨下骨的损伤，但直到 2003 年，研究人员才开始定义关节软骨结构、组成和力学性能的变化跟 MRI 之间的关系[Brustein D，2003]。虽然现在有多种关节液标志物来评估关节损伤后的生物学反应[Wang S，2014；Wei L，2010；Zhang C，2014]，但还没有能够用于临床监测 PTOA 进展或者评估手术或药物治疗有效性的生物标志物。

有学者针对关节骨折患者关节面能量吸收的定量评价提供了一种评估损伤程度的方法[Thomas T P，2010]，这种方法基于工程断裂力学原理的基本原理，将骨折吸收的机械能转化为骨折碎片的表面能量。多种关节骨折能够通过常规 CT 扫描测量出骨折断端表面区域大小，并且进一步量化关节表面所承受的冲击能量[Thomas T P，2010]。在 PTOA 的研究中，通过 CT 能够客观测量骨折的严重程度，进一步反映出关节所承受的机械创伤及罹患 PTOA 的风险。例如，承受低能量（轻度）的胫骨远端骨折的患者，即使有关节面移位的骨折，在损伤后的 2 年内，罹患 OA 的风险也非常低甚至没有；而承受高能量（中重度）损伤的患者在 2 年内就可以发展成为 OA。这些观察表明，PTOA 的发生与关节损伤时传递至关节表面的能量大小密切相关，传递至关节面的能量较大将会导致严重的关节面损伤，然而，急性骨折严重程度与其所导致的 PTOA 进展快慢之间仍未建立明确的联系。

（二）撞击诱导软骨损伤的实验模型

目前，毫无疑问的是，冲击伤能够引起细胞和基质的损伤，并且越来越清楚的是，细胞和基质的损伤一旦启动则无法停止，将进行性地破坏软骨组织，而在软骨进行性破坏的病理进程中，具体有哪些生物调节因子的参与，目前尚不明确，这也造成了相应的临床治疗不尽如人意。一项体外研究实验显示，冲击伤能够刺激软骨细胞释放氧自由基，进一步导致进行性的软骨细胞损害和基质的降解[Goodwin W，2010]。实验中，研究人员将新鲜的软骨样本暴露于过氧化物抑制剂——鱼藤酮中，抑制线粒体释放过氧化物，然后观察外力冲击之前和冲击之后的软骨变化，最终发现受冲击部位过氧化物表达被鱼藤酮抑制而明显降低，由此可以得出结论——关节面受到钝性冲击伤时线粒体所产生的过氧化物是导致软骨细胞死亡的重要因素。其他的体外软骨组织研究显示，软骨力学加载引起纤维连接蛋白片段的释放，进而导致细胞死亡和基质降解[Goodwin W，2010；Ding L，2010]。

关节损伤能够引起关节液中分解代谢类成分水平的显著变化，包括 TNF-α、IL-1、NO 及 MMPs 等，促使软骨发生降解。然而，关节损伤和生物学改变引起的进行性软骨降解的实验研究并不能直接在人体上进行检测，所以说，创建适宜的动物模型来研究机械及力学改变和 PTOA 之间的关系非常必要，且在动物模型上可以施加一定干预，用以研究此干预是否可以有效达到降低软骨降解的治疗目的。

（三）软骨损伤的生物学治疗

目前，大量的研究均集中于应用各种各样的药物治疗 OA 的中晚期改变。然而，急性关节创伤后，软骨损伤的发生在创伤后的第一周或者第二周内，有三个相互重叠的阶段：①以细胞死亡/凋亡和炎症为特征的早期阶段（如半胱天冬酶、促炎症细胞因子、一氧化氮、活性氧、碱性成纤维细胞生长因子、基质金属蛋白酶、蛋白聚糖酶及释放基质片段都升高）；②中间阶段，分解代谢和合成代谢反应之间存在相对平衡（分解代谢减弱，合成代谢开始启动）；③以有限的组织修复/重塑/基质形成为特点的晚期阶段（合成代谢的生长因子被激活）。由此可见，识别潜在的生物学目标来干预或者阻止晚期关节降解将成为可能。越来越多的研究显示，生物学干预能够减少机械压力造成的软骨细胞损伤[Zhou J，2014；Wang S，2014]，表明关节损伤后限制进行性软骨损害将成为可能。

1. 印度刺猬蛋白在软骨退变中的研究

刺猬蛋白（Hedgehog，Hh）共有 3 个亚型：音速刺猬蛋白（Sonic hedgehog，Shh）、沙漠刺猬蛋白（Desert hedgehog，Dhh）和印度刺猬蛋白（Indian hedgehog，Ihh），其中 Ihh 主要在骨、软骨等组织中表达。Patched（Ptch1）和 Smoothened（Smo）是 Ihh 信号通路上的两个转膜蛋白，当没有 Ihh 或者 Ihh 含量极低的时候，Ptch1 结合并抑制 Smo，进一步通过抑制 Gli 蛋白（Gli1、Gli2 和 Gli3）来抑制下游基因的表达；当 Ihh 存在的时候，Ihh 能够与 Ptch1 蛋白结合，释放 Smo，从而激活 Ihh 信号通路，继而活化 Gli 转录因子进入细胞核，增强下游基因的转录水平。Gli1 是一种转录因子，Gli1 的表达水平升高时表明 Hh 信号通路被激活。Gli2 和 Gli3 也是一种转录因子，同时可以发挥抑制作用。在生长板中，Ihh 能够激活 Gli，同时诱导转录因子 Runx2 的表达，导致生长板软骨细胞的肥大[Kim E J，2013]。

此外，Ihh 能够通过甲状旁腺激素（Parathyroid Hormone，PTH）/甲状旁腺激素相关蛋白（Parathyroid Hormone-related Protein，PTHrP）受体调节软骨细胞的分化，免疫组化的研究显示，Ihh/PTHrP 系统在人的软骨内成骨中也起着重要作用[Nakase T，2001]。

近年来的研究发现 Ihh 在发育中发挥着重要作用，出生后敲除软骨细胞中的 Ihh 能够导致生长板闭合[Maeda Y，2010]。研究还显示 Ihh 在成年动物中仍旧发挥着重要作用，在成人股骨骨折愈合过程中，Ihh 的表达显著增高[Baht G S，2014]。虽然 Ihh 在软骨内成骨、四肢发育及出生后骨形成的过程中发挥关键作用，但是在生理条件下，随着年龄的增长，它的表达量是逐渐下降的，在一项人体的研究中，Ihh 在健康成人的软骨中几乎检测不到[Tchetina E V，2005]。

在脊柱方面的研究发现，退变的软骨终板（cartilaginous endplates，CEP）中 Ihh、X 型胶原与 Runx2 的表达水平明显增高[Wang S，2015]。CEP 与关节软骨类似，是位于椎体骨性终板与髓核之间的透明软骨，富含蛋白多糖与 II 型胶原。在退变的椎间盘中，CEP 可渗透性降低，导致分散到髓核细胞的营养供给不足，代谢产物积滞，导致椎间盘细胞凋亡，细胞外基质合成受限，出现椎间盘退变。通过番红-O 染色发现，退变的人 CEP 基质淡染，细胞发生失分化并呈梭形改变[Wang S，2015]。在体外实验中，通过培养人 CEP 软骨细胞发现，Ihh 信号通路被激活后，Gli mRNA 表达水平增高，上调下游基因 X 型胶原、Runx2 及促进软骨基质降解的 MMP-13 的表达，而 II 型胶原表达下降；同时，利用 siRNA 体外敲除 Ihh 基因后，以上各基因表达情况出现相反的变化[Wang S，2015]，而在关节软骨中也可以观察类似的变化[Tang S Y，2012]。因此，Ihh 能够促进人 CEP 软骨细胞肥大，诱发 CEP 软骨基质破坏，增加 Runx2 表达，而研究表明 Runx2 可以调控成骨细胞的分化。有研究认为，退变的 CEP 渗透性降低与其异常钙化有关[Tomaszewski K，2014]。在 2007 年，Maeda[Maeda，2007]等在 PNAS 刊文称，利用 Col2a1-CreER 转基因小鼠研究后认为敲除 Ihh 基因使骨量减少，皮质骨厚度降低。因此反向推测可得，若 Ihh 表达增高可能会促使钙化增加。此外，Ohba[Ohba，2008]等利用 Ptch1+/-转基因小鼠来激活 Ihh 信号通路发现，Ihh 信号通路激活后能够促进钙化，促使成骨增加，并在 Developmental Cell 子刊发表文章。随后，多伦多大学的 Dr.Lin 研究小组做了更为细致的研究，他们使用 Ptch1+/–小鼠、Col2-rtTa-Cre；Smotm2Amc 小鼠及 Col2a1-Gli2 小鼠分别改变 Ihh 信号通路上 Ptch1、Smo 和 Gli2 的表达水平来变相激活 Ihh 信号通路，研究发现，通过三种转基因小鼠激活 Ihh 信号通路均能促进骨量增加、骨小梁增宽增厚[Lin A C，2009]。而 Ihh 在退变的 CEP 中表达量明显增高，表明 CEP 异常钙化可能与 Ihh 表达增高有关。

在关节方面的研究发现，Ihh 在退变的关节软骨中表达增高，并且能够促进软骨细胞肥大，上调 MMP-13 表达水平，促进软骨降解[Lin A C，2009；Wei F，2012]。在成年的 Ptch1 C/C，Col2a1-CreER 转基因小鼠体内研究发现，激活 Ihh 信号通路促使软骨降解，表现为关节软骨层变薄，蛋白多糖丢失。与此相反，利用转基因小鼠研究证实，在体敲除 Ihh 能够降低组织蛋白酶和 MMPs 的活性，并且减轻手术诱导的 OA 的发生发展[Mak k k，2008]。这些观察结果表明，Ihh 在软骨的分解代谢中发挥着重要作用。OA 以关节软骨降解为主要特征，表现为关节疼痛、僵硬及活动度降低。当机械压力导致的破坏程度高于软骨的自身修复能力时，降解程序即开始启动，在 OA 的进展中，关节软骨细胞的变化类似于软骨内成骨的过程，可以概括为以下几个阶段：软骨细胞肥大、终末分化、骨化、最后凋亡[Tcheina E V，2005]。OA 早期关节软骨降解与 Ihh 调节软骨细胞肥大分化有关，在人关节软骨病变早期，Ihh、MMP 及其他分解代谢的相关基因表达增高，同时肥大软骨细胞的标志 X 型胶原在损伤软骨处的软骨细胞中表达，而在正常软骨中无表达[Tcheina E V，2005]。笔者所在实验室的相关研究发现，Ihh 在人 OA 软骨和关节液中的表达增高，并且增高的幅度与 OA 的病变程度相关[Wei F，2012]。这一系列的研究证实了 Ihh 在 OA 的病理生理过程中发挥着关键作用。Lin[Lin，2009]等利用基因修饰的小鼠在软骨细胞中激活 Hh 信号通路后发现，关节软骨出现了严重的 OA 改变，而在小鼠或者人软骨组织块中抑制 Hh 信号通路能够减轻 OA 引起的软骨破坏，通过转基因小鼠的研究进一步直接证实，条件性敲除软骨细胞中的 Ihh 能够减缓 OA 的进展。这些研究进一步证实，Ihh 在 OA 的病理生理过程中起着关键的作用，阻断 Ihh 信号通路将有可能作为一种治疗的方法来阻止或者减缓 OA 关节软骨的降解。

除了能够引起 CEP 退变和异常钙化、OA 软骨细胞肥大和软骨降解，Ihh 同时也是一个力学相关基因[Guan Y，2014]，在膝关节损伤后，膝关节的应力重新分布，如 ACL 损伤将会刺激和释放 Ihh 合成并释放进入关节液中。因此，Ihh 合成增加将会能够通过 Ihh 介导的信号通路调节软骨的降解，并且也提供了基于 Ihh 为靶点的 OA 治疗的新方法。同时，Ihh 分泌到关节液中的量反映了 OA 的病理生理变化，这使得 Ihh 有可能成为评估 OA 发病率的生物标志物，同时可以成为评价 OA 损伤程度和治疗效果的指标[Wei F，2012]。虽然目前不少研究认为 Ihh 可以作为潜在的靶点来治疗 OA[Wei F，2012；Lin A C，2009]，但是目前由于一些技术手段上的困难致使这一应用难以应用于临床治疗。*Ihh* 基因敲除对于 OA 治疗来说并不是一种常规的治疗选择，在动物试验中敲除 *Ihh* 基因会导致动物死亡[Kanbe K，2006]。全身性敲除 *Ihh* 会造成动物在胚胎期即发生死亡，而选择性地在Ⅱ型胶原表达的细胞中敲除 *Ihh* 容易造成动物在幼年时期死亡[Kanbe K，2006]。因此，Ihh 信号通路阻断只能通过非基因的方法来实现。

目前，有多种小分子化合物均可以抑制 Hh 信号通路，Smo 的抑制剂环巴胺（cyclopamine）及其类似物已经作为抗癌药物应用于临床前期和临床的研究[Mahindroo N，2009]。在体应用环巴胺可能引起严重的发育缺陷，包括前脑无裂畸形（holoprosencephaly，HPE）、唇腭裂（cleft lip and palate，CLP）及肢体上的缺陷[Lipinski R J，2007；Lipinski R J，2008；Lipinski R J，2010]。虽然大部分的 OA 患者年龄比较大，但是口服环巴胺不能作为一种可靠的给药途径，这种方式可能会引起严重的不良反应，在小鼠实验中，即使是使用较小剂量的环巴胺也能够出现体重减轻、脱水等症状[Kimura H，2008]。通过毒性的网络数据库发现，环巴胺在人体和动物体内的副作用还包括严重的恶心、呕吐、低血压、头痛、呼吸困难、昏迷等。目前在临床上，主要应用修饰后的环巴胺前体作为药物治疗晚期前列腺癌[Kumar S K，2008]。通过修饰作用，使得药物前体在特定的细胞类型中才能够被转化为活性形式，因此存在一定的特异性，并且在一定程度上避免全身给药的不良反应。由于 Ihh 不仅仅在 OA 的软骨组织中表达，因此将环巴胺这种药物进行化学修饰使其只作用于 OA 组织来避免它的不良反应，可能是未来临床应用的一种方式。此外，为了完全避免环巴胺的不良反应，在未来最好的方式就是寻求一种新的、安全可靠的药物取代环巴胺或者通过敲除 *Ihh* 基因来治疗 OA。

依普黄酮是目前为止一种较为可靠的环巴胺替代物。依普黄酮是一种人工合成的异黄酮类植物雌激素，目前在临床上作为雌激素替代物发挥作用进而治疗骨质疏松[Alexandersen P，2001]。2010 年 Lipinski[Lipinski，2010]等用小分子筛选法，在 4240 种复合物中进行筛选，发现依普黄酮具有和 Ihh 特异性结合的结构，并且可发挥抑制 Ihh 的作用。在大鼠中，依普黄酮的生物利用度约为24%。在健康志愿者中，依普黄酮的半衰期为10～12h。笔者所在实验室研究发现，将OA患者膝关节软骨组织进行培养，加入一定浓度的依普黄酮发现，依普黄酮可使软骨组织中Ihh、Gli1（Ihh通路下游重要因子）、MMP-13和COL-X含量显著降低，证实依普黄酮可以通过抑制Ihh通路，降低软骨的分解代谢，但其在体内治疗OA的作用，还需要进一步研究证实。

2. 富含血小板血浆的生物学治疗

目前，临床上治疗OA的生物学方法比较常见的还有富含血小板血浆（PRP）。PRP是通过抽取自体全血经离心而得到的含高浓度血小板的血浆，通常PRP中血小板浓度为正常血液中浓度的4～6倍。血小板经激活剂激活后可释放出大量生长因子，主要包括IGF-Ⅰ、PDGF及TGF-β[Demange M K，2014]，这些生长因子对组织的修复起着极其重要的作用。根据不同的制作方法，使这些生长因子在PRP中的浓度很高，约为体内正常浓度的几倍甚至几百倍[Braun H J，2014]。根据Braun[Braun，2014]等所做的一项荟萃分析表明，71%的PRP研究显示，这些生长因子能够增加软骨细胞的合成代谢，如Ⅱ型胶原沉积。然而，只有4.8%的研究清楚地表明了所使用的PRP的各成分比例，如红细胞、白细胞及血小板的浓度[Braun H J，2014]。由于细胞因子的水平随着白细胞的变化而变化，这使比较不同成分配比的PRP变得非常困难，尤其是在评估治疗膝关节OA临床疗效的时候。生长因子IGF-Ⅰ在关节中能够起到增加合成代谢的作用，促进Ⅱ型胶原、蛋白多糖及其他细胞外基质成分的形成，而这些成分可以促进软骨细胞之间的黏附和抑制细胞外基质的微环境中蛋白的水解。PDGF刺激软骨细胞合成产物，而TGF-β对软骨细胞起到增强合成代谢的作用，还能够促进关节MSCs/基质细胞向软骨细胞分化，并且PRP还有抑制促炎因子的作用，如NF-κB和IL-1[Demange M K，2014]。

Chang[Chang，2014]等分析了16项涉及1543名患者的研究后发现，PRP对疼痛的控制优于HA。PRP的作用时间可能长达一年，并且对轻度的OA患者更有效。而类固醇的药物镇痛有效期只有一个月，HA稍长，达两个月。Khoshbin[Khoshbin A，2013]等检查了四个随机对照试验和两个前瞻性非随机研究，总共包含577例患者，经WOMAC评分发现PRP较HA和盐水安慰剂更有效。Tietze[Tietze，2014]等总结了十二个使用PRP治疗关节炎的研究，然后得出结论，通过IKDC功能评分和VAS疼痛评分评判，PRP对OA的治疗是完全有效的，尤其与HA相比较，但是这些研究也可能存在一定的偏倚。因为研究人群大多在50岁以下，并且病变只局限于软骨组织损伤的患者，此外，使用双离心技术制备PRP时，会出现一定轻微的不良反应，包括注射部位的疼痛、关节僵硬、晕厥、头晕、头痛、恶心、胃炎、出汗、心动过速等[Khoshbin A，2013]。并且，此研究也发现PRP控制疼痛的效果从治疗后2个月开始，一直能够持续到6～12个月[Tietze D C，2014]。

3. α₂-巨球蛋白在软骨损伤中的治疗作用

α₂-巨球蛋白（alpha-2-macroglobulin，A2M）是一个非常古老的蛋白质，在进化过程中极度保守，参与动物体内的防御，能够使外界的损害最小化。它作为一种广谱的蛋白酶抑制剂广泛存在于脊椎动物血浆中。与其他的血浆蛋白酶抑制剂相比，A2M的独特之处在于其几乎能够无差别地抑制所有血浆蛋白酶，无论这些血浆蛋白酶具有怎样的结构和催化机制。A2M 不仅能够抑制血浆中的蛋白酶，还可以抑制其他组织来源的蛋白酶。

A2M 主要有 5 个反应位点：①诱饵区（the bait region），在每一个亚基的中心存在一个暴露的 25 个氨基酸组成的肽段，非常易于被自身或者非自身的内肽酶裂解。一旦裂解后，其内在的硫醇酯结构被暴露，A2M 的构象发生改变，并且将蛋白酶捕获。②内在的硫醇酯键（thiol ester），硫醇酯键在半胱氨酸和谷氨酰胺间形成，它结构不稳定，容易被高温伯胺、还原剂小分子等裂解。内部硫醇酯键断裂引起新的 A2M 构象并在其亚基中包含半胱氨酸和谷氨酰胺的残基。谷氨酰胺残基与赖氨酸蛋白酶形成共价连接，而半胱氨酸残基能够结合细胞因子、植物毒素等物质。③受体结合位点（Receptor-Binding Site），受体结合位点由 138 个氨基酸序列组成，存在于每一个 A2M 亚基的 C 端。当 A2M 构象发生变化的时候，受体结合位点才能暴露，以便 A2M-蛋白酶复合物能够被清除。④谷氨酰胺转氨酶反应位点，与诱饵区接近，位于蛋白水解切割位点上游 20 个氨基酸处。⑤金属蛋白酶位点，A2M 是一种血浆与 Zn^{2+} 结合的金属蛋白酶。在捕获蛋白酶的时候，Zn^{2+} 不是必需的，而在结合 IL-1b 的时候，需要 Zn 的存在。

脊椎动物 A2M 是一个大的四聚体结构，分子质量为 725kDa。它由四个相同的亚基构成，每个亚基的分子质量为 179kDa。A2M 四聚体结构通常被认为是"二聚合二聚体"，因为它是由一对相同的亚基通过二硫键连接构成的。每一个 A2M 的亚基包含了一段暴露的氨基酸序列，这一段氨基酸序列非常易于被蛋白酶裂解，于是这段氨基酸序列被称为"诱饵区"（the bait region）。虽然有四个亚基，每个亚基上都有"诱饵区"，但是 A2M 分子只有两个蛋白酶结合位点，这两个位点是相同并且相互独立的。四聚体 A2M 的每个分子都能够结合 2 个较小分子的蛋白酶（如 α-糜蛋白酶、胰蛋白酶），但是对于较大的蛋白酶（如血浆酶、α-糜蛋白酶二聚体）只能结合一个。原始的蛋白水解切割位点是［Arg^{681}-Val-Gly-Phe-Tyr-Glu］，位于诱饵区的中心。这个六肽序列中的任何位置都能够被裂解。另外两个蛋白水解切割位点位于距离这个六肽序列～15 和～27 个残基的地方。随着诱饵区的裂解，A2M 蛋白结构发生变化，在聚丙烯酰胺凝胶电泳（polyacrylamide gel electrophoresis，PAGE）中，A2M 的电泳迁移率和沉降系数增加，以及回转半径和斯托克斯半径减少，形成紧缩型的被称为"快速（fast）"型的 A2M，并且这种结构转型称为"slow-to-fast"转型。被捕获后，蛋白酶并不是失活，而是在空间位阻上作为底物进入了大分子，并形成遮蔽。随着构象的改变，一个内在的 β 半胱氨酸-γ-谷氨酰胺硫醇酯键被暴露，与被捕获的蛋白酶以共价键的方式结合。A2M 上有一部分受体识别位点能够随着诱饵区的裂解而暴露，并且能够进一步被多种细胞表面的受体所识别。抑制剂-蛋白酶复合体随后被受体承载细胞胞吞、降解，最终使蛋白酶被清除。

笔者所在实验室研究表明，A2M 是很多软骨分解代谢因子的强有力抑制物，它可以减缓 PTOA 软骨的降解［Wang S，2014］。A2M 主要在肝脏中产生，血浆浓度为 2.2～2.3mg/ml。研究发现，A2M 也可以由软骨细胞和滑膜细胞产生，关节液中的浓度却低于其在血浆中的浓度，A2M 在关节液和血浆中的浓度区别主要在于 A2M 较大的分子质量使得它无法从血浆中通过滑膜屏障进入关节液。研究显示，A2M 能够抑制 IL-1b、IL-8、TNF-α、GM-CSF、ADAMTS-4、ADAMTS-5、ADAMTS-7、ADAMTS-12，以及 MMP-3、MMP-9、MMP-13 的水平［Tortorella M D，2004；Luan Y，2008；Demirag B，2005］。因此，蛋白酶/A2M 的平衡对于调节软骨的代谢十分重要。本实验室研究发现，人 OA 关节液中的 MMP-13 浓度是血浆中的 2.8 倍，但人 OA 关节液中的 A2M 浓度只有血浆中的 1/7，而 MMP-3 和 IL-1 在 OA 关节液中的浓度高于血浆中的浓度达 10 倍之多[Catterall J B，2010]。所以，关节腔内以 MMP 为代表的高浓度的分解代谢类因子和软骨降解酶类相对过量，关节腔内有限的 A2M 不能有效抑制关节腔内的分解代谢因子和软骨降解酶。在 PTOA 的发生发展过程中，严重的急性膝关节损伤通常能够造成滑膜屏障损伤，形成关节腔内枳血，使关节腔内 A2M 一过性升高，升高的 A2M 有利于抑制各种分解代谢因子和降解酶类，然而经验告诉大家，这样并不能阻止 PTOA 的发生，因为在创伤后的早期阶段，关节内即可产生并释放出大量的炎症因子，这些炎症因子可以诱导软骨细胞凋亡，促进软骨基质降解。虽然可以得出关节腔内一过性升高的 A2M 与大量的炎症因子相比较的结论，但其依旧是相对不足的。在自然状态下，PTOA 的发展是一个缓慢的过程，其病程长，可达几年甚至几十年，随着时间推移，滑膜屏障修复，损伤后关节腔中的 A2M 无法长期维持足够的关节腔内浓度，血液中高浓度的 A2M 也无法通过滑膜屏障，而在 PTOA 的进程中，软骨分解代谢因子和降解酶类持续表达，作为软骨分解代谢因子和降解酶类的有效抑制剂，A2M 在关节腔中的表达水平就显示出相对不足，无法抑制这些分子，软骨的破坏程序也不能被阻断，导致了 PTOA 的发生。体内研究证实，在大鼠 ACL 切断的模型中，关节腔内补充 A2M 能够减轻软骨降解，这表明它可能是一个潜在的新的治疗 PTOA 的方法[Wang S，2014]。

沿着这一方向，将 A2M 作为一种新型的关节内注射药物进行动物实验。与传统的以透明质酸为主的膝关节内注射疗法相对比发现，A2M 可以有效减缓 PTOA 动物膝关节软骨退变的进程。将 80 只大鼠分为三个实验组与假手术对照组。实验组大鼠切除前交叉韧带，分别注射生理盐水（不治疗组）、透明质酸（HA 组）、A2M（A2M 组）。处死动物后取大鼠膝关节进行各项检测。病理染色和印度墨水染色结果发现，注射 A2M 组相比较不治疗组和 HA 组，关节软骨损伤轻微；除此之外，PCR 和蛋白质电泳及免疫组化染色显示，X 型胶原和 MMP-13 表达水平较低，同时 II 型胶原的表达水平较不治疗组和 HA 组有明显的升高。以上结果足以说明，在膝关节内注射 A2M 可以延缓膝关节软骨退变的进程，具有明显改善关节损伤的作用。

此外，笔者还利用小鼠踝关节对 A2M 的疗效做了进一步探究。为小鼠踝关节注射不同浓度的 A2M，以观察给药剂量和疗效之间的关系。实验使用 II 型胶原诱导关节炎（CIA）的方法在 8 周龄小鼠上建立类风湿关节炎模型。将小鼠分为对照组和四个实验组，四组在踝关节内分别注射不同剂量的 A2M，四组分别为：（a）1.2μg；（b）0.8μg；（c）0.4μg；（d）不注射 A2M 只注射 PBS。此后对小鼠的距下关节、距舟关节及距小腿关节各项指标进行检测。大体观察发现，注射 A2M 的小鼠踝关节肿胀程度相比未注射者明显减轻，并且随着浓度增加效果越明显。同时活体 X 线也可以明显发现，A2M 治疗组关节面损伤与关节腔狭窄程度较不治疗组更为轻微。组织学染色也得出与影像学相对应的结果。实验还应用了荧光分子层析成像（FMT）技术，在活体中检测踝关节处蛋白酶的含量。从 FMT 结果可以看出，不治疗组的踝关节内包括金属蛋白酶在内的蛋白酶富集程度明显高于 A2M 治疗组。通过免疫组化染色不难看出，通过 A2M 治疗的小鼠踝关节，与不治疗组相比，II

型胶原和聚合多糖蛋白的表达明显上升，MMP-13、TNF-α、C12C 的表达明显下调，此结果也得到了 PCR 结果的间接性支持。A2M 治疗组的Ⅱ型胶原和聚合多糖蛋白的 mRNA 水平升高，MMP-3、MMP-9、MMP-13、Runx2 及 X 型胶原的 mRNA 水平下降。在三个不同浓度 A2M 治疗组中，以上提到的治疗效果也会随着 A2M 浓度的增加而更为明显[Li S，2019]。

此后笔者还将以大型动物作为实验对象检验 A2M 对骨关节炎的治疗效果。有望将 A2M 这种优秀的关节炎治疗药物推广到临床。但是目前从自体血清采集 A2M 这一过程较为复杂且耗时，这大大限制了 A2M 疗法在临床上的应用。于是实验室对两种人工合成的 A2M 类似物的关节软骨修复效果进行了检测评估，研究发现，CYT-108A2M 和 CYT-98A2M 这两种治疗效果较为突出的 A2M 类似物，在动物实验中对关节软骨的修复作用和 A2M 效果相近。这也说明 A2M 治疗 OA 这一临床思路的可行性，将 A2M 在临床上作为常规治疗进行大规模推广应用具有可行性[Zhang Y X，2017]。

4. 软骨损伤的干细胞治疗及其他生物学治疗

BMSCs 是一种多能干细胞，能够分化成多种细胞谱系，包括Ⅱ型软骨细胞、脂肪细胞、成骨细胞/骨细胞。MSCs 在治疗 OA 方面与传统方法相比较，有以下几个关键优势。第一，由于这些细胞是自体的，免除了自身免疫排斥的风险；第二，对 BMSCs 进行分离，可以得到相对高的数量和良好的纯度，所以在关节受损的部分以能够最好的分化为目标组织；第三，如同其他再生医学材料一样，MSCs 具有强大的抗炎特性，它们能够表达 IL-1Ra，直接对抗关节内巨噬细胞分泌的促炎细胞因子[Najar M，2016]；第四，BMSCs 能够通过规范化程序进行体外培养，加入药物以促进细胞的增殖和成熟，并且增加它们的修复潜能[Wuchter P，2016]；第五，MSCs 已经被用于人体的临床试验，在过去十多年的广泛应用中，它们的安全性、可靠性已经被充分证实[Squillaro T，2016]。

利用动物模型研究某些生长因子，如 TGF-b 和 IGF-Ⅰ，发现它们可促进病变关节进一步重塑。事实上，在培养基中加入高浓度的生长因子进行 BMSCs 培养，能够产生自然环境下的关节成分，如Ⅱ型胶原、核心蛋白聚糖、软骨蛋白、软骨寡聚基质蛋白、纤调蛋白、蛋白聚糖结合蛋白及其他蛋白多糖[Al Faqeh H，2012]。Al Faqeh 等对 16 只绵羊进行了切除前交叉韧带及内侧半月板的手术，然后迫使羊行走，以形成 OA，手术后 3 周，于其关节腔内注射药物，一组注射 BMSCs+合成生长因子，另外一组注射 BMSCs，而对照组只注射干细胞的培养液。处死动物后，运用 ICRS 评分来比较评价三组绵羊关节大体情况和组织学情况：BMSCs+合成生长因子组，动物半月板和软骨均有明显的再生现象，BMSCs 动物组仅有轻微的软骨再生，并伴随着损伤半月板的瘢痕，而对照组动物未见任何改善。且前两者的 ICRS 评分较后者明显下降，这表明利用这种治疗方式有逆转损伤和治疗炎症的可能。然而，前两者的评分之间并没有明显差异。Orozco[Orozco，2013]等对 12 例 BMSCs 治疗的患者进行了一项前瞻性的研究，VAS 评分证实治疗后有明显改善，关节的 MRI 也证实关节有改善，但后者没有统计学意义。需要注意的是，干细胞治疗存在一些轻微的不良反应，包括疼痛和水肿，但这些反应是有自限性的。

在 BMSCs 治疗领域，笔者所在实验室在利用 BMSCs 源性微囊泡（MSC-MVs）治疗

OA 方面取得阶段性成果。微囊泡是一种应激条件下从体细胞膜释放的具有生物活性的膜性囊泡，最早由 Wolf 在血浆中发现。研究发现，来自干细胞的微囊泡可以诱导成熟细胞去分化，从而促进组织的内源性修复进程[Goldberg A K，2017]。笔者研究发现，人类自体 BMSCs 诱导产生的微囊泡可以有效促进软骨细胞增殖，并且可以下调 IL-1β 介导的细胞凋亡。与此同时笔者发现，软骨细胞摄取微囊泡需要 CD44，而微囊泡促进软骨细胞增殖的作用需要 CD44 和 1-磷酸鞘氨醇受体 1（S1P1）的介导。随后在兔的关节损伤模型上进行实验可以观察到，不治疗组关节修复活动十分微弱，而相比之下，内注射微囊泡的治疗组，坏损关节表面形成了透明的软骨样组织，同时免疫组化染色显示软骨组织内 II 型胶原表达增加。这都说明 MSC-MVs 对软骨细胞修复具有促进作用[Xiang C，2018]。由此可见，利用 BMSCs 产生的微囊泡为干细胞治疗骨关节炎领域的相关研究提供了新的思路和启示。

此外，还可以通过基因治疗的方式来延缓 OA 的发生发展，基因治疗通常使用小干扰 RNA（Small Interference RNA，siRNA）的方式。在理论上，miRNA 能够用来治疗任何基因改变引起的疾病[Lopez-Fraga M，2009]。最近，一些治疗性的临床试验已经开展，并且证实以 miRNA 为基础的疾病治疗是一种对付疾病很有力的方法，并且蕴含着很大的前景[Zhang G，2012；Liang C，2015]。现在世界范围内，有超过 100 种临床实验通过运用 miRNA 的方法来治疗人体疾病，包括癌症和心血管疾病。因此，在损伤软骨的局部利用 siRNA 有效降低 OA 相关基因的表达可能成为治疗 OA 或延缓 OA 发生的一种有效方法。然而，目前尚无 OA 基于 siRNA 的相关治疗，因为关节软骨是一种无血管的结构，并且结构非常致密，阻止了其他成分扩散进入它的内部空间，这样在很大程度上限制了 siRNA 治疗软骨疾病的方法在临床上的应用，因此探寻一种软骨特异性的 siRNA 递送系统将是未来应用 siRNA 治疗 OA 的基础。目前纳米粒子和脂质体已经用于递送 siRNA 进入局部肌肉组织[Zhang G，2012]。然而对于临床治疗 OA 而言，这两种递送系统仍有一些不足之处，一个主要问题是递送系统的毒性，另一个是递送系统的有效性。最理想的递送系统应该是低毒性甚至无毒性并且具有高效性的。此外，递送系统半衰期的长短一定程度上还决定着治疗的频率，半衰期短则意味着需要多次给药，会给患者带来疼痛和不便，也可能刺激滑膜、诱导炎症反应、加重病情。另外，当半衰期太长，将会形成递送系统的局部聚集。因此，为了开展临床软骨疾病的基因治疗，在未来研究开发一种软骨特异性的 siRNA 递送系统就显得尤为重要。

三、基因治疗

（一）概述

基因治疗（gene theapy）是指将外源正常基因借助基因置换、基因修正、基因修饰、基因失活等手段，导入靶细胞，以纠正或补偿因基因缺陷和异常引起的疾病，以达到治疗目的。从广义上说，基因治疗还可包括从 DNA 水平采取的治疗某些疾病的措施和新技术。

1990 年，美国科学家 Anderson 博士等进行了首例基因治疗的临床试验[朱晓东，

2003]，并获得了成功，这一成功标志着基因治疗时代的开始。1991 年，复旦大学薛京伦教授研究小组进行了我国第一例基因治疗临床试验[朱晓东，2003]，说明我国在此研究领域起步较早。基因治疗技术当今发展迅速，与干细胞治疗、免疫导向治疗等技术结合的越来越紧密，形成新的治疗发展方向。截至 2004 年 6 月底，全世界范围内基因治疗的临床试验方案已有 987 个，基因治疗一度在欧美掀起了一股研究热潮[Edelstein M L，2004]。

生物医学的深入研究表明，人类的各种疾病都直接或间接与基因有关[邓洪新，2005]。因此，可认为人类的一切疾病都是"基因病"，因此人类疾病可分为三大类[郭启燕，2015]。一是单基因病。这类疾病只需一个基因缺陷即可发生，如腺苷脱氨基酶（ADA）缺陷症；二是多基因病。此类疾病的病因大多比较复杂，不但涉及各个基因，还往往与环境因素（包括自然环境、社会环境、生活方式等）有关。基因缺陷和疾病表型都具有明显的多样性。I 型糖尿病、肿瘤、心血管疾病等皆属此类。三是获得性基因病。此乃病原微生物入侵所致，如艾滋病、乙型肝炎等。因此，理论上，人类所有的疾病都可采用基因治疗。

基因治疗常用方法有两种，即体内疗法（in vivo）和体外疗法（ex vivo）。体内疗法是将外源基因导入受体体内有关的器官组织和细胞内，以达到治疗目的，这是一种简便易行的方法，如肌内注射、静脉注射、器官内灌输、皮下包埋等，但其缺点是基因转染率较低。研究和应用较多的还是体外疗法，即先在体外将外源基因导入载体细胞，然后将基因转染后的细胞回输给受者，使携有外源基因的载体细胞在体内表达治疗产物，以达到治疗目的。最常用的技术有三种：①体外处理疗法；②原位疗法；③体内疗法。

有效的基因治疗依赖于外源基因在受体中高效、稳定的表达，而这在很大程度上取决基因治疗所采用的载体系统。基因治疗载体可分两大类：病毒性载体和非病毒性载体。

基因治疗的不足及存在的问题，基因治疗疾病的同时，也给人体带来许多意想不到的不良反应，甚至是危险性。当病毒载体携带基因进入人体，它们改变的不仅是靶细胞，而且能改变人体正常细胞的基因特性或基因调控机制，从而改变一系列基因调控通路或基因调控网络，以改变人体生物学功能。当基因被加入 DNA 中时，也存在新基因加错地方的可能，从而导致癌症或其他损害的危险；当 DNA 直接注入肿瘤，或使用脂质体传递系统时，也存在外来基因擅自进入生殖细胞（精子或卵子）而产生遗传变异的微小机会；转入的基因"过分表达"，合成过多原先没有的蛋白质产生危害的可能；转入的基因引起发炎或免疫反应的可能；特别是当试验重复时，患者的病毒会感染其他人或进入外界的可能等[吴潇韫，2002]。因此在未完全弄清楚基因调控的生物学机制之前，不能轻易进行人体的基因治疗干预。

目前基因治疗尚存在很多根本性的问题：许多基因缺陷病的早期诊断还有困难；缺乏对靶细胞定向导入基因的技术；基因治疗载体的安全性和有效性问题[张秀娟，2003]；导入基因的表达和调控问题；导入基因的手段不理想、导入基因表达量太低、导入的基因缺乏可控性等；急需解决提供更多可供利用的基因、设计定向整合的载体、如何高效持续表达导入基因和导入的基因具有可控性、基因转移中的不良反应和抗体形成问题、长期安全性的问题、伦理道德问题[顾健人，1997]。

（二）骨关节炎的基因治疗

OA 是老年人最常见的关节功能紊乱，是引起老年人慢性疼痛与功能残疾最常见的疾病之一，在 50 岁以上的人群中，OA 可导致长期残疾，最终致死率达 53%［李宁华，2005］。随着人口的老龄化日益加剧，OA 所引起的经济和沉重的社会负担将越来越显著，预计到 2030 年将会有 20% 的欧洲人和美洲人受到 OA 的困扰［De Bari C, 2010］，进行这方面的研究有助于阐明与年龄相关的 OA 机制。基因表达的表观遗传调控，非编码 RNA（ncRNA），可能与年龄相关的 OA 发病有关［Ripmeester E G J, 2018］，然而对于年龄相关的 microRNA 和 lncRNA 与 OA 机制的研究至今尚未阐明［Li Y P, 2013］。进一步研究 OA 的发病机制，不仅有利于寻求新的基因治疗途径，还可为寻找关键基因的靶点提供重要的线索。

OA 的病理研究发现，关节软骨的损伤是其重要的病理改变，如何修复损伤的关节软骨是目前 OA 研究的重点和难点。全层关节软骨缺损的修复多为纤维软骨修复，其力学性能较透明软骨逊色许多，且耐久性较差，而部分软骨的损伤则几乎没有任何修复的迹象。成熟的关节软骨自身修复能力差，可能与多种因素有关，如软骨内不含血管、软骨细胞包埋于致密基质中、基质内缺乏未分化的软骨细胞、软骨细胞有丝分裂能力很低等。研究表明，某些生长因子如 TGF-β、IGF-Ⅰ、BMP-2、BMP-7 等均能不同程度地促进软骨细胞有丝分裂和增殖，提高软骨基质中蛋白多糖的含量，因此，通过提高这些生长因子在 ECM 中的浓度和含量来保护并修复损伤的关节软骨具有可行性。故而，关节内注射生长因子的方法曾一度盛行。然而，由于药物半衰期及血液循环和体内代谢的缘故，生长因子在软骨损伤局部很难维持有效的治疗浓度，常需反复注射，如 BMP-2 被介导入兔关节软骨全厚缺损处的半衰期仅为 4 天［Glasson S S, 1998］，这使感染概率、患者痛苦程度和治疗费用同时增加。近年来，随着分子生物学和基因工程技术的发展，已经可利用转基因的方法来治疗关节软骨损伤，即将编码生长因子的基因片段整合到载体内，再将载体转染入靶细胞中，通过转基因的靶细胞持续大量分泌生长因子来修复损伤的关节软骨。Doherty［Doherty, 1998］发现转基因的软骨细胞可以黏附于关节软骨的表面并表达出相应的功能基因产物。Goomer［Goomer, 2000］等证实将 TGF-β1 基因转染入软骨细胞并注射入动物关节腔，可大大提高软骨细胞外基质中蛋白多糖和Ⅱ型胶原的含量，并可减少软骨细胞凋亡的数量及比例。这表明基因治疗关节软骨损伤是可行的。

OA 的基因治疗途径如下：

1. 抑制炎性细胞因子和 MMP 表达的目的基因

近年来研究表明，许多炎症因子涉及 OA 的发病，如 IL-1、TNF-α 能抑制软骨细胞 ECM 蛋白的生物合成及 MMP 基因的表达，IL-1 是 OA 软骨退变的因素中最重要的炎症介质，也是关节软骨病理生理失衡的主要启动因子。Zhang［Zhang, 2004］等用逆转录病毒作为载体携带 IL-lRa 基因体外转染滑膜细胞并行关节内注射，种植于兔膝关节 OA 模型中，测定关节腔灌洗液发现转染后 14 天仍有该基因的表达，可明显抑制膝关节软骨基质降解，减轻软骨破坏。Zhang［Zhang, 2004］等在兔 OA 模型实验中较早发现，将 IL-10 基因体外转入滑膜细胞并经过体外扩增后直接行关节腔注射后，滑膜细胞可定位于滑膜衬里，局部表达的 IL-10 可强烈抑制滑膜炎症对软骨的侵蚀作用（近 100%），但不能抑制软骨基质的降解。Wang［Wang, 2006］等最近在实验性兔膝关节 OA 模型中将腺病毒介导的Ⅰ型可溶性 TNF-α 受体（sTNF-αRl）直接注射至兔膝关节腔，分别于注射后 5 天、7 天取关节滑液行细胞因子 ELISA 检测，取损伤部位软骨和滑膜行组化染色、光镜检查和定量分析，结果显示，接受 sTNF-αRl 基因治疗的膝关节软骨退变未见好转，但在 sTNF-αRI 和 IL-1Ra 双基因转染的兔膝关节研究中又发现，与单纯 IL-1Ra 基因转染相比，双基因转染能更好地抑制关节软骨降解，同时缓解滑膜炎症。

2. 促进生长因子表达的目的基因

与软骨退变修复相关的生长因子中，胰岛素样生长因子-Ⅰ（IGF-Ⅰ）和骨形态发生蛋白（BMP）发挥着重要的作用。IGF-Ⅰ能够促进软骨细胞增殖，同时促进软骨基质合成代谢，抑制软骨基质降解，是体内调节软骨蛋白聚糖合成最重要的生长因子。Goodrich[Goodrich，2003]等最近利用腺病毒转导 IGF-Ⅰ基因进入马掌指关节滑膜组织而获得持续分泌，发现腺病毒转导 IGF-Ⅰ关节腔注射后，马未出现明显的跛行、关节渗液和滑液中总蛋白浓度增加。由此可见，关节滑膜的 IGF-Ⅰ基因转移可在无明显不良反应的情况下，获得关节滑液中显著而持续的 IGF-Ⅰ表达。BMP 是促进软骨细胞增殖和诱导软骨细胞分化的生长因子，可在非骨骼部位诱导软骨形成，同时能使已经反分化的软骨细胞恢复软骨表型，重新表达软骨细胞特异性物质。Hidaka[Hidaka，2003]等将表达 BMP-7 基因的软骨细胞植入直径为 15mm 的马髌股关节软骨缺损中，4 周后行活组织检查评估早期愈合，发现 BMP-7 表达增加与对照组相比，形成明显的透明样组织。利用基因修饰的软骨细胞可加速软骨的愈合，这对于促进 OA 软骨退变和改善患者生活质量的研究有重要意义。

3. 骨关节炎的联合基因治疗

到目前为止，OA 基因治疗依然有大量问题存在。其中的一个核心问题是，治疗主要针对软骨保护还是针对抗炎。而联合基因治疗将起到成功的抗炎和软骨保护的双重效果。在 IGF-Ⅰ和 IL-1Ra 联合转基因控制软骨退变的体外培养 OA 模型研究[Haupt J L，2005]中，用腺病毒载体将 IGF-Ⅰ单独转入马的滑膜细胞。与软骨外植块在无血清培养基中共培养 6 天后发现，转导 IGF-Ⅰ基因可分泌较高的 IGF-Ⅰ蛋白，从而提高软骨蛋白多糖和Ⅱ型胶原的产量；同时发现，共转导 IL-lRa 基因的实验组软骨外植块中蛋白多糖丢失减少，减弱了 IL-l 造成的软骨基质降解作用。联合应用 IGF-Ⅰ基因（促进软骨基质合成）和 IL-lRa 基因（抑制软骨基质降解）可以减少甚至逆转 OA 软骨丢失，这对于损伤、滑膜炎和早期 OA 相关的软骨退变研究具有重要价值。

4. 非编码 RNA 干预对基因治疗的影响

在组成约 30 亿个碱基对的人类基因组中，仅有 1.5% 的核酸序列用于蛋白质编码，98.5% 的基因组为非蛋白质编码序列，这些序列曾被认为是在进化过程中累积的"垃圾序列"而未予以关注，但在随后启动的 ENCODE 研究计划中却发现，75% 的基因组序列能够被转录成 RNA，其中近 74% 的转录产物为非编码 RNA（Non-coding RNA，ncRNA）[Balakirev E S，2003]。非编码 RNA 由于其在序列、结构及生物功能上的高度异质性，存在多种分类方法。①根据转录本的长度可将非编码 RNA 分为小非编码 RNA 和长链非编码 RNA。②根据亚细胞定位可将非编码 RNA 分为细胞核非编码 RNA 与细胞质非编码 RNA。③根据是否具有 poly（A）尾结构可将非编码 RNA 分为具有 poly（A）尾的非编码 RNA

（polyA-plus ncRNA s）和不具有 poly（A）尾的非编码 RNA（polyA-minus ncRNAs）。
④根据生物学功能可将非编码 RNA 分为持家非编码 RNA（包括核糖体 RNA-tRNA、转运
RNA-tRNA、小核 RNA-snRNA、小核仁 RNA-snoRNA、引导 RNA-gRNA、端粒酶 RNA）
和调控性非编码 RNA（包括干扰 RNA-siRNA、微小 RNA-microRNA、与 Piwi 蛋白相互作
用的 piRNA 和长链非编码 RNA-lncRNA）[Ha M，2014]。miRNA 是一类普遍正常存在
于细胞中长度约为 22 个核苷酸（nt）的非编码小分子 RNA。miRNA 在物种进化中相当保
守，其在细胞内的表达具有组织特异性和时序性。miRNA 在基因转录后水平通过与靶
mRNA 完全或不完全互补结合，进而抑制 mRNA 的翻译或直接降解 mRNA，隔离 miRNA
（如包涵体内），以达到调控基因表达的目的[Ha M，2014]。mRNA 水平减低有时与多聚
腺苷酸尾 poly（A）缩短有关，这可导致 mRNA 脱腺苷、脱帽及此后的快速降解，这些都
表明，microRNAs 就像一个变阻器，精细调节蛋白的表达水平[Racz Z，2011]。单个 mRNA
可能被几个 miRNAs 作为靶点，而单一 miRNA 可以调节多个靶 mRNAs，更重要的是，
miRNA 可以协调调控一组具有相互关联功能的基因编码蛋白质，因此其可能具有十分明
显的复杂性和显著的协调基因调节作用[Racz Z，2011]。迄今已经发现并命名的 miRNA
超过了 38 589 个，而在人类中有 1917 种前体 miRNA，2654 种成熟的 miRNA 得到确认，
生物信息学分析认为 miRNA 可能将超过 1/3 的人类蛋白编码基因作为靶点。大量生理生
化和遗传学研究显示 miRNA 参与细胞各种正常生理功能的调控，这其中包括细胞分化、
增殖、代谢及凋亡等。在哺乳动物中，尽管编码 miRNA 的基因约占整个基因组的 1%[Kim
V N，2005]，但约调控几乎 50% 以上的蛋白质编码基因的活动，功能研究显示，miRNA
几乎参与每一个细胞的功能调节，而且他们表达水平的改变与许多人类疾病有关[Krol J，
2010]。miRNA 在不同生物中有各自不同的的作用机制，而且都发挥着不可缺少和关键的
作用，在不同生物组织、不同时期都有特异的标志物，如胚胎发育（miR-51 的家族成员）
[Shaw WR，2010]、细胞凋亡（miR-15、miR-16）[Cimmino A，2005]。临床上许多疾病
特异 miRNA 表达方式和（或）miRNA 的表达水平可用于诊断和预后评价，例如血浆水平
的一些 miRNA（miR-29a、miR-92a）对中晚期大肠癌具有诊断价值[Huang Z，2010]，miR-1
是心肌缺血的新的生物标志物，并不依赖于年龄、性别、血压、糖尿病等因素[Ai J，2010]。
因此，miRNA 与许多疾病的病理生理机制有关。然而，在骨软骨组织的研究方面，虽然
有一些特异的 miRNA 被发现，但尚未确立与病情严重程度、疾病分期、疾病诊断、疾病
预后、关节炎类型等有关的特异标志物，尚未见不同发育年龄 microRNA 表达的研究，与
年龄相关的 microRNA 急需去探索研究，以进一步揭示 OA 的发病机制，为找寻治疗途径
和治疗靶点进一步拓宽思路。

长链非编码 RNA（long non-coding RNA，lncRNA）通常是指长度大于 200 个核苷酸
的非编码 RNA 转录本，一些 lncRNAs（macroRNA）的长度很长，能延伸至 90kB，如 108kB
的 Air 和 91kB 的 kcnqlot1[Korostowski L，2011]。该概念是在 2002 年由日本科学家首次
提出的，他们在小鼠全长 cDNA 文库的测序中，鉴定了大量较长的非编码 RNA 转录本
[Balakirev ES，2003]。lncRNAs 分子序列上存在着与 DNA（Mercer & Mattick，2013）、
mRNA（Guttman & Rinn，2012）、miRNA[Cesana M，2011]、蛋白质相互作用的区域或选
择性的结合位点及功能性结构域（二级或三级结构）[Ghosal S，2013]，通过完全或不完

全碱基配对或分子间相互作用的方式识别、结合，产生效应，直接或间接调控基因转录或转录后调控，在细胞生长、发育、表观遗传学、免疫、内分泌及肿瘤和心血管等许多疾病发生过程中发挥着极为重要的调控作用[Hrdlickova B，2014]。但长链非编码 RNA 研究正处于起步阶段，在骨软骨研究领域尚无文献报道，由于 lncRNA 在细胞生物的基因转录、转录后调控、表观遗传学等方法中是广泛而又极为关键的生物学机制，所以在每一个生命医学的领域，不可忽略 lncRNA 在其生物学方法中可能存在的极为复杂及多样化的作用，因此研究与年龄相关的 lncRNA 在关节软骨发育阶段的表达变化，有利于揭开 OA 内在机制，对于 OA 的诊断和治疗提供新的思路及治疗靶点。microRNA 参与软骨细胞生理学几乎所有方面的调节[Li Y P，2015]，如在软骨发育、软骨代谢、免疫系统、类风湿关节炎和 OA 中软骨退变等的作用，近年又发现了 ceRNA 具有特殊的功能（Shen et al.；Xiao et al.），在基因调控中发挥着关键作用。笔者所在课题组对目前 microRNA 在关节软骨代谢中的生物学作用做了较为全面和系统的综述[Li Y P，2015]，深入表述了某些 microRNA 在关节炎软骨退变中可能发挥的作用（表 6-1），也揭示了许多 microRNA 在关节炎软骨生物学细胞通路中的作用点，这为关节炎基因治疗干预提供了作用靶点。

表 6-1　microRNA 在关节软骨生物学作用中的功能及作用[Li Y P，2015]

微小 RNA	靶基因	代谢类型	功能	标本
MiR-140	SMAD3	分解代谢	抑制 Smad 2/3 信号通路	人软骨细胞
	MMP13	合成代谢	抑制基质金属蛋白酶	人软骨 C28/I2 细胞
	adamts5	合成代谢	减少软骨基质降解	小鼠软骨细胞
	dnpep	合成代谢	增加 BMP 信号	小鼠软骨细胞
	RALA	合成代谢	上调 SOX9，ACAN，Col2a	人间充质干细胞
MiR-146	smad4	分解代谢	降低细胞对 TGF-β 的反应性并增加软骨细胞的凋亡率	SD 大鼠初级软骨细胞
	IL-1β，COLL3a1	合成代谢	抑制 IL-1β 诱导的信号转导	人膝关节滑膜成纤维细胞
MiR-145	SMAD3 SOX9	分解代谢	下调 II 型胶原和糖胺聚糖浓度，上调 MMP-13 表达	人膝关节 OA 软骨
MiR-29	COL3a1，OSTEONECTIN	合成代谢	促进成骨，抑制成骨细胞分化	人骨髓间充质干细胞
MiR-455	SMAD2 ACVR2B	分解代谢	使软骨细胞反应性降低	人髋关节软骨
MiR-337	tgf-β r2	分解代谢	促进合成代谢过程，阻止软骨降解	SD 大鼠的股骨头软骨组织
MiR-483	mmp13 bmp7	合成代谢	促进合成代谢过程	Mouse knee OA cartilage
MiR-92a	noggin3	分解代谢	具有促分解代谢和抗合成代谢活性	斑马鱼胚胎软骨
MiR-302	BMP 2R	合成代谢	显示促合成代谢活动	人类脂源性干细胞
	TGF-BR2	分解代谢	显示促分解代谢活动	人类脂源性干细胞
MiR-199a	smad1	合成代谢	显示促合成代谢活动	C3H10T1/2 小鼠间充质干细胞
MiR-26	smad1	合成代谢	显示促合成代谢活动	小鼠 C2C12 细胞
MiR-135	smad5	合成代谢	显示促合成代谢活动	小鼠肌前 C2C12 细胞
MiR-24	p16INK4a（Cdkn2a）	分解代谢	减少两种基质重塑酶 MMP1 和 MMP13 的产生	小鼠原代 OA 软骨细胞
MiR-155	MMP1	分解代谢	抑制 MMP1 和 MMP13 的产生	人关节滑膜组织
	MMP3			

续表

微小RNA	靶基因	代谢类型	功能	标本
MiR-127	MMP13	分解代谢	抑制 MMP1 和 MMP13 的产生	人膝骨关节炎软骨和软骨细胞
MiR-148	MMP13，COL10A1 ADAMTS5	分解代谢	显示促合成代谢和抗分解代谢活性	人膝关节软骨和软骨细胞
MiR-602	SHH MMP13	分解代谢	负调控 SHH 和 MMP-13 的表达	人膝骨关节炎软骨和软骨细胞
MiR-608	SHH MMP13	分解代谢	负调控 SHH 和 MMP-13 的表达	人膝骨关节炎软骨和软骨细胞
MiR-125	ADAMTS4 MMP13	分解代谢	负调控 ADAMTS4 和 MMP-13 的表达	人膝骨关节炎软骨和软骨细胞
MiR-27	MMP13	分解代谢	负调控 MMP-13 的表达	人膝骨关节炎软骨和软骨细胞
MiR-22	PPARA，BMP7	合成代谢	负调节 PPARA 和 BMP7 的表达，阻断炎症和分解代谢变化	人膝关节软骨和软骨细胞
MiR-9	MMP13（indirect）PRTG	分解代谢	负调控 MMP-13 的表达	兔关节软骨细胞和人膝骨关节炎软骨
MiR-558	COX-2 MMP-1 MMP-13	分解代谢	负调控 MMP-13，MMP-1，COX-2 的表达	人膝骨关节炎软骨和软骨细胞
MiR-488	ZIP8 MMP-13	分解代谢	减少软骨降解	人膝骨关节炎软骨和软骨细胞
MiR-320	ADAMTS5	分解代谢	负调控 ADAMTS5 的表达	人膝骨关节炎软骨和软骨细胞
MiR-18	IGF-1	合成代谢	抑制软骨细胞增殖	鹿角尖软骨和软骨细胞
MiR-203	MMP-1，IL-6（indirect）	分解代谢	通过 NF-kB 途径增加 MMP-1 和 IL-6 的分泌	人关节滑膜组织细胞
MiR-181	MMP13（indirect）	分解代谢	增加 MMP13 的产量	人膝骨关节炎软骨
MiR-193	COL2，AGGRECAN，AND SOX9	分解代谢	下调合成代谢因子，例如 2 型胶原蛋白、聚集蛋白聚糖和 SOX9	人膝骨关节炎软骨和软骨细胞

四、组织移植修复方法

（一）骨膜移植术

关节软骨损伤修复大致分为两类，即内源性修复和外源性修复。内源性修复也称骨髓刺激术，外源性修复包括生物移植和组织工程化关节软骨，前者包括骨膜、软骨膜移植，软骨细胞移植和骨-软骨移植；后者指体外构建种子细胞-载体复合物注入缺损区或者利用种子细胞悬液注入缺损区，再用骨膜或软骨膜覆盖封闭软骨缺损的开口。两者均涉及骨膜的成软骨作用。骨膜移植应用于临床治疗软骨损伤已有近 20 年历史，它有取材方便、对机体损害小等特点，但也存在许多影响因素，限制了它的应用。

1. 基础研究

骨膜正常附着于骨表面，由外层的纤维层及内层的生发层构成，后者细胞成分较多并终生保持分化增殖能力。早期实验证实骨膜含有潜在形成软骨或骨的多潜能 MSCs。在体内、体外的实验中[Ito Y, 2001]显示了生发层可形成软骨，给予外源性标记的转化生长因子，在放射自显影下可出现在生发层，6 周后出现在软骨细胞中。说明骨膜不仅含有多潜能 MSCs，而且在适当的条件下可向软骨细胞分化。

骨膜在成软骨的环境下（如缺乏血液供应、运动、应用 TGF-β 等），可见合成许多调节软骨细胞和软骨形成的生长因子，包括 TGF-β、IGF-Ⅰ、GDF-5、BMP-2、整合素等。实验证实骨膜移植中经外源性 TGF-β 处理的骨膜，其 TGF-β 表达呈现双峰，分别与骨膜细胞增殖和软骨形成高峰相吻合。

Sanyal[Sanya, 1999]等体外实验证实在骨膜成软骨的最初 12h 内 BMP-2 的基因表达明显上调。上述实验说明骨膜除含有在适当条件下可分化为软骨细胞的 MSCs 外，还可分泌调节软骨细胞和利于软骨形成的各种生长因子。但丁坚等在实验中观察到骨膜对 MSCs 软骨方向分化无明显作用，猜测是多种因素参与 MSCs 的分化。

2. 影响因素

许多因素影响骨膜的成软骨能力，包括生物因素和技术因素。生物因素包括动物年龄、骨膜取材部位、局部氧张力和骨膜对生长因子的反应；技术因素包括骨膜的正确切取、固定及术后处理等。

（1）持续被动运动：许多实验证实术后持续被动运动（continuous passive motion，CPM）可促进关节软骨损伤的修复。Alfredson 等对 57 例髌骨软骨缺损伴有膝关节疼痛的患者进行了自体骨膜移植治疗，术后分两组分别给予 CPM 和主动运动，结果 CPM 组修复效果良好，认为主动运动是不可接受的，尤其是伴有髌骨软化的患者。有研究显示运动可使滑液的成分发生变化（IGF-Ⅰ的含量，但它不可能是唯一的因子），而 IGF-Ⅰ能诱导早期分化，维持软骨细胞增殖和表型。

移植入关节腔的自体游离骨膜的营养主要来自关节滑液。而 CPM 能促进关节滑液的分泌和循环，影响滑液的生化成分，调节关节内压力。但 Wei[Wei, 2002]在利用骨膜联合软骨下骨钻孔治疗软骨损伤的临床研究中，为达到牢固愈合的目的，认为术后 2 周肢体固定是必需的。这与上述观点相矛盾。笔者认为 CPM 的重要性不可否认，CPM 可增加关节软骨营养和代谢活动，利于软骨组织的再生和功能活动，加速关节软骨和关节周围组织（肌腱、韧带）的损伤修复，缓解关节创伤或术后引起的疼痛。而制动破坏了软骨基质及细胞所需的正常机械刺激，也使为软骨细胞提供营养的滑液泵作用失能。尽管 CPM 在骨膜成软骨的过程中有明显的刺激作用，其作用的机制尚不清楚。可能的解释是与关节内的流体静压的振动有关，直接的机械压力或剪力、液体流动和营养的作用。如今虽然 CPM 作为一种促进软骨愈合的辅助手段已被普遍接受，但缺损范围直径大于 3mm 时效果不明显。

（2）移植操作技术：外科操作技术是骨膜移植成功与否的关键因素，切取自体骨膜时应采用锐性游离，动作轻柔，切忌粗暴的撕脱剥离，以防损伤骨膜内层的生发层细胞。移植骨膜应与软骨缺损区的骨面紧密粘贴固定，固定方法选用无创伤可吸收缝线将移植骨膜与周边软骨缝合固定。固定骨膜时牵拉程度要适中，骨膜牵拉程度过大会使单位面积上的骨膜细胞数减少，且在缝线的高张力下会引起骨膜的撕脱和移位；反之，骨膜重叠引起修复组织的不完整。

Hall 等将骨膜生发层向上置于纱布上，测定骨膜暴露于室内空气不同时间后的成软骨能力，结果显示超过 10min 骨膜即出现干燥而损害骨膜的成软骨能力。这项实验提示术者要尽可能缩短骨膜在空气中的暴露时间，最好不要超过 5min。

骨膜移植的方向问题依然存在争论，一些研究者选择生发层面向软骨下骨，而另一些研究者则选择相反面向关节腔。但有实验显示面向关节腔组最坏的结果也优于面向软骨下骨组。国内部分文献也强调生发层应面向关节腔。可能的解释是当骨膜内层朝向关节腔时能受到更多理化因子的刺激。

（3）关节腔微环境：包括滑液环境、低氧环境、基质环境和力学环境，4 种环境相互作用、彼此影响共同构成关节腔微环境，其对软骨细胞的营养代谢和行使正常功能有重要的作用。而骨膜成软骨的条件（低氧、运动、应用 TGF-β 等）与关节腔微环境不谋而合。

曾有学者将游离骨膜植于肋软骨、耳软骨和膝关节腔等不同的成软骨环境下发现，肋软骨处形成的软骨很快骨化，耳软骨处骨化速度很慢且量较少，而膝关节腔内由骨膜形成的游离体未见到骨化。由此认为，关节腔微环境（滑液的营养及术后早期软骨下的低氧环境和局部动态应力）可促使骨膜间充质干细胞分化为软骨细胞。虽然软骨被认为是在低氧的环境下行使功能，但 O'Driscoll[O'Driscoll，1997]的一项研究表明骨膜在正常空气条件下成软骨能力最大，在 13% 的氧浓度下生成的软骨量最多，而低氧（1%～5%）或高氧（90%）则明显损害骨膜的成软骨能力。笔者对关节腔微环境的认识还只是开始，它们之间的相互关系及其影响因素等还有待进一步探讨，其对骨膜间充质干细胞的成软骨分化的具体作用机制还不清楚。

（4）其他因素：年龄也是值得考虑的因素。O'Driseoll[O'Driscoll，2001]等比较了不同年龄兔子骨膜移植后关节软骨的再生能力，结果显示，尽管在成年的兔子和老年的兔子也可见到缺损的愈合和骨膜的成软骨作用，但其修复质量劣于幼年兔子。随着年龄的增长，骨膜的细胞增殖能力、基质合成和 II 型胶原的含量明显下降，同时生发层厚度也减少，6 个月减少 60%，24 个月减少 90%。骨膜的成软骨能力随着年龄的增长而明显减弱。

3. 骨膜移植在修复关节软骨损伤中存在的问题

（1）骨膜肥大：Peterson[Peterson，2000]等经过 2～9 年随访 101 例自体软骨细胞移植（autologous chondrocyte implantation，ACI）术后的患者发现，26 例骨膜肥大，其中 7 例有症状者通过关节镜手术缓解。Knutsen 等报道在 ACI 后的关节镜手术中有 25% 患者是来处理骨膜肥大的。

关于骨膜肥大的机制推测是，来自骨膜刺激软骨细胞成熟的化学因子诱导骨膜肥大。MRI 显示这种肥大主要来自移植的骨膜。尽管移植骨膜的确切作用机制尚不清楚，有活力的骨膜应该被无活力的骨膜或可吸收的人造膜代替，尽量避免骨膜肥大的发生。

另外，骨膜钙化也不容忽视，它可能是骨膜肥大的延续。这些在骨折愈合中被认为是有利于骨折愈合的因素，但在修复软骨损伤中应尽量避免。Ueno[Ueno，2001]等通过 X 线检查证实，钙化是由于骨膜纤维层产生的软骨细胞软骨内骨化形成的。

（2）骨膜固定：可分为机械固定和生物固定，生物固定本质上是局部的粘连，而粘连的产生需要炎症反应和炎性细胞的参与。而关节软骨本身的特点决定了损伤时几乎没有炎症反应，加之关节的活动和局部关节液的浸泡使生物固定几乎成为不可能。众所周知，关节的长期固定可造成关节僵硬、关节内粘连，但真正造成关节僵硬、关节失去功能的是关节周围组织（肌腱、韧带）的挛缩、瘢痕，与之相比，关节内粘连的影响微乎其微，也就是说，关节内粘连尤其是关节面之间的粘连少之又少。所以局部制动对骨膜生物固定的意义值得怀疑，不仅不利于关节软骨的修复，同时还会带来一些并发症阻碍关节功能的恢复，因而局部制动得不偿失。

Areen[Areen，2005]等首次报道用移植骨膜治疗兔关节软骨损伤测定骨膜固定率，在 4 天后 12 膝有 2 膝骨膜脱离，在 2 周后 23 膝有 16 膝骨膜脱离。Driesang 等报道在应用骨膜片修复羊膝关节的局灶性软骨缺损时，尽管手术后制动 2～6 周，但骨膜分离仍超过 60%，但为避免术后骨膜的立即脱离，认为某种程度的关节制动仍是必需的。

另外，还存在其他影响骨膜固定的因素，如骨膜厚度和关节软骨缺损类型。有研究显示，骨膜厚度是影响骨膜固定的一个决定性因素，因此，骨膜的切取方法、部位及物种选择也是重要的影响因素；穿透软骨下骨板的软骨缺损由于骨髓腔中某种因素的黏合作用增加了骨膜的固定率，但其具体机制尚不清楚。

总之，在骨膜移植中，由于自体骨膜移植取材有限，固定困难，而且对骨膜剥离技术和保存时间要求较严，且骨膜形成软骨面的能力受多种因素影响，预期疗效很难确定，在尚无新的更为成功的治疗方法出现之前，利用骨膜修复关节软骨损伤仍不失为一种有效措施，但应采取慎重态度。

（二）软骨膜移植术

通过几十年的研究，证实了软骨膜生发层细胞具有分化、增殖形成新软骨的特性，因此软骨膜具有生成软骨的潜在能力，并有人先后试用于临床[Lessa S，1998]。然而，单纯软骨膜移植形成软骨的数量有限，且形态、性质不均一。为此，有学者曾经在动物实验中证明，单纯软骨膜移植修复关节软骨缺损后其组织形态学与正常的相差无几[谢中秋，1997]，但是，研究结果并不一致，部分学者通过研究得出了软骨膜移植修复肘关节软骨缺损后引起相邻、相对及移植物下关节退变的结果[Thoma A，1993]。正是因为对软骨膜移植疗效认识的不统一，使软骨膜移植术在临床应用中受到限制。20 世纪 90 年代以来，随着软骨膜载体复合物移植和组织工程技术的发展，使得软骨膜移植生成软骨取得了明显的突破[Ruuskanen M M，1991]。Ruuskanen 首先在动物实验中证实，聚乙醇酸作为一种生物可降解材料在耳软骨膜移植生成软骨过程中有促进和模板作用。以后，又尝试使用多种可降解物质于软骨膜移植实验中，并取得相当成果。现在人们正在寻求一种在软骨膜移植后使新生软骨在功能、形态及组织学上符合生理的新方法。

1. 软骨膜移植的研究

一般将软骨膜分为内外两层：外层称为纤维层，主要起保护作用；内层称为生发层，其中有梭形小细胞，又称为骨原细胞，可增殖分化为软骨细胞。通常在软骨膜移植时需带上软骨膜内层。

1992 年，Bruns[Bruns，1992]通过解剖学研究证实了不同物种及人体不同部位的软骨膜在组织学、组织化学和纤维排列方面是相同的。将软骨膜分为 3 层：最外层称为纤维层，呈波状细胞外结构，包含一些纤维细胞；中间部分称为增殖带，仅有数层细胞厚，单个称为细胞呈椭圆形，细胞核纵向排列，这层细胞具有形成软骨的潜力，又称为增殖层；最内层称为过渡带，包含更多的椭圆形细胞，细胞核呈圆形，更像软骨细胞的特征，有的呈两个或多个细胞一组。

2. 软骨膜复合移植形成组织工程化软骨的研究

从 20 世纪 80 年代后期组织工程学概念提出以来，人们对软骨膜移植、细胞培养有了一个新的认识，并做了大量实验研究。1992 年，Ruuskanen[Ruuskanen，1991]等从兔子的第 5 肋软骨膜下切除双侧肋软骨，在实验侧，用一个一定体积的强聚乙醇酸材料置入，代替被切除的软骨，并与存留的软骨膜固定；对照侧只将存留的软骨膜做成管状而不植入任何移植物。结果，双侧均有显著的软骨形成，且在强聚乙醇酸的作用下，实验侧新生软骨形成了一种强聚乙醇酸形状的管状结构。尽管在移植物中异物反应是存在的，但显示了在诱导强聚乙醇酸形成的过程中起了模板作用。1995 年，Chu 等在组织工程学研究中用多孔的 D、D-L、L-PGA 为载体，其上种植兔肋软骨膜具有生发能力的细胞做复合物移植。在兔股骨结节处做关节的骨软骨缺损模型，然后将复合物移植到缺损处修复。6 周后，对用来修复的移植物进行大体的、组织学和组织化学的评价，结果 96% 的实验模型修复结果为平滑、坚实的新生软骨，在颜色、结构上与周围关节软骨相似。基质的软骨蛋白染色可见基质在新生软骨样细胞周围分布，而细胞排列与载体支架结构排列有关。因而，D、D-L、L-PGA 多孔对软骨细胞生长、修复起到支持作用，适合成软骨细胞在体内外分化发育的需要。1998 年，ten Koppel[ten Koppel，1998]等用小牛脱钙骨基质小梁骨（DBM）作为基质材料，取兔耳软骨膜作为生发细胞供体，两者进行复合移植来观察软骨形成情况，将其埋在血供不同的部位，并观察不同血供情况对软骨形成的影响。具体方法为，切取兔耳凹面软骨膜，包裹 DBM 后分别移植于腹部皮下、耳背筋膜下及股四头肌内。于移植后 3 周、6 周取材检验。结果表明：①基质吸收情况，6 周时，在血运差的部位仍可看到残留的DBM，并被纤维组织包裹；血运好的部位，3 周后 DBM 则被完全吸收且大部分为新生软骨代替。②软骨形成情况，随血运情况而不同，6 周时，皮下组有两个移植物未见软骨形成，而血运好的部位均形成软骨。③生成软骨的数量，血运好的部位生成软骨明显多于血运差的部位。1999 年，van Osch 等研究，DBM 加软骨膜复合物移植生成软骨所需时间和 DBM 的作用时，做了动物体内和体外实验。体内实验：将实验组兔耳凹面软骨膜剥离后，原位包裹 DBM（软骨膜生发层面向 DBM）体内培养，另外单纯 DBM 埋于耳部皮下作为对照；体外实验：体外在含 10% 胎牛血清培养基中，并在模拟体内不同条件下观察 DBM 的变化来评价它在生成软骨中的作用。据实验结果得出结论：软骨膜加 DBM 是一种体内生成软骨的可靠方法，并不能通过在体外加入生长因子、巨噬细胞及血凝块而模仿。DBM 在软骨膜生成软骨中仅为软骨细胞提供生长空间。在此过程中，细胞迁移到 DBM 并生长及 DBM 吸收，是体内软骨生成的重要条件。2000 年，van Osch 等以藻酸盐为载体，在无血清培养基中加 IGF、TGF，体外培养兔耳软骨膜细胞，35 周有葡糖胺聚糖及 II 型胶原形成，证实兔耳软骨膜可作为组织工程化软骨生成中的种子细胞来源。2001 年，ten Koppel 等在兔外耳上用穿孔器穿直径 6mm 的多个缺损，分成不同的实验组，发现当耳软骨和软骨膜均去除后，无自发生长修复耳软骨缺损；而当保留耳软骨膜时，缺损则被补丁样修复；当缺损处移植耳软骨膜和脱矿的牛小梁骨（DBM）复合物或软骨细胞和脱钙的牛小梁骨（DBM）复合物后，3 周时缺损处愈合良好。2001 年，van Lange 等在体外培养实验中，用软骨膜包裹胶原基质体外进行复合培养，4 周后，镜下见细胞大量增殖并移行浸入多孔的胶原基质内与之结合，免疫组织化学染色发现培养细胞有大量的 II 型胶原表达，虽然未见明确的软骨形成，但加入生长因子可能会诱导软骨的形成。

3. 软骨膜移植的临床应用

1975 年，Engkvist 等首次报道用自体软骨膜游离移植修复手小关节成功后，于 1980 年进一步报道在各个关节，包括掌指关节、近侧指间关节、第一腕掌关节、跖趾关节施行软骨膜关节成形术的疗效观察。术中需关节软骨暴露良好，切除软骨至松质骨，保持关节正常形态，移植软骨膜良好固定，且两软骨膜间需要硅胶膜隔离 412 周后，应再次手术取出硅胶膜。对 25 例结果进行评价：优良 13 例，尚可 3 例，失败 9 例。尽管软骨膜移植术有移植上的困难，但仍认为通过其使关节成形来恢复关节功能是可能的，且比其他方法更符合生理情况。1998 年，Lessa[Lessa，1998]等报道，从耳郭前面取皮肤耳软骨膜复合物移植来修复严重的下眼睑外翻，结果移植物生成了软骨或胶原纤维，从而增强了眼睑的支持力。1988 年，Ohlsen 报道用颊部皮瓣加皮肤软骨膜形成复合物进行移植修复鼻中隔缺损。术中用颊部皮瓣经旋转后封闭缺损一侧，另一侧用皮肤软骨膜覆盖，软骨膜营养由皮瓣血管供应。结果 28 例中，27 例缺损完全由软骨修复。1995 年，Pirsig 等第一次用脱矿小牛骨基质（DBM）异体材料作移植物修复一个男孩的鼻中隔洞穿性缺损。将 DBM 包裹在一个自体耳软骨膜带蒂皮瓣中，并生成自体软骨。新生软骨足够用来修复鼻中隔洞穿缺损处的软骨缺损，然后再用鼻中隔和鼻基底部四个双蒂黏膜推进皮瓣封闭。近年来，少有人在临床中应用软骨膜移植术。目前共同的观点是，单纯软骨膜不论在体内或体外培养，都能形成软骨，但受很多因素影响，又由于其他多种原因，如人的软骨膜来源有限，单纯软骨膜移植即使形成软骨，量也不恒定，且用软骨膜移植成形术时需很好地暴露术野而造成广泛损伤等原因，临床应用并不广泛，仍处于探索研究阶段。

五、骨髓刺激修复方法

关节软骨内没有血管、神经及淋巴组织，组织的代谢率较低，其营养物质主要来源于关节内滑液和软骨下骨，通过弥散方式作用于软骨细胞。关节软骨的自身修复能力极差，直到目前为止，尚无一种能非常有效的重建关节软骨结构的方法，关节软骨损伤的治疗方法可大体分为骨髓刺激法和组织移植法。骨髓刺激法的原理是通过打通软骨下骨板使骨髓的 MSCs 能够到达损伤区域，对软骨损伤进行修复，根据采用的手术方法的不同又可以分为软骨下骨钻孔术和微骨折术等。其临床应用详见第八章，本章仅对其实验研究进行介绍。

（一）软骨下骨钻骨术

20 世纪 60 年代，Calandruccio 等发现，在犬的股骨髁关节面钻孔后，软骨损伤区可由纤维肉芽组织填充，关节功能得以改善，从而开始了软骨钻孔术的研究。其后许多学者的研究证实，对软骨区域进行钻孔后，损伤区域有类似透明样软骨组织的覆盖，这些实验分别在兔、犬、猪、马等动物身上进行，都获得了类似的结果。Depalma［Depalma，2012］等在犬股骨髁部造成不同深度的软骨缺损，发现全层关节软骨缺损出现修复，而部分软骨缺损未见修复，指出关节软骨缺损的修复与缺损深度有关。Becher［Becher，2015］等认为，软骨下骨钻孔术打通软骨下骨板，可使 BMSCs 移至软骨损伤区对软骨进行修复。

目前，软骨下骨钻孔术已经在临床上得到了广泛的应用，主要用于骨软骨损伤、OA 等造成的关节软骨损伤。在全层软骨缺损或晚期软骨退变区，钻通暴露的软骨下骨可使软骨血管破裂出血，形成纤维蛋白凝血块填满骨缺损，存在于骨髓中的未分化间充质干细胞可迁移至凝血区，增殖和分化形成具有软骨细胞形态特征样细胞，产生软骨基质成分，形成透明样软骨组织［Chang N J，2015］。

目前，对软骨下骨钻孔术软骨缺损区钻孔的数目、直径及深度尚无定论。有认为钻多孔将使负重面减少，加重缺损周围软骨的损害。

软骨下骨钻孔术后形成的修复组织在肉眼和光镜下与正常关节软骨相似，但不能完全复制正常软骨成分（特别是胶原和蛋白多糖类型及浓度）、结构和力学特性，通常情况随时间的延长，修复组织会逐渐发生退变。

（二）微骨折术

微骨折（micro fracture）术是一种治疗膝关节软骨缺损常用技术，是传统钻孔术的一种改良术，具有创伤小、费用低、手术时间短、康复快及无供区并发症等优点。微骨折术是目前治疗小面积软骨缺损较常用的方法［Steadman J R，2010］。

微骨折术采用微骨折尖锥对关节软骨缺损区裸露的软骨下骨进行钻孔，造成髓腔内小血管破裂，血液在软骨缺损区表面形成一层纤维凝块，在无过度负荷的情况下，骨髓内未分化的 MSCs 就会迁移到血凝块内，使软骨下骨骨髓细胞、软骨源性和骨源性细胞渗透至损伤区，所渗出的血凝块附着于四周正常关节软骨边缘，并不断增殖、分化为具有软骨细胞形态和特征的细胞，形成纤维软骨修复缺损区，以恢复关节正常功能。

在组织学上，微骨折产生的组织显示为杂交的透明软骨和纤维软骨。在单一基质的陷窝内有软骨细胞存活。缺损部位周围软骨变薄可致软骨修复量减少，Frisbie 等对马的全层软骨缺损进行研究，他们在大体和组织形态学上观察到，微骨折技术使缺损得到填充，微骨折的再生组织包含约 50% Ⅱ型胶原，对照组的再生组织只有 30% Ⅱ型胶原。在大体上，微骨折以平均 75% 的再生组织充填缺损，而对照组仅为 45%；在组织形态学上，微骨折再生组织显示比对照组的再生组织附着更好和更稳定。然后用组织学技术、逆转录配对聚合酶链反应、原位杂交和免疫组化分析新生软骨的细胞外基质成分。[Frisbie D D，2006] 证实Ⅱ型胶原的 mRNA 表达增加。最终认为虽然微骨折术显示了临床功能的改善、修复组织的容量增加和Ⅱ型胶原的含量增加，但可聚蛋白多糖的含量比理想的要少。LEE 等对犬的膝关节模型进行了研究。他们采用微骨折、微骨折加Ⅱ型胶原基质、自体软骨细胞包埋的胶原基质 3 种软骨修复方法，术后进行物理学特性（厚度、均衡压缩模量、动态压缩刚度和流式）和生化成分（水合性、GAG 含量和 DNA 含量）分析。研究显示 3 种方法无显著性差异，但做了取材手术关节的髌骨，其软骨发生了动态刚度和流势的改变。他们认为，虽然还不知道这种改变是否会导致 OA 关节退行性变，但研究提供的证据表明，与治疗软骨缺损的自体细胞移植有关的软骨取材手术，导致了关节软骨的改变。Breinan[Breinan，2000] 等对杂种犬的膝关节模型进行了研究。他们在滑车上创建直径 4mm 的软骨缺损，在实验室研究方面，结果显示平均填充率为 56%～86%，最大的填充量见于微骨折加Ⅱ型胶原基质组。

第四节　关节软骨损伤修复的评价方法

人体内的软骨组织可以分为透明软骨组织、纤维软骨组织和弹力软骨组织等。关节部位的软骨组织属于透明软骨，其组织成分单一，仅含有软骨细胞一种细胞成分，胶原成分主要为Ⅱ型胶原。与其他部位的透明软骨不同的是，关节软骨附着于钙化的软骨下骨的表面，具有特殊的力学性质。

对于关节软骨的修复组织的评价方法主要可以分为组织学评价（histology evaluation）、生物化学评价（biochemistry evaluation）和生物力学评价（mechanical properties）3 个方面。

一、组织学评价

对修复组织的组织学评价包括以下几个方面：

修复组织的结构类型，包括修复组织中存在的细胞和细胞外的基质成分。对修复组织中的细胞要观察其形态和结构，以及其所处的细胞时相。对 ECM 的评价也是修复组织评价的重要方面，因为关节软骨的生物学特性主要取决于 ECM。任何修复方法的最终目的也就在于使修复组织能够产生与正常软骨组织接近的、能够耐受力学负荷的 ECM。

修复组织与周围组织之间的愈合和连接情况（attachment），包括修复组织与其周围的正常软骨之间的接合情况、修复组织与其深层的软骨组织或软骨下骨的接合情况等。

修复组织的健康状况，包括修复组织内是否出现退变的软骨细胞、细胞周围基质成分是否为Ⅱ型胶原等，有无异常细胞的出现及细胞是否出现凋亡等。

以上的评价方法都为形态学定性的评价方法，为了使对于修复组织的评价更为客观，研究者引入了一些特定的半定量的组织学评分系统对修复组织进行评价，如Mankin组织学评分系统、Wakitani组织学评分系统等，这些组织学评分系统必须建立在精确的标本取材和制作的基础上，以便能对修复组织进行客观的评估。但是因为这些评分系统大多建立在动物实验的基础上，在动物实验中整个关节都可以切取进行分析，而在临床上患者可供检验的组织材料则非常有限，所以这些评分系统目前在临床应用方面受到很大的限制。

对于不同物种动物模型（包括小鼠、大鼠、兔等），推荐使用不同的软骨组织评价系统，在此对小鼠及大鼠膝关节做一详细描述。

（一）小鼠[Glasson S S，2010]

小鼠膝关节与其他物种膝关节非常相似，与其他哺乳类动物的显著区别在于它的膝关节非常小。小鼠软骨组织只有30μm的厚度，是大鼠的1/10，人类的1/50。钙化软骨层与非钙化软骨层厚度非常接近（在某些关节区域甚至更厚），这与在大型动物和人类观察到的薄钙化层不一致。小鼠软骨退变的机化和病理改变与薄的软骨组织有很大的关联。软骨组织仅仅几个细胞层，没有清晰地可分辨的浅表层、过渡层和放射层区域。由于非钙化层软骨组织丢失是一个"全或无"现象，在非钙化层很少能捕捉到不同深度的病理改变，软骨退化的病理改变趋于这样一个过程：PG很快丢失，接着轻微纤维化，通过局灶到广泛、全层非钙化软骨组织的丢失。

组织学评分是评估小鼠OA的金标准。一个通用的小鼠OA组织学评分能够观察不同原因导致的软骨组织损害程度，包括自发性、注射酶类、化学或手术诱导的OA模型。通用的评分系统能够更加客观地评价使用特殊治疗或基因敲除后，病变进展速度或者改善的程度。这在小鼠OA进展中非常关键，这样一个评分标准能够充分地用于所有的小鼠OA模型，包括手术、关节内酶类和自发性模型。

1. 标本固定、包埋、切片及染色

推荐保留完整的小鼠膝关节用于组织学评分，这样可以评估完整的关节，不用关心在解剖中造成的医源性损害，并且，可以评估胫骨与股骨之间的接触性损害。整个小鼠关节小到可以在单个显微镜切片下观察到，减少了组织学评分时的样本偏倚。

首先，标本固定，膝关节去除多余的肌肉或游离的组织，置于固定液中。髌骨（或者其他确定方向的部位）作为组织标记染色，以确定方位一致的包埋。小鼠膝关节也可以进行冰冻切片或塑料包埋，但是大多数膝关节需要脱钙和石蜡包埋。首先，标本在10%甲醛溶液中固定24h进行常规组织学染色，于4%多聚甲醛中固定进行免疫组化染色。接下来，标本可以转移至脱钙液（10%甲酸或者20%EDTA），EDTA常温脱钙7天或10%甲酸48h，当然，脱钙时间长短取决于关节周围股骨和胫骨的长度。体积大的或老年鼠如STR/ort小鼠脱钙时间长。甲酸或其他快速脱钙系统可以减少脱钙时间，但是，必须

小心选择，避免过长时间的脱钙，因为过长时间脱钙可导致 PGs 染色减少。脱钙完成后，标本冲洗后经过梯度酒精脱水和石蜡浸润，制成石蜡包埋块。推荐冠状位包埋，因为这样可以同时观察关节内外侧的变化，与整个关节的内外侧平面评估相比较，很少需要评估前后水平面。在小鼠 OA 模型或其他基因修饰小鼠模型，单纯内侧部位发生病变并不能预示整个关节发生病变，因此，评估整个关节更重要。冠状位切片的包埋比矢状位切片难度更大，准确地辨认股骨、胫骨和髌骨很关键，因此，髌骨可以包埋到最高处或石蜡模具的底部。

其次，标本切片，推荐连续冠状位切片，可以包括股骨-胫骨关节所有负重区域的损伤，定位在前交叉韧带起点，确定关节后面的标界是出现变平的胫骨平台（通常超出股骨髁一定距离），每个载玻片可放置 3 个 4~6μm 切片。对于整个冠状位包埋的小鼠膝关节的组织学评分，通常获取 13~16 个切片，约 80μm 的间距，剩余的切片可丢弃或置于载玻片保存，用于其他染色或免疫组化。

最后，标本染色，软骨 PG 染色包括番红固绿染色或甲苯胺蓝固绿染色，这两个染色技术都能用于评分。

2. 组织学评分

推荐 OARSI 小鼠评分系统（表 6-2），可用于关节的 4 个部位（股骨内侧髁、股骨外侧髁、胫骨内侧平台和胫骨外侧平台），表示 OA 严重程度可以总计最大分值（整个关节 4 个部位的总和），也可以 4 个部位单独进行评估。

表 6-2　关节软骨 OARSI 评分标准

评分	软骨损伤程度
0	正常
0.5	关节面完整，蛋白多糖减少
1	表面纤维化，无软骨丢失
2	纵行裂隙刚刚达到软骨面以下，软骨表面部分丢失
3	纵行裂隙达到软骨下，但距软骨面的距离＜25%软骨全层
4	纵行裂隙达到软骨下，但距软骨面的距离界于 25%~50%软骨全层
5	纵行裂隙达到软骨下，但距软骨面的距离界于 50%~75%软骨全层
6	纵行裂隙达到软骨下，但距软骨面的距离＞75%软骨全层

（二）大鼠［Gerwin N，2010］

最常见的大鼠模型是手术诱导的 MMT 模型，接下来就是单独 ACLT 模型或 ACLT+pMMx 模型。很少有文献报道单独部分半月板切除。目前，有不同品系的大鼠用于 OA 研究，主要有 Lewis 大鼠、SD 或 Wistar 大鼠。文献中常常报道 SD 大鼠，Lewis 大鼠主要用于 MMT 和 ACLT+pMMx 模型。同时进行比较 Lewis 大鼠和 SD 大鼠 MMT 模型，这两种大鼠对手术的反应不同，在 Lewis 大鼠外胫骨近端外 1/3 损害严重，中间和内侧 1/3

较轻。而 SD 大鼠中间 1/3 相同或略重于外侧 1/3，与 Lewis 大鼠比较通常有较大的骨赘。SD 大鼠随着年龄增长易并发自发性软骨囊肿。因为超过 3 个周期的 OA 研究已经越来越普遍，老年 SD 大鼠的软骨囊肿的发生率和严重性导致这种品系与 Lewis 品系相比，不是很适合 OA 研究。

1. 肉眼观分期

大鼠手术模型通常不做关节大体评估，因为需要解剖，这样做可能会改变胫骨、股骨和滑膜的空间位置关系。打开关节也可能妨碍评估关节囊纤维修复和滑膜改变。不过，在 MMT、ACLT+pMMx 和 ACLT 模型中可见肉眼评估软骨表面。与无手术组或假手术组比较，因为软骨表面粗糙和骨赘不透明，在无污染的胫骨平台和股骨髁表面可见表面侵蚀和纤维化组织。当胫骨平台和股骨髁进行 Evan 蓝染色后，受损伤的软骨部位被染上 Evan 蓝，这些被蓝染的部位可用于进一步的形态学检测，包括定量检测。关节定位染色前后比较，可以得到较大的反差。对于定量，胫骨平台或股骨髁拍照后，通过测量关节表面总面积与受损面积，计算出表面受影响的百分比。

2. 标本处理

包括标本固定、脱钙、包埋、切片和染色。

（1）标本固定、脱钙：大鼠关节通常在 10% 甲醛溶液中固定 3 天。不同文献描述脱钙方法不同，通常实验中成年大鼠标本在 5%甲酸中脱钙需 11~12 天或 20%EDTA 中脱钙需 14~21 天。脱钙时间长短视动物年龄而定，老年鼠脱钙时间稍长。

（2）标本的包埋、切片：最常用于镜下评分的是冠状位切片。为了达到冠状位要求，关节沿着内侧副韧带冠状面，需要分成前后两个大约相等的部分。这需要去除髌骨，固定住髌骨沟使关节不动，一手持钳夹住关节前表面，另一手限制后面。将其放置于切板上，使关节变直，调整位置，使用刀片从中间通过。两部分包埋在同一个石蜡块，同一个截面。组织切片包括股骨髁、胫骨平台和半月板，不包括滑车沟和髌骨。

每个石蜡块在约 200μm 时，切取 4~8μm 厚度的切片，获取关节前后两部位切片共 3 张。如果对侧膝需要做对照组（如需要染色定量 PG 丢失作为对照），那就需要一个单独的切面。如果需要连续的冠状切片，一只 300~325g 的大鼠能够连续切 2000μm 左右。这个方法对于测量软骨表面退变大小是很重要的。当新建立一个模型时，需要涉及整个关节的切片，除了需要局部定位外，还需要观察整个关节的损伤情况。

冠状位切片的准备，完整弯曲的关节石蜡块包埋，髌骨面朝下，弯曲角度约 120°。石蜡包块的冠状位切片，从屈曲关节的髌骨前面开始，连续通过股骨髁。利用生长板外形和半月板作为标志确定膝关节的方向，确定切片是冠状位，如 4 个髁切片时在同一深度。根据大鼠年龄，在 200μm 时收集 10~15 张切片。如果模型建立得很好，在 200μm 间隔时收集 3 张切片可能就足够了，该切片包括的区域含有损伤部位。为了使切片通过整个关节，冠状位切片要比矢状位切片花费更多的时间，因为每次只能切一个面。然而，这个技术的优势是通过调整石蜡块的角度能够获得最佳方位的中间冠状位切片。

矢状位切片的准备，文献中记载的矢状位切片的准备包括中间和两侧关节的包埋。通常从关节中间部位开始切片。例如，Appleton 等从关节边缘开始收集切片约 180μm，收集约 40 张切片在 30μm 间隔处。

选择切片方法的依据为模型中损伤的位置。因为大多数不稳定模型最严重损伤部位在胫骨平台或股骨髁的中央负重区域，有学者认为，在冠状位和矢状位进行评分时，两个方位获取的最大分值可能会很接近。但是，同一标本同时进行矢状位和冠状位切片的比较是不可能实现的。矢状位切片的劣势在于难以检测和定性骨赘（通常位于内侧间室），因为切片时是平行而不是垂直于骨赘。另外，滑膜组织的改变，包括滑膜炎症、厚度或血管翳形成，在矢状位不易观察到。

（3）染色：推荐的评分方法是能够清晰地区别潮线（常见于 HE 和甲苯胺蓝染色）的一些染色方法。甲苯胺蓝染色和番红固绿染色用于大鼠软骨组织染色时，主要用于检测软骨中 PG 丢失的面积。即使有对侧膝关节作为对照，因此不推荐这两种染色方法用于软骨 PG 的定量检测，因为两种染色都是化学染色，仅能检测组织中相对限定范围内的 PG 含量。

3. 镜下评分

推荐 OARSI 评分系统大鼠 OA 组织学评分，应用改良 Markin 评分即可，然而，OARSI 评分系统已经证实特别适用于观察不同 OA 方法的治疗效果，推荐冠状位切片。

对三张受损最严重的切片行组织学评分，三张切片包括膝关节前面和后面及 200μm 间歇处，或者受损最严重的三张连续切片，计算出这三张切片的平均分，即为这个膝关节的分值。

参数评分方法主要用于胫骨内侧平台（MTP），根据模型决定评估内侧或外侧股骨髁和外侧胫骨平台。如果模型中 MTP 损害最严重，则仅用 MTP 评分即可，如果不是，则需评估整个关节定位最严重的损害部位。

（1）软骨基质丢失宽度：大鼠软骨基质丢失过程开始于表面纤维化和基质丢失，接下来深层纤维化和软骨丢失通过中间区域和损害扩大，最终导致局部或大范围区域的全层软骨基质丢失至潮线。为了客观评估这些改变，胶原基质丢失面积的宽度与表面（0 深度）、中间区域（50%深度）和潮线（100%深度）的测量同时进行，仅仅测量基质丢失的区域，PG 或软骨细胞丢失造成的软骨退变区域不用评估。测量可以用镜下测微计直接测量，或者切片照相后使用一般分析软件，测量结果用微米表示。

具体的测量如下：①表面（0 深度），软骨基质丢失在软骨表面，缺损两边都有完整的表面软骨。②潮线（100%深度），软骨基质丢失达到潮线水平。③中间区域（50%深度），软骨基质丢失量在软骨表面与潮线的中间区域。

（2）软骨退变评分：可全面评估软骨病理改变，包括胶原基质纤维化/丢失和软骨细胞死亡/丢失等一些重要的病理参数，软骨细胞丢失是该评分的主要决定因素，同时，也包括 PG 的丢失。对于软骨退变评分，MTP 分为三个区，用于评估不同负重区域的病理改变，每个区域的软骨退变评分从"无"到"严重"（数字从 0~5）（表 6-3）。

表 6-3　软骨组织退变评分

参数	分级	内容
软骨	0	无退变
退变	1	最低程度退变；软骨基质或细胞丢失区域面积占整个软骨的 5%~10%

续表

参数	分级	内容
	2	轻度退变，软骨基质或细胞丢失区域面积占 11%～25%
	3	中度退变，软骨基质或细胞丢失区域面积占 26%～50%
	4	显著退变，软骨基质或细胞丢失区域面积占 51%～75%
	5	重度退变，软骨基质或细胞丢失区域面积>75%

估算软骨组织的原表面，然后估算每个区域丢失软骨细胞的软骨组织或丢失软骨基质的面积百分比，按照这个百分比就能估算出这个区域的分数，内侧胫骨平台三个区域最高15分。同样，股骨髁和外侧平台也可以应用这个评分方法。首先，应该确定整个负重区域的关节表面，使用一样的标准评估三个区域最严重退变情况。例如，总面积的 1/3 受损且退变情况最轻，计1分；如果整个关节表面三个区域全部是最轻退变，总分计3分；如果三个区域全部是严重退变，总分计15分。

（3）软骨退变总宽度：应用测微计测量受任何类型退变（基质纤维化或丢失，伴有或不伴有软骨细胞死亡的 PG 丢失）而影响的关节软骨面积的总宽度。测量时应该排除局灶性微小改变（如仅仅 PG 丢失），特别是在 3 区，往往退变程度较低。测量应从 1 区已有潜在退变的软骨表面开始，穿过整个退变区至切线层及其下的软骨显现正常组织学结构的部位，即横穿软骨表面的所有异常软骨基质区域都要测量，排除有正常软骨组织的区域。通常，胫骨平台负重的软骨组织宽度是连续的，这样表达的是一个绝对数值而不是百分比。但是，如果切片不连续和总宽度异变，这个参数就需要用占总宽度的百分比来表示。

（4）有意义的软骨退变宽度：此参数是测量从表面至潮线软骨厚度 50% 受损严重部位的胫骨平台软骨宽度，当软骨细胞 50% 缺失或坏死，伴有或不伴有胶原基质丢失时，软骨组织受损严重的区域，因此此测量方法与软骨退变评分是相一致的。总之，在 1 区和 2 区软骨细胞及 PG 丢失比胶原基质丢失更广泛，常常达到软骨组织厚度的 50% 或更多。有意义软骨退变宽度可以用绝对值或占总胫骨平台宽度的百分比表示。这个参数可以简单、快速鉴别严重软骨退变的修复效果，因为它仅仅包括从中度到重度的退变，除外轻微和轻度退变。

（5）局部损伤深度百分比：用于测量软骨退变的深度（如软骨细胞和 PG 丢失，可能很好地保留有胶原基质并且无纤维化），穿过平台软骨表面至三个区域的中点，从目标软骨表面到潮线，用测微计测量软骨厚度、平均退变区域损伤深度比。

（6）骨赘：使用目镜测微计测量每张切片最大的骨赘（从位于软骨与骨连接部位的骨赘最深点至软骨表面顶点），在此测量基础上进行分级（表 6-4）。

表 6-4 骨赘评分

参数	分级	内容
骨赘	0	边缘区增生改变<200μm
	1	小，200～299μm
	2	中，300～399μm
	3	大，400～499μm
	4	非常大，≥500μm

（7）钙化软骨和软骨下骨损害评分：这一参数用于评估 OA 改变导致的软骨下骨和钙化软骨改变情况（表 6-5），每个切片中评估受损最严重的部位，该部位通常位于受损最严重的软骨下方。

表 6-5　钙化软骨和软骨下骨损害评分

参数	级别	内容
钙化软骨	0	无改变
和软骨下	1	潮线嗜碱性增加
骨损害		潮线无断裂
		无或轻微局灶性髓样改变
		软骨受损最严重部位可见增厚的软骨下骨
	2	潮线嗜碱性增加
		潮线钙化软骨轻微局灶性断裂碎片
		骨髓间质样改变（成纤维样细胞）涉及软骨下骨 1/4
		软骨受损最严重部位可见增厚的软骨下骨
	3	潮线嗜碱性增加
		钙化软骨轻度到明显多个大的区域断裂和软骨下骨丢失
		骨髓间质样改变达到总面积的 3/4
		骨髓内成软骨可能比较明显，但是无大的软骨裂隙达到干骺端（仅限于软骨表面）
	4	潮线嗜碱性增加
		明显至严重的钙化软骨层断裂
		骨髓间质样改变达到总面积的 3/4
		软骨裂隙达到干骺端，从潮线开始深度达到或少于 250μm
	5	潮线嗜碱性增加
		明显至严重的钙化软骨层断裂
		骨髓间质样改变达到总面积的 3/4
		软骨裂隙达到干骺端，从潮线开始深度超过 250μm

（8）滑膜反应：如果滑膜异常，需要描述炎症类型、范围及严重程度，表 6-6 中在滑膜衬里层细胞数目增加、滑膜下组织增生和炎性细胞渗出的基础上，描述了手术诱导的炎症特征。

表 6-6　滑膜炎症评分

参数	分级	内容
滑膜	0	无改变（1～2 层滑膜衬里层细胞）
炎症	1	≥3～4 层滑膜衬里层细胞或滑膜下组织轻微增生
	2	≥3～4 层滑膜衬里层细胞和（或）滑膜下组织轻微增生
	3	>4 层滑膜衬里层细胞和（或）滑膜下组织轻微增生及少许炎症细胞浸润
	4	>4 层滑膜衬里层细胞和（或）滑膜下组织轻微增生及大量炎症细胞浸润

（9）内侧关节腔修复：应该测量内侧或双侧关节腔修复的厚度。

（10）生长板厚度：测量内侧或双侧生长板厚度，如果切片大体观生长板宽度不一致，则应测量生发中心至内侧边缘或双侧边缘的距离。推荐只测量切片中胫骨生长板厚度即可，因为在冠状面这些切片与股骨相比更易于垂直于生长板。

二、生物化学评价

生物化学评价主要是对修复组织中的软骨特异性的标记物进行检测。对于 ECM 成分的评价可以通过检测修复组织的胶原类型和修复组织中的软骨特异性蛋白，并将其与正常软骨中的相应成分的比较来判断修复组织与正常软骨组织之间的相似程度。蛋白多糖是软骨中重要的黏多糖成分，也是具有软骨特异性的标志蛋白，因此这是一个重要的生化指标，在软骨损伤修复的研究中及修复组织的评价中越来越受到研究者的重视。

三、生物力学评价

关节软骨与其他软骨组织的形态学上的差异最终反映在其独特的力学性质上，修复组织与正常软骨形态学的相近并不能证明修复组织可具有正常关节软骨的功能，所以有必要对修复组织的力学性质进行分析，包括组织的弹性和耐久性。但目前的力学测定方法存在的缺陷是标本一旦进行力学测定后将会受到破坏，无法再进行组织学测定。随着生物力学检测方法和技术的进步，无创性检测手段的不断引入，生物力学检测将得到更大范围的应用，力学性质的评估将成为关节软骨修复组织的常规评价方法。有研究报道，软骨弹性模量的测量：采用微负荷仪测量修复组织的抗压模量。测试时置新鲜标本于盛有 37℃生理盐水的专用槽内以保持湿度，然后压痕头迅速施加一定的力，维持一定时间，观察随时间修复组织的变形情况。

第五节　关节软骨损伤修复存在的问题

一、修复组织形态结构异常

这里所指的修复组织的质量主要是指修复组织的组织形态学结构。正常的关节软骨组织主要包括软骨细胞和软骨细胞周围基质两个组成部分。所以对于修复组织的形态学考察也要从这两个方面进行。首先是修复组织内所含的细胞成分，理想的修复组织内应只含有单一的软骨细胞，细胞外的基质中包含有蛋白多糖和Ⅱ型胶原。总之，再生软骨只有具有软骨组织的正常形态，才能具有正常软骨的性能。

而目前所有的软骨修复的方法产生的修复组织无论在组织形态还是生化成分上都与正常的软骨组织有着较大的差异，这决定了修复组织必将在功能上不能与正常软骨相比，最终导致修复组织的退化。米坤龙[米坤龙，2009]等在兔双侧股骨内侧髁造成直径 3mm、深度 3mm 的全层软骨缺损，将加入 TGF-β1 的骨膜复合 BMSCs 移植在软骨缺损处，观察自体骨膜复合向软骨细胞诱导的 BMSCs 移植修复软骨缺损的疗效。结果发现软骨缺损可以被透明软骨样修复组织填充，但是通过组织切片染色时发现，在缺损部位形成的新生软骨在生化成分上与正常的软骨组织有着明显的差异（图 6-9、图 6-10）。

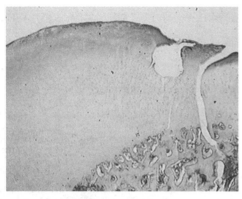
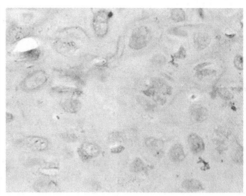

图 6-9　术后 6 周时各组 II 型胶原免疫组化（×40）和原位杂交切片（×100）

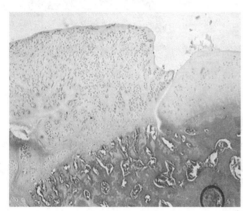
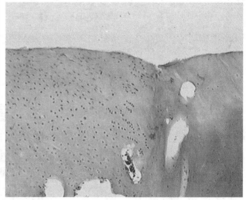

图 6-10　术后 6 周、12 周各组苏木精-伊红染色切片（×40）

二、修复组织与周边正常软骨融合不良

许多研究发现修复组织与邻近正常软骨组织难以良好融合，两者间普遍存在明显界线甚至是裂隙（图 6-10）。关节软骨的生理功能之一是为关节运动提供缓冲，修复的组织与邻近正常软骨之间的这种不连续性将导致在运动缓冲时，修复组织与邻近正常软骨之间受到较大的剪切应力，促使修复组织的退变甚至脱落，最终导致修复失败。

三、修复组织表面过早退变

完整耐用的表面对软骨修复来讲可能是极其重要的。关节软骨的重要生理功能之一是为关节运动提供一个摩擦系数较小的表面，使滑膜关节能够灵活运动，这也是关节软骨修复的目的所在。修复组织表面的退变会影响关节表面的平整，增加关节运动时的摩擦系数，严重影响关节的功能。目前尚未有一种修复方法能够产生完整而耐用的关节软骨表面，因此修复的长期效果不佳。

王琼仁、张涛[王琼仁，2012；张涛，2012]通过诱导兔 BMSCs 向软骨方向分化，将其与透明质酸混合物移植到兔膝关节软骨缺损处，探讨兔 BMSCs 复合透明质酸钠对兔关节软骨缺损的修复作用，发现 BMSCs 透明质酸钠复合物有助于软骨缺损的修复。但是可以发现修复的软骨缺损处并没有完全达到正常软骨表面的程度（图 6-11，彩图 6-11）。

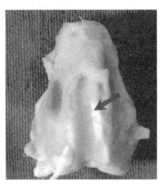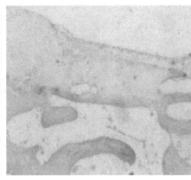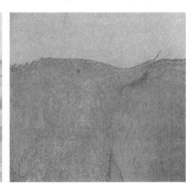

图 6-11　术后第 6 周，大体拍照，HE 染色，Ⅱ型胶原免疫组化染色

四、修复组织力学性能不佳

关节软骨修复的根本目的是产生力学性质与正常关节软骨相同或相似的修复组织。关节软骨的生理功能之一是为关节运动提供缓冲，在关节活动时，由于两种组织质量的差异，导致再生软骨不具有正常软骨足够的力学特性，这也是促使软骨退变发生的根本原因。许多研究声称产生了透明样软骨的修复组织，但其力学强度无法与正常软骨组织相比，最终的结果是移植物的退变和脱落，而致修复失败。

参 考 文 献

蔡琳，孙晓强，2005. 脐血干细胞在骨组织工程学中的应用. 锦州医学院学报，2：53-54.

陈崇伟，卫小春，2003. 伸膝制动骨关节炎动物模型软骨内胶原变化的观察. 中华风湿病学杂志，7（6）：332-335.

邓洪新，田聆，魏于全，2005. 基因治疗的现状、问题和展望. 生命科学，8（3）：196-197.

段王平，孙振伟，李琦，等，2011. 兔膝关节软骨单位微管吸吮黏弹性力学分析. 中华骨科杂志，31（44）：379-388.

段王平，卫小春，2011. 不同年龄兔膝关节软骨单位生物学特性分析. 太原：山西医科大学第二医学院：1-73.

段王平，苑伟，孙振伟，等，2015. 力学刺激对体外立体培养软骨细胞基质代谢的影响. 实用骨科杂志，（5）：428-431.

顾健人，1997. 基因治疗的现状与对策. 中华医学杂志，77（10）：723-724.

郭启燕，2015. 基因治疗的研究现状及进展. 世界最新医学信息文摘，15（84）：28-29.

郭晓东，郑启新，杜靖远，等，2003. TGF-β₁基因转染对间充质干细胞生物学行为的影响. 中华骨科杂志，23（7）：427-433.

韩俊亮，卫小春，2015. 软骨细胞与软骨单位在海藻酸钠中立体共培养生物学——力学特性分析. 太原：山西医科大学第二医学院：24-29.

贺冬冬，向川，2012. 自体骨髓间充质干细胞—Ⅰ/Ⅲ型胶原膜复合物修复兔膝关节软骨缺损的实验研究. 太原：山西医科大学第二医学院：1-10.

黄永波，卫小春，2007. 海藻酸钠-成年软骨细胞培养移植修复成年兔关节软骨缺损的实验研究. 太原：山西医科大学第二医学院：1-23.

纪斌平，卫小春，包尚恕，等，1998. 制动影响关节软骨愈合的实验研究. 中国矫形外科杂志，5：438-439.

李兵，卫小春，2007. 兔 MSCs 复合骨膜移植治疗关节软骨损伤的研究. 太原：山西医科大学第二医学院：1-28.

李宁华，2005. 中老年人群骨关节炎的流行病学特征. 中国临床康复，9（38）：133-135.

米坤龙，段王平，李兵，等，2009. 自体骨膜复合骨髓间充质干细胞移植修复兔关节软骨缺损. 中国组织工程研究与临床康复，46（13）：9066-9070.

米坤龙，卫小春，2001. 兔骨髓间充质干细胞诱导后覆盖骨膜修复关节软骨缺损. 太原：山西医科大学第二医学院：1-25.

裴明，曲锦城，于长隆，等，1999. 凋亡在骨关节病发病机制中的作用. 中华骨科杂志，11（3）：167-169.

邱贵兴，王桂生，1987. 兔膝关节制动引起关节软骨退变的实验研究. 中华骨科杂志，25（3）：175.

任晓春，卫小春，2013. 体外软骨细胞与软骨单位共培养构建软骨组织工程种子细胞的最佳比值. 太原：山西医科大学第二医学院：21-23.

王刚，刘一，单玉兴，等，2004. 不同应力环境对兔骨髓间充质干细胞修复关节软骨缺损的影响. 中国修复重建外科杂志，18（2）：96-99.

王琮仁，张涛，2012. 兔骨髓间充质干细胞同种异体修复关节软骨缺损的实验研究. 长沙：中南大学.

卫小春，2003. 软骨组织工程种子细胞的研究进展. 中国矫形外科杂志，11（18）：1284-1286.

吴潇锟，朱旭芬，钱朝东，2002. 基因治疗的应用研究进展. 生物技术，12（1）：1-2.

夏万尧，曹谊林，1999. 组织工程化软骨组织形成的最佳细胞浓度和最佳形成时间的实验研究. 中国修复重建外科杂志，13（4）：244-248.

谢中秋，赵文清，郑信民，1997. 自体肋软骨骨膜游离修复下颌骨髁状突软骨的组织学研究. 中国修复重建外科杂志，11：199-202.

曾令员，卫小春，2012. 同种异体软骨细胞—Ⅰ/Ⅲ型胶原膜修复兔膝关节软骨缺损的研究. 太原：山西医科大学第二医学院：1-24.

张秀娟，2003. 基因治疗的有效性和安全性分析. 中国临床康复，7（8）：1317-1318.

赵瑞鹏，卫小春，2017. 体外间接共培养兔膝关节软骨单位对软骨细胞生物学特性的影响. 太原：山西医科大学第二医学院：1-32.

赵昱，段王平，韩俊亮，等，2015. 关节软骨细胞周基质生物力学特性的研究新进展. 中华关节外科杂志（电子版），（5）：648-650.

赵昱，段王平，卢剑功，等，2016. 海藻酸钠凝胶球复合软骨细胞体内外降解对比分析. 中国矫形外科杂志，12（24）：1052-1057.

赵昱，卫小春，2016. 软骨单位与软骨细胞混合移植修复兔膝关节软骨缺损的作用. 太原：山西医科大学第二医学院：1-36.

朱晓东，2003. 基因治疗的病毒性载体研究. 中国医药指南，（5）：44-45.

祝佳佳，卫小春，2007. 人脐带间充质干细胞向软骨细胞诱导分化的实验研究. 太原：山西医科大学第二医学院：1-14.

Adams M E，Brandt K D，1991. Hypertrophic repair of canine articular cartilage in osteoarthritis after anterior cruciate ligament transaction. J Rheum，18（3）：428-435.

Aglietti P，Buzzi R，Bassi P B，et al，1994. Arthroscopic drilling in juvenile osteochondritis dissecans of the medial femoral condyle. Arthroscopy，10（3）：286-291.

Ai J，Zhang R，Li Y，et al，2010. Circulating microRNA-1 as a potential novel biomarker for acute myocardial infarction. Biochem Biophys Res Commun，391（1）：73-77.

Al Faqeh H，Nor Hamdan B M，Chen H C，et al，2012. The potential of intra-articular injection of chondrogenic-induced bone marrow stem cells to retard the progression of osteoarthritis in a sheep model. Exp Gerontol，47（6）：458-464.

Alexandersen P，Toussaint A，Christiansen C，et al，2001. Ipriflavone in the treatment of postmenopausal osteoporosis：a randomized controlled trial. JAMA 285（11）：1482-1488.

Alexopoulos L G，Haider M A，Vail T P，et al，2003. Alterations in the mechanical properties of the human chondrocyte pericellular matrix with osteoarthritis. J Biomech Eng，125（3）：323-333.

Alfredson H，Lorentzon R，1999. Superior results with continuous passive motion compared to active motion after periosteal transplantation. A retrospective study of human patella cartilage defect treatment. Knee Surg Sports Traumatol Arthrosc. 7（4）：

232-238.

Areen A, Heir S, Loken S, et al, 2005. Articular cartilage defectsin a rabbit model, retention rate of periosteal flap cover. Acta Orthop, 76（2）: 220-224.

Aubin P P, Cheah H K, Davis A M, et al, 2001. Long-term follow up of fresh femoral osteochondral allografts for posttraumatic knee defects. Clin Orthop, 391（Suppl）: S318-S327.

Baht G S, Silkstone D, Nadesan P, et al, 2014. Activation of hedgehog signaling during fracture repair enhances osteoblastic-dependent matrix formation. J Orthop Res, 32（4）: 581-586.

Balakirev E S, Ayala F J, 2003. Pseudogenes: are they "junk" or functional DNA? Annu Rev Genet, 37: 123-151.

Baldovin M, Mariani C, Vitella A, 1997. Arthroscopic abrasion arthroplasty of the knee: long-term results of 250 cases. JBJS, 79B（Suppl）: 176.

Bartz R L, Steadman J R, Rodkey W G. 2004. The technique of microfracture of full-thickness chondral lesions and postoperative rehabilitation. Techniques in Knee Surgery, 3（3）: 198-203.

Baumgaertner M R, Cannon W D, Vittori J M, et al, 1990. Arthroscopic debridement of the arthritic knee. Clin Orthop, 253: 197-202.

Benya P D, Shaffer J D, 1982. Dedifferentiated chondrocytes reexpress the differentiated collagen phenotype when cultured in agarose gels. Cell, 30: 215-224.

Berry L, Grant M E, McClure J, 1992. Bone-marrow-derived chondrogenesis *in vitro*. J Cell Sci, 101（Pt 2）: 333-342.

Bert J M, Maschka K, 1989. The arthroscopic treatment of unicompartmental gonarthrosis: a five year follow-up study of abrasion arthroplasty plus arthroscopic debridement and arthroscopic debridement alone. Arthroscopy, 5: 25-32.

Bian L, Zhai D Y, Zhang E C, et al, 2012. Dynamic compressive loading enhances cartilage matrix synthesis and distribution and suppresses hypertrophy in hMSC-laden hyaluronic acid hydrogels. Tissue Eng Part A, 18（7-8）: 715-724.

Bouwmeester P S, Kuijer R, Homminga G N, et al, 2002. A retrospective analysis of two independent prospective cartilage repair studies: autogenous perichondrial grafting versus subchondral drilling 10 years post-surgery. J Orthop Res, 20（2）: 267-273.

Bouwmeester S J, Beckers J M, Kuijer R, et al, 1997. Long-term results of rib perichondral grafts for repair of cartilage defects in the human knee. Int Orthop, 21（5）: 313-317.

Bradham D M, Horton Jr W E, 1998. In vivo formation from growth factor modulated articular chondrocytes. Clin Orthop, 352: 239-249.

Braun H J, Kim H J, Chu C R, et al, 2014. The effect of platelet-rich plasma formulations and blood products on human synoviocytes: implications for intra-articular injury and therapy. Am J Sports Med, 42（5）: 1204-1210.

Brittberg M, Lindahl A, Nilsson A, et al, 1994. Treatment of deep cartilage defects in the knee with autologous chondrocyte transplantation. N Engl J Med, 331: 889-895.

Brittberg M, Peterson L, Sjögren-jansson E, et al, 2003. Articular cartilage engineering with autologous chondrocyte transplantation: a review of recent developments. J Bone Joint Surg（Am）, 85（Suppl 3）: 109-115.

Brown T D, Johnston R C, Saltzman C L, et al, 2006. Posttraumatic osteoarthritis: a first estimate of incidence, prevalence, and burden of disease. J Orthop Trauma, 20,（10）: 739-744.

Bruns J, Meyer-Pannwitt U, Silbermann M, 1992. The rib perichondrium. An anatomical study in sheep of a tissue used as transplant in the treatment of hyaline-cartilage defect. Acta Anat（Basel）, 144: 258-266.

Burstein D, Gray M, 2003. New MRI techniques for imaging cartilage. J Bone Joint Surg Am, 85-A Suppl 2: 70-77.

Caplan A I, Elyaderani M, Mochizuki Y, et al, 1997. Principles of cartilage repair and regeneration. Clin Orthop Relat Res,（342）: 254-269.

Carter, Thomas R, 2003. Osteochondral allograft transplantation. Sports Med Arthrosc Rev, 11（4）: 264-271.

Catterall J B, Stabler T V, Flannery C R, et al, 2010. Changes in serum and synovial fluid biomarkers after acute injury（NCT00332254）. Arthritis Res Ther, 12（6）: R229.

Chang K V, Hung C Y, Aliwarga F, et al, 2014. Comparative effectiveness of platelet-rich plasma injections for treating knee joint cartilage degenerative pathology: a systematic review and meta-analysis. Arch Phys Med Rehabil, 95（3）: 562-575.

Chu C R, Convery R F, Akeson W H, et al, 1999. Articular cartilage transplantation: Clinical results in the knee. Clin Orthop, 360: 159-168.

Chubinskaya S, Hakimiyan A, Pacione C, 2007. Synergistic effect of IGF-Iand OP-1 on matrix formation by normal and OA chondrocytes cultured in alginate beads. Osteoarthritis Cartilage, 15（4）: 421-430.

Cimmino A, Calin G A, Fabbri M, et al, 2005. miR-15 and miR-16 induce apoptosis by targeting BCL2. Proc Natl Acad Sci U S A, 102（39）: 13944-13949.

Conget P A, Minguell J J, 1999. Phenotypical and functional properties of human bone marrow mesenchymal progenitor cells. J Cell Physiol, 181（1）: 67-73.

Connelly J T, Wilson C G, Levenston M E, 2008. Characterization of proteoglycan production and processing by chondrocytes and BMSCs in Tissueengineeredconstructs. Osteoarthritis Cartilage, 16（9）: 1092-1100.

Convery F R, Akeson W H, Keown G H, 1972. The repair of large osteochondral defects. An experimental study in horses. Clin Orthop Relat Res, 82: 253-262.

Cook S D, Rueger D C, 1996. Osteogenic protein-1 biology and application. Clin Orthop, 324: 29-38.

Courtney P, Doherty M, 2002. Key questions concerning paracetamol and NSAIDs for osteoarthritis. Ann Rheum Dis, 61: 767-773.

Danisovic L, Varga I, Zamborsky R, et al, 2012. The tissue engineering of articular cartilage: cells, scaffolds and stimulating factors. Exp Biol Med（Maywood）, 237（1）: 10-17.

David T S, Shields C L, 2004. Radiofrequency and articular cartilage. Techniques in Knee Surgery, 3（3）: 193-197.

David T, Gambardella R A, 2000. Athroscopic debridement of the articular knee: indications and results. Current Opinion in Orthopaedics, 11: 9-13.

Dell'Accio F, De Bari C, Luyten F P, 2001. Molecular markers predictive of the capacity of expanded human articular chondrocytes to form stable cartilage in vivo. Arthritis Rheum, 44: 1608-1619.

Demange M K, Sisto M, Rodeo S, 2014. Future trends for unicompartmental arthritis of the knee: injectables & stem cells. Clin Sports Med, 33（1）: 161-174.

Demirag B, Sarisozen B, Ozer O, et al, 2005. Enhancement of tendon-bone healing of anterior cruciate ligament grafts by blockage of matrix metalloproteinases. J Bone Joint Surg Am, 87（11）: 2401-2410.

Depalma A A, Gruson K I, 2012. Management of cartilage defects in the shoulder. Curr Rev Musculoskelet Med, 5（3）: 254-262.

Deschaseaux F, Gindraux F, Saadi R, et al, 2003. Direct selection of human bone marrow mesenchymal stem cells using an anti-CD49a antibody reveals their CD45med, low phenotype. Br J Haematol, 122: 506-517.

Ding L, Heying E, Nicholson N, et al, 2010. Mechanical impact induces cartilage degradation via mitogen activated protein kinases. Osteoarthritis Cartilage, 18（11）: 1509-1517.

D'Lima D D, Colwell C W Jr, 2001. Clinical objectives for cartilage repair. Clin Orthop, 391（Suppl）: S402-S405.

Doherty P J, Zhang H, Tremblay L, et al, 1998. Resurfacing of articular cartilage explants with genetically-modified human chondrocytes in vivo. Osteoarthritis Cartilage, 6: 153-159.

Dragoo J L, Samimi B, Zhu M, et al, 2003. Tissue-engineered cartilage and bone using stem cells from human infrapatellar fat pads. J Bone Joint Surg, 85（B）: 740-747.

Edelstein M L, Abedi M R, Wixon J, 2004. Gene therapy clinical trials worldwide 1989-2004-an overview. J Gene Med, 6（6）: 597-602.

Flynn J M, Springfield D S, Mankin H J, 1994. Osteoarticular allografts to treat distal femoral osteonecrosis. Clin Orthop,（303）: 38-43.

Freemont A J, 2009. The cellular pathobiology of the degenerate intervertebral disc and discogenic back pain. Rheumatology（Oxford）, 48（1）: 5-10.

Friedenstein A J, 1976. Precursor cells of mechanocytes. J Int Rev Cytol, 47: 327.

Frisbie D D, Morisset S, Ho C P, et al, 2006. Effects of calcified cartilage on healing of chondral defects treated with microfracture in horses. Am J Sports Med, 34（11）: 1824-1831.

Fu F H, Musahl V, 2003. The treatment of focal articular cartilage lesions of the knee: future trends and technologies. Sports Med Arthrosc Rev, 11（3）: 202-212.

Furman B D, Strand J, Hembree W C, et al, 2007. Joint degeneration following closed intraarticular fracture in the mouse knee: a model of posttraumatic arthritis. Orthop Res, 25,（5）: 578-592.

Gelse K, von der Mark K, Schneider H, 2003. Cartilage regeneration by gene therapy. Curr Gene Ther, 3（4）: 305-317.

Gerwin N, Bendele A M, Glasson S, et al, 2010. The OARSI histopathology initiative-recommendations for histological assessments of osteoarthritis in the rat. OsteoarthritisCartilage, 18 Suppl 3: S24-S34.

Ghivizzani S C, Kang R, Georgescu H I, et al, 1997. Constitutive intraarticular expression of human IL-1 beta following gene transfer to rabbit synovium produces all major pathologies of human rheumatoid arthritis. J Immunol, 159: 3604-3612.

Ghosal S, Das S, Chakrabart, J, 2013. Long noncoding RNAs: new players in the molecular mechanism for maintenance and differentiation of pluripotent stem cells. Stem Cells Dev, 22 (16), 2240-2253.

Gillquist J, Messner K, 1999. Anterior cruciate ligament reconstruction and the long-term incidence of gonarthrosis. Sports Medi, 27 (3): 143-156.

Glasson S S, Chambers M G, Van Den Berg W B, et al, 2010. The OARSI histopathology initiative-recommendations for histological assessments of osteoarthritis in the mouse. Osteoarthritis Cartilage, 18 Suppl 3: S17-S23.

Glasson S S, Kim H D, D'Augusta D A, et al, 1998. rhBMP-2 residence in full-thickness cartilage defects. Boston: 2nd International Symposium of the International Cartilage Repair Society.

Goldberg A, Mitchell K, Soans J, et al, 2017. The use of mesenchymal stem cells for cartilage repair and regeneration: a systematic review. J Orthop Surg Res, 12 (1): 39.

Goodwin W, McCabe D, Sauter E, et al, 2010. Rotenone prevents impact-induced chondrocyte death. J Orthop Res, 28 (8): 1057-1063.

Goomer R S, Maris T M, Gelberman R, et al, 2000. Nonviral *in vivo* gene therapy for tissue engineering of articular cartilage and tendon repair. Clin Orthop, 379 (Suppl): S189-S200.

Gospodarowicz D, 1990. Fibroblast growth factor: chemical structure and biologic function. Clin Orthop, 257: 231-238.

Grande D A, Daniel A, Breitbart A S, et al, 1999. Cartilage tissue engineering: current limitations and solutions. Clin Orthop, 367 (Suppl): S176-S185.

Guan Y, Yang X, Yang W, et al, 2014. Mechanical activation of mammalian target of rapamycin pathway is required for cartilage development. FASEB J, 28 (10): 4470-4481.

Guerne P A, Blanco F, Kaelin A, et al, 1995. Growth factor responsiveness of human articular chondrocytes in aging and development. Arthritis Rheum, 38: 960-968.

Guttman M, Rinn J L, 2012. Modular regulatory principles of large non-coding RNAs. Nature, 482 (7385): 339-346.

Guzman R E, Evans M G, Bove S, et al, 2003. Mono-iodoacetate-induced histologic changes in subchondral bone and articular cartilage of rat femorotibial joints: an animal model of osteoarthritis. Toxicol Pathol, 31 (6) : 619-624.

Ha M, Kim V N, 2014. Regulation of microRNA biogenesis. Nat Rev Mol Cell Biol, 15 (8): 509-524.

Han S K, Federico S, Herzog W, 2011. A depth- dependent model of the pericellular microenvironment of chondrocytes in articular cartilage. Comput Methods Biomech Biomed Engin, 7: 657-664.

Hangdoy L, Fules P, 2003. Autologous osteochondral mosaicplasty for the treatment of full-thickness defects of weight-bearing joints: ten years of experimental and clinical experience. J Bone Joint Surg (Am), 85 (Suppl 2): 25-32.

Harwin S F, 1999, Arthroscopic debridement for osteoarthritis of the knee: predictors of patient satisfaction. Arthroscopy, 15: 142-146.

Haupt J L, Frisbie DD, McIlwraith CW, et al, 2005. Dual transduction of insulin-like growth factor-I and interleukin-1 receptor antagonist protein controls cartilage degradation in an osteoarthritic culture model. J Orthop Res, 23 (1): 118-126.

Hidaka C, Goodrich L R, Chen C T, et al, 2003. Acceleration of cartilage repair by genetically modified chondrocytes over expressing bone morphogenetic protein-7. J Orthop Res, 21 (4), 573-583.

Homminga G N, Bulstra S, Bouwmeester P S M, et al, 1990. Perichondral grafting for cartilage lesions of the knee. J Bone Joint Surg[Br] 72B: 1003-1007.

Hrdlickova B, de Almeida R C, Borek Z, et al, 2014. Genetic variation in the non-coding genome: Involvement of micro-RNAs and long non-coding RNAs in disease. Biochim Biophys Acta, 1842 (10): 1910-1922.

Huang J I, Beanes S R, Zhu M, et al, 2002. Rat extramedullary adipose tissue as a source of osteochondrogenic progenitor cells. Plast Reconstr Surg, 109 (3): 1033-1041.

Huang Z, Huang D, Ni S, et al, 2010. Plasma microRNAs are promising novel biomarkers for early detection of colorectal cancer. Int J Cancer, 127 (1): 118-126.

Hubbard M, 1996. Articular debridement versus washout for degeneration of the medial femoral condyle. J Bone Joint Surg, 78: 217-219.

ItoY, Fitzsimmons J S, Sanyal A, et al, 2001. Localization of chondrocyte precursors in periosteum. Osteoarthrifis Cartilage, 9 (3): 215-223.

Jackson R, Dieterichs C, 2003. The results of arthroscopic lavage and debridement of osteoarthritic knees based on the severity of degeneration: a 4- to 6-year symptomatic follow-up. Arthroscopy, 9: 13-20.

Jackson R, Marans H, Silver R, 1988. Arthroscopic treatment of degenerative arthritis of the knee. J Bone Joint Surg, 70: 332.

Jin Z C, 1998. Cardiac collagen network and its pathological significance. Chinese Circula, 133: 187-188.

Johnson L L, 1986. Arthroscopic abrasion arthroplasty historical and pathologic perspective: present status. Arthroscopy, 2: 54-56.

Johnson L L, 2001. Arthroscopic abrasion arthroplasty: a review. Clin Orthop, 391S: S306-S317.

Johnstone B, Hering T M, Caplan A I, et al, 1998. In vitro chondrogenesis of bone marrow-derived mesenchymal progenitor cells. Exp Cell Res, 238 (1): 265-272.

Kanbe K, Inoue K, Xiang C, et al, 2006. Identification of clock as a mechanosensitive gene by large-scale DNA microarray analysis: downregulation in osteoarthritic cartilage. Mod Rheumatol, 16 (3): 131-136.

Khang R, Robbins P D, Evans C H, 1997. Methods for gene transfer to synovium. In: Robbins PD. Gene Therapy Protocols. Totowa: Humana Press: 357-368.

Khoshbin A, Leroux T, Wasserstein D, et al, 2013. The efficacy of platelet-rich plasma in the treatment of symptomatic knee osteoarthritis: a systematic review with quantitative synthesis. Arthroscopy, 29 (12): 2037-2048.

Kim E J, Cho S W, Shin J O, et al, 2013. Ihh and Runx2/Runx3 signaling interact to coordinate early chondrogenesis: a mouse model. PoS One, 8 (2): e55296.

Kim G J, Romero R, Kuivaniemi H, et al, 2006. Expression of bone morphogenetic protein 2 in normal spontaneous labor at term, preterm labor, and preterm premature rupture of membranes. Am J Obstet Gynecol, 193 (3 Pt 2): 1137-1143.

Kim V N, 2005. MicroRNA biogenesis: coordinated cropping and dicing. Nat Rev Mol Cell Biol, 6 (5), 376-385.

Kimura H, Ng J M, Curran T, 2008. Transient inhibition of the hedgehog pathway in young mice causes permanent defects in bone structure. Cancer Cell, 13 (3): 249-260.

Korostowski L, Raval A, Breuer G, et al, 2011. Enhancer-driven chromatin interactions during development promote escape from silencing by a long non-coding RNA. Epigenetics Chromatin, 4: 21.

Kotin R M, 1994. Prospects for the use of adeno-associated virus as a vector for human gene therapy. Hum Gene Ther, 5: 793-801.

Krol J, Loedige I, Filipowicz W, 2010. The widespread regulation of microRNA biogenesis, function and decay. Nat Rev Genet, 11 (9): 597-610.

Kumar S K, Roy I, Anchoori R K, et al, 2008. Targeted inhibition of hedgehog signaling by cyclopamine prodrugs for advanced prostate cancer. Bioorg Med Chem, 16 (6): 2764-2768.

Kuznetsov S A, Friedenstein A J, Gehron Robey P, 1997. Factors required for bone marrow stromal fibroblast colony formation in vitro. Br J Haematol, 97: 561-570.

Laird A, Keating J F, 2005. Acetabular fractures: a 16-year prospective epidemiological study. J Bone Joint Surg Br, 87(7): 969-973.

Lajeunesse D, Reboul P, 2003. Subchondral bone in osteoarthritis: a biologic link with articular cartilage leading to abnormal remodeling. Curr Opin Rheumatol, 15 (5): 628-633.

Lei W, Edin D B, Arne L, et al, 1998. Mechanical load and primary guinea pig osteoarthrosis. Acta Orthop Scand, 69(4): 351-357.

Lessa S, Mayer B, Sebastia R, et al, 1998. Surgical treatment of sever lower lid ectropion with a transplant of skin and perichondrium. Klin Monbl Augenheilkd, 193: 207-210.

Li S, Xiang C, Wei X, et al, 2019. Early supplemental alpha2-macroglobulin attenuates cartilage and bone damage by inhibiting inflammation in collagen li-induced arthritis model. Int J Rheum Dis, 22 (4): 654-665.

Li Y P, Wei X C, Li P C, et al, 2015. The Role of miRNAs in Cartilage Homeostasis. Curr Genomics, 16 (6): 393-404.

Li Y, Wei X, Zhou J, et al, 2015. The age-related changes in cartilage and osteoarthritis. Biomed Res Int, 2013: 916530.

Liang C, Guo B, Wu H, et al, 2015. Aptamer-functionalized lipid nanoparticles targeting osteoblasts as a novel RNA interference-based bone anabolic strategy. Nat Med, 21 (3): 288-294.

Libicher M, Ivancic M, Hoffmann V, et al. 2004. Early changes in experimental osteoarthritis using the Pond-Nuki dog model: technical procedure and initial results of in vivo MR imaging. Eur Radiol, 8: 92-96.

Lin A C, Seeto B L, Bartoszko J M, et al, 2009. Modulating hedgehog signaling can attenuate the severity of osteoarthritis. Nat Med, 15 (12): 1421-1425.

Lipinski R J, Bushman W, 2010. Identification of Hedgehog signaling inhibitors with relevant human exposure by small molecule screening. Toxicol In Vitro, 24 (5): 1404-1409.

Lipinski R J, Dengler E, Kiehn M, et al, 2007. Identification and characterization of several dietary alkaloids as weak inhibitors of hedgehog signaling. Toxicol In Vitro, 100 （2）: 456-463.

Lipinski R J, Hutson P R, Hannam P W, et al, 2008. Dose and route-dependent teratogenicity, toxicity, and pharmacokinetic profiles of the hedgehog signaling antagonist cyclopamine in the mouse. Toxicol Sci, 104 （1）: 189-197.

Lipinski R J, Song C, Sulik K K, et al, 2010. Cleft lip and palate results from Hedgehog signaling antagonism in the mouse: Phenotypic characterization and clinical implications. Birth Defects Res A, Clin Mol Teratol, 88 （4）: 232-240.

Lippiello L, Fienhdd M, Grandjean C, 1990. Metabolic and ultrastructural changes in articular cartilage of rats fed dietary supplements of omega-3 fatty acids. Arthritis Rheum, 33 （7）: 1029-1035.

Lopez-Fraga M, Martinez T, Jimenez A, 2009. RNA interference technologies and therapeutics: from basic research to products. BioDrugs, 23 （5）: 305-332.

Lorentzon R, Alfredson H, Hildingsson C, 1998. Treatment of deep cartilage defects of the patella with periosteal transplantation. Knee Surg Sports Traumatol Arthrosc, 6: 202-208.

Lu Y, Edwards R B, Nho S, et al, 2002. Thermal chondroplasty with bipolar and monopolar radiofrequency energy: effect of treatment time on chondrocyte death and surface contouring. Arthroscopy, 18 （7）: 779-788.

Lu Y, Markel M D, 2005. Radiofrequency thermal energy application on articular cartilage. Sports Med Arthrosc Rev, 13（4）: 206-213.

Luan Y, Kong L, Howell D R, et al, 2008. Inhibition of ADAMTS-7 and ADAMTS-12 degradation of cartilage oligomeric matrix protein by alpha-2-macroglobulin. Osteoarthritis Cartilage, 16 （11）: 1413-1420.

Maeda Y, Nakamura E, Nguyen M T, et al, 2007. Indian Hedgehog produced by postnatal chondrocytes is essential for maintaining a growth plate and trabecular bone. Proc Nat l Acad Sci U S A, 104 （15）: 6382-6387.

Maeda Y, Schipani E, Densmore M J, et al, 2010. Partial rescue of postnatal growth plate abnormalities in Ihh mutants by expression of a constitutively active PTH/PTHrP receptor. Bone, 46 （2）: 472-478.

Mahindroo N, Punchihewa C, Fujii N, 2009. Hedgehog-Gli signaling pathway inhibitors as anticancer agents. J Medic Chemis, 52 （13）: 3829-3845.

Mak K K, Kronenberg H M, Chuang P T, et al, 2008. Indian hedgehog signals independently of PTHrP to promote chondrocyte hypertrophy. Dev, 135 （11）: 1947-1956.

Masaicplasty H L, 2001. In surgery of the knee. In: Insall JN, Scott WN. Philadelphia: Churchill Livingstone: 366-373.

Mason J, Grande D, Barcia M, et al, 1998. Expression of human bone morphogenic protein 7 in primary rabbit periosteal cells: Potential utility in gene therapy for osteochondral repair. Gene Ther, 5: 1098-1110.

Mercer T R, Mattick J S, 2013. Structure and function of long noncoding RNAs in epigenetic regulation. Nat Struct Mol Biol, 20（3）: 300-307.

Messner K, Maetius W, 1996. The long-term prognosis for severe damage to weight-bearing cartilage of the knee. Acta Orthop Scand, 67: 165-168.

Micheli L J, Browne J E, Erggelet C, et al, 2001. Autologous chondrocyte implantation of the knee: multicenter experience and minimum 3-year follow-up. Clin J Sports Med, 11: 223-228.

Naffakh N, Henri A, Villeval J L, et al, 1995. Sustained delivery of erythropoietin in mice by genetically modified skin fibroblasts. Proc Natl Acad Sci USA, 92: 3194-3198.

Najar M, Raicevic G, Crompot E, et al, 2010. The immunomodulatory potential of mesenchymal stromal cells: a story of a regulatory network. J Immunothe, 39 （2）: 45-59.

Nakase T, Miyaji T, Kuriyama K, et al, 2001. Immunohistochemical detection of parathyroid hormone-related peptide, Indian hedgehog, and patched in the process of endochondral ossification in the human. Histochem Cell Biol, 116 （3）: 277-284.

Nehrer S, Spector M, Minas T, 1999. Histologic analysis of tissue after failed cartilage repair procedures. Clin Orthop, 365: 149-162.

Neuhold LA, Killar L, Zhao W, et al, 2001. Postnatal expression in hyaline cartilage of constitutively active human collagenase-3 （MMP-13）induces osteoarthritis in mice. J Clin Invest, 107: 35-44.

Nixon A J, Brower-Toland B D, Bent S J, et al, 2000. Insulinlike growth factor-I gene therapy applications for cartilage repair. Clin Orthop, 379S: S201-S213.

O'Driscoll S W, Fitzsimmons J S, 2001. The role of periosteum in cartilage repair. Clin Orthop, 391 （Suppl）: S190-S207.

O'Driscoll S W, Fitzsimmons J S, Commisso CN, 1997. Role of oxygen tension during cartilage formation by periosteum. J Orthop Res, 15: 682-687.

O'Driscoll S W, Saris DB, Ho Y, et al, 2001. The chondrogenicpotentialof periosteum decreases with age. J Orthop Res, 19: 95-103.

Ochi M，Uchio Y，Kawasaki K，et al，2002. Transplantation of cartilage like tissue made by tissue engineering in the treatment of cartilage defects of the knee. J Bone Joint Surg，84：571-578.

Ogilvie-Harris DJ，Fitsialos DP，1991. Arthroscopic management of the degenerative knee. Arthroscopy，7：151-157.

Ohba S，Kawaguchi H，Kugimiya F，et al，2008. Patched1 haploinsufficiency increases adult bone mass and modulates Gli3 repressor activity. Dev Cell，14（5）：689-699.

Orozco L，Munar A，Soler R，et al，2013. Treatment of knee osteoarthritis with autologous mesenchymal stem cells：a pilot study. Transplant，95（12）：1535-1541.

Ostrander R V，Goomer R S，Tontz W L，et al，2001. Donor cell fate in tissue engineering for articular cartilage repair. Clin Orthop，389：228-237.

Owen M E，Cave J，Joyner C J，1987. Clonal analysis in vitro of osteogenic differentiation of marrow CFU-F. J Cell Sci，87：731.

Owens B D，Stickles B J，Balikian P，et al. 2002. Prospective analysis of radiofrequency versus mechanical debridement of isolated patellar chondral lesions. Arthroscopy，18：151-155.

Peterson L，2002. Technique of autologous chondrocyte transplantation. Techniques in Knee Surgery，1：2-12.

Peterson L，Minas T，Brittberg M，et al，2000. Two-to 9-year outcome after autologous chondrocyte transplantation of the knee. Clin Orthop Relat Res，3（374）：212-234.

Peterson L，Minas T，Brittberg M，et al，2000. Tow-to 9-year outcome after autologous chondrocyte transplantation of the knee. Clin Orthop，374：212-234.

Peterson L，Minas T，Brittberg M，et al，2003. Treatment of osteochondritis dissecans of the knee with autologous chondrocyte transplantation. Results at two to ten years. J Bone Joint Surg（Am），85（Suppl 2）：17-24.

Pfander D，Swoboda B，Kirsch T，2001. Expression of early and late differentiation markers（proliferating cell nuclear antigen，syndecan-3，annexin VI，and alkaline phosphatase）by human osteoarthritic chondrocytes. Am J Pathol，159：1777-1783.

Pittenger M F，Mackay A M，Beck S C，et al，1999. Multilineage potential of adult human mesenchymal stem cells. Science，284：143-147.

Poole C A，1997. Articular cartilage chondrons：form，function and failure. J Anat，191（1）：1-13.

Pridie A H，1959. The method of resurfacing osteoarthritic knee joints. J Bone Joint Surg，41：618.

Racz Z，Kaucsar T，Hamar P，2011. The huge world of small RNAs：regulating networks of microRNAs（review）. Acta Physiol Hung，98（3）：243-251.

Richardson J B，Caterson B，Evans E H，et al. 1999. Repair of human articular cartilage after implantation of autologous chondrocytes. J Bone Joint Surg（Br），81：1064-1068.

Ripmeester E G J，Timur U T，Caron M M J，et al，2018. Recent insights into the contribution of the changing hypertrophic chondrocyte phenotype in the development and progression of osteoarthritis. Front Bioeng Biotechnol，6：18.

Roos H；Lauren，M，Adalberth T，et al，1998. Knee osteoarthritis after meniscectomy：prevalence of radiographic changes after twenty-one years，compared with matched controls. Arthritis Rheum，41，（4）：687-693.

Ruuskanen M M，1991. Shaped regeneration of rabbit ear perichondrium. Scan J Plast Reconstr Surg Hand Surg，25：193-197.

Ruuskanen M M，Kallioinen M J，Kaarela O L，et al，1991. The role of polyglycolic acid rods in the regeneration of cartilage from perichondrium in rabbit. Scand J Renconstr Surg Hand Surg，25：15-18.

Sanya l A，Sarkar G，Saris DBF，et al，1999. Initial evidence for the involvement of bone morphogenetic protein-2 early during periosteal chondrogenesis. J Orthop Res，17：926-934.

Seradge H，Kutz J A，Kleinert H E，1984. Perichondrial resurfacing arthroplasty in the hand. J Hand Surg，9A：880-886.

Sgaglione，N A，2003. Decision-making and approach to articular cartilage surgery. Sports Med Arthrosc Rev，11（3）：192-201.

Shapiro F，Koide S，Glimcher M J，1993. Cell origin and differentiation in the repair of full-thickness defects of articular cartilage. J Bone Joint Surg Am，75（4）：532-553.

Shaw W R，Armisen J，Lehrbach N J，et al，2010. The conserved miR-51 microRNA family is redundantly required for embryonic development and pharynx attachment in Caenorhabditis elegans. Genetics，185（3）：897-905.

Shen H，Wang Y，Shi W，et al，2018. LncRNA SNHG5/miR-26a/SOX2 singal axis enhances proliferation of chondrocyte in osteoarthrieis. Acta Biochim Biophys，50（2）：191-198.

Shimomura K，Miyake Y，Kawamura N，et al，2012. J-PARC muon facility，MUSE. Physics Procedia，30：46-49.

Squillaro T，Peluso G，Galderisi U，2016. Clinical trials with mesenchymal stem cells：an update. Cell Transplant，25（5）：829-848.

Steadman J R, Rodkey William G, Rodrigo J J, 2001. Microfracture: surgical technique and rehabilitation to treat chondral defects. Clin Orthop, 391 (Suppl): S362-S369.

Tang S Y, Herber R P, Ho S P, et al, 2012. Matrix metalloproteinase-13 is required for osteocytic perilacunar remodeling and maintains bone fracture resistance. J Bone Mineral Res, 27, (9): 1936-1950.

Tchetina E V, Squires G, Poole A R, 2005. Increased typeIIcollagen degradation and very early focal cartilage degeneration is associated with upregulation of chondrocyte differentiation related genes in early human articular cartilage lesions. Rheumatol, 32 (5): 876-886.

ten Koppel P G, van Osch G J, Vervoeral C D, et al, 1998. Efficacy of perichondrium and a trabecular demineralized bone matrix for generating cartilage. Plast Roconstr Surg, 102: 2012-2020.

Thoma A, Dunlop B, Orr F W, et al, 1993. Perichondrial arthroplasty in a canine elbow model: comparison of vascularized and nonvascularized techniques. Plast Reconstr Surg, 91: 307-315.

Thomas T P, Anderson D D, Mosqueda T V, et al, 2010. Objective CT-based metrics of articular fracture severity to assess risk for posttraumatic osteoarthritis. J Orthop Trauma, 24 (12): 764-769.

Tietze D C, Geissler K, Borchers J, 2014. The effects of platelet-rich plasma in the treatment of large-joint osteoarthritis: a systematic review. Phys Sportsmed, 42 (2): 27-37.

Tomaszewski K, Adamek D, Pasternak A, et al, 2014. Glowacki, R. ; Tomaszewska, R. ; Walocha, J. , Degeneration and calcification of the cervical endplate is connected with decreased expression of ANK, ENPP-1, OPN and TGF-beta1 in the intervertebral disc. Pol Jo Pathol, 65 (3): 210-217.

Tortorella M D, Arner E C, Hills R, et al, 2004. Alpha2-macroglobulin is a novel substrate for ADAMTS-4 and ADAMTS-5 and represents an endogenous inhibitor of these enzymes. J Biol Chem, 279 (17): 17554-17561.

Ueno T, Kagawa T, Mizukawa N, et al, 2001. Cellular origin of endochondral ossification from graft ed periost eum. Anat Rec, 264 (4): 348-357.

Vacanti C A, Upton J, 1994. Tissue-engineered morphogenesis of cartilage and bone by means of cell transplantation using synthetic biodegradable polymer matrices. Clin Plast Surg, 21: 445-462.

Vonk L A, Doulabi B Z, Huang C L, et al, 2010. Preservation of the chondrocyte's pericellular matrix improves cell-induced cartilage formation. J Cellular Bioch, 110: 260-271.

Wakitani S, Goto T, Pineda S J, et al, 1994. Mesenchymal cell-based repair of large, full-thickness defects of articular cartilage. J Bone Joint Surg (Am), 76: 579-592.

Wakitani S, Imoto T, Saito M, et al, 2002. Human autologous culture expanded bone marrow mesenchymal cell transplantation for repair of cartilage defects in osteoarthritic knees. Osteoarthritis Cartilage, 10: 199-206.

Wakitani S, Kimura T, Hirooka A, et al, 1989. Repair of rabbit articular surfaces with allograft chondrocytes embedded in collagen gel. J Bone Joint Surg, 71 (B): 74-80.

Wang H J, Yu C L, Kishi H, et al, 2006. Suppression of experimental osteoarthritis by adenovirus-mediated double gene transfer. Chin Med J (Engl), 119 (16): 1365-1373.

Wang S, Wei X, Zhou J, et al, 2014. Identification of alpha2-macroglobulin as a master inhibitor of cartilage-degrading factors that attenuates the progression of posttraumatic osteoarthritis. Arthritis Rheumatol, 66 (7): 1843-1853.

Wang S, Yang K, Chen S, et al, 2015. Indian hedgehog contributes to human cartilage endplate degeneration. Eur Spine J, 24 (8): 1720-1728.

Ward B D, Furman B D, Huebner J L, et al, 2008. Absence of posttraumatic arthritis following intraarticular fracture in the MRL/MpJ mouse. Arthritis Rheum, 58 (3): 744-753.

Wei F, Zhou J, Wei X, et al, 2012. Activation of Indian hedgehog promotes chondrocyte hypertrophy and upregulation of MMP-13 in human osteoarthritic cartilage. Osteoarthritis Cartilage, 20 (7): 755-763.

Wei L, Fleming B C, Sun X, et al, 2010. Comparison of differential biomarkers of osteoarthritis with and without posttraumatic injury in the Hartley guinea pig model. J Orthop Res, 28 (7): 900-906.

Wei X, Gao J, Messner K, 1997. Maturation-dependent repair of untreated osteochondral defects in the rabbit knee joint. J Biomed Mater Res, 34 (1): 63-72.

Williams R O, Feldmann M, Maini R N, 1992Anti-tumor necrosis factor ameliorates joint disease in murine collagen-induced arthritis. Proc Natl Acad Sci USA, 89: 9784.

Wozney J M, Rosen V, Celeste A J, et al, 1988. regulators of bone formation: molecular clones and activities. Science, 242: 1528-1534.

Wuchter P, Vetter M, Saffrich R, et al, 2016. Evaluation of GMP-compliant culture media for *in vitro* expansion of human bone marrow mesenchymal stromal cells. Exp Hematol, 44（6）: 508-518.

Wuelling M, Vortkamp A, 2010. Transcriptional networks controlling chondrocyte proliferation and differentiation during endochondral ossification. Pediatr nephrol, 25（4）: 625-631.

Xiang C, Yang K, Liang Z, et al, 2018. Sphingosine-1-phosphate mediates the therapeutic effects of bone marrow mesenchymal stem cell-derived microvesicles on articular cartilage defect. Transl Res, 2018, 193: 42-53.

Xiao K, Yang Y, Bian Y, et al, 2019. Identification of differentially expressed long noncoding RNAs in human knee osteoarthritis. J Cell Biochem. 120（3）: 4620-4633.

Xu L H, Fang J P, Weng W J, et al, 2011. Experimental study on rejection of allogeneic donor bone marrow cells in sensitized recipients. Zhonghua Xue Ye Xue Za Zhi, 32（11）: 734-738.

Xu L, Flahiff C M, Waldman B A, et al, 2003. Osteoarthritis-like changes and decreased mechanical function of articular cartilage in the joints of mice with the chondrodysplasia gene（cho）. Arthritis Rheum, 48（9）: 2509-2518.

Yaeger P C, Masi T L, de Ortiz J L, et al, 1997. Synergistic action of transforming growth factor-beta and insulin-like growth factor-I induces expression of type II collagen and aggrecan genes in adult human articular chondrocytes. Exp Cell Res, 237（2）: 318-325.

Yoshioka M, Coutts R D, Amiel D, et al, 1996. Characterization of a model of osteoarthritis in the rabbit knee. J Rheumatol, 23（2）: 338-343.

Youn I, Choi J B, Cao L, et al, 2006. Zonal variations in the three-dimensional morphology of the chondron measured in situ using confocal microscopy. Osteoarthritis Cartilage, 14（9）: 889-897.

Zemmyo M, Meharra E J, Kuhn K, et al, 2003. Accelerated, aging-dependent development of osteoarthritis in alpha1 integrin-deficient mice. Arthritis Rheum, 48（10）: 2873-2880.

Zenmyo M, Meharra J, Kuhn K, et al. 2001. The alpha-1 integrin deficient mouse as a model for accelerated aging-dependent OA development. Osteoarthritis Cartilage, 9（Suppl. B）: S57.

Zhang C, Wei X, Chen C, et al, 2014. Indian hedgehog in synovial fluid is a novel marker for early cartilage lesions in human knee joint. Int J Mol Sci, 15（5）: 7250-7265.

Zhang G, Guo B, Wu H, et al, 2012. A delivery system targeting bone formation surfaces to facilitate RNAi-based anabolic therapy. Nat Med, 18（2）: 307-314.

Zhang X, Mao Z, Yu C, 2004. Suppression of early experimental osteoarthritis by gene transfer of interleukin-1 receptor antagonist and interleukin-10. J Orthop Res, 22（4）, 742-750.

Zhang Y, Wei X, Browning S, et al, 2017. Targeted designed variants of alpha-2-macroglobulin（A2M）attenuate cartilage degeneration in a rat model of osteoarthritis induced by anterior cruciate ligament transection. Arthritis Res Ther, 19（1）: 175.

Zhou J, Chen Q, Lanske B, et al, 2014. Disrupting the Indian hedgehog signaling pathway in vivo attenuates surgically induced osteoarthritis progression in Col2a1-CreERT2; Ihhfl/fl mice. Arthritis Res Ther, 16（1）: R11.

Zohar R, Sodek J, McCulloch C A, 1997, Characterization of stromal progenitor cells enriched by flow cytometry. Blood, 90: 3471-3481.

第七章

关节软骨损伤的诊断

关节软骨损伤是临床常见的疾病之一。由于关节软骨自身修复能力有限，损伤后如不经治疗，常可引发各种关节疾病，并最终导致 OA 发生，严重影响人们的生活质量。在美国，每年用于治疗关节炎及相关疾病的费用高达数百亿美元。在我国每年因关节疾病而行人工关节置换的人数也在逐年上升。因此，对关节软骨损伤早期做出准确的诊断，并行相应的治疗显得十分必要。

第一节 概 述

一、发病率

关节软骨损伤的发病率很难确定。许多关节软骨损伤并不引起临床症状，而且影像学检查对早期软骨损伤的诊断也有限。关节镜检查是诊断关节软骨损伤最敏感的工具。在一项对 31 516 例关节镜手术的回顾性研究中，Curl 确定 63% 的患者有软骨损伤，其中高度软骨损伤（Outerbridge Ⅲ级、Ⅳ级）占 60%。在＜40 岁的患者中Ⅳ级软骨损伤的发病率为 5%。另一项对 25 124 例关节镜手术的回顾性研究，Widuchowski 等发现 60% 的患者合并有软骨损伤，其中 Outerbridge Ⅱ级软骨损伤最常见（占 42%）。国内研究结果与国外研究结果类似[易守红，2011]。可见软骨损伤在临床上是常见的。最容易发生损伤的部位是股骨内髁负重区，其他易损区为股骨外侧髁和髌股关节等负重区。

二、关节软骨损伤常见原因

关节软骨作为覆盖于关节表面的一层透明软骨，有减少关节表面摩擦、吸收震荡、传导载荷等作用，这归功于关节软骨特殊的组织构成。正常关节软骨承受的负荷强度、频率存在一个较广的变化范围。适当的关节运动有利于维持正常关节软骨组成、结构与机械特性。一旦关节运动强度或频率超出或低于此范围，关节软骨的合成与降解就会失去平衡，从而导致软骨损伤的发生。

（一）创伤

创伤是造成关节软骨损伤最常见的原因之一。创伤性的软骨损伤常是由于压缩应力或旋转剪切应力所致。研究发现，急性或重复的钝性创伤（低于发生骨折的力量）可以导致软骨和软骨下骨损伤而表面不产生裂痕。而破坏关节软骨表面则需要很大的力量。研究发现，人的关节软骨可承受最大至 $25N/mm^2$ 的力量而无损伤，这个力量相当于使股骨骨折的力量。反复高强度的碰撞负荷可劈裂软骨基质并导致软骨退变，包括软骨细胞死亡、基质破坏、表面撕裂、潮线区变厚等。软骨损伤后，其基质的变化往往先发生。如蛋白多糖的丢失或组成的改变要先于软骨损伤其他症状发生，可作为检测软骨损伤的指标之一。

（二）关节制动

长期的关节制动改变了关节的力学和生物学平衡，可引起关节软骨的退变、破坏。破坏的严重程度依赖于制动负荷的大小与持续时间。纪斌平动物实验证实关节紧张位制动后可导致关节软骨基质中氨基多糖含量减少，严重时软骨细胞会发生坏死。扫描电镜下可见到关节软骨表面出现破口，继而胶原纤维暴露，最后发生胶原纤维的断裂、塌陷、细胞坏死。原因可能与制动后关节软骨的生理压力改变消失、关节腔处于高压状态、软骨滑液交换减慢、软骨营养障碍有关。陈崇伟的动物实验也证实，长期的伸直位关节制动可导致OA 的发生。并利用透射电镜观察到关节软骨的退变从切线层开始。切线层胶原一旦被破坏，软骨就丧失了物理屏蔽和化学屏蔽，以下各层逐渐受损，病变进展加速。这些研究提示临床上应尽可能缩短关节制动时间，尤其是避免关节的紧张位制动，使关节面接触点压缩应力减小，减轻破坏。

（三）关节不稳定

关节的稳定性依赖于关节内结构如半月板和韧带等结构的完整。半月板或韧带的撕裂可导致关节不稳定，改变了作用于关节表面应力的大小与部位，进一步导致关节软骨的退变。在实验动物模型中发现，前交叉韧带切断或半月板切除后，可以导致软骨表面的纤维化、水合增加、蛋白多糖容量改变、蛋白多糖集聚数量与大小下降、关节囊增厚、骨赘形成，这些改变部分可能是由于降解的速度和水解蛋白酶的分泌均增加所致。组织学与生化成分改变的同时伴随着力学特性的改变。前交叉韧带切断后，出现拉伸与剪切弹性模量的显著变化而渐进降低，液压渗透性增加，导致基质变形增加，生理负荷时液体流量增加，负重时液压减小，应力遮挡效应减弱。关节不稳时，早期软骨细胞的有丝分裂与合成代谢均显著增加，但仍不能修复早期的损害并阻止软骨退变的进程。临床上 Sharma 发现如膝关节内翻超过 5°，则膝关节内侧 OA 发病概率增加 4 倍，同样外翻畸形使膝关节外侧 OA 发病概率增加 5 倍。

（四）过度使用或肥胖

关节负重增加、过度使用都可以作为关节软骨退行性变的始动因素。实验表明重复过度使用兔关节并结合过度负荷作用可导致关节软骨破坏，包括基质纤维化、软骨下骨肥大、软骨下骨毛细血管贯穿到软骨钙化层。关节软骨破坏的程度随反复过度负荷作用时间的延长而增大，而且当取消过度负荷的作用时，软骨的破坏仍在继续，这提示软骨的破坏一开始不是肉眼可见的。Eskelinen 等的研究也证实年轻男性关节软骨损伤患者中，肥胖者发生高度软骨损伤的比例要远高于其他患者。

第二节　临床表现

关节软骨损伤后的临床症状有多种表现。小面积的缺损可能无任何不适症状。但随着损伤的面积和深度加深，可出现关节的疼痛、肿胀、绞锁、畸形及活动受限等表现。这些症状和半月板损伤的症状有些类似，有时难以鉴别。

一个完整的病史对诊断是非常必要的，包括患者先前是否经过治疗，有无其他伴随损伤等。因外伤引发的关节软骨损伤的患者，其病史中往往有关节脱位或半脱位、关节扭伤或膝关节直接撞击病史。患者往往描述突发疼痛，有时还伴有关节内的"噼啪"声。另一些有酸痛或慢性的、间断出现的肿胀。

疼痛是最常见的症状，常伴随肿胀或绞锁。与活动相关的疼痛，往往可以提示损伤的部位。疼痛是由于关节软骨失去缓冲功能的结果。若软骨下骨暴露在持续增长的压力作用下，则这个区域的痛觉纤维会受到刺激。逐渐增加的静脉血流伴随着骨质硬化、松质骨充血的发生，从而形成一个恶性循环。肿胀是由于酶降解关节软骨，导致关节囊扩张和滑膜炎，而使症状加重。这些病理变化导致了关节内的一种深部痛觉的产生。

关节软骨损伤的分类前面已经详细介绍过（见第五章第一节）。但在临床上常依据损伤的深度简单分为软骨损伤和骨软骨损伤。青少年好发生骨软骨损伤。原因是青少年软骨内潮线尚未形成，软骨与软骨下骨连接紧密，作用力在关节软骨潮线未形成区常向软骨下骨深层传递，造成骨软骨联合骨折。患者膝关节常疼痛剧烈，而且由于软骨下区血运丰富，常可导致关节内积血、肿胀。体检时膝关节内血肿具有较高的诊断意义。另外软骨下骨松质中的脂肪滴也可进入关节腔，因此关节穿刺不仅可抽出不凝血液，血液中还常带有脂肪颗粒。

成年人好发单纯的软骨损伤。当膝关节遭受快速扭转、剪切或重创后，应力传至潮线已形成的成年人膝关节软骨后，在软骨钙化与未钙化交界处（薄弱点）形成软骨骨折。常见症状为膝关节交锁、打软，以后可能出现关节内游离体症状。体检常少有阳性体征，患者可能仅有局部轻微压痛，膝关节可出现轻中度肿胀，但多无关节内血肿形成，此有别于骨软骨骨折。

关节软骨损伤可以是孤立的损伤，也可以是伴发半月板、韧带的损伤。有时往往是在关节镜检查半月板、韧带损伤的同时发现伴有关节软骨的损伤。对于关节软骨损伤的患者早期进行严格的针对相关损伤的体格检查是极其重要的。除非是敏感部位，小的损伤一般无法确定损伤部位。关节内的爆裂音往往提示有软骨下骨的较大损伤。关节积血或出现脂滴，特别是伴有关节的急性脱位时，往往提示有骨软骨的损伤。Noyes 报道约20%的外伤性关节积血的患者，无论是微小的出血还是不稳定的出血，都有软骨的骨折。

第三节　影像学检查

关节软骨损伤后的影像学检查可提供软骨损伤的部位、大小等信息，并对损伤做出评估，以便进一步治疗。目前临床上常用的影像学检查方法包括 X 线检查、CT 检查、MRI 检查、超声检查等。

一、X 线检查

关节软骨的急性损伤可造成关节表面软骨的剥脱。软骨损伤的深度决定了剥脱碎片的成分是软骨性（软骨损伤）还是骨性（骨软骨损伤）。纯软骨碎片在 X 线片上是不显影的，而如果碎片中包含了钙化软骨或骨性成分，则就可在 X 线片上显影，但 X 线片上的骨折碎片要比实际的小。另外，无论是软骨碎片还是骨软骨碎片，都可导致明显的关节肿胀，这也是一个继发性的 X 线征象。

损伤后，关节表面剥脱的部分可仍停留在原处、轻度移位或游离于关节腔内。大多数情况下，碎片黏附到滑膜组织上最终可被吸收。如果碎片与原剥脱处相连，它可经历血管化而形成新骨，在 X 线片上显示。游离的软骨碎片和骨软骨碎片可经历：①增生形成新层软骨和骨；②由于表面重塑而被吸收；③包括原来和新生的软骨经历退变钙化。这些改变在 X 线片上有不同的表现。游离体可由于增生或蜕变钙化而在 X 线片上变得更明显。由于增生形成新的软骨和骨，X 线片上分层现象很明显，而继发性退变钙化可导致 X 线片上放射性密度的均一性或多或少增加。

对于膝关节软骨损伤，临床上推荐行患者负重下的膝关节标准前后位像（anteroposterior，AP）检查。其他标准系列还包括膝关节屈曲 35°时侧位像、屈曲 45°时的髌骨轴位像。有学者认为膝关节软骨损伤在膝关节屈曲 30°～60°的后前位像上易发现。为证实这一假设，Rosenberg 等进行了深入研究发现，膝关节屈曲 45°时的后前位像对检测同样在关节镜下可明确诊断的关节软骨损伤，其准确率、特异性及敏感性要远高于传统伸直位负重下的后前位像。

X 线检查对于检测骨软骨损伤有一定帮助。对于骨软骨骨折，要仔细检测关节隐窝及其他处所里的游离体，并需查出它们的出处。关节表面的一个相对小缺损可能是最初骨折部位的唯一证据。但临床上单纯 X 线检查膝关节骨软骨骨折有一定的局限性。有时因投照角度和条件偏差，一些患者 X 线检查呈阴性，常常被误诊为半月板或韧带损伤。另外骨折块在关节内游离，仅通过 X 线检查不能明确骨软骨骨折发生的具体部位及程度。

二、CT 检查

CT 检查常规体位是横断面。CT 检查敏感性高于 X 线检查，可清楚显示髌股关节的外形和特点，并可提高膝关节骨软骨骨折的检出率，帮助确定骨折的部位。但 CT 同样不能显示关节软骨，也不能显示骨髓内水肿情况，加之 CT 只能轴面扫描，不利于骨折部位及其具体情况的显示。关节造影 CT 检查利用造影对比剂对关节软骨损伤部位显影，对关节软骨损伤进行诊断评估[Bansal P N，2010]。但作为一种侵入性检测方法，感染风险高，同时对软骨损伤诊断特异性不高，造影的影响因素较多，所以临床应用受到限制。

三、MRI 检查

MRI 是目前临床非侵入性评价关节软骨的主要影像学检查方法。除常规 SE 序列 T_1 加权和 T_2 加权扫描外，快速回波序列、GE 序列、脂肪抑制序列等的应用增加了软骨成像的空间分辨率和对病变显示的敏感性。

（一）正常关节软骨 MRI 表现

在 MR 图像上，正常关节软骨显示为二层或多层图像。关节软骨在 MRI 上的层次与组织学上的分层不完全相关，主要是受扫描序列和各种参数的影响。SE 序列上软骨可表现为 3 层，即表层、中层、深层，表层为低信号薄层带，中层为中等信号带，深层为低信号带。这 3 层结构分别对应于组织学的切线层、过渡层、放射层和钙化层骨皮质。但在 3D 脂肪抑制序列上关节软骨的三层影像结构表现为表面呈高信号，中间层呈低信号，深层为高信号。

在短 TE 图像上，软骨内可呈 4 层信号：表面呈薄的低信号带，相当于浅表层；与之相邻为高信号区，相当于移行区；再深部是低信号区，相当于放射层；最内层低信号带相当于钙化软骨层。

（二）关节软骨病变的 MRI 表现

MRI 显示软骨损伤的依据是软骨损伤的深度、缺损处残留软骨组织的量及软骨下骨损伤的程度。关节软骨损伤在 MRI 的表现主要体现在组织学变化和形态学变化两个方面。

关节软骨损伤后的组织学变化要早于形态学变化。当创伤暴力对关节软骨的振荡性冲撞超过了关节软骨的生理性阈值，软骨基质中氨基糖蛋白含量减少，水合作用加强，胶原超微结构发生改变，同时损伤所致的关节软骨内胶原纤维丢失。胶原丢失可增加软骨的信号强度，主要有两个因素：一是增加了软骨内的水含量；二是胶原纤维具有短 T_2 效应，胶原纤维减少可延长软骨的 T_2 弛豫时间。异常的关节软骨信号可出现在软骨表层、中层和深层，深层异常的关节软骨信号可能是软骨内钙化层的分离所致。

病变持续作用可导致关节软骨的组成和生物化学成分的持续退变，最终将导致软骨内固态物质逐渐丢失。对于软骨损伤，如果损伤边缘规整，在 MRI 上很容易被显示出。这些缺损区表现出好像充满液体一样。在质子加权和 T_2 加权 FSE 图像上，缺损区比邻近的软骨要亮，而在脂肪抑制 T_1 加权三维梯度回波图像上，缺损区显得暗一些。骨软骨损伤在 MRI 成像上，骨软骨骨折可呈现为空缺损区及包含有骨和软骨成分的移位碎片。如果骨折碎片停留在原处，缺损区可出现一细的液平线，提示为软骨和骨碎片。

软骨损伤区下方的骨髓反应也可在 MRI 上显示出来。Rubin 等研究发现，水肿样（edema-like）骨髓信号在全层软骨损伤中常见。这种信号要比软骨病变的信号好识别。其确切的病理还不清楚，可能与骨髓坏死、纤维化、出血和骨小梁改建有关。当软骨下水肿样骨髓信号与骨挫伤有关时，通常在 2～4 个月内吸收。在慢性病变中研究发现，出现水肿样骨髓信号的患者很快进展成 OA。

急性与慢性软骨损伤的 MRI 表现不同。急性损伤者常见骨挫伤、骨折、韧带损伤的改变。张军等将急性关节软骨损伤在 MRI 上的形态异常改变可归纳为以下几种类型：①软骨局限性变薄、凹陷或压迹，软骨下方低信号带轮廓正常，无变形、移位；②软骨凹陷或压迹，软骨下方的低信号带轮廓不规则，内凹或下陷；③软骨表面不光滑、凹凸不平；④软骨连续性中断，呈裂隙状或见斜行骨折线与软骨下应力性骨折线相连；⑤软骨缺损，伴或不伴有关节内游离体。另外，对于急性创伤的患者，从 MRI 图像上对骨软骨损伤及软骨下骨损伤的定位同样提供了有无伴随损伤的重要信息，如交叉韧带和半月板的伴随损伤。

慢性关节软骨损伤，如 OA 等，早期的软骨病变常难以在 X 线片上发现。而 MRI 可显示早期软骨下骨的增生、硬化及小囊肿等改变。关节肿胀是滑膜炎常见的临床症状，而滑膜炎被认为在 OA 的发病过程中起一定作用。Wang[Wang，2019]等应用 3.0T 核磁的 DESS 序列检测患者关节肿胀体积变化发现，1 年后患者膝关节肿胀体积增长 5ml 与软骨体积减小密切相关，而且这些患者进展为 OA 或行关节置换的概率明显增高。

不同的 MRI 序列在关节软骨的显示上有不同的价值。其中有两种序列被认为诊断关节软骨损伤准确性较高，即快速回波序列和脂肪抑制序列。众多的体内外研究表明，快速回波序列和脂肪抑制 T_1 加权三维梯度回波采集技术对软骨损伤的敏感性和特异性可分别达到 81%～94% 和 94%～99%。

除上述传统的序列外，一些新的序列正在不断地被研发，不仅可用于检测软骨形态的变化，而且可对关节软骨内的生化成分变化进行检测。这些序列中比较有代表性的如下。

（1）钆延迟增强软骨磁共振成像技术（delayed gadolinium-enhanced magnetic resonance imaging of cartilage，dGEMRIC）。该技术对软骨中的 GAG 具有高度的敏感性和专一性。通过静脉注射阴离子造影剂钆喷替酸葡甲胺[Gd（DTPA）$^{2-}$]，使之充分渗透到软骨中。[Gd（DTPA）$^{2-}$]在软骨中的分布与 GAG 的浓度成反比，而[Gd（DTPA）$^{2-}$]对 MRI 的 T_1 参数又有一定影响（该影响呈浓度相关性）。因此通过 T_1 成像就可反映出[Gd（DTPA）$^{2-}$]的浓度大小，进而可得到组织中 GAG 的浓度。通过检测软骨内 GAG 浓度的变化可反映软骨损伤的变化。目前临床推荐 Burstein 描述的方法进行检查：注射完造影剂后让患者立刻活动锻炼（步行、爬楼梯）20min，保证造影剂充分渗透至软骨表面，然后开始扫描，时间约 90min。在临床使用中，该技术也暴露出一些局限性，个体之间的软骨厚度不同，不同关节的软骨厚度也不同，个体对活动锻炼的反应也不同，这些都会影响到最后的检查结果[Li，2013]。

（2）$T_1\rho$ 成像。$T_1\rho$ 成像技术主要用于评价处于射频脉冲磁场中的组织自旋弛豫值，它是一个无创性的、敏感的量化预测与监测早期软骨内大分子物质轻微改变的指标。$T_1\rho$ 成像是一种显示蛋白多糖的分子影像技术，可用于标记软骨中蛋白多糖的分布、检测软骨中蛋白多糖的丢失。软骨中蛋白多糖的丢失与 $T_1\rho$ 值的延长之间存在较强的相关性，$T_1\rho$ 成像可较好地评价早期软骨病变的发展过程与损伤进展的情况及治疗效果[高丽香，2016]。而且 $T_1\rho$ 成像不需要静脉内注射对比剂，也不需要进行关节运动和延迟时间扫描，因此其可部分替代 dGEMRI。

（3）T_2mapping 成像。T_2 值主要与 II 型胶原含量、排列方向和水含量有关，在软骨大体形态变化前，其内部大分子的改变都会造成其水含量的相应改变。T_2 mapping 成像一般采用多回波 SE 序列，经处理形成伪彩图，通过测量感兴趣区（ROI）的 T_2 弛豫时间来定量分析关节软骨内生化成分的变化。因此可对软骨退变做出早期诊断。正常 T_2 弛豫时间从软骨表层向钙化层逐渐降低，表层大约为 70ms，钙化层大约为 35ms[Mosher，2005]。退变软骨中胶原纤维破坏、胶原成分、排列方式改变及蛋白多糖减少，导致软骨组织中水分的增加，使 T_2 值增大，进而 T_2 弛豫时间延长[Trattnig，2007]。软骨损伤早期表现为 T_2 弛豫时间增高，MRI 图像上信号增强，软骨退变越严重，T_2 值升高越明显。目前该技术已成功用于临床，但仍有一定局限性：成像时间较长，对早期软骨退变敏感性低[姜艳丽，2017]。

（4）T_2^*mapping 成像。其采用多回波梯度回波序列，对软骨内水含量及胶原纤维网状结构敏感。相比 T_2 mapping 成像，T_2^*mapping 成像速度快，图像分辨率高，对软骨损伤的敏感性更高[姜艳丽，2017]。

（三）关节软骨病变的 MRI 分级

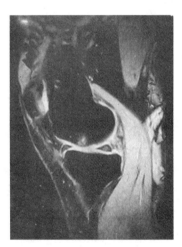

Shahriaree 将软骨退变分为四期：一期为软骨溃疡软化；二期为软骨肿胀、表面水疱形成；三期为表面不规则、局部变薄；四期为软骨溃疡，软骨下骨暴露。根据 Shahriaree 的病理分期，Yulish 提出软骨病变的 MRI 分级，I 级：关节软骨内异常低信号，但关节表面光滑；II 级：关节表面轻度不规则和（或）伴有关节软骨丢失，但小于软骨厚度的 50%；III 级：关节软骨表面严重不规则，软骨丢失厚度达 50% 以上，但小于 100%；IV 级：软骨完全丢失，暴露软骨下骨（图 7-1）。

临床上另一个运用较多的 MRI 分级是根据 Outerbridge 的关节镜分类系统（详见第四节）来记录软骨损伤的深度。但许多研究显示两者诊断的符合率存在较大分歧。而且上述 MRI 分级中没有对软骨缺损的面积进行评估，此对于关节软骨损伤的治疗及预后有重要的意义。

图 7-1　MRI 显示股骨内髁 IV 级软骨损伤

国际软骨修复协会（ICRS）一直致力于研究和发展关节软骨损伤、修复的统一评估标准。他们提出关节软骨损伤权威的分类系统（详见本章第四节），并将此分类系统运用到 MRI 的分类中。研究发现 MRI 上很难检测到 ICRS-1a 型软骨损伤，而且 ICRS-1 级与 ICRS-0 级软骨损伤有时很难鉴别。ICRS-1b 级损伤深度较前两者深，因此在 MRI 上较容易观察到。

MRI 的高分辨率足以判断软骨缺损的体积是超过软骨厚度的 50%（ICRS-3 级）或小于 50%（ICRS-2 级）。但如果缺损的最深部分非常局限、狭窄时，MRI 就可能低估软骨损伤的分级。关节软骨的最深层在 MRI 上很暗，与软骨下骨极相似。因此 MRI 也很难鉴别 ICRS-3 级损伤的各级亚型。MRI 可用于直接显示软骨下骨和骨髓的变化。ICRS-4 级损伤穿透软骨下骨，在 MRI 上经常可观察到软骨下骨囊肿形成。这种情况下，即使骨囊肿与软骨缺损没有直接交通，也应引起高度怀疑。

四、超声检查

超声具有无创、经济、时间短、操作灵活等优势，近年来被临床用于关节软骨损伤。由于关节面软骨是透明软骨，超声可以穿透，因此在声像图上表现为无回声区结构，而软骨下骨则不可穿透，表现为高回声区。

超声检查可动态观察屈伸状态下关节及其周围软组织的形态结构变化，尤其是高频超声检查，可以清晰显示关节软骨厚度和评价其表面光滑程度，但对检查者的经验要求较高，因此超声检查可作为关节软骨早期损伤诊断的一种辅助方法[Torp-Pedersen，2011]。

五、光学相干断层成像技术

光学相干断层成像技术（optical coherence tomography，OCT）是一种能定量检测关节软骨病变的影像技术，曾广泛应用于眼科、皮肤科、口腔科等。近年来，其在软骨损伤早期检测中的作用越来越受关注。

OCT 的原理是通过不同组织对光的反射、吸收及散射能力的不同来成像。由发光二极管发出的低相干光传到干涉仪后分为两束，分别进入探测光路和参照光路。由于不同深度的被检组织的空间结构不同，其对光的反射或折射的特性也不同，此光线与参照光路反射回来的光线之间会产生时间差，即光学延长时间，应用低相干光干涉度量学原理检测此时间差，可获得组织反射的幅度和时间延迟信息，经计算机处理后形成被检组织某一点的一维伪彩色断层图像[陈志达，2015]。

OCT 图像空间分辨率为 $2\sim10\mu m$，成像组织深度为 $1\sim2mm$。因此，OCT 经常被用于动物试验（大鼠、兔、马）中检测股骨髁软骨病变（动物的股骨髁软骨厚度通常小于 1.5mm）。而人的股骨髁软骨厚度通常在 5mm 左右，OCT 的光波很难穿透，因此对于人软骨的检测主要集中在观察软骨表面的完整情况，进而来反映早期 OA 的发生。Saarakkala[Saarakkala，2009]等研究发现正常软骨表面粗糙度在 $4\sim10\mu m$，而 OA 软骨表面的粗糙度可达 $40\mu m$。但 OCT 成像关于关节软骨正常表面的参数目前缺乏统一标准，不同研究者所建立的标准不一样，导致结果无法直接比较。而且传统的 2D OCT 由于自身的限制，容易遗漏一些组织的结构信息。最近，Bont[Bont，2015]等报道体外应用 3D OCT 可检测软骨标本创伤后的早期改变，为临床早期检测创伤后 OA 的发生提供了新的方法。

另外，由于正常软骨对 OCT 偏振光敏感，有学者报道应用偏振 OCT（polarization sensitive OCT，PS-OCT）对软骨的双折射进行评价。研究表明，OCT 双折射损失可能是早期软骨退变的一个标志，这可能与软骨细胞对 IGF- I 反应不敏感有关。Chu[Chu，2010]等成功将 OCT 与关节镜手术联合应用，一些在关节镜下看似正常的软骨表面，在 OCT 图像中可显示纤维化等一些软骨早期退变的征象，大大提高了软骨早期损伤的检测效果。相反，双折射增强可能与组织修复有关，因此 PS-OCT 也可用于临床上检测软骨损伤修复后的效果。

但 OCT 也存在一些缺点：OCT 检查需要接近软骨表面，属侵袭性检查；OCT 检测技术难度大，图像需要后期处理，对检查者要求高；成像深度有限；缺乏统一的诊断标准等。相信随着技术的发展，OCT 能更好地应用于软骨损伤及退变的早期诊断。

第四节 关节镜检查

一、镜下表现

关节镜是目前公认诊断关节软骨损伤的金标准。它可以在直视下明确关节软骨损伤的部位、大小、深度及有无合并损伤的情况。膝关节内软骨损伤关节镜下的诊断，国内主要将其分类为软骨挫伤；软骨划伤；软骨裂伤与软骨骨折；关节内骨折。软骨挫伤是关节软骨损伤最常见的类型，在关节镜下表现为软骨表浅的缺损和摩擦痕迹。软骨划伤可由关节镜手术中器械操作不当造成。软骨裂伤与软骨骨折是较严重的关节软骨损伤，镜下可见到软骨裂伤、掀起、缺损或游离体形成等。关节内骨折通常会影响到表层的关节软骨，在治疗过程中可一并处理。

O'Connor 根据软骨损伤的病因不同而将其分为两类：创伤性损伤和非创伤性损伤。创伤性损伤分为 2 部分：①急性损伤后关节软骨损伤，又分为挫伤型、裂开型、瓣型、火山口型。挫伤型通常是直接撞击的结果，关节软骨完整但比正常软，撞击部位隆起或下陷，隆起常伴软骨下血肿。裂开型指关节软骨部分或完全失去连续性，通常是直接撞击和切割应力联合作用的结果。瓣型指关节软骨完全与骨分离，但仍黏附于其基底，在骨表面形成一软骨瓣。火山口型指全层软骨缺损，软骨下骨暴露，通常伴有关节内游离体形成。②反复损伤引起的软骨基质退行性病变，这种退变通常从深层开始，分为 4 个阶段：软化、空泡形成、溃疡、火山口形成。软化期的关节软骨变得暗淡，失去饱满状态，通过探针可感受到其软化。随着病变的进展，软骨的浅层与深层分离，中间形成空泡。在外力的持续作用下，空泡破裂导致软骨溃疡和碎裂形成。最后软骨脱落，软骨下骨暴露，外观如火山口状。

非创伤性损伤指由营养性疾病和先天性疾病所致的软骨退变。与反复损伤引起的软骨退变不同的是，退变通常从软骨的表层开始逐渐累及深层。病变也分为 4 个期：纤维化期、裂隙形成期、碎裂期和火山口形成、硬化期。

在关节镜检查软骨损伤中，部分剥脱的碎片应被清除掉，因为紧固、规则的边缘使损伤区域更稳定。损伤的深度可用探钩探测。对每个裂隙都要进行仔细检测，目的是探测那些可能深达骨质的裂缝，因为任何一个线形缺损可能是损伤很深的、有潜在病变的缺损。用一个带有加长柄的神经探钩联合一个有单位标记的检测装置可对清创的缺损区域进行长和宽的测量，由此计算损伤面积。Oakley 等研究报道，用传统的关节镜下观察测量软骨缺损准确性差别较大，而用各种不同角度、带加长柄的探针（图 7-2，彩图 7-2），可大大提高测量的准确性。

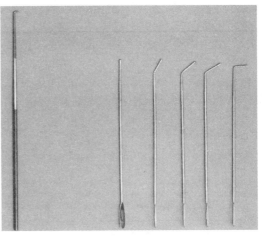

图 7-2　关节镜探针

左边是传统的探针，右边是五种特殊设计的探针

二、关节镜下分级

最著名的关节镜下软骨损伤分类系统为 Outerbridge 分类。Outerbridge 将髌骨软骨软化分为四个等级：Ⅰ级为软骨软化、肿胀；Ⅱ级为碎片和裂隙直径小于 0.5 英寸（1.3cm）；Ⅲ级为碎片和裂隙大于 0.5 英寸（1.3cm）；Ⅳ级为软骨下骨暴露（图 7-3，彩图 7-3）。该分类系统通俗易懂，已被广泛用于各种关节软骨损伤的研究中。

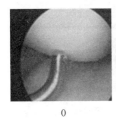 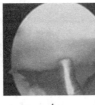 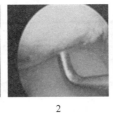 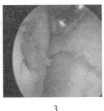 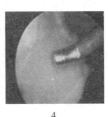

| 0 | 1 | 2 | 3 | 4 |

图 7-3　关节镜下关节软骨损伤 Outerbridge 评分

0 分，正常软骨；1 分，软骨表面软化和肿胀；2 分，软骨表面有破裂和裂隙形成，直径<1.3cm；3 分，软骨表面缺损直径 >1.3cm；4 分，软骨下骨暴露

Shahriaree 根据软骨病理变化提出的关节镜分期：Ⅰ期，可触知的软骨软化，但无形态改变；Ⅱ期，局部泡状改变和软骨表面变形但无破损；Ⅲ期，局部纤维化或溃疡形成，但未到达软骨下骨；Ⅳ期，软骨溃疡达软骨下骨。

Bauer 等对股骨软骨骨折提出了关节镜下 6 型分类法：Ⅰ型为线性裂开；Ⅱ型为星形骨折；Ⅲ型为软骨舌瓣形骨折；Ⅳ型为火山口样缺损；Ⅴ型为软骨纤维化；Ⅵ型为软骨退化。

其他常见的关节软骨损伤分类见表 7-1。

表 7-1　不同关节软骨损伤的分类系统

作者	分级	缺损面积	描述
Outerbridge（1961）	Ⅰ		软化和肿胀
	Ⅱ	<1.3cm	碎片/裂痕
	Ⅲ	>1.3cm	碎片/裂痕
	Ⅳ		软骨下骨暴露
Isall（1976）	Ⅰ		软化
	Ⅱ		裂隙达软骨下骨
	Ⅲ		纤维化
	Ⅳ		软骨下骨暴露

作者	分级	缺损面积	描述
Ficat（1979）	I		闭合性软骨软化，表面完整，软化
	II		开放性软骨软化（表面不完整）
	II A		裂隙达软骨下骨
	II B		软骨下骨暴露
Casscells（1978）	I	1cm	表层侵蚀
	II	1～2cm	包括软骨深层
	III	2～4cm	软骨侵蚀，软骨下骨暴露
	IV	面积广泛	关节软骨完全破裂
Bentley，Dowd（1984）	I	<0.5cm	纤维化/裂痕
	II	0.5～1cm	纤维化/裂痕
	III	1～2cm	纤维化/裂痕
	IV	>2cm	纤维化且暴露（或未暴露）软骨下骨
Noyes，Stabler（1989）	I		完整的软骨
	I A	<1cm	软化
	I B	<1.5cm	软化并变形
	II		纤维化/裂痕
	II A	<全层的1/2	纤维化/裂痕
	II B	>全层的1/2	纤维化/裂痕
	III		软骨下骨暴露
	III A		软骨下骨暴露，骨表面完整
	III B		软骨下骨暴露，骨表面有空洞
Hunt（2001）	I		软化和肿胀
	II		碎片/裂痕
	III		碎片/裂痕
	IV		软骨下骨暴露

　　上述分类方法从不同的角度对关节软骨损伤进行了描述，各有优缺点。但是上述方法未能全面体现软骨损伤范围、损伤部位等重要参数，这些在决定软骨损伤的治疗方法选择中有重要意义。

　　ICRS制定了对关节软骨损伤权威的分类系统[Brittberg，1998]。它考虑到了损伤的深度（0～4级）和面积（正常至严重病变）。具体如下：

　　ICRS-0级（正常）：指肉眼下观察到正常的关节软骨而没有明显的缺损。

　　ICRS-1级（接近正常）：又分为以下两型。ICRS-1a指关节软骨表面完整，仅有纤维素样变和（或）软化；ICRS-1b指软骨表面有撕裂和裂隙。

　　ICRS-2级（不正常）：指软骨损伤的深度不超过软骨厚度的50%。

　　ICRS-3级（严重病变）：指软骨损伤的深度超过软骨厚度的50%，又可分为以下四种亚型。ICRS-3a指损伤深度超过软骨厚度的50%，但未到达钙化层；ICRS-3b指损伤深度超过软骨厚度的50%至钙化层；ICRS-3c指损伤到达但未穿透软骨下骨；ICRS-3d指有水疱形成。

　　ICRS-4级（严重病变）：指全层软骨损伤，而剥脱性骨软骨炎不包括在内。

ICRS 的分级对关节软骨损伤的治疗有指导意义。对 ICRS-1 级软骨损伤,推荐保守治疗。对 ICRS-2 级软骨损伤,治疗目的是通过清创术清除软骨表面不稳定的部分,阻止病变继续发展。对 ICRS-3 和 ICRS-4 级损伤,依据损伤的面积和临床表现,有多种方法可供选择,如骨髓刺激术(钻孔术、微骨折术)、骨软骨移植、自体软骨细胞移植术等(详见第八章)。

第五节　生物学标志物

一、生物学标志物的定义

OA 是一种临床多发病,被 WHO 列为严重影响人类生存质量的疾病之一,随着人口老龄化的进展,发病人数越来越多。OA 主要的病理特征是关节软骨的破坏。关节软骨是一种特殊分化的结缔组织,由软骨细胞、软骨基质和埋藏于基质中的纤维共同组成,是组成关节面的弹性负重组织,能减少关节活动中关节面的摩擦,具有润滑和耐磨损的特性,还能吸收机械震荡并传导负荷。关节软骨可能因创伤或炎性疾病而遭到破坏,或发生进行性退变而导致 OA。目前 OA 的诊断主要依据影像学检查和临床症状,如 X 线、CT、MRI 等,它们仅能在关节软骨破坏严重时才有异常的形态学改变,由于 OA 发展缓慢、病程长,早期往往不易引起临床症状,也无 X 线表现且 X 线改变与临床症状无一一对应关系,因此传统的诊断方法难以早期诊断关节组织病变的早期生化改变。所以 OA 的早期诊断是一个难题,也是一个难点。有学者提出对可疑 OA 的患者可用关节镜检查做出早期诊断,这为理想的方法,但这种方法具有一定的创伤性,不仅人为增加患者的痛苦,还增加了患者的经济负担,尤其大部分患者不愿接受这种检查,使该方法在临床的应用中受到很大程度的限制。现代医学认为,软骨组织的损伤退变,首先是软骨细胞代谢的改变,这个改变较 X 线变化早 3~5 年甚至更早。这就要求检测一种物质来预测关节炎改变,而此物质既要具有一定数量,又要具有稳定性、可检测性和敏感性高的特点。生物学标志物(biomarker)就是具有此特点的物质。

近年来,随着分子生物学的发展,国内外学者进行了大量研究,在 OA 患者的血液、关节液、尿液或关节组织中寻找理想的生物学标志物,来及时反映关节软骨降解和合成程度、软骨下骨代谢状态及局部病变的进展情况,并揭示病情活动或预后。据美国国立卫生研究院 1999 年 2 月关于 OA Markers 会议的精神,建议用 biomarkers 取代 markers,这样可更好地揭示其生物学本质,并给出定义为"作为一种指示剂,可对正常的生物过程、病理过程,或对某种治疗干预的药物反应进行客观的测量和评估"。生物学标志物是正常组织的主要组成成分或代谢产物,由组织分泌释放到体液中,当组织发生病理改变时,体液中生物学标志物的含量就会发生相应的变化。这些生物学标志物可用于显示和反映某一特异性的生物学或病理过程、某一过程的确定结果,或某项治疗性干预措施的药理学反应。该领域的研究旨在用某个或某些生物学标志物代表某种临床结局(即患者的自觉症状、功能或生存质量等)。

有学者建议把生物学标志物分类,例如分为"直接"生物学标志物和"间接"生物学标志物。"直接"生物学标志物就是在一个给定的组织(如软骨或骨或滑膜)中可以明确鉴定某一已知分子水平的病变的生物学标志物。"间接"生物学标志物可反映两个或两个以上组织或病变的改变,而此改变不能明确鉴别或代表几种作用。代表性的"间接"生物学标志物有基质金属蛋白酶、细胞因子、生长因子和反映炎症的生物学标志物,如C反应蛋白。这些"间接"生物学标志物可代表细胞与细胞之间或细胞与基质之间的通信信号。通信信号有助于确定预测性生物学标志物,它可确定疾病进展程度、疾病易感性、对治疗的敏感性和确定新陈代谢过程;它还有鉴别药物剂量大小的作用。治疗反应性生物学标志物可代表某一临床治疗结果。不良反应或毒性生物学标志物可鉴别其与药物相关的改变,鉴定化合物或特有的器官生物学毒性或免疫反应毒性。

二、生物学标志物的来源和分类

研究表明,OA的病理过程涉及整个关节结构的改变,如逐步退化的关节软骨、半月板和韧带,滑膜炎症和软骨下骨的改变。因此,上述组织在OA病变过程中所释放出的生物分子理论上均可成为OA的生物标志物。

(一)软骨代谢标志物

1. Ⅱ型胶原代谢产物

Ⅱ型胶原是构成关节软骨的主要胶原,约占胶原总量的90%,是由3条同等的链构成的三螺旋蛋白。Ⅱ型胶原对维持软骨张力等理化特性具有重要的作用,因此有关Ⅱ型胶原代谢产物作为OA生物标志物的研究也比较多。

OA病变过程中,软骨中的胶原合成与分解代谢平衡被打破,最终导致软骨破坏和关节退变。最初Ⅱ型胶原的降解主要是由MMPs介导,如MMP-3、MMP-13,胶原酶1、胶原酶2、胶原酶3等。在这些蛋白酶的作用下,Ⅱ型胶原分解成一个具有794个氨基酸大小的Ⅱ型胶原3/4片段和具有266个氨基酸大小的Ⅱ型胶原1/4片段。然后这两个胶原前体片断的三螺旋结构解螺旋,并进一步由其他蛋白水解酶降解。依据抗原所处位点及所形成的新抗原表位,Ⅱ型胶原的代谢产物可分为四组[Henrotin,2007]:第一组是劈裂新抗原表位(cleavage neoepitopes),指位于Ⅱ型胶原两个片段劈裂开的位点,包括C2C、C1、2C,Ⅱ型胶原新抗原表位(collagen type Ⅱ neoepitope,TIINE),Coll2-1/4N1、Coll2-1/4N2;第二组是变性的抗原表位(denaturation epitopes),位于三螺旋区域,包括 Coll2-1、Coll2-1NO2、Helix-Ⅱ等;第三组指抗原位于分子端肽(telopeptides)区域,如Ⅱ型胶原羧基端端肽(type Ⅱ collagen C-terminal telopeptide,CTX-Ⅱ);第四组指胶原合成过程中所释放的肽或前肽分子,如CPⅡ、PⅡANP。

在Ⅱ型胶原的所有代谢产物中,关于CTX-Ⅱ的研究最多[van Spil 2010]。由于CTX-Ⅱ的分子质量小,可被肾脏滤过并稳定存在尿液中,因此,尿液中CTX-Ⅱ(uCTX-Ⅱ)的检测被广泛用于OA的相关研究。研究表明uCTX-Ⅱ升高的患者未来影像学上发生膝OA

的概率会升高 6 倍[Meulenbelt 2006]。Bay-Jensen[Bay-Jensen 2008]等的研究表明，CTX-Ⅱ主要来源于钙化的软骨，而钙化软骨主要见于 OA 的晚期。这些研究表明 CTX-Ⅱ并不是关节软骨降解的特异性标志物，而是与软骨下骨的重塑相关的产物。

2. 蛋白聚糖代谢产物

蛋白聚糖合成的水平可以通过抗体识别位于硫酸软骨素链上的 846 表位进行测定。蛋白聚糖在胎儿软骨中的浓度很高，在成熟的正常软骨中很少表达，但在 OA 软骨中有显著增加。研究表明患者关节液中抗原表位 846 浓度增加，则患者更易罹患 OA。蛋白聚糖的核心蛋白含有许多硫酸软骨素和硫酸角质素的链。有研究表明血清或关节液中的硫酸角质素水平可作为软骨破坏的潜在标志物[Wakitani 2010]。

3. 非胶原蛋白代谢产物

软骨寡聚基质蛋白（cartilage oligomeric matrix protein，COMP）是软骨细胞外基质中一种主要的非胶原五聚物糖蛋白，属于血小板反应素家族，又名血小板反应素 5。大量研究表明 COMP 与膝关节 OA 的诊断、疾病进展及预后相关[Golightly，2011；Verma，2013]。而 Catterall[Catterall，2012]等研究报道了 COMP 经翻译后修饰形成的特殊蛋白，即脱酰胺 COMP（desamined form of COMP，D-COMP）与 OA 的关系。研究表明，血清中 D-COMP 与髋关节 OA 密切相关，而与膝关节 OA 无关，提示 D-COMP 是一个与 OA 发病特定部位相关的生物标志物。最近，Henrotin[Henrotin，2012]和他的同事通过对 OA 患者的尿液进行蛋白质组学的研究，发现尿液中 Fibulin-3 的两个多肽 Fib3-1 和 Fib3-2 可能是潜在的 OA 诊断标志物。

（二）滑膜代谢产物

目前大量的研究结果支持在 OA 的早期病变过程中即有滑膜炎的发生，甚至早于软骨发生明显退变之前[Benito，2005]。

透明质酸是软骨和滑膜的成分之一，它广泛分布于全身组织中。研究表明 OA 患者血清透明质酸的水平明显升高[Ishijima，2011]。

尿葡萄糖基-半乳糖基-吡啶啉（glucosyl-galactosyl-pyridinoline，Glu-Gal-PYD）是一种吡啶的糖基化类似物，它已被证明是一种反映滑膜组织退变的特异性标志物。通过高压液相色谱法测定尿液中的 Glu-Gal-PYD，表明其在 OA 患者尿液中的水平明显增高。

（三）骨代谢产物

骨基质的有机成分主要由 Ⅰ 型胶原与端肽区的交联分子吡啶啉（pyridinoline，PYD）和脱氧吡啶啉（deoxypyridinoline，DPD）相连构成。在降解过程中，PYD/DPD 交联主要以小分子多肽形式从端肽区释放入循环，OA 患者尿液中浓度显著升高提示骨的代谢速率增加。另一个评估 Ⅰ 型胶原降解的方法是通过检测体液中的 NTX-Ⅰ（位于 Ⅰ 型胶原 N 端）和 CTX-Ⅰ（位于 C 端）即可。研究表明进展型 OA 患者尿中 Ⅰ 型胶原羧基端端肽（urinary C-terminal cross-linked type Ⅰ collagen，uCTX-Ⅰ）的浓度比非进展型 OA 患者和对照组中的浓度均高。

骨基质还包括几个非胶原蛋白如骨钙素（osteocalcin）和骨涎蛋白（sialoprotein，BSP），两者均参与骨矿化过程。关于骨钙素作为骨形成标志物在 OA 中的作用，其相关研究结果并不一致。而与之相反，则发现 BSP 仅存在于早期 OA 的骨软骨交界处。Kumm[Kumm，2013]最近报道了对 128 例中年膝关节疼痛患者[平均年龄（45±6.2）岁]长达 6 年的随访，结果显示，在 OA 早期，骨代谢明显增强，血清中前 I 型胶原氨基端肽（procollagen type I amino-terminal propeptide，sPINP）、尿骨钙素中等片段（urinary osteocalcin midfragments，uMidOC）和血清骨钙素（serum osteocalcin，sOC）明显升高，对 OA 的早期诊断有帮助。

近年来，尽管已有大量的生物学标志物被发现，但在临床性试验研究的相关论著中，大多数是横断面性研究，并多以基于 X 线的 Kellgren&Lawrence 的 OA 分级标准来对照评价 OA 患者病情严重程度，因此不能对 OA 早期关节软骨退变程度进行准确判断。一个好的生物学标志物应该是具有疾病特异性，可反映疾病的活动性，对治疗敏感，可预测预后。但目前尚没有一个生物学标志物完全符合上述特点，往往是一个生物学标志物可以在两种或两种以上的疾病中出现，或者一种疾病可以引起两个或两个以上的生物学标志物含量的改变。

三、生物学标志物含量的检测

体液中生物学标志物含量检测常用的方法是酶联免疫吸附试验，即 ELISA 法。此方法为定量检测方法，结果准确。组织中生物学标志物的检测常用免疫组化方法，此方法为定性检测方法，结果不太准确。

四、常用的体液

最简便易行的是尿液，因为它没有任何创伤性。那么必须要问的是什么类型的尿液样本最好？最理想的是收集 24h 尿液，但是临床上实行起来比较困难。研究证实早晨第一次或第二次的尿液与临床改变有关，但有些生物学标志物具有昼夜节律性，在晚上达到高峰（尽管时间不同），那么早晨第一次尿液是否需要检测呢？普遍认为应该用早晨第一次或第二次的尿液。测定的尿液生物学标志物含量总是与肌苷有关，但应该清楚，尿液中检测到的并不是组织如肝脏和肾脏排泄掉的。因此，要问的是检测的生物学标志物是否能代表那些释放的体液中的生物学标志物，但研究证实，尿液是研究分析许多生物学标志物的最基本的体液。

血液是临床生化检测常用的一种体液，尤其是一些生物学标志物在临床上常规检测的应用如 C-反应蛋白，血液中生物学标志物的检测更是受到人们的重视。对于每一个生物学标志物是否需要同时检测血清和血浆？还没有研究能证实血清和血浆的检测结果有区别，但临床医生大多赞同使用血清。但由于血液中生物学标志物来源广泛，又易受其他疾病的影响，所以采集样本必须有统一的标准，如采集部位、时间等。

在 OA 中，最接近病理改变，最能反映疾病活动性的体液毫无疑问是关节滑液（synovial

fluid，SF）。关节囊的内层为滑膜，由薄而柔润的疏松结缔组织膜构成，衬贴于纤维层的内面，其边缘附于关节软骨的周缘，包被着关节内除关节软骨、关节唇和关节盘以外的所有结构。滑膜表面有时形成许多小突起，小突起多见于关节囊附着部的附近。滑膜含有丰富的血管网，可产生 SF，SF 是透明的蛋白样液体，呈弱碱性，它为关节内提供了液态环境，不仅能增加润滑，还是关节软骨、半月板等新陈代谢的重要媒介。关节软骨浸泡在 SF 中，软骨代谢产物由软骨细胞分泌到 SF 中，所以 SF 可清楚反映关节内所发生的病理变化，SF 中的降解产物可明确反映关节软骨释放的降解产物。因此关节液是目前研究 OA 生物标志物最常用的体液。

焦强[焦强，2017]等报道，应用同位素标记相对和绝对定量（iTRAQ）联合液相串联质谱技术分析 OA 患者关节液中蛋白，共检测出 1283 种蛋白。对这些蛋白进行进一步分析发现，这些蛋白大致可分为以下几种：

（一）血浆蛋白

关节液中有部分蛋白来自血浆，如纤维蛋白原、白蛋白、转铁蛋白、α_2 巨球蛋白、微球蛋白、脂蛋白、糖蛋白、血清淀粉样蛋白 A 等。血浆中蛋白要进入关节液，要经过滑膜这层屏障，因此阻挡了大部分高分子质量的蛋白进入关节腔。Sohn[Sohn，2012]等报道，关节液中的蛋白约 36% 来自血浆。部分血浆蛋白在关节液中的浓度会受炎症的影响。Wang[Wang，2014]等报道发现 OA 患者关节液中的 α_2 巨球蛋白比正常对照组会明显升高，但浓度仍低于血清中浓度。由于 α_2 巨球蛋白是一种广谱的蛋白酶抑制剂，它可以与 MMPs、ADAMTS 等结合，从而抑制这些蛋白酶的活性，因此笔者提出关节腔中的 α_2 巨球蛋白量过少是导致创伤性关节炎发生的可能原因之一，并在动物实验中验证了通过关节腔内补充 α_2 巨球蛋白，可有效地延缓关节软骨退变。Sohn[Sohn，2012]等则提出了关节液中的血浆蛋白以损伤相关分子模式（damage-associated molecular patterns，DAMPs）的形式来参与 OA 的发病过程，并验证关节液中的 α_2 巨球蛋白、α_1 微球蛋白、Gc-球蛋白可剂量依赖性地刺激巨噬细胞分泌 TNF，而且是通过 Toll 样受体-4 介导的 TNF。

（二）润滑分子

关节液中的润滑分子主要是由滑膜成纤维细胞合成分泌的，主要包含透明质酸和蛋白聚糖 4（PRG4）。透明质酸是一种非硫酸 GAG，是关节液的主要成分，对关节液的黏稠度和缓冲作用非常重要。编码 PRG4 的基因位于浅表蛋白（superficial zone protein，SZP）和 lubricin 蛋白中。SZP 主要由浅层的软骨细胞分泌，lubricin 蛋白主要由滑膜成纤维细胞合成。动物实验表明退变的软骨与正常软骨相比，PRG4 的表达下调。

（三）细胞因子和生长因子

关节液中含有大量的细胞因子和生长因子，它们在软骨退变和 OA 的病理过程中起到重要的调控作用。Beekhuizen[Beekhuizen，2013]等报道比较 OA 患者和正常对照者关节液中 47 种细胞因子的差异发现，IL-6、干扰素诱导蛋白-10、巨噬细胞来源趋化因子（MDC）、

PDGF-AA、RANTES 等在 OA 组明显增高，IL-13、瘦素等也在 OA 组升高。研究表明瘦素是合成 NOS 的重要媒介，继而可影响炎症因子的产生，对 OA 的发生起重要作用。

（四）蛋白水解酶

蛋白水解酶在 OA 发病过程中主要介导软骨基质的降解，在关节液中同样有抑制蛋白水解酶活性的抑制剂，正常情况下两者处于平衡状态。有学者认为 OA 的发生正是由于两者的平衡被打破，蛋白水解酶的活性增加，才导致软骨基质降解加速。大量研究已发现 ECM 降解主要的酶类如 MMP-1 和 MMP-3 在 OA 患者的关节液中明显升高。另一种常见的酶是含有血小板反应素基序的解聚素-金属蛋白酶（a distintegrin and metalloproteinase with thrombospondin motifs，ADAMTS），主要是降解蛋白聚糖，其在 OA 患者关节液中也明显升高。焦强等还在关节液中发现大量的丝氨酸蛋白酶抑制剂（inhibitors of serine proteinases，SERPINs），这与 Balakrishnan 的报道一致。丝氨酸蛋白酶抑制剂通过与丝氨酸蛋白酶活性部位结合，抑制蛋白水解酶活性，在调节 ECM 降解过程中发挥着重要作用。

（五）其他

由软骨 ECM 降解产生的 ECM 蛋白也是关节液中的主要成分。早已发现 COMP 在 OA 患者关节液及血清中明显升高，可作为 OA 诊断和预后的标志物。无孢蛋白（asporin，ASPN）也是一种 ECM 蛋白，属于小分子亮氨酸丰富蛋白多糖家族。研究表明 ASPN 在 OA 患者的软骨、软骨下骨及骨赘等部位都有表达。ASPN 可促进成骨细胞胶原蛋白矿化。

焦强等的研究结果显示关节液中含有大量补体成分，如 C2、C3、C4A、C4B、C5、C8、C9 等，这与先前的一些报道一致。Wang[Wang, 2011]等通过蛋白组学和转录组学方法发现，OA 患者关节腔内补体成分异常增高，并通过动物实验表明补体在 OA 发病过程中起到重要作用。

五、体液的收集及保存

样本代表了非常有价值记录的材料，所以样本的取样量和处理非常重要。样本的取样量取决于所用的检测方法、检测方法的敏感性和研究目的，目前尚没有统一的标准。所以在收集样本前必须确定所需样本容积量，避免多次采集，尽量减小误差。血液的采集方便易行，取样量可以很大。关节腔中的关节液量很少，且具有一定创伤性，因此不容易获得，但它研究生物学标志物的潜在价值是显而易见的。为了确保得到足够的 SF，可在一定条件下用一定容积的液体灌洗关节。标准的方法是向关节腔内注射 20ml 生理盐水，迅速屈伸关节 10 次，立即回抽体液。这就避免了"干性"关节的问题。但 SF 的稀释倍数可能不准确，而且灌洗关节可影响关节组织的局部代谢，因此，理想的方法是抽取原液，在体外稀释。由于关节液的黏度比较大，所以在检测前需用透明质酸酶进行处理。方法是在 pH5.0 条件下加入透明质酸酶在 37℃ 条件下孵化过夜，同时用蛋白酶抑制因子抑制蛋白酶引起的降解。但这预示着两次冷冻和解冻。尿液、血清/血浆可冷冻成冰块形式保存，对不稳定的生物学标志物如骨钙素要避免反复冷冻和解冻。

有些生物学标志物如骨钙素在–20℃条件下不稳定而在–70℃条件下稳定,且在冷冻和解冻过程中也不稳定。所以普遍赞同先离心(至少600g,3000r/min,10min)以除去微小颗粒性物质和血凝块,然后分装,快速冷冻,保存在–70℃深低温冰箱中。所有样本用统一的方式贴上标签标记而且此标记不会因冷冻和解冻而去除。所有样本应该放在一个专门保存样本的贮藏处。笔者的经验是在清晨、空腹条件下抽取静脉血5ml,留存于无菌非抗凝试管中,并在采集前限制体育活动。在采集后2h内,以×600g,3000r/min条件下离心10min,以除去微小颗粒性物质和血凝块,留取血清分装于多个Eppendorf管中,快速冷冻,在–70℃深低温保存待测。在行关节镜手术麻醉后,常规消毒铺单,取髌下外侧入路行膝关节腔穿刺抽取关节液原液0.5~5ml,并留于血清管中,在术后2h内,以×2500g,4500r/min,20min条件下离心,留取上清液分装于多个Eppendorf管中,快速冷冻,在–70℃深低温保存待测。等检测时只需要拿出一个Eppendorf管中样本进行解冻,下一次检测时取另一个Eppendorf管中样本(同一个样本),这样就避免了样本的反复冷冻和解冻。

六、体液生物标志物含量的影响因素

(一)关节液

自从1961年Hollander最早提出关节滑液分析以来,该项技术已成为诊断关节炎最有价值的辅助检查,与其他体液标本相比,关节液能最早、最直接地反映关节有关组织的代谢变化。它的检测可明确反映某个关节的病变,而且影响关节液生物学标志物含量的混杂因素很少。但关节液的采集须行关节腔穿刺,是一种创伤性检查,且有引起关节感染的危险,这是不足之处。

(二)血清

血清中的生物学标志物来源广泛,除受OA的影响外,还易受到其他因素的影响。由于血清生物学标志物易受到多种因素影响,因此血清分析比关节液分析的敏感性和特异性均降低。但由于血液标本采集方便、创伤小、感染机会少、标准易统一等优点,它仍广泛应用于动物实验和临床研究。血清生物学标志物水平易受到以下因素的影响:

1. 药物

OA急性期和类风湿关节炎活动期患者血清有些生物学标志物水平明显增高,经泼尼松龙治疗后血清中生物学标志物水平明显下降。在研究软骨细胞分泌YKL-40规律时发现,在软骨细胞单层培养中IL-1β和TGF-β均可降低YKL-40的分泌水平,这与降低YKL-40mRNA水平有关;在软骨细胞移植培养物中IL-1β可降低YKL-40分泌水平但TGF-β不能。

2. 离心前存放的时间和温度

有研究表明血清YKL-40含量与存放时间和温度有关。发现在室温下存放大于3h的血清比存放 3h 或少于 3h 的血清中 YKL-40 明显增高；在室温下存放大于 8h 去除血细胞的血浆中 YKL-40 含量明显高于存放 8h 或少于 8h 的血浆中的 YKL-40 含量。在 4℃ 存放 24h 的血清和 72h 的血浆没有发现 YKL-40 水平增高，但血浆中 YKL-40 含量明显低于血清中 YKL-40 含量。反复冷冻和解冻复温对 YKL-40 含量没有影响。所以血液标本在室温下应在 3h 内制成血清或在 8h 内制成血浆，否则离心前应在 4℃ 保存。

3. 其他有关疾病

由于生物学标志物的清除主要发生在肝脏和（或）肾脏，所以肝脏和肾脏的任何疾病都会影响到血液和尿液中生物学标志物含量，如肝脏疾病可导致血清中透明质酸、蛋白聚糖、YKL-40 水平的增高，肾脏疾病可使降钙素水平增高。肿瘤可使 YKL-40、MMPs 增高等。

4. 年龄和性别

在生长发育期，血清中反映生长板活性的生物学标志物含量可增高，尤其是在外周血循环和尿液中的聚集蛋白聚糖及 II 型胶原。这使得研究发育期儿童体液中生物学标志物变得复杂。Johansen 等研究发现 70 岁以下血清 YKL-40 没有年龄和性别差异，70 岁以上血清 YKL-40 水平明显增高。但也有研究表明血清 YKL-40 水平随年龄增大而升高。同时也发现反映软骨和骨的生物学标志物在成人中男性明显高于女性。反映骨的生物学标志物在绝经期和绝经后的妇女体液中也有同样改变。生物学标志物随年龄增长而升高可能反映了 OA 临床症状出现之前的改变。笔者的研究也发现血清中 MMP-3 的含量与患者的年龄呈中度相关性。因此在评估生物学标志物的检测意义时，要考虑年龄、性别等因素的影响[Jiao，2016]。

5. 肠蠕动

透明质酸由滑膜细胞和其他细胞产生，是反映 OA、RA 滑膜炎症的生物学标志物，然而它可以集中于小肠壁的淋巴系统中，从而回流入血循环系统中，所以进食后血液中透明质酸含量可增高，YKL-40 也一样。因此采集血液标本时最好在空腹条件下进行。肠蠕动是否影响其他生物学标志物含量，有待于进一步证实。

6. 生物节律、体育活动

研究表明，体液中有些生物学标志物具有昼夜节律性。体液中降钙素含量在夜间达到高峰而胶原在早晨 8 点达到高峰。风湿性关节炎患者体液中 IL-6 达到夜间高峰的时间比降钙素达到的时间早。因此，笔者在研究生物学标志物时必须考虑所研究的生物学标志物是否具有昼夜节律性，这对于收集生物学标志物及分析结果具有重要意义。透明质酸在起床 1h 内明显增高，在 3h 后逐渐恢复正常，健康人早起锻炼血清透明质酸、MMP-3 和硫酸角质素暂时性增加。这在类风湿关节炎和 OA 患者更加明显。

7. 创伤

创伤也可引起生物学标志物含量的增高，如创伤时巨噬细胞在炎症因子的刺激下而被激活，激活的巨噬细胞可产生 YKL-40，使血清 YKL-40 水平升高，但只能在巨噬细胞成熟的后期检测到表达。

七、几种常见的生物学标志物

(一)糖胺聚糖

早期的研究从 20 世纪 60 年代末开始，1969 年，Caygill 开始从关节病理学方面研究关节软骨中 GAG。1975 年，Merkur'yeva 用电泳的方法分离了不同组织和不同体液中的 GAG，定量和定性研究了它的组成及其代谢产物。Maroudas 应用放射核素技术研究了关节软骨 GAG 的合成量，发现同一关节软骨不同层面和不同关节的 GAG 的合成量不同。

从这之后 GAG 的研究主要集中于两个方面，一方面是 GAG 测定方法的研究。Gold 研究了 GAG 的微量测定方法，他利用分光光度计测定了用 Alcian 蓝染色的 GAG，并认为这是一种快速、方便、重复性好的方法。Fawthrop 应用 1, 9-二甲基亚甲蓝染色的方法测定 GAG，认为同样具有良好的效果。Gressner 研究应用激光比浊测量法测定 GAG 含量，他认为较其他方法，激光比浊测量法更简单、敏感、精确。当然，也有众多的研究者倾向于用免疫方法测定 GAG 含量，这其中包括放射免疫、酶联免疫、免疫酶标等技术。此外，近年来，有学者用高效液相色谱法测定 GAG 含量，这一方法不仅能准确测定微量成分，而且能够区分不同构型的 GAG。另一方面是 GAG 作为标志物功能的研究。现在研究发现，在疾病过程中，关节液中 GAG 含量变化同软骨损伤密切相关。20 世纪 80 年代初，Kariakina 就探讨了在风湿性关节炎患者血浆和关节液中 GAG 测定的临床意义。其后的研究大多赞同 GAG 与软骨损伤存在着相关关系，并且做了大量的实验与临床研究。关节液中的 GAG 的含量与动物的年龄有关，反映了关节软骨的代谢水平。在实验性 OA 的研究中，关节液中 GAG 的含量随关节软骨的退变程度而增加，并且随着测量手段的日益精确，这方面研究已深入到分子构型领域。Yamada 利用角质素酶把硫酸角质素分解为双糖分子，结果发现，在 OA 早期，β 半乳糖-N-乙酰氨基葡萄糖含量明显高于进展期和晚期，而 β 硫酸半乳糖-N-乙酰氨基葡萄糖没有明显变化。此外 Yamada 还研究了硫酸软骨素的同分异构体在骨关节炎病变过程中的变化，他们发现硫酸软骨素 6 与年龄呈负相关，硫酸软骨素 6 或硫酸软骨素 4 在 OA 早期要高于进展期和晚期，说明硫酸软骨素的同分异构体与疾病的严重程度有关。

虽然，GAG 作为早期 OA 标志物已逐渐被大家所接受，并已被用于研究关节软骨损伤程度及发病机制等许多方面，但是，以往研究多集中于动物实验，而在临床研究中，有关软骨损伤的评定多采用影像学分级，这样往往只能粗略分级，不能细致反映 OA 早期软骨的损伤变化，且出现影像学改变前，软骨早已发生退变，不利于早期诊断和治疗。现在的研究倾向于结合关节镜下软骨损伤分期，研究 GAG 含量与软骨损伤程度的关系。有学者采用 Alcian 兰染色沉淀法测定关节液中 GAG 含量，结合关节镜下软骨损伤评分发现，在软骨轻度损伤时，GAG 含量随软骨损伤评分升高而升高。这进一步说明，GAG 含量可以反映早期关节软骨损伤的程度，并且，由于在关节镜下评定关节软骨损伤程度更精确，因而可以在没有影像学改变前反映关节软骨损伤，为临床诊断提供了一个有力的参考依据。

当然，由于有各种影响因素的存在，能否确切诊断还需要结合其他的标志物。

（二）透明质酸

透明质酸是由 D-葡萄糖醛酸和 N-乙酰氨基葡萄糖胺组成的双糖单位有规律重复构成的大分子链状多糖，分子质量为（2.0～7.2）×10³Da。透明质酸属于黏多糖物质，是关节液及关节软骨的主要组成成分，关节液中的透明质酸主要是由滑膜衬里细胞的 B 细胞产生。

据有关文献报道，关节液透明质酸主要反映滑膜代谢水平。OA 时滑膜组织有较多的氧自由基，关节液中的透明质酸被氧自由基裂解为小分子片段，相对于高分子质量透明质酸的抑制作用，低分子质量的透明质酸对炎症细胞、吞噬作用起促进作用。郝一勇等研究表明 OA 患者关节液中透明质酸含量低于膝关节其他疾病患者关节液中透明质酸含量，并且关节液中透明质酸含量与关节软骨损伤程度和滑膜炎程度均呈负相关，证实关节软骨损伤和滑膜炎是 OA 的基本病变。刘湘源等经研究证实 OA 患者关节液中的透明质酸浓度、相对分子质量及黏滞性均低于正常，使透明质酸失去了正常功能。他们认为 OA 患者血清透明质酸浓度增加和关节液透明质酸浓度的降低是 OA 相对独立的炎症指标，并认为关节液透明质酸/血清透明质酸值可用来判断 OA 患者病变的范围及程度。

（三）基质金属蛋白酶及其抑制剂

软骨破坏是 OA 的主要病理特征，也是导致关节功能障碍、生活质量降低的主要原因。关节软骨破坏有两种途径：一种是内在途径，即软骨细胞自身降解软骨 ECM；另一种是外在途径，即组织或细胞如炎症滑膜、血管翳组织、浸润的炎症细胞，通过破坏软骨 ECM。两种途径中酶性降解 ECM 是软骨破坏的主要原因。人类基因工程确定由 550 多种金属蛋白酶，其中有 185 种以上是依赖 Zn^{2+} 水解机制。Zn^{2+} 肽链内切酶超家族包括许多酶家族，他们在体内起不同的作用如有的调整细胞外环境，有的管理细胞与 ECM，细胞与细胞间相互作用；金属蛋白酶包括 MMPs、ADAM 和含有血小板反应素重复的解聚素金属蛋白酶（ADAM TS）三种，他们可由许多类型细胞分泌，如有可溶蛋白作用与 ECM 相互作用的细胞，直接黏附被覆盖的细胞或跨膜区细胞[Murphy, 2005]。研究表明，在各种蛋白酶中，MMPs 在关节软骨破坏中起重要作用，MMPs 由于其可改变 ECM，而对健康组织的发育和维持具有重要作用。MMPs 及其抑制剂（TIMPs）的失衡可导致关节软骨和骨的胶原及关节周围的肌腱发生进行性不可逆性破坏。随着 MMPs 发现的增多，很难说清每个 MMP 在关节疾病中的作用，主要因为它们机械作用的复杂性和重复性；MMPs 和 TIMPs、ECM、各种细胞因子和生长因子间的相互作用使分析它们的作用进一步复杂化，因此，理解体外和体内环境中的各种 MMPs 和它们的底物、功能、相互间作用、它们的激活和灭活对准确理解它们各自在正常和疾病发展过程中的作用是至关重要的，而且，阐明 MMPs 的级连放大调节，通过对其生化作用的评价都对临床应用有巨大的意义，如药物的开发，作为诊断手段和组织工程等。

1. MMPs 的共同结构、分类、生物学功能

自 1962 年 Gross 和 Lapieve 首先发现 MMP-1 以来，迄今已认识到 MMPs 是一组有 22 个成员的酶活性依赖 Zn^{2+} 的蛋白酶超家族。MMPs 的编码基因多位于染色体 $11q^{22.2}\sim11q^{22.3}$ 区域，在 8q、12q、14q、16q、20q 上也有 MMPs 的基因。MMPs 为一组同源性蛋白，其结构有 40%～50%同源。MMPs 均含有 4 个类似的结构域，自 N 端向 C 端依次为信号肽结构域、前肽结构域、催化结构域和易膜区（TN）。信号肽结构域由 14～19 个氨基酸组成，主要起稳定结构作用。前肽结构域为一个有 77～87 个氨基酸的片段，内含一个高度保守的 PRCGVPDV 序列，其中的半胱氨酸以其巯基通过半胱氨酸开关机制与 Zn^{2+} 络合，使 MMPs 处于无活性的酶原状态。催化结构域在活性中心有 Zn^{2+}，其作用为促进酶与底物的结合，在 pH 为中性时需有钙的参与下才能被激活。MMPs 催化结构域中有一段十分保守的 HEXGHXXGXXH 序列，其中三个组氨酸被认为与 Zn^{2+} 结合而对酶的催化活性发挥重要作用，明胶酶催化结构域中有 Ⅱ 型纤维结合蛋白样结构插入，除了 MMP-7 以外，其余 MMPs 在 C 端都有一个血结合素样结构域。膜型 MMPs 的 C 端有一亲酯性的跨膜结构，可能在酶与细胞膜的接连中起重要作用。

MMPs 按其发现顺序可分为 MMP-1 至 MMP-22，还可按其分子质量命名，如 72kDa 胶原酶（MMP-2）、92kDa 胶原酶（MMP-9）等。按其作用底物的不同可以分为五大类：胶原酶（MMP-1、MMP-8、MMP-13）、明胶酶（MMP-2、MMP-9）、基质溶解素（MMP-3、MMP-10、MMP-11）、膜型（MMP-14 至 MMP-17）及其他 MMPs（MMP-4 至 MMP-7，MMP-12，MMP-19，MMP-20）。

MMPs 以酶原的形式分泌到细胞外后，前肽中半胱氨酸（Cys）和 Zn^{2+} 的配位键被各种激活剂打断，前肽被水解，酶活性中心被暴露而被激活。MMPs 主要功能为降解 ECM 中各种基质蛋白，此外激活的 MMPs 还可切除 MMPs 酶原的前肽使其激活而产生瀑布放大效应，如 MMP-14 可激活 MMP-2。

胶原酶主要作用于 Ⅰ 型、Ⅱ 型、Ⅲ 型胶原，其作用位点为 GLY775～ILE776，可将其分解为 3/4 长的 A 片段和 1/4 长的 B 片段，其中尤以 MMP-13 裂解的作用强大。明胶酶主要以 Ⅳ 型胶原和 Ⅴ 型胶原、明胶、弹性纤维（FN）等为作用底物。基质溶解素能降解基质中的蛋白聚糖、层粘连蛋白（LN）等多种基质蛋白。膜型 MMPs 可通过激活其他的 MMPs 发挥其降解软骨 ECM 的作用。其他 MMPs 则以 FN、蛋白聚糖、Ⅰ 型胶原的 α 链、LN、明胶等为作用底物而发挥其降解 ECM 的作用。

（1）MMP-1：又称为间质胶原酶或胶原酶-1，是从人成纤维细胞分离出来的第一个 MMP。它以酶原形式分泌出来，可被多种蛋白酶、细胞因子和分解产物激活。它能有效地降解 Ⅲ 型胶原，其次是 Ⅰ 型胶原和 Ⅱ 型胶原，因为其降解 Ⅱ 型胶原的速度非常慢，因此，认为它不参与软骨胶原的降解。

Konttinen 等研究表明 MMP-1 的 mRNA 表达主要存在于类风湿关节炎患者的滑膜组织中，而不是创伤性或非感染性膝关节疾病中。在研究肌腱疾病的胶原重塑中，Riley 等发现在撕裂的冈上肌腱中 MMP-1 的活性比正常冈上肌腱和肱二头肌腱中的活性高，认为 MMP-1 涉及蛋白的快速转化和断裂肌腱胶原网络质量的降低。Takei 等发现人工髋关节假体松动中，在增生炎性组织中 MMP-1 的 mRNA 表达比在正常滑膜中高。在研究体外韧带机械应力效果时，Majima 等发现受到循环拉力的内侧副韧带中 MMP-1 的 mRNA 表达比未受拉力的对照组低，认为未受拉力的对照组中 MMP-1 mRNA 的高表达提示 MMP-1 的高水平，由此导致无应力韧带组织胶原的降解，这就解释了为什么无应力韧带自体移植具有低的抗拉强度和切线模量。

（2）MMP-2：又称为明胶酶-A，广泛存在于大多数非感染正常结缔组织中。除了降解明胶外，它还有消化许多底物的能力。与其他 MMP 不同，MMP-2 不易被各种丝氨酸蛋白酶启动激活。它的生理激活作用是在 MT1-MMP（膜型 1）和 TIMP-2 帮助下在细胞表面发生，且激活机制被严格控制，需要 MT1-MMP 和 TIMP-2 的平衡表达。其他 MT-MMPs 也可使 MMP-2 激活。MMP-2 的功能是基质重塑、调解细胞黏附和迁移，他可降解基底膜底物如层粘连蛋白和纤维连接蛋白，导致基质表面蛋白迁移位点的暴露而启动细胞活性。Creemers 等在培养兔颅盖骨膜细胞中发现 MMP-2 降解胶原的作用比其他胶原酶大。人 MMP-2 基因突变可导致骨溶解，特点为骨质破坏和吸收，Martignetti 等研究了血清中无 MMP-2 的患者，结果表明他们的腕骨和跗骨都溶解，指间关节破坏，生长迟缓，说明 MMP-2 在维持人骨质合成和吸收平衡中起重要作用。

（3）MMP-3：又称为基质溶解素-1，因为它首先被发现来源于基质细胞。其结构如图 7-4 所示，由软骨细胞、成纤维细胞、成骨细胞分泌，以酶原的形式分泌到细胞外，前肽中 Cys 和 Zn^{2+} 的配位键被各种激活剂打断，裂解掉一个 10kDa 前驱，前肽被水解，酶活性中心被暴露而被激活。MMP-3 最适宜 pH 为酸性，可降解Ⅱ型、Ⅲ型、Ⅳ型、Ⅸ型、Ⅺ型胶原，尤其是Ⅱ型胶原，基质中的蛋白黏糖、层粘连蛋白等多种基质蛋白，破坏关节软骨。MMP-3 不仅可降解多种 ECM，而且还可激活其他蛋白酶原，而其他蛋白酶可降解前肽区中的诱饵区，从而暴露了 MMP-3 易于裂解的位点，同时激活 MMP-1、MMP-3、MMP-9、MMP-13 酶原，产生瀑布放大效应，进一步加速了软骨的破坏。但在正常条件下，MMP-3 被他的抑制剂所抑制，如图 7-5 所示。在松动的人工髋关节中，在界面和假包膜中可见 MMP-3，尤其集中于单核细胞、巨噬样细胞、成纤维细胞和血管内皮细胞。Manicourt

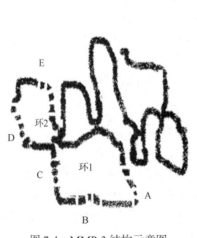

图 7-4　MMP-3 结构示意图

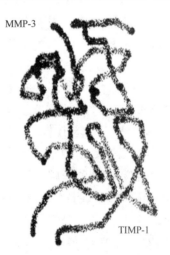

图 7-5　MMP-3 与 TIMP-1 作用示意图

等研究了正常人和 OA 患者血清 MMP-3 含量与年龄和性别的关系,结果显示,血清 MMP-3 含量与年龄呈正相关,且男性血清 MMP-3 含量是女性的 1.5～2 倍。但 Slauterbeck 等研究发现全膝置换术的 ACL 中 MMP-3 和 TIMP-1 表达及其比值,女性均高于男性。王国金[王国金,2006]等研究发现,OA 患者血清中 MMP-3 和 TIMP-1 的含量均高于正常健康者和非 OA 患者(表 7-2),OA 患者关节液中 MMP-3 和 TIMP-1 的含量更明显高于非 OA 患者(图 7-6),同时发现关节液中 MMP-3 与血清中 MMP-3 具有一定的相关性,关节液中的含量明显高于血清中的含量。关节液中 TIMP-1 含量约是血清中的 2 倍。可能原因是软骨细胞和滑膜衬里细胞分泌 MMP-3 和 TIMP-1 释放到 SF 中,由于局部关节腔容积小,局部 SF 量少,MMP-3 和 TIMP-1 的浓度高;MMP-3 和 TIMP-1 沿着关节囊周围的毛细淋巴管回流至血循环,回流过程中由于淋巴结的降解作用,到达血循环中的 MMP-3 和 TIMP-1 量会减少,加上到达血循环后血液起一定的稀释作用,而且血循环中的清除经常很快,因此关节液中的含量明显高于血清中含量。故而,笔者认为血清中 MMP-3 和 TIMP-1 源于关节液。血清和关节液中 MMP-1 和 TIMP-1 含量与软骨损伤程度成正比且无性别差异(表 7-3),而且不同软骨损伤程度之间生物学标志物含量也有差异(表 7-4)。这就证实了 MMP-3 和 TIMP-3 含量多少与 OA 患者的软骨损伤程度呈正比关系,这使临床有一种定量检测指标和让判断病情手段成为可能。笔者认为检测关节液中 MMP-3 和 TIMP-1 含量是判断 OA 病变程度的重要指标,具有准确性、特异性高的优点,但有关节腔穿刺创伤性大、易感染的缺点,而血清检测创伤小、方便易行,因此,血清检测可代替关节液检测广泛应用于临床,其不仅可用于早期辅助诊断 OA,还可用于判断病情,估计预后。本研究在性别方面的结论与上述文献不同,可能原因是样品数目不同、患者疾病的阶段不同和所用统计分析方法不同,这说明选择适当患者数目、分析方法和统计学来确定 MMP 作为预测和诊断指标很重要。

表 7-2 各组血清 MMP-3 和 TIMP-1 含量(ng/ml)及其比值

项目	MMP-3	TIMP-1	MMP-3/TIMP-1
正常组	61±43	271±133	0.23±0.16
OA 组	157±70	424±213	0.47±0.37
非 OA 组	67±38	226±128	0.34±0.25

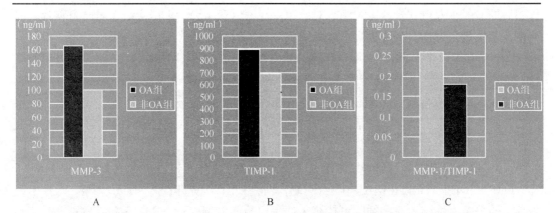

图 7-6 两组关节液中 MMP-3(A)、TIMP-1(B)及其比值(C)的比较

表 7-3 关节液与血清 MMP-3 和 TIMP-1 含量性别间比较（$x\pm s$，ng/ml）

项目	性别	膝关节数	MMP-3	TIMP-1
OA 组血清	女	54	155.85±90.58	428.60±222.42
	男	19	160.95±114.55	409.09±187.47
OA 组关节液	女	54	174.88±56.76	920.08±515.30
	男	19	138.22±47.32	790.32±477.89
非 OA 组血清	女	34	61.80±41.76	215.95±88.47
	男	45	65.61±34.58	204.81±71.25
非 OA 组关节液	女	34	515.09±414.23	942.99±401.83
	男	45	445.71±256.79	1000.35±385.34

表 7-4 OA 组不同程度软骨损伤血清和关节液中 MMP-3 和 TIMP-1 的含量

项目	1（$n=8$）	2（$n=22$）	3（$n=11$）	4（$n=26$）	F
血清					
MMP-3	113±62	126±90	138±85	200±98	3.89
TIMP-1	307±106	357±174	386±162	521±242	4.22
关节液					
MMP-3	101±41	152±37	770±444	1143±629	11.53
TIMP-1	679±114	687±250	770±444	1143±629	5.23

血清和关节液中 MMP-3 和 TIMP-1 含量的增高究其机制可能是多种因素综合作用的结果。

首先，与关节软骨基质中 MMP-3 和 TIMP-1 的降解流失和关节软骨的残存总量有关。关节由于创伤或炎症疾病或退行性病变导致关节组织的内环境紊乱，释放细胞内或基质中的成分到 SF 中，SF 中 MMP-3 含量增加且活性增高，由于 TIMP-1 的升高不足以抑制 MMP-3，开始降解软骨中的胶原和蛋白聚糖，从而使处于胶原网状结构中的软骨细胞可在基质中自由扩散，易于丢失至 SF 中，引起 SF 中 MMP-3 进一步增高，形成恶性循环，使关节液中软骨来源的 MMP-3 存在升高趋势；Roach 等把从髋 OA 或股骨颈骨折行髋关节置换后的股骨头取得软骨分为三组：对照组、轻度退变组和严重退变组。对照组软骨表面光滑，基质蛋白聚糖有少许丢失，软骨细胞没有被激活，低代谢活性，很少分裂，没有合成 MMP-9 和 VEGF，TIMP-1 零星存在，软骨浅表区的许多软骨细胞 MMP-3 免疫组化阳性；轻度退变组全层软骨与对照组相似，软骨表面光滑，但软骨浅表区蛋白聚糖已经丢失。软骨浅表区的约 50% 软骨细胞和深层 20%～30% 的软骨细胞被激活，开始分裂，但在中层的软骨细胞仍然没有活性。激活的软骨细胞可合成 MMP-3、MMP-9 和 VEGF；严重退变组的软骨厚度减少到一半，软骨表面大量原纤维形成，蛋白聚糖完全丢失。同时发现克隆的绝大多数软骨细胞具有高的代谢活性，可进行频繁的分裂，并且可合成 MMP-3、MMP-9 和 VEGF，但不能合成 TIMP-1。认为在 OA 发展中关节软骨进行着频繁地调整，产生了新表现型的关节炎细胞。这些细胞可持续表达蛋白酶如 MMP-3、MMP-9 和 VEGF，而这些蛋白酶在正常条件下是被抑制的。这些软骨细胞不像正常软骨细胞，可保持活性，持续分裂，持续分泌降解酶破坏软骨。Balkman 等发现 MMP-3 的 mRNA 在正常关节软骨和滑膜为低水平表达，而在 OA 患者的关节软骨和滑膜为高水平表达，患有 OA 时随着关节软骨 ECM 如蛋白聚糖、胶原等的分解，滑液中相应的分解产物增加，如蛋白聚糖的降解产物硫酸角质素在 OA 时明显升高。上述说明由于 MMP-3 的降解作用，使退变关节软骨基质分解代谢增强，软骨中成分的降解流失超过其合成速率，大量的 MMP-3 和 TIMP-1 释放到关节液中，使关节液中软骨来源的 MMP-3 和 TIMP-1 含量有升高趋势。关节液中的 MMP-3 和 TIMP-1 沿关节周围的淋巴管回流入血循环，从而使血清中 MMP-3 和 TIMP-1 含量也有升高趋势。

其次，机械损伤的作用导致软骨的损伤。在体内软骨负重时要承受许多生理压力，例如，在上楼梯活动中软骨压力可达 10~20MPa，压力可影响软骨细胞的生理合成和基因表达。如动态压力使软骨细胞和 ECM 变形；组织液静态压力、压力梯度及组织液流动，通过负电荷的 ECM 逆离子对流产生的流动电位和电流；压力可造成组织局部容积的改变而导致基质水分、ECM 电荷密度、流动离子的浓度和渗透压改变，软骨细胞微环境的任何机械、物理、化学的改变都会影响细胞的代谢[Wheeler，2005]。由于软骨损伤最严重的常发生部位在负重区，所以机械力量造成的软骨疲劳破坏可能是软骨损伤的一个重要原因。关节软骨的降解产物可在关节创伤的患者关节液中长期存在，而且创伤后 MMP-3 含量增高及活性增加，但 TIMP-1 却降低，其比值增高，从而导致软骨损伤[Tchetverikov，2005]。本研究非 OA 组中均为膝关节疾病患者，如 ACL 损伤等，其血清 TIMP-1 含量比 OA 组和正常对照组均低，与以上 Tchetverikov 结论一致。而且 MMP-3 和 TIMP-1 的失衡也可造成关节内韧带和周围肌腱内Ⅰ型胶原降解破坏，从而导致关节不稳定，加速关节软骨的损伤。

再次，关节的炎症因素。研究表明炎症时多种炎症介质、细胞因子都可刺激 MMP-3 和 TIMP-1 增加，如 IL-1、TNF-α 可上调 MMP-3 的表达。Dai[Dai，2005]等从 OA、正常人软骨中分离出软骨细胞做单层培养，采用 RT-PCR 检测基因表达，结果 IL-1 可刺激 IL-18 的产生，软骨细胞中 MMP-3 的含量明显增高，认为 IL-1、IL-18，TNF-α 可刺激 MMP-3 的产生增加而加重软骨降解。Hauselmann 等从人股骨髁浅表层和深层取得软骨和软骨细胞，在有或无 IL-1 和有或无 IL-1 受体拮抗蛋白（IRAP）的条件下培养，发现 IL-1 可严重抑制蛋白聚糖的合成，浅表软骨的软骨细胞分泌的 MMP-3/TIMP-1 的值比深层软骨细胞的高。IRAP 在深层软骨比在浅表软骨更能有效抑制对 IL-Ⅰ的反应。软骨表面的软骨细胞对 IL-1 的高亲和位点的数量大约是深层软骨细胞数量的 2 倍。认为关节软骨表面的软骨细胞在 IL-Ⅰ诱导下更易受到损伤，且对 IRAP 潜在性的治疗反应比深层的低。而 Hui 等在培养人软骨细胞和牛鼻软骨细胞时发现 IGF-1 可抑制软骨释放胶原和 MMP-3，但对 TIMP-1 产生和表达无影响。认为 IGF-1 下调胶原酶是防止有致炎因子启动的软骨吸收的重要机制。但并非所有的老年人都发生 OA，这就表明还有其他因素存在。

最后，随着年龄的增加软骨就越易受到损伤。笔者将生物学标志物含量与年龄做 Spearman 相关分析发现，血清和关节液中 MMP-3 和 TIMP-1 含量均与年龄呈正相关，而且 OA 组女性关节液中 MMP-3 含量明显高于男性，说明年龄越大血清和关节液中 MMP-3

和 TIMP-1 含量就越高，软骨就越易受到损伤，尤其是女性。人们认为在绝经期激素的改变会影响 OA 的发生，体内动物研究表明雌二醇代替治疗对 OA 有保护性作用，它可扭转羊卵巢切除术后诱发的软骨的生物力学特性，也可以降低卵巢切除术后猴子的关节软骨退变的严重度，其机制是产生 IGF 家族来源的生长因子，反过来促进软骨细胞基质蛋白的合成。此外，免疫等方面的因素也可导致软骨降解而致血清和关节液中 MMP-3 和 TIMP-1 含量升高。

但是，随着关节软骨退变的逐渐加重，软骨基质成分进一步降解流失，残存的基质总量和软骨细胞都越来越少，所释放到关节液中的 MMP-3 和 TIMP-1 也会越来越少，从而使血清和关节液中 MMP-3 和 TIMP-1 含量呈降低的趋势。所以，关节软骨损伤对血清和关节液中 MMP-3 和 TIMP-1 含量的影响是上述两种趋势共同作用的结果，软骨来源的 MMP-3 和 TIMP-1 含量可能综合反映退变关节软骨的分解代谢水平。144 例血清和关节液 MMP-3 和 TIMP-1 含量与软骨损伤累计程度呈正相关，结合 Ayral 滑膜炎评分≥60 分组多元回归分析结果提示，在滑膜炎较重时，关节软骨累计损伤程度的加重是血清和关节液中 MMP-3 和 TIMP-1 含量增高的主要原因。此时如果关节软骨损伤严重，关节液中大量的软骨碎屑就会刺激滑膜炎症加重，炎症的滑膜分泌大量的炎症介质和细胞因子如 IL-1、TNF-α，可刺激软骨细胞分泌 MMP-3 和 TIMP-1，软骨细胞的分泌功能增强，而且随浅层软骨退变的加重，正常情况下无活性的中层和深层大量的软骨细胞被激活，软骨细胞代谢活性增强，开始合成和分泌 MMP-3 及 TIMP-1；同时，MMP-3 激活大量的无活性的 MMP-3 酶原。然而，在滑膜炎程度较轻时，软骨损伤程度也较轻，关节软骨损伤以代谢变化为主，上述两种趋势作用相当，血清和关节液中 MMP-3 和 TIMP-1 含量只有轻度增高。

总之，血清和关节液中 MMP-3 和 TIMP-1 含量除了受到滑膜炎的影响外，关节软骨累计损伤程度也是其主要影响因素之一，即血清和关节液中 MMP-3 及 TIMP-1 含量可综合反映退变软骨分解代谢水平，而当膝关节滑膜炎程度较重时，关节软骨累计损伤程度则成为影响血清和关节液中 MMP-3 及 TIMP-1 含量的主要原因。笔者认为血清和关节液中 MMP-3、TIMP-1 及 MMP-3/TIMP-1 值可作为早期辅助诊断软骨损伤的一个标志物，由于其缺乏特异性，因此需紧密结合临床才能准确判断是否有软骨损伤以早期诊断 OA。研究也提示关节腔注射 TIMP-1 可抑制 MMP-3 降解软骨 ECM，从而延缓或阻止关节软骨的破坏，这就为临床预防和治疗 OA 提供了一个理论基础和新的途径。

（4）MMP-7：即基质溶解因子，因其 C 端无凝血酶样结构，因此是 MMPs 中分子质量最小的一员，且家族中找不到和它结构非常相似的，又是独一无二的；MMP-7 表达局限，主要在子宫腺上皮细胞、子宫内膜、胰脏、皮肤和肾小球系膜，成纤维细胞和间质细胞很少产生。Ohta 等研究表明在 OA 软骨中可表达 MMP-7，认为其可降解 ECM 成分和激活其他 MMPs。

（5）MMP-8：曾认为只在中性粒细胞和多形核细胞中表达而被称为中性粒细胞胶原酶，后来发现其他组织也可表达，因此又被称为胶原酶-2。其可在正常人关节软骨细胞、风湿滑液的成纤维细胞和内皮细胞中表达，是唯一可在细胞和洋地黄中毒中性粒细胞中存储的一个，而不是基于需要而合成和分泌的。其与 MMP-1 大小相似，从而使其与分子质量可以变得非常大。还可快速降解 I 型胶原、II 型胶原，但没有 MMP-1 降解 III 型胶原快，说明其在组织重塑和软骨病变中起一定作用。

（6）MMP-9：即胶原酶-B，因其在催化区中央插入一个纤维结合素样区域，在催化区和凝血酶样区间插入一胶原 V 形区域，因而是所有 MMPs 中分子质量最大的。在正常状态下，在滋养层、破骨细胞、中性粒细胞和巨噬细胞低表达，关节滑膜成纤维细胞不产生。但在类风湿关节炎和感染性关节炎关节液中 MMP-9 含量比 OA 关节液中的高，类风湿关节炎滑膜组织中也增高且集中在炎症区，因此，滑膜组织中的 MMP-9 可有浸润的炎性细胞或炎性细胞因子诱导的成纤维细胞产生，与关节破坏密切相关。Prajapati 等认为 MMP-9 是通过清除黏附蛋白的聚集和胶原底物成分的附着来帮助细胞黏附和运动的。

（7）MMP-10：即基质溶解素-2，与 MMP-3 分子质量相似，与蛋白聚糖酶和胶原酶激活剂活性相似，但催化效率比 MMP-3 低。Takei 等研究发现在人工髋关节松动的假体周围组织中有 MMP-10 表达，认为 MMP-10 在假体周围骨的吸收和形成中起重要作用。

（8）MMP-11：即基质溶解素-3，在氨基酸序列和酶活性方面与基质溶解素-1、基质溶解素-2 有本质的不同，其具有很低的蛋白水解活性，在前肽和催化区之间有一成对碱性氨基酸蛋白酶易感性插入区，使其在细胞内易被成对碱性氨基酸蛋白酶型的蛋白酶激活。Konttinen 等发现在创伤性和类风湿关节炎的滑膜及全膝置换术患者的 ACL 组织中有 MMP-11 的表达。

（9）MMP-12：最初是从巨噬细胞中分离出来且具有降解弹力蛋白特性，以巨噬细胞肽键内切酶而著称，后来发现其还有大量的酶作用底物。MMP-12 的表达与巨噬细胞介导性疾病如动脉粥样硬化、癌症和肺气肿有关。Kerkela 等发现在胎儿发育的肥大软骨的软骨细胞和骨膜细胞中可检测到 MMP-12 的转录物，而在成年正常软骨中检测不到，但可在软骨肉瘤细胞中检测到，这说明了在胎儿骨发育过程中，MMP-12 在 ECM 重塑中的重要性和在软骨细胞恶变过程中的诱导作用。

（10）MMP-13：即胶原酶-3，可以比降解 I 型、III 型胶原很高的速率降解 II 型胶原，但其降解明胶的活性远比降解胶原的活性高。其主要在乳腺癌和软骨细胞中表达。Salminen 等研究表明，在小鼠膝关节软骨降解开始时 MMP-13 mRNA 表达升高，MMP-13 局限于滑膜组织而不是关节软骨，认为 MMP-13 的升高是对软骨损失的继发性反应。LeGraverand 等发现在 ACL 切断的兔关节软骨中 MMP-13 的 mRNA 表达在 3 周内升高，8 周后下降，认为 ACL 切断后软骨 ECM 的重塑有 MMP-13 的参与。

（11）MT-MMPs（MMP-14、MMP-15、MMP-16、MMP-17、MMP-24、MMP-25）：在成纤维细胞和各种肿瘤细胞系中高表达，对影响细胞外周环境和肿瘤细胞行为有重要作用，可诱导细胞转移、浸润和血管生成。MT-MMPs 除了含有 MMPs 共有的 4 个结构外，在 C-端还含有细胞膜锚着点结构，这些结构可以跨膜和胞质尾区形式存在（MT1-、MT2-、MT3-、-MT5-MMP），或以糖基磷脂酰肌醇（GPI）锚形体形式存在（MT4-、-MT6-MMP），跨膜和胞质尾区结构的出现可使这些酶传递细胞内和细胞外的信号。

MT-MMPs 的功能较多，从促进细胞转移到基质降解而变化，许多酶或直接降解 ECM 底物或启动酶原级连激活作用间接促进基质破坏。MT1-、MT2-、MT3-、-MT5-MMP 可激活 MMP-2 酶原，MT1-MMP 可与 MMP-2 酶原和 TIMP-2 形成三联复合物，且可直接或间接激活 MMP-13 酶原。MT1-MMP 的缺乏可导致小鼠结缔组织严重异常，表现为身材矮小、骨量减少、纤维症、关节炎和骨骼发育异常，缺乏溶胶原活性的变异小鼠发生韧带和肌腱进行性纤维化和骨囊性变，说明 MT1-MMP 在结缔组织的生长和发育过程中具有必不可少的作用。

（12）MMP-19 和 MMP-20：MMP-19，又称为 RASI-Ⅰ（风湿性关节炎滑膜炎症因子-1），表达于正常人和类风湿关节炎患者的滑膜中，同时还表达于类风湿关节炎患者发炎的滑膜血管中。Stracke 等认为 MMP-19 在关节疾病中可降解聚集蛋白聚糖和软骨寡聚基质蛋白（COMP）。MMP-20 同样可降解聚集蛋白聚糖和软骨寡聚基质蛋白，但只在牙发育的各阶段起作用，因为它只表达于牙组织，Bartlett 等研究认为成牙质细胞可表达 MMP-20，其可裂解牙 ECM 成分，即牙釉蛋白。

2. TIMP 的结构、分类、生物学功能

TIMP 为含有两个结构域的分子，其 N 端的结构域有 125 个氨基酸，其中前 22 个氨基酸的保守性最强，第 17 位的组氨酸和第 19 位甘氨酸在与 Zn^{2+} 的相互作用中尤为重要。而较小的 C 端结构域由 65 个氨基酸残基组成，每个结构域通过 3 个二硫键形成的 3 个环加以稳固，如图 7-7 所示。

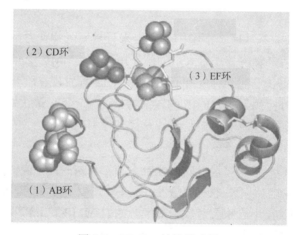

图 7-7　TIMP-1 结构示意图

TIMP 分为四大类：TIMP-1 基因位于 $Xp^{11.23}$—$p^{11.14}$ 区，由 124 个氨基酸组成，分子质量为 28kDa 的糖蛋白；TIMP-2 基因位于 $17q^{23}$—q^{25} 区，由 194 个氨基酸组成，分子质量为 21kDa，TIMP-2 为非糖基化蛋白质，分子质量为 22kDa。TIMP-2 在重度退变软骨中较中度和正常软骨中表达升高，相对于 MMP-2 过量表达，此将抑制 MMP-2 的功能发挥，致使其作用特异性底物Ⅳ型胶原降解受阻，出现器官纤维化增生和硬化，重度 OA 出现纤维化增生和硬化与此有关。TIMP-3 主要由胎盘和胚胎组织产生，是一种不溶性蛋白，其基因位于 $22q^{12}$—q^{13} 区，分子质量为 22kDa；TIMP-4 具有器官特异性表达，在心脏中高水平表达，在肾、结肠、胰腺中低水平表达，而在脑、肝、脾等处则不表达。TIMPs 通过其氨基酸末端决定簇的一些酶结合位点与活化的 MMP 形成不可逆的 1：1 非共价键结合的复合物，抑制 MMP 对基质蛋白的降解。其保守区域有 12 个半胱氨酸形成 6 个链内二硫键，对 MMP 分子的抑制作用是通过其 17～19 位上的亮氨酸—缬氨酸—异亮氨酸与 MMP 的

S1—S2—S3 区结合，使 MMP 第 16 位上的天冬氨酸残基的羧基作用于其活性中心的 Zn^{2+}，产生位阻效应，从而抑制 MMPs 的活性。此外 TIMP 还有阻止或延缓 MMPs 酶原活化及其他生理功能，如 TIMP-2、TIMP-3 可抑制 MT1-MMP，但 TIMP-1 不能；TIMP-1 比 TIMP-2 更能有效抑制 MMP-1、MMP-3；但 TIMP-2 比 TIMP-1 更能有效抑制 MMP-9。TIMPs 可包绕 MMP 酶原，如 TIMP-1 包绕 MMP-9 酶原，而 TIMP-2 包绕 MMP-1、MMP-2 酶原，这样就抑制了酶分子内的自体活化。TIMP-3 与 ECM 底物紧密结合，因此其局限于 ECM。

　　TIMPs 不仅可抑制 MMPs，而且可调节 MMPs。TIMP-2、TIMP-4 可结合 MT1-MMP 从而抑制其自体催化降解成小片段。TIMP-2 和 MT1-MMP 的复合物可结合 MMP-2 酶原，使单一的 MT1-MMP 易于激活 MMP-2 酶原，但 TIMP-2 的作用随其量的不同而不同，少量的 TIMP-2 促进 MMP-2 的激活，大剂量的 TIMP-2 导致所有单一 MT1-MMP 不能裂解 MMP-2 的复合物，从而抑制 MMP-2。TIMPs 还有促有丝分裂素作用而促进细胞生长，TIMP-1、TIMP-2 诱导人成纤维细胞和角质化细胞生长。但也有研究表明 TIMPs 可诱导细胞凋亡和抑制有丝分裂信号，如 TIMP-3 可诱导结肠癌表面细胞凋亡，TIMP-1、TIMP-2 可分别抑制伯基特淋巴瘤和黑色素瘤细胞的活性。

　　Su 等研究表明 OA 患者关节滑膜中的 TIMP-1、TIMP-3 的 mRNA 表达比正常人的高，但 TIMP-2 的表达不高；而 TIMP-4 在髋 OA 患者的股骨头软骨的表达比股骨颈骨折的患者高表达。

3. MMPs 和 TIMP 的调控机制

　　MMPs 在体内受到多个方面的严格调控，包括转录水平的调控、酶原的激活、各种抑制因子和负反馈调节，但其确切调控机制尚不完全清楚。调控过程涉及多种细胞因子、黏附分子、生长因子、激素、TIMP 和药物等。在 MMPs 基因 5′ 端上游的启动子区含有转录调控因子 AP-1 和 TATA 盒结构，其启动子中有丰富的 GC 序列和多种原癌基因产物如 C-FOS 和 C-JUN，可刺激 MMPs 的转录。多种生长因子和细胞因子如 IL-1、TNF-α 等均可促进 MMPs 基因的表达。Dai[Dai，2005]等证实 IL-1、TNF-α 可上调 MMP-1、MMP-3、MMP-9 的表达，同时 TPA、IL-10、TGF-β 等可上调 TIMP-1 的表达，而 MMP-2 表达增加可促进 TIMP-2 的表达。

　　一般情况下，在受外界刺激时 TIMP-1 可通过共同的核转录因子作用于作为第三信使分子的 TRE 和 PEA-3，而与 MMP-1 同时表达，而 TIMP-2 只作基础分泌。但 TIMP-1 可不受 MMP 的影响而单独表达。如当其他细胞因子抑制 MMP 表达时，TIMP-1 的第三信使分子 TRE 位点仍能与 MMP-1 的 TRE 位点无关的核蛋白结合，促使 TIMP-1 的转录。TIMP-1 还可通过结合细胞表面的特异性受体而促进组织细胞的生长作用。

4. MMPs 和 TIMP 失衡与 OA 的关系

　　业已证实 OA 关节软骨的损害首先是关节软骨 ECM 中 II 型胶原的破坏，而 MMPs 与 TIMP 的失衡造成了关节软骨 ECM 的 II 型胶原、弹力纤维和蛋白聚糖等破坏。MMPs 使软骨的拱形纤维结构破坏而受损，蛋白聚糖的降解则使软骨失去弹性，其包绕胶原纤维的分子筛滤作用下降，从而导致关节软骨更易受到降解酶的作用而破坏。田华等研究表明 TIMP-1 和 MMP-1 在培养的正常鼠关节软骨细胞中均有表达，且信号强度相当，提示两者平衡可能是软骨发挥正常生物学功能的基础。Freemont 等发现在 OA 的初期，MMP-1 的基因在关节软骨表面表达最多，而 MMP-3 基因在 OA 的早期和后期均有高水平表达且多表达在关节软骨较深层。Naito 等用酶联免疫方法检测了 83 例 OA 患者和 19 例正常人的血清中 MMP-3、TIMP-1 的含量，结果发现 OA 患者血清中 MMP-3、TIMP-1 的含量明显高于正常人的血清含量。Tchetverikov 等检测了 105 例 OA 患者和 35 例正常健康人的 SF 中 MMP-3、TIMP-1 含量，结果表明，OA 患者 SF 中的 MMP-3 和 TIMP-1 含量均高于正常健康人，认为关节损伤的 MMP-3 含量和活性均增高，且不被 TIMP-1 抑制。Dai［Dai，2005］等从 OA、正常人软骨中分离出软骨细胞做单层培养，采用 RT-PCR 检测基因表达，结果 IL-1 可刺激 IL-18 的产生，软骨细胞中 MMP-3 的含量明显增高，认为 IL-1、IL-18、TNF-α 可刺激 MMP-3 的产生增加而加重软骨降解。也有学者用免疫组化方法发现膜型 MMP-14 在 OA 患者的关节软骨细胞中高表达，并提出 IL-1、TNF-α 等细胞因子可使 MMP-14 表达增加，从而激活前 MMP-2，导致关节软骨 ECM 的破坏。Balkman 等发现 MMP-3 的 mRNA 在正常关节软骨和滑膜为低水平表达，而在 OA 患者的关节软骨和滑膜为高水平表达。患者 OA 时随着关节软骨 ECM 如蛋白聚糖、胶原等的分解，滑液中相应的分解产物增加，如蛋白聚糖的降解产物硫酸角质素在 OA 中明显升高。而 Hui 等在培养人软骨细胞和牛鼻软骨细胞时发现 IGF-I 可抑制软骨释放胶原和 MMP-3，但对 TIMP-1 产生和表达无影响，认为 IGF-I 下调胶原酶是防止有致炎因子启动的软骨吸收的重要机制。Manicourt 等研究了正常人和 OA 患者血清 MMP-3 含量与年龄和性别的关系，结果表明，血清 MMP-3 含量与年龄呈正相关，而男性血清 MMP-3 含量是女性的 1.5～2 倍。OA 病程的中晚期，病理改变涉及全关节。在关节软骨下骨的小梁组织中 MMP-2 的表达明显增加，并同时伴有碱性磷酸酶明显增高，提示 MMPs 可能与软骨下骨的破坏有关。此外，MMPs 和 TIMP 的失衡也可造成关节内韧带和周围肌腱内 I 型胶原降解破坏，从而导致关节不稳定，诱发和加重 OA 的病理过程。

5. MMPs 和 TIMPs 在 OA 治疗方面的研究

OA 确切的病因未明，目前多为非特异性治疗如控制肥胖、减少负重和活动、理疗、非类固醇类抗炎镇痛药等，在病程晚期多需要手术治疗。近年来随着对 MMPs 及 TIMP 研究的深入，陆续研发了一些相关的药物和制剂，经动物试验和临床试验性应用均显示，这些药物与制剂具有抑制关节软骨的破坏、减轻症状的作用。MMP 从诱导到降解各个方面都受到严格调节，因此人们探索各种方法在各个阶段调节 MMP 的表达，包括转录、翻译、激活、活性和灭活，为 OA 的治疗提供了新的途径。一系列磷酸化可诱导启动 MMP 的转录过程，如有丝分裂原激活蛋白激酶、MAPK（促分裂原蛋白激酶）、核因子 κB、NF-κB。糖皮质激素（GC）在临床上用于治疗类风湿关节炎，其可针对各种基因的转录活性而对自身免疫性疾病有效。可能机制是 GC 结合 GC 受体后进入细胞核，与转录因子结合后改变了它们的构象，以此调节基因的转录；GC 治疗类风湿关节炎一部分是通过调节软骨代谢中的蛋白水解活性。在 IL-1 诱导的关节软骨细胞培养中，地塞米松可下调 MMP-1、MMP-3 和 TIMP-1 的 mRNA 表达。各种非类固醇类抗炎药已进行了试验且有的已用于临床。吲哚美辛、美洛昔康和萘普生均可降低 MMP-1 的 mRNA 表达。但阿司匹林和双氯芬酸只可降低 MMP-1 活性，而不能降低 MMP-1 的 mRNA 表达。

天然的抑制剂和合成的抑制剂对 MMP 活性的抑制程度已做了大量研究。作为 MMP 的天然抑制剂，从抑制 MMP-1 活性的能力、TIMP-1 转基因 Ⅱ 型胶原的丢失、体外组织工程的软骨来看，TIMP 都具有潜在的治疗作用。有人已从 MMPs 的多亚基结构中找到其催化亚基并完成了单独克隆和表达催化亚基，这对于发现催化亚基的抑制剂具有重大意义。这种抑制剂可抑制相应的全酶，有助于获得效用更高、选择性更大、生物利用度更高的抑制剂。重组 TIMP 已进入动物试验阶段，显示出其可抑制 MMP-1、MMP-3、MMP-7 等多种 MMP。另外将 TIMP 及其受体基因导入 OA 病变的关节软骨细胞中也已成为人们关注的热点。Celiker 等在鼠药物诱发的关节炎模型中发现，正规注射 TIMP-4DNA 可阻止关节炎进展，在正常剂量下可保持胶原酶和明胶酶活性而对软骨和滑膜没有破坏作用。但是，TIMP 诱导细胞增生的能力在治疗疾病中具有双重作用，活动期类风湿关节炎的 ECM 过度降解常伴随滑膜内层细胞大量增生形成血管翳，血管翳可产生蛋白水解酶进一步加剧软骨的破坏。各种 TIMP 替代品已产生并在体外和动物模型中进行了大量试验。如强力霉素在口腔疾病中可使胶原酶水平正常化，Israel 等发现用强力霉素（50mg，每日 2 次，口服）治疗颞下颌关节的关节炎 3 个月后，其关节滑液中的胶原酶平均由治疗前的 55% 降至 19%，明胶酶的平均活性从治疗前的 28% 降为 7%。虽然目前在目的基因的选择、基因转移的载体、基因转染方式、基因的安全性等方面仍有争论，但可以相信，随着基因治疗研究的深入，OA 的基因治疗时代必将到来。

目前市场上发明了很多 TIMP 药物，但主要问题是这些药的可行性和安全性，如药物的吸收、生物药效率、溶解性、药物的分布、有效浓度、代谢、排泄和不同作用对治疗而言还需临床上进一步证实。抑制 MMP 的药物开发之路仍处在初始阶段，降低 MMP 活性至基础水平和改善组织降解的药物的可行性将在药物领域产生巨大的影响。

6. MMPs 和 TIMPs 作为预测预后和诊断工具的研究

以往研究表明，OA 患者关节液和血清中 MMP-3 和 TIMP-1 的含量均增高，而且其含量可能提示 OA 疾病的预后和活动性[Peake，2005]。既往诊断为类风湿关节炎后用缓解疾病的抗风湿性药物给予正规治疗，但并非所有患者都适合治疗，尤其要考虑到这些药物的潜在毒性作用。因此，在疾病早期，预测疾病发展的预后可能性是至关重要的。有人报道一些因素如累及关节数目、急性期反应、类风湿因子、血沉（ESR）、C 反应蛋白和遗传因素可预测疾病结果，类风湿因子阳性为进行性关节破坏提供了最一致的预测；C 反应蛋白水平与关节影像改变有显著相关性；但 C 反应蛋白特异性差。MMPs 作为局部破坏的生物学标志物，在早期未能检测出 C 反应蛋白时，检测 MMPs 对预测关节破坏的进展具有重要意义。Tchetverikov 等检测了 105 例 OA 患者和 35 例正常健康者的 SF，结果发现，OA 患者 SF 中的 MMP-3 和 TIMP-1 含量均高于正常人，认为关节损伤的 MMP-3 含量和活性均增高，且不被 TIMP-1 抑制。正常人关节液中 MMP-3/TIMP-1 为 0.5 左右，而 OA 患者则明显升高，可达 1.6~5.3，其比值可消除个体间差异，因此其可作为诊断 OA 的标志物之一。

Yamanaka 等检测血清 MMP-3 水平诊断类风湿关节炎关节软骨损失的程度发现，早期和长期类风湿关节炎患者血清 MMP-3 含量均比正常人明显增高，但系统性红斑狼疮患者血清 MMP-3 水平也增高，因此，血清 MMP-3 不能作为诊断类风湿关节炎的特异性生物学标志物，但血清 MMP-3 水平可作为指示剂来预测早期类风湿关节炎在随后一年的关节破坏进展情况，且是比 C 反应蛋白和 ESR 更好的早期关节破坏的预测指标。但 Cunnane 等研究表明 MMP-1 水平与关节破坏影像学进展有显著相关性，而 MMP-3 没有相关性。两者不同的可能原因为样品数目不同、疾病的阶段不同和所用分析方法不同。这说明选择适当患者数目、分析方法和统计学来确定 MMP 作为预测和诊断指标是很重要的。

7. MMPs 和 TIMPs 在组织工程中的应用

骨组织工程的一个重要方面是生物材料支架以一定速率降解的能力，使 ECM 沉着，细胞长入和组织重塑。可控的降解速率对维持组织构造的结构和功能之间的平衡是很重要的，承载负荷的能力要从初始基质传递给发展中的组织。MMPs 对基质循环最重要的作用是作为体外组织发育和重塑（可与正常对照组织比较）的指示剂，为监测这种平衡提供了一种方法。

人们利用机械刺激来刺激细胞增殖和分化，改善工程组织构造的机械特性。但学者更感兴趣的是在组织工程的组织重塑中，机械刺激对调节 MMP 的直接作用。机械刺激的类型、强度、频率、持续时间，连同细胞类型和所用的支架对 MMP、TIMP 的不同调节，在体外都进行了大量研究。Seliktar 等发现，MMP-2 在组织工程血管重塑中起重要作用，在机械刺激下可影响组织工程构造的机械特性。他们把主动脉平滑肌细胞种植到 I 型胶原凝胶上，并给予周期性机械刺激 4 天，结果 MMP-2 的表达和活性均增高，且此结构的拉力机械特性也提高。而且，对 MMP 的非特异性抑制可降低机械刺激提高此构造机械特性的作用，说明了 MMP 通过重塑来提高组织结构的机械强度的潜在性作用。Kafienah 等利用 TIMP-4 基因治疗来降低工程软骨对蛋白水解性降解的易感性，把 TIMP-4 植入到 OA 关节内异常的环境中。相反，Lutolf 等设计水凝胶基质，混合了 MMP 底物，结果发现，通过 MMP 介导的蛋白水解作用，这些水凝胶可帮助正常细胞浸入和 ECM 沉淀。有学者阐明 MMP 表达对机械刺激反应的效应、途径、机制，通过潜在性应用生物化学、机械和基因的方法有助于确定有效的组织工程策略。组织工程的研究也有助于理解 MMPs 和 TIMP 在组织发育及维持中的特殊作用，以及如何利用这些因素来进行关节修复。

（四）YKL-40

1. YKL-40 的来源、结构、分布和功能

YKL-40 是属于壳质酶蛋白家族的一种糖蛋白，但不具有壳质酶活性。它最早是在非泌乳期牛的乳汁分泌物中发现的，后来发现滑膜细胞、关节软骨细胞、人骨肉瘤细胞（MG-63）、激活的巨噬细胞和中性粒细胞也可产生。因为其一条肽链氨基端的起始三个氨基酸为酪氨酸、赖氨酸和亮氨酸，其一字符号分别为 Y、K 和 L，且其分子质量约为 40kDa 而被称为 YKL-40，又因在 SDS-凝胶电泳中表明分子质量约为 39kDa 而又被称为人软骨糖蛋白-39（HC pg-39）。由一含开放读码框架结构完全互补的 cDNA 序列编译，基因结构显示其由分布于 8kb 区域上的 10 个外显子构成，含有 383 个氨基酸。

YKL-40 mRNA 在软骨细胞和肝脏中强烈表达，在脑、肾和胎盘中弱表达，在心脏、肺、骨骼肌、胰、单核细胞和皮肤成纤维细胞中不表达。免疫组化表明 YKL-40 染色主要是在 OA 软骨的表层和中层的软骨细胞中，而不是深层软骨细胞中，且在正常人的软骨中检测不到。免疫显微镜检查表明，YKL-40 在软骨细胞高尔基系统中着色，但在 ECM 中检测不到。

YKL-40 的功能尚不清楚，由于其氨基酸序列与细菌壳质酶蛋白家族高度相符合，因此推测它具有葡萄糖苷连接水解酶活性。Johansen 等研究软骨细胞分泌 YKL-40 的规律时发现，在软骨细胞单分子层培养和正常软骨移植培养的早期，作为对组织损伤的反应，YKL-40 升高明显；在培养中 OA 软骨自分泌 YKL-40 的量比正常软骨移植培养分泌的高。免疫显微镜检查表明，YKL-40 在软骨细胞高尔基系统中着色，但在细胞外基质中检测不到，这说明 YKL-40 自分泌量的升高是细胞对 ECM 环境改变的反应。在细胞培养中发现 YKL-40 在 1.9～7.6nM 对豚鼠软骨细胞、兔软骨细胞和兔关节滑膜细胞三种类型细胞具有剂量依赖性促有丝分裂作用；在 7.6nM，72h 后使豚鼠软骨细胞数量增加 42%，兔软骨细胞增加 75% 和兔滑膜细胞增加 86%；在 9.4nM，24h 后 YKL-40 使豚鼠软骨细胞总的糖蛋白合成增加 42% 和兔软骨细胞总的糖蛋白合成增加 58% 且具有剂量依赖性。YKL-40 的生长因子特性解释了关节疾病中组织重塑时血清中具有较高的 YKL-40 水平，这说明 YKL-40 在组织重塑过程中起重要作用。

2. YKL-40 对 OA 的诊断意义

研究表明 YKL-40 可反映关节软骨降解破坏和滑膜炎症程度。Johansen 等研究了 476 名健康儿童、260 名健康成人和 63 例创伤患者及 54 例 OA 患者，结果表明，健康儿童和成人的血清值分别为 80μg/l、102μg/l，且 70 岁以下无性别和年龄差异，但 70 岁以上血清和关节液中 YKL-40 水平明显增高；膝 OA 晚期患者的血清 YKL-40 水平是同龄健康人的 1.5 倍；急性滑膜炎患者血清和关节液 YKL-40 水平明显高于无、轻度或中度滑膜炎患者，而且关节液和血清 YKL-40 水平有很大相关性，关节液 YKL-10 水平是血清 YKL-10 水平的 10 倍，因此认为 YKL-40 可反映关节软骨降解和滑膜炎症程度。Morgante 等研究了 40 名类风湿关节炎活动期患者和 20 名 OA 患者，且 OA 患者的关节软骨破坏程度远比类风湿关节炎患者严重，结果发现 OA 患者血清的 YKL-40 水平比前者增高更明显。YKL-40 主要由软骨细胞、滑膜细胞产生，可直接释放入关节液中，且关节液中的含量远远高于血清中的含量；以往免疫组化表明 YKL-40 着色主要存在于 OA 软骨的表层和中层的软骨细胞中，且在正常人的软骨中检测不到，因此他认为 YKL-40 是关节破坏的一个局部诊断性标志物。Volck 等研究表明，在滑膜，YKL-40 阳性细胞存在于巨噬细胞，而且其数量与滑膜炎症程度有关；在关节软骨，YKL-40 存在于软骨细胞。类风湿关节炎患者的关节液中 YKL-40 水平比 OA 的高，关节液中 YKL-40 水平比血清中 YKL-10 水平的高，而且存在一定关系。经治疗后临床症状缓解，关节液和血清中的 YKL-40 水平下降，疾病复发后关节液和血清的水平又升高，因此他认为关节液中的 YKL-40 来源于软骨细胞、滑膜细胞和关节液中的中性粒细胞，关节液中的 YKL-40 水平影响着血清中的 YKL-40 水平，且其水平可反映局部疾病的活动性。Takahashi 等研究了 71 名膝 OA 女性患者血清中 YKL-40 水平与膝影像学分级之间的关系，发现有症状的 OA 患者血清 YKL-40 比无症状者的 YKL-40 水平增高更明显，YKL-40 水平与影像学分级（Kellgen-Lawrence 法）有关，但与关节间隙无相关性。Masashi 等研究了髋 OA 19 例、股骨头坏死（ONFH）21 例和 5 例髋关节成形术（THA）失败者，结果表明，ONFH 和 THA 失败者的关节液 YKL-40 含量明显高于 OA 患者，OA 各级比较无明显差别，免疫组化发现 YKL-40 存在于表层和中层软骨的软骨细胞中，在滑膜存在于纤维细胞和巨噬细胞，因此认为 YKL-40 反映炎症程度而不是软骨代谢。Th Conrozier 等研究了 45 例髋 OA 和 33 例健康人，发现髋 OA 患者血清 YKL-40 水平比健康人高，但与放射片的关节间隙宽度无相关性，认为 YKL-40 是反映 OA 炎症程度的标志物。王国金[王国金，2006]等认为血清和关节液中 YKL-40 可作为关节破坏的一个局部诊断性标志物，有利于 OA 的早期诊断，但 YKL-40 含量的变化还存在于其他系统疾病，如类风湿关节炎、化脓性脑膜炎等，对 OA 的诊断缺乏特异性，尚存在鉴别诊断的问题，YKL-40 与其他辅助检查一样，作为辅助检查用于早期诊断 OA 时需紧密结合临床及其他检查，并排除其他疾病才能做出正确的诊断。其次，YKL-40 的功能和作用机制尚不完全清楚，因此，在 OA 方面的研究尚需进一步探讨。

（五）软骨寡聚基质蛋白

1. 软骨寡聚基质蛋白的结构、生物特性

COMP 属于血小板反应素家族，又名血小板反应素 5，它存在于软骨、韧带和腱等组织中，主要表达于软骨细胞周围基质中。它是一种同源五聚体糖蛋白，分子质量为 524kDa，分子构成包括 1 个氨基端区域，4 个类 EGF 重复区，8 个类钙调蛋白（calmodulin-like）重复区和 1 个球状羧基端。软骨寡聚物基质蛋白是一种钙结合蛋白，类钙调蛋白区是钙离子结合区，由 8 个重复的高度保守的序列组成 NX（D）QXDXDXDGXGDAC（D）XDXDXDXX$_3$DNCPX$_3$，构成 13 个钙结合环，通过保守的天冬氨酸与钙离子结合。COMP 基因长约 26kb，由 19 个外显子和 18 个内含子组成。

2. 软骨寡聚基质蛋白的功能

关节软骨是由丰富的 ECM 和嵌于其中的少数软骨细胞组成。ECM 包括胶原成分（Ⅱ型、Ⅸ型、Ⅺ型）和非胶原成分。越来越多的证据表明，在细胞-基质和基质-基质的相互作用中，非胶原蛋白成分起着非常重要的作用。COMP 是软骨非胶原蛋白的主要成分。很多组织（如软骨、滑膜、视网膜、肌腱及血管平滑肌细胞等）内都有 COMP 基因的表达。假性软骨发育不良和多发性骨骺发育不良是临床较常见的疾病。目前已经证实，这两种疾病均与 COMP 基因的突变有关，并且 COMP 的突变主要集中在其钙离子结合区。在不同的种族间，突变位置都相对固定，说明 COMP 基因的钙离子结合区对于软骨基质的装配及维持其稳定起着重要作用。

COMP 的确切功能尚不清楚，但越来越多的证据表明，COMP 在 ECM 的装配过程中起着非常重要的作用。虽然 Recklies 等发现 TGF 能促进 COMP 在软骨细胞内的表达，但关于 COMP 在正常生理状态和关节退变性疾病时的基因调控仍未见报道。

（六）Ⅱ型胶原螺旋肽

1. Ⅱ型胶原螺旋肽（type Ⅱ collagen helical peptide，HELIX-Ⅱ）的来源、特点

Charni-Ben［Charni-Ben，2008］等通过将人类关节软骨提取物进行体外培养，并在具有活性的人类重组组织蛋白酶和金属蛋白酶中进行培养，结果发现在 OA 患者的软骨切片中 HELIX-Ⅱ 和 CTX-Ⅱ 可自行释放出来。在体外培养的组织中，组织蛋白酶-K、组织蛋白酶-L、组织蛋白酶-S 可产生大量的 HELIX-Ⅱ，而不是 CTX-Ⅱ。组织蛋白酶-B 产生 CTX-Ⅱ，但是组织蛋白酶-B 却破坏 HELIX-Ⅱ 的免疫反应性。组织蛋白酶-D 不能够降解软骨。金属蛋白酶-1、金属蛋白酶-3、金属蛋白酶-7、金属蛋白酶-9、金属蛋白酶-13 可非常有效地释放 CTX-Ⅱ，而仅释放少部分 HELIX-Ⅱ。HELIX-Ⅱ 和 CTX-Ⅱ 均不能单独精确地反映组织蛋白酶和金属蛋白酶的溶胶原活性。从 OA 患者的关节软骨分离组织实验中分析可得，人类软骨胶原经蛋白水解酶释放出的 HELIX-Ⅱ 和 CTX-Ⅱ 在软骨降解中发挥作用，并能分别反映软骨胶原降解过程的一部分信息，他们可以补充说明 OA 病例进程的其他信息。还认为在 OA 患者中，其软骨降解产生的Ⅱ型胶原裂解片段 HELIX-Ⅱ 和 CTX-Ⅱ 可作为临床生物学标志物。HELIX-Ⅱ 和 CTX-Ⅱ 与 OA 的病理过程具有独立相关性。

Bay-jensen［Bay-jense，2008］将 32 例 OA 膝软骨深度软骨活组织检查制成切片；用免疫组化分析 HELIX-Ⅱ 和 CTX-Ⅱ 发现，HELIX-Ⅱ 和 CTX-Ⅱ 可在胶原受损部位检测到，与先前报告相同，其更多地围绕在软骨细胞周围，也有报告称其在受损部位边缘，接近软骨下骨，包括血管化作用部位和骨软骨交界处，在骨软骨交界处是 CTX-Ⅱ 占优势，而 HELIX-Ⅱ 较少见。在软骨组织中，HELIX-Ⅱ 和 CTX-Ⅱ 显示出不同程度的选择特异性。

2. HELIX-Ⅱ 对 OA 的诊断意义

卫小春［Wei，2013］研究团队收集行关节镜诊治和膝关节置换术的膝关节疾病患者 83 例，其中 42 例 OA 患者（OA 组），41 例膝关节其他疾病患者（非 OA 组），采用 ELISA 法检测其关节液中 HELIX-Ⅱ 的含量，并依据关节镜下 Outerbridge 软骨损伤评分法、Ayral 滑膜炎评分法来评价软骨损伤程度、滑膜炎程度进行分析。结果 83 例膝关节疾病患者 HELIX-Ⅱ 含量与 Outerbridge 软骨损伤累计评分呈正相关，而且 Outerbridge 软骨损伤累计评分≥10 分组关节液 HELIX-Ⅱ 的含量高于 Outerbridge 软骨损伤累计评分<10 分组；与 Ayral 滑膜炎评分呈正相关，而且 Ayral 滑膜炎评分≥60 分组关节液 HELIX-Ⅱ 的含量高于 Ayral 滑膜炎评分<60 分组；OA 组患者的关节液内 HELIX-Ⅱ 含量高于非 OA 组。在 OA 组中，关节液内 HELIX-Ⅱ 的含量与 Outerbridge 软骨损伤累计评分呈正相关，与 Ayral 滑膜炎评分呈正相关，这说明膝关节液中，HELIX-Ⅱ 的含量除主要反映关节软骨损伤累计程度外，还反映关节滑膜炎程度。膝关节液 HELIX-Ⅱ 含量升高提示软骨损伤程度较重。

Garnero［Garnero，2006］等发现髋骨 OA 迅速恶化与尿液中 HELIX-Ⅱ 和 CTX-Ⅱ 的变化有关联。收集 12 例急进型恶化髋骨 OA 病例（平均年龄 70 岁）和 28 例关节腔损失小于每年 0.22mm 的缓进型髋骨 OA 病例（平均年龄 63 岁）进行病例-对照研究。随访期结束后，测定每例患者尿液样本的 HELIX-Ⅱ 和 CTX-Ⅱ 量和 X 线片回顾值。40 例髋骨 OA 患者组的 HELIX-Ⅱ 表达量比 75 例健康对照组 Helix-Ⅱ 表达量高 41%（$P=0.002$），

HELIX-II的表达量增高与髋关节腔最小间隙下降相关（$r=-0.57$，$P=0.001$）。急进型骨OA的尿液HELIX-II平均水平比缓进型的高71%。最高变异值中的HELIX-II和CTX-II量引入到多变量logistic回归模型中发现，高HELIX-II水平与高CTX-II水平相互独立，调整OR（95%CI）分别为5.73（1.01 to 32.8）和6.67（1.14 to 39.0）（调整变量为年龄和BMI），并且两者与急进型损伤疾病相关。

尿液HELIX-II水平升高与急进型髋骨OA相关，与尿液CTX-II水平相独立。单独检测HELIX-II水平或与CTX-II联合检测可以作为临床发现髋骨OA的有用工具。Garnero教授还使用具有竞争性多克隆抗体为基础的ELISA技术，检测了90例膝关节OA患者[73%女性；均数±标准差，年龄（63.0±8.0）岁，患病史（6.1±6.8）岁]、89例早期类风湿关节炎患者[79%女性；均数±标准差，年龄（48.7±11.6）岁，患病史3年]、25例Paget骨病患者（仅做HELIX-II检测）和162名健康对照者的尿HELIX-II和CTX-II水平。在类风湿关节炎患者中发现尿中HELIX-II和CTX-II的基线水平与关节破坏进程密切相关。用ELISA法测得的HELIX-II和CTX-II含量的组内变异值和组间变异值分别降低了13%和15%。HELIX-II水平反映出对于人类未变性和已变性的两种II型胶原没有明显的交叉反应，与来自人类I型胶原或III型胶原的同源多肽没有交叉反应，与在C端肽延长或缩短的多肽也没有交叉反应。与年龄和性别相匹配的健康对照组相比，膝关节OA患者和早期类风湿关节炎患者的中位尿HELIX-II水平分别增高了56%和123%；尿液中HELIX-II的基线水平与类风湿关节炎患者关节损伤的影像学进展呈正相关，在对血清C反应蛋白水平和关节损伤基线做调整后尿HELIX-II水平有5.9的优势比。此研究说明：HELIX-II在II型胶原降解产物中是特别的，具有新的专有性质，并能把OA及类风湿关节炎患者与健康人区分开来。HELIX-II水平的增高与类风湿关节炎的关节损害程度有关，而独立于C反应蛋白水平、关节损伤基线水平及CTX-II水平。

Reijman在一项172例4年以上病程原发性膝OA患者中研究发现，进展期OA患者滑液中II型胶原代谢产物PIICP水平较非进展期OA患者明显升高。鹿特丹研究中心随访1235例膝和（或）髋OA患者6.6年发现CTX-II和HELIX-II水平的升高与膝OA和髋OA的患病率及病情进展密切相关。

（七）瘦素

瘦素是一种由脂肪细胞分泌的长链螺旋状细胞因子，广泛存在于体内的各种细胞中，其中在关节软骨和关节滑膜中均发现了瘦素受体的存在。张晋[张晋，2011]收集行膝关节镜手术患者血清和关节液95例，在关节镜下ELISA法对其血清和关节液中的瘦素浓度进行检测，对膝关节滑膜炎的炎症程度采用Ayral评分方法进行评测。结果表明，OA患者关节液和血清中瘦素浓度较非OA患者中的浓度明显增高。所有患者关节液中瘦素浓度与Ayra评分呈正相关；所有患者血清中瘦素浓度与Ayral评分呈正相关；OA患者关节液中瘦素浓度与Ayral评分呈正相关；OA患者血清中瘦素浓度与Ayral评分呈正相关；非OA患者关节液中瘦素浓度与Ayral评分呈正相关，说明OA患者血清中瘦素含量可以反映关节滑膜的炎症程度，并且关节液比血清能更好地反映这种变化。Simopoulou等研究发现，在 OA 患者中关节软骨及滑膜上含有大量的瘦素 mRNA 受体，且随着损伤程度的加重所表达的 mRNA 受体逐渐增多，而在健康人群中瘦素受体低表达。该结果提示，瘦素可能作为软骨及滑膜代谢的重要调控因子，在 OA 的病理过程中发挥重要的作用。

八、生物学标志物的作用

2006 年，Bauer 和他的同事提出对 OA 生物学标志物依据其作用不同分为 5 类，分别为疾病严重度（burden of disease），研究性（investigative），预后性（prognostic），疗效（efficacy of intervention）和诊断（diagnostic），统称为 BIPED 分类标准[Bauer，2006]。此后由美国国立卫生研究院（NIH）所资助成立的 OA 生物学标志物网（Osteoarthritis Biomarkers Network）在此基础上又增加了第 6 个分类标准，即 safety，统称为 BIPEDS 分类标准[Attur，2013]。

（一）多种生物学标志物的作用

1. 诊断性生物学标志物

最理想的诊断标志物是在发病开始阶段就能识别出 OA，并进行干预治疗。Garnero 曾报道对 67 例膝关节 OA 患者和 67 名健康对照者的血清、尿液中的共 10 个生物标志物进行检测。结果显示，大部分软骨和滑膜相关的标志物在两组人群中检测有差异，仅 uCTX-II、uGlc-Gal-Pyd、sPIINP 在所有 OA 患者中的水平均明显增高，表明具有诊断价值。Dam 等研究也发现 uCTX-II 在 OA 患者和对照组中有明显差别，且结合 MRI 资料，可显著提高 OA 诊断的敏感性[Dam，2009]。

COMP 是另外一个备受关注的 OA 生物学标志物。最近，Verma[Verma，2013]等报道了对 100 例 OA 患者和 50 例对照组检测血清中 COMP 的结果。OA 患者血清中 COMP 浓度平均为 1117.21ng/ml（125.03～4209.75ng/ml），对照组为 338.62 ng/ml（118～589ng/ml），两组有显著差异。结果显示，COMP 与病程长短无关，与年龄、BMI 等呈正相关。

关于生物学标志物在 OA 早期诊断中的作用，Cibere[Cibere，2009]和 Ishijima[Ishijima，2011]都曾有相关报道。Cibere 以 MRI 和 X 线检测结果为依据将患者分为非 OA、影像确诊早期 OA（pre-ROA）及影像确诊 OA（ROA）三组，并检测 10 个生物学标志物在三组中的区别。结果显示，uC2C、uC1，2C、uCTX-II 与 pre-ROA 组密切相关。而且笔者发现 II 型胶原降解标志物与合成标志物的比率比降解单个标志物的更有作用。Ishijima 则以 X 线 Kellgren-Lawrence（K-L）评分为依据将 K-L1 分规定为非 OA，K-L2 分为早期 OA，分别检测了 5 种标志物在两组的区别。结果显示，sC2C、sCPII、uCTX-II 可用于 OA 早期的诊断。此外最近还有一些标志物被提出用于 OA 的诊断，如卵泡抑素样蛋白-1（follistatin-like protein-1，FSTL-1）[Wang，2011]、Fib3-1 和 Fib3-2 等[Henrotin，2012]。

2. 疾病严重度生物学标志物

疾病严重度生物标志物主要用于评估 OA 疾病的严重程度。研究表明，尿 CTX-II 与 X 线片上 OA 疾病所致的骨赘形成明显相关，可作为反映 OA 严重程度的一个敏感标志物

[Kraus，2010]。另一项研究表明，OA 患者关节液中的聚集蛋白多糖 ARGS 片段可用于区别轻度 OA 和中度 OA[Larsson，2012]。除此之外，COMP 也经常被用于评估膝 OA 的严重程度[Wislowska，2005]。

Kraus[Kraus，2010]等报道了三种标志物（uCTX-II、sCOMP、sHA）的浓度与不同部位 OA 发生的关系。结果表明，三种标志物与影像学上形成骨赘的受累关节数量明显相关，三者的相关系数分别为 CTX-II（R2=0.51），COMP（R2=0.47）和透明质酸（R2=0.51）。但与关节间隙狭窄的受累关节数量相关性低，CTX-II（R2=0.01）或透明质酸（R2=0.05），COMP 则呈负相关（R2=0.69）。Jiao[Jiao，2016]等研究发现血清中 COMP 和透明质酸在轻度软骨损伤患者组（Outerbridge 评分 1 分组和 Outerbridge 评分 2 分组）明显升高，可用于检测膝关节早期软骨损伤。天然的 COMP 特异与膝 OA 的相关性较高，而脱酰胺形式的 COMP（D-COMP）则与髋关节 OA 的特异性更强[Catteral，2012]。

还有一些研究报道脂肪因子（如脂连蛋白、瘦素、内脂素）与 OA 的关系。虽然这些促炎细胞因子通常是由白色脂肪组织生产的，但成骨细胞、滑膜细胞和软骨细胞也可分泌，而且它们被发现是关节炎症和 ECM 降解的重要成分[Vuolteenaho，2009]。研究表明，OA 患者关节液中的高浓度脂连蛋白、瘦素与 OA 的严重程度相关[Ku，2009]。但是最近一项来自 CHECK 的研究报道发现，脂肪因子与关节的代谢关系并不明显[van Spi，2012]。

3. 预后性生物学标志物

预后性生物学标志物的作用是指可预测非 OA 患者将来发生 OA 的概率，或是对那些已经罹患 OA 的患者预测未来疾病的进展。

先前的研究已经表明，尿中 CTX-II 的水平增高与影像学上 OA 的进展相关。另一项来自荷兰鹿特丹研究中，对 1235 名患者长达 6 年多的随访，结果表明尿中 CTX-II 水平高的患者未来发生膝关节 OA 的风险升高 6 倍，发生髋关节 OA 的风险升高 8.4 倍。Dam[Dam，2009]等也观察到相似的结果，他们通过对 158 例患者行长达 21 个月的 MRI 追踪检查，结果发现，患者尿中 CTX-II 的水平高低与膝关节软骨的丢失有明显相关。Sowers[Sowers，2009]等对 72 例女性进行长达 11 年的随访，研究发现，血清中 COMP 与尿中 CTX-II 的水平与膝关节 OA 发生及膝关节僵硬均呈明显正相关。Golightly[Golightly，2011]等对 799 例社区居民进行平均 6.3 年的随访后发现，血清中高浓度的 COMP 和透明质酸与发生膝关节 OA 呈明显相关。

定量 MRI 技术经常被用于检测软骨的丢失程度。Hunter 等应用定量 MRI 技术对 80 例膝关节 OA 患者和 80 例对照者进行 2 年的随访检查，并测定一组生物学标志物的变化，包括 sC1，2C、sC2C、sCPII、s846 多肽和 sCOMP。结果显示只有 COMP 与软骨丢失呈明显相关[Hunter，2007]。而 Pelletier[Pelletier，2010]等应用定量 MRI 技术检测对 161 例接受药物治疗的 OA 患者进行 2 年的随访，结果发现，血清中 MMP-1、MMP-3 水平下降与软骨丢失减少相关。同时还发现高敏感性 C-反应蛋白（high sensitivity C reactive protein，hs-CRP）及 IL-6 也与软骨的丢失呈正相关。但由于炎症因子受炎症反应的影响较大，因此它们在 OA 中的实际意义还有待商榷。

先前的研究表明，OA 患者的血清中脂连蛋白、内脂素、瘦素及瘦素可溶性受体

（OB-Rb）的浓度明显增高。进一步的研究还发现并且它们与手关节 OA 的病情进展[Yusuf，2011]，也可作为 OA 的预后性标志物。

4. 疗效标志物

疗效标志物指可用于评估药物等方法治疗 OA 效果的标志物。大量的研究报道，CTX-Ⅱ的变化可用于检测 OA 治疗干预的有效性。Conrozier[Conrozier，2012]等研究报道关节腔注射透明质酸治疗膝关节 OA 后，患者尿中 CTX-Ⅱ从注射后第一个月开始减少，到 90 天时明显减少。而反应软骨合成的标志物如 s846 和 sPIICP 则无明显变化。在同个研究中，Henrotin[Henrotin，2011]等报道血清中 Coll2-1 和 Coll2-1NO2 在透明质酸注射后第 30 天和第 90 天时下降明显，且两者下降的时间要比 CTX-Ⅱ还早。

在口服药物方面，OA 缺乏有效的能改善 OA 病情的药物（disease-modifying osteoarthritis drugs，DMOADs）。雷奈酸锶是治疗骨质疏松的药物。一项来自 TROPOS 的研究报道绝经妇女口服雷奈酸锶（2g/d）治疗后，CTX-Ⅱ浓度比安慰剂组低 15%～20%[Alexandersen，2007]。而最近也有雷奈酸锶用于治疗 OA 的报道，研究表明，膝关节 OA 患者口服雷奈酸锶（2g/d）可显著改善患者的病情[Reginster，2013]。但疗效标志物的作用还有待进一步研究。

5. 研究性标志物

研究性标志物是指新发现的标志物，还没有足够的证据能纳入临床分类。

Bay-Jensen[Bay-Jensen，2011]等报道了应用 ELISA 方法检测由 MMP 降解Ⅱ型胶原所产生的新肽-CⅡM 在 OA 患者血清中的水平。研究表明中、重度 OA 患者血清中 CⅡM 的浓度明显高于非 OA 患者。

另外随着组学技术的发展，应用组学方法在发现新的 OA 生物学标志物方面起到重要作用。Zeggini[Zeggini，2012]等最近报道了一项大型的全基因组关联分析研究结果，该研究确定了八个 OA 的遗传风险基因，提示了基因标志物也可作为潜在的 OA 生物学标志物。另一项代谢组学的研究则提示血清中支链氨基酸和组氨酸的比值与 OA 相关，可作为 OA 标志物[Zhai，2010]。Castro-Perez[Castro-Perez，2010]和同事应用 LC-MS 对 OA 患者血清进行脂类组学的研究发现，5 种新的非内源性脂质，提示脂质代谢与 OA 的发病密切相关。与基因组学、代谢组学及脂质组学相比，蛋白组学更适合于 OA 生物学标志物的发现与研究。目前已有大量的 OA 生物学标志物蛋白组学的研究报道。Ritter[Ritter，2013]等用 DIGE 联合 MS 方法鉴定出膝关节液中 66 种蛋白，并确定 5 种蛋白在 OA 患者关节液中明显增高。Balakrishnan[Balakrishnan，2014]等通过对 OA 患者关节液进行蛋白组学分析，共发现 677 种蛋白，而且其中 545 种蛋白以前从未报道过。这些蛋白在 OA 发病中的作用还有待进一步的研究。

6. 安全标志物

安全标志物主要指用于评估一些带侵袭性或有创的检查治疗（如暴露于药物、辐射或造影剂的作用下）的安全性。

（二）未来研究方向

尽管已有大量的 OA 相关生物标志物被发现，但目前还没有任何一个能成功应用于临床，所以对 OA 生物标志物还需要不断深入的研究。2013 年，欧洲骨质疏松症和骨关节炎临床和经济学会（European Society for Clinical and Economic Aspects of Osteoporosis and Osteoarthritis，ESCEO）在一次会议中提出了未来关于 OA 生物标志物的研究方向[Lotz，2013]：

1. 研究疾病机制，发现新标志物

（1）继续研究 OA 潜在的发病机制，验证已发现的标志物，进一步鉴定新的标志物：Zhang[Zhang，2014]等报道了关节液中一种与 OA 发病相关的蛋白 Ihh 与关节软骨损伤的关系。研究发现关节液中的 Ihh 在早期软骨损伤时会明显升高，可作为一个新的 OA 标志物。

（2）运用组学的方法进行研究：OA 生物标志物的组学研究方法包括蛋白质组学、代谢组学、脂类组学及基因组学等，其中蛋白质组学方法运用最多。蛋白质组学的本质指的是在大规模水平上研究蛋白质的特征，包括蛋白质的表达水平，翻译后的修饰，以及蛋白之间的相互作用等，由此从蛋白质水平上获得有关疾病发生、细胞组织代谢等过程的全面而整体的认识。

蛋白质组学研究技术主要包括蛋白质分离和鉴定。传统的蛋白质分离技术主要是依赖凝胶方法（Gel-based methods），包括双向聚丙烯酰胺凝胶电泳（Two-dimensional polya-crylamide gel electrophoresis，2D-PAGE）、DIGE 等。该技术利用蛋白质的等电点和分子质量，结合凝胶化学特性，分离各种蛋白质。缺点是极酸性、极碱性蛋白质，疏水性蛋白质，极大蛋白质、极小蛋白质及低丰度蛋白质用此种技术难于有效分离。而且目前的一致观点是此技术不再适合应用于 OA 的蛋白组学研究。

现在蛋白质分离技术更多倾向于用非凝胶方法，包括非标记方法（label-free methods）和同位素标记方法（isotopic labeling methods）。非标记方法对液相色谱串联质谱的稳定性和重复性要求较高。而同位素标记相对和绝对定量（isobaric tag for relative and absolute quantitation，iTRAQ）标记技术由于灵敏度高、分离能力强、自动化程度高等优点，近年来应用逐渐增多。

（3）确定生物标志物与不同部位关节（膝、髋、手、脊柱）的关系，明确是否存在针对某一关节的特异性标志物：先前的研究表明血清中的 D-COMP 与髋关节 OA 发生相关，而与膝关节 OA 无关。

2. 实验和技术发展

（1）进一步提高实验技术。
（2）将生物学标志物的检测标准化。
（3）利用已确定的一组标志物制定出疾病检测评估标准。

研究表明，OA 的病理过程涉及整个关节，因此单一的生物学标志物检测往往不能全面地反映 OA 的病变，因此，未来制定用于 OA 的诊断等方面的标志物检测应该是一组包含能反映软骨、滑膜及骨代谢的标志物组合。国际骨关节炎研究学会世界大会（Osteoarthritis

Research Society International，OARSI）提出建议将下列 OA 相关生物学标志物进行商业开发，包括尿 CTX-Ⅱ（ urinary C-terminal telopeptides of type Ⅱ collagen）、血清 COMP（ serum cartilage oligomeric matrix protein）、血清透明质酸（serum hyaluronan）、血清或尿中 C1，2C、血清或尿中 C2C、血清或尿中 Coll2-1 和 Coll2-1NO2、血清 CPⅡ；血清 PⅡANP（ Procollagen type Ⅱ N-terminal propeptide）、血清或尿中 NTX-1、血清或尿中 CTX-1、血清 CS846、MMP-3［Abramson，2011］。

3. 预后和风险

（1）进一步明确早期 OA 的定义：早期 OA 的确定对 OA 生物学标志物的研究具有重要意义。现在比较公认的早期 OA 的定义为，影像学上不符合 OA 改变（如关节间隙狭窄、骨赘、软骨下骨变薄、软骨下骨囊肿形成等）的人群，包括前后交叉韧带损伤、半月板损伤、关节内骨折等患者［Chu，2011］。

既往很多研究在确定早期 OA 组患者时，均是以 X 线片或 MRI 作为诊断标准。由于影像学的滞后性，所以并不能真实反映关节软骨的早期退变。

卫小春研究团队多年来在 OA 生物学标志物方面做了大量研究。他们较早提出以关节镜下关节软骨损伤 Outerbridge 评分作为评估早期软骨损伤的依据。关节镜可以准确观察到软骨的形态变化，并通过触诊明确软骨的肿胀、软化等软骨早期退变变化。软骨的肿胀、软化（Outerbridge 评分 1 分）和表面微小裂隙（Outerbridge 评分 2 分）被认为是早期 OA 的特征变化。具体方法为在行膝关节镜手术或人工膝关节置换术中采用 Outerbridge 软骨损伤评分法对膝关节髌骨面、股骨髌面、股骨内外侧髁、胫骨内外侧平台共 6 个区域的关节软骨损伤情况进行评分，每个区域为 0～4 分，分别对应 Outerbridge 软骨损伤分级 0～4 级。将 6 个区域的软骨累计/最高评分记为该膝关节软骨的最终评分［王国金，2006；焦强，2016］。

（2）鉴定出早期 OA 的标志物。

（3）进一步明确生物学标志物的变化与临床治疗终点的关系（如关节置换）。理想的标志物应该在临床上可用于指导对 OA 患者的治疗，如何时保守治疗，何时进行手术干预。但由于个体差异等因素干扰，其有效作用还有待进一步的研究。

（4）研究用于风险评估的标志物。

总之，OA 的生物学标志物研究对 OA 的诊断与治疗有着十分重要的作用，尤其在对加速开发 DMOAD 方面。随着生物技术的不断发展，相信会有更多、更敏感、更特异的 OA 生物学标志物被发现，并能早日应用于临床。

参 考 文 献

陈志达，曾文容，林瀚洋，等，2015. OCT 在骨关节炎的应用进展. 风湿病与关节炎，4（7）：61-65.

高丽香，袁慧书，2016. MR 新技术在膝关节软骨成像中的应用. 实用放射学杂志，32（1）：141-143.

姜艳丽，令潇，张静，2017. MR T2*mapping 诊断关节软骨早期病变的临床价值. 中华介入放射学电子杂志，5（1）：20-23.

焦强，魏垒，卫小春，等，2016. 血清中骨关节炎生物标志物与关节软骨早期损伤关系探讨. 中华风湿病学杂志，20（7）：453-458.

焦强，魏垒，卫小春，等，2017. 应用同位素标记相对和绝对定量蛋白质组学方法筛选骨关节炎患者关节液差异蛋白. 中华风湿病学杂志, 21 (9): 622-627.

王国金, 卫小春, 纪斌平, 等, 2006. 血清和关节液中基质金属蛋白酶-3 及其抑制剂-1 含量的检测及其意义. 中华风湿病学杂志, 13 (5): 313-314.

易守红, 郭 林, 陈光兴, 等, 2011. 2479 例膝关节镜手术患者关节软骨损伤的流行病学分布特征. 第三军医大学学报, 33 (9): 957-960.

张晋, 丁娟, 尹崑, 等, 2011. 关节液和血清中瘦素含量与膝关节滑膜炎之间的关系. 中国药物与临床, 11 (4): 375-377.

Abramson S B, Berenbaum F, Hochberg M C, et al, 2011. Introduction to OARSI FDA initiative OAC special edition: clinical development programs for drugs, devices, and biological products intended for the treatment of osteoarthritis (OA). Osteoarthritis Cartilage, 19: 475-477.

Attur M, Krasnokutsky-Samuels S, Samuels J, et al, 2013. Prognostic biomarkers in osteoarthritis. Curr Opin Rheumatol, 25 (1): 136-144.

Balakrishnan L, Nirujogi R S, Ahmad S, et al, 2014. Proteomic analysis of human osteoarthritis synovial fluid. Clin Proteomics, 11 (1): 6.

Bansal P N, Joshi N S, Entezari V, et al, 2010. Contrast enhanced computed tomography can predict the glycosaminoglycan content and biomechanical properties of articular cartilage. Osteoarthritis Cartilage, 18 (2): 184-191.

Bauer D C, Hunter D J, Abramson S B, et al, 2006. Classification of osteoarthritis biomarkers: a proposed approach. Osteoarthritis Cartilage, 14 (8): 723-727.

Beekhuizen M, Gierman L M, van Spil W E, et al, 2013. An explorative study comparing levels of soluble mediators in control and osteoarthritic synovial fluid. Osteoarthritis Cartilage, 21 (7): 918-922.

Chou M C, Tsai P H, Huang G S, et al, 2009. Correlation between the MR T2 value at 4. 7 T and relative water content in articular cartilage in experimental osteoarthritis induced by ACL transaction. Osteoarthritis Cartilage, 17: 441-447.

Chu C R, Beynnon B D, Buckwalter J A, et al, 2011. Closing the gap between bench and bedside research for early arthritis therapies (EARTH): report from the AOSSM/NIH U-13 Post-Joint Injury Osteoarthritis Conference II. Am J Sports Med, 39(7): 1569-1578.

Chu C R, Williams A, Tolliver D, et al, 2010. Clinical optical coherence tomography of early articular cartilage degeneration in patients with degenerative meniscal tears. Arthritis Rheum, 62 (5): 1412-1420.

Cibere J, Zhang H B, Garnero P, et al, 2009. Association of biomarkers with pre-radiographically defined and radiographically defined knee osteoarthritis in a population-based study. Arthritis Rheum, 60 (5): 1372-1380.

Conrozier T, Balblanc J C, Richette P, et al, 2012. Early effect of hyaluronic acid intra-articular injections on serum and urine biomarkers in patients with knee osteoarthritis: an open-label observational prospective study. J Orthop Res, 30: 679-685.

Dam E B, Byrjalsen I, Karsdal M A, et al, 2009. Increased urinary excretion of C-telopeptides of type II collagen (CTX-II) predicts cartilage loss over 21 months by MRI. Osteoarthritis Cartilage, 17: 384-389.

Dam E B, Loog M, Christiansen C, et al, 2009. Identification of progressors in osteoarthritis by combining biochemical and MRI-based markers. Arthritis Res Ther, 11: R115.

de Bont F, Brill N, Schmitt R, et al, 2015. Evaluation of single-impact-induced cartilage degeneration by optical coherence tomography. Biomed Res Int, 2015: 486794.

Garnero P, Charni N, Juillet F, et al, 2006. Increased urinary type II collagen helical and C telopeptide levels are independently associated with a rapidly destructive hip osteoarthritis. Ann Rheum Dis, 65 (12): 1639-1644.

Golightly Y M, Marshall S W, Kraus V B, et al, 2011. Biomarkers of incident radiographic knee osteoarthritis: do they vary by chronic knee symptoms? Arthritis Rheum, 63: 2276-2283.

Henrotin Y, Addison S, Kraus V, et al, 2007. Type II collagen markers in osteoarthritis: what do they indicate? Curr Opin Rheumatol, 19 (5): 444-450.

Henrotin Y, Gharbi M, Mazzucchelli G, et al, 2012. Fibulin 3 peptides Fib3-1 and Fib3-2 are potential biomarkers of osteoarthritis. Arthritis Rheum, 64 (7): 2260-2267.

Henrotin Y C T, Deberg M, Walliser-Lohse A, et al, 2011. Early decrease of serum biomarkers of type II collagen degradation (Coll2-1) and joint inflammation (Coll2-1 NO2) by hyaluronic acid intra-articular injections in patients with knee osteoarthritis. Ann Rheum Dis, 70: 395.

Hunter D J, Li J, LaValley M, et al, 2007. Cartilage markers and their association with cartilage loss on magnetic resonance imaging in knee osteoarthritis: the Boston Osteoarthritis Knee Study. Arthritis Res Ther, 9: R108.

Ishijima M，Watari T，Naito K，et al，2011. Kaneko K. Relationships between biomarkers of cartilage，bone，synovial metabolism and knee pain provide insights into the origins of pain in early knee osteoarthritis. Arthritis Res Ther，13（1）：R22.

Jiao Q，Wei L，Chen C，et al，2016. Cartilage oligomeric matrix protein and hyaluronic acid are sensitive serum biomarkers for early cartilage lesions in the knee joint. Biomarkers，21（2）：146-151.

Ku J H，Lee C K，Joo B S，et al，2009. Correlation of synovial fluid leptin concentrations with the severity of osteoarthritis. Clin Rheumatic，28：1431-1435.

Kumm J，Tamm A，Lintrop M，et al，2013. Diagnostic and prognostic value of bone biomarkers in progressive knee osteoarthritis：6-year follow-up study in middle-aged subjects. Osteoarthritis Cartilage，21（6）：815-822.

Larsson S，Englund M，Struglics A，et al，2012. The association between changes in synovial fluid levels of ARGS-aggrecan fragments，progression of radiographic osteoarthritis and self-reported outcomes：a cohort study. Osteoarthritis Cartilage，20：388-395.

Li X，Majumdar S，2013. Quantitative MRI of articular cartilage and its clinical applications. J Magn Reson Imaging，38：991-1008.

Lotz M，Martel-Pelletier J，Christiansen C，et al，2013. Value of biomarkers in osteoarthrits：current status and perspectives. Ann Rheum Dis，72（11）：1756-1763.

Meulenbelt I，Kloppenburg M，Kroon H M，et al，2006. Urinary CTX-II levels are associated with radiographic subtypes of osteoarthritis in hip，knee，hand，and facet joints in subject with familial osteoarthritis at multiple sites：the GARP study. Ann Rheum Dis，65：360-365.

Mosher T J，Smith H E，Collins C，et al，2005. Change in knee cartilage T2 at MR imaging after running：a feasibility study. Radiology，234：245-249.

Pelletier J P，Raynauld J P，Caron J，et al，2010. Decrease in serum level of matrix metalloproteinases is predictive of the disease-modifying effect of osteoarthritis drugs assessed by quantitative MRI in patients with knee osteoarthritis. Ann Rheum Dies，69：2095-2101.

Reginster J Y，Badurski J，Bellamy N，et al，2013. Efficacy and safety of oral strontium ranelate for the treatment of knee osteoarthritis：results of a randomised double-blind，placebo-controlled trial. Ann Rheum Dies，72：179-186.

Ritter S Y，Subbaiah R，Bebek G，et al，2013. Proteomic analysis of synovial fluid from the osteoarthritic knee：comparison with transcriptome analyses of joint tissues. Arthritis Rheum，65（4）：981-992.

Saarakkala S，Wang S Z，Huang Y P，et al，2009. Quantification of the optical surface reflection and surface roughness of articular cartilage using optical coherence tomography. Phys Med Biol，54：6837-6852.

Simopoulou T，Malizos K N，Iliopoulos D，et al，2007. Differential expression of leptin and leptin's receptor isoform（Ob-Rb）mRNA between advanced and minimally affected osteoarthritic cartilage；effect on cartilage metabolism. Osteoarthritis Cartilage，15：872-883.

Sowers M F，Karvonen-Gutierrez C A，Yosef M，et al，2009. Longitudinal changes of serum COMP and urinary CTX-II predict X-ray defined knee osteoarthritis severity and stiffness in women. Osteoarthritis Cartilage，17：1609-1614.

Torp-Pedersen S，Bartels E M，Wilhjelm J，et al，2011. Articular cartilage thickness measured with US is not as easy as it appears：a systematic review of measurement techniques and image interpretation. Ultraschall Med，32（1）：54-61.

Trattnig S，Mamisch T C，Welsch G H，et al，2007. Quantitative T2 mapping of matrix-associated autologous chondrocyte transplantation at 3 Tesla：an *in vivo* cross-sectional study. Invest Radiol，42：442-448.

van Spi W E，Jansen N W D，Bijlsma J W J，et al，2012. Clusters within a wide spectrum of biochemical markers for osteoarthritis：data from CHECK，a large cohort of individuals with very early symptomatic osteoarthritis. Osteoarthritis Cartilage，20（7）：745-754.

Verma P，Dalal K，2013. Serum cartilage oligomeric matrix protein（COMP）in knee osteoarthritis：a novel diagnostic and prognostic biomarker. J Orthop Res，31（7）：999-1006.

Vuolteenaho K，Koskinen A，Kukkonen M，et al，2009. Leptin enhances synthesis of proinflammatory mediators in human osteoarthritic cartilage-mediator role of NO in leptin-induced PGE2，IL-6，and IL-8 production. Mediators Inflamm，2009：345838.

Wakitani S，Okabe T，Kawaguchi A，et al，2010. Highly sensitive ELISA for determining serum keratan sulphate levels in the diagnosis of OA. Rheumatology（Oxford），49：57-62.

Wang Q，Rozelle A L，Lepus C M，et al，2011. Identification of a central role for omplement in osteoarthritis. Nat Med，17：1674-1679.

Wang S，Wei X，Zhou J，et al，2014. Identification of alpha2-macroglobulin as a master inhibitor of cartilage-degrading factors that attenuates the progression of posttraumatic osteoarthritis. Arthritis Rheumatol，66（7）：1843-1853.

Wang Y，Li D，Xu N，et al，2011. Follistatin-like protein 1：a serum biochemical marker reflecting the severity of joint damage in patients with osteoarthritis. Arthritis Res Ther，13：R193.

Wang Y Y，Teichtahl A J，Pelletier J P，et al，2019. Knee effusion volume assessed by magnetic resonance imaging and progression of knee osteoarthritis：data from the Osteoarthritis Initiative. Rheumatology（Oxford），58（2）：246-253.

Wei X C，Yin K，Li P C，et al，2013. Type II collagen fragment HELIX-II is a marker for early cartilage lesions but does not predict the progression of cartilage destruction in human knee joint synovial fluid. Rheumatol Int，33（7）：1895-1899.

Widuchowski W，Widuchowski J，Traska T，2007. Articular cartilage defects：study of 25，124 knee arthroscopies. Knee，14（3）：177-182.

Wislowska M，Jablonska B，2005. Serum cartilage oligomeric matrix protein（COMP）in rheumatoid arthritis and knee osteoarthritis. Clin Rheumatic，24：278-284.

Yusuf E，Ioan-Facsinay A，Bijsterbosch J，et al，2011. Association between leptin，adiponectin and resistin and long-term progression of hand osteoarthritis. Ann Rheum Dies，70：1282-1284.

Zhai G，Wang-Sattler R，Hart D J，et al，2010. Serum branched-chain amino acid to histidine ratio：a novel metabolomic biomarker of knee osteoarthritis. Ann Rheum Dies，69：1227-1231.

Zhang C，Wei X C，Chen C W，et al，2014. Indian hedgehog in synovial fluid is a novel marker for early cartilage lesions in human knee joint. Int J Mol Sci，15：7250-7265.

第八章

关节软骨损伤的治疗及疗效评价

第一节 概 述

OA 的治疗方法主要有保守治疗、药物治疗和手术治疗，无论是保守治疗、药物治疗还是手术治疗，理想疗效的获得最终都需要完全解除患者的疼痛并恢复其生理结构，从而恢复患者的活动能力。但由于关节软骨自身无血管神经、自我修复能力弱等局限性因素的存在，关节软骨损伤的治疗效果都不太理想。现阶段在临床上 OA 的治疗目的在于：①解除疼痛症状；②维持或者改善关节功能；③保护关节结构；④教育患者和家属正确认识OA 及其治疗。1995 年，美国风湿病学会（American College of Rheumatology，ACR）推出骨关节炎治疗的金字塔方案，即以患者的教育、锻炼、减轻体重等措施为基础，必要时辅以外用非甾体抗炎药，无效的情况下一次加用口服对乙酰氨基酚、非甾体抗炎药等，急性发作时刻在关节腔内注射皮质醇激素，有不可逆性功能障碍时可做关节置换[Hochberg M C，1995]。2012 美国风湿病学会 OA 治疗指南将减肥、有氧运动、游泳和抵抗训练等非药物疗法作为体重过大的膝关节 OA 患者首选疗法；对于内侧楔形垫的膝外翻 OA 患者，建议有条件性地应用非药物治疗，如髌骨贴扎（patellar taping）、手法治疗、助步器、热疗、太极、自我管理及社会心理学辅导等；推荐药物治疗，有条件性地应用于早期的 OA 患者如对乙酰氨基酚、口服或局部应用非甾体抗炎药、非麻醉性中枢镇痛药曲马多、关节腔内注射皮质类固醇和透明质酸等；对于药物治疗效果不佳的患者可使用度洛西汀或阿片类药物。新指南强烈推荐药物治疗失败又不想实施手术治疗或有全关节置换手术禁忌证的患者使用阿片类镇痛剂[Hochberg M C，2012]。有意愿且无手术禁忌证的晚期 OA 患者推荐行手术治疗，可以在很大程度上改善患者的疼痛和关节功能。

近年来随着关节软骨损伤机制和新药物新材料研究的不断深入，越来越多的新型治疗方法被应用于临床研究中。一种疾病在临床上的治疗方法越多，但并不代表其治疗效果越好，恰恰从反面说明了每种疗法的疗效都不理想。因此，如何客观评价每种治疗方法的疗效就变得尤为重要。客观的疗效评价能够帮助临床医生准确地评价患者的预后，快速地筛选出更加有效的治疗方法或者验证一种新的治疗方法是否可行。本章节列举了现阶段治疗关节软骨损伤的可行方案，收集了近年来应用在临床上的用于关节软骨损伤治疗疗效评价的方法，探讨每种评价方法的优势和不足，以期更加有效地指导临床医生和科研工作者选择治疗方法，改善关节软骨损伤的治疗现状。

第二节　治疗方案及临床疗效

关节软骨损伤最常见的原因是创伤，其次是关节制动、关节不稳、过度使用和肥胖等。Bukwalter[Buckwalter, 2002]研究发现人的关节软骨可承受最大至 $25N/mm^2$ 的力量而无损伤，这个力量相当于使股骨骨折的力量。反复高强度的应力负荷会导致软骨细胞死亡、基质降解，最终软骨退化，丧失保护和缓冲能力。关节制动使关节腔压力增高，软骨组织液与关节滑液交换变慢，关节软骨营养障碍。关节不稳改变了关节表面应力的大小和部位，临床上膝外翻可使 OA 的发病概率增加 5 倍。关节负重增加和过度使用都是引起关节软骨退行性变的始动因素。

关节软骨损伤后的临床症状和体征有多种表现，典型的临床体征是疼痛、肿胀和关节活动障碍。小面积的缺损可能无任何不适症状，患者往往难以察觉，不能及时得到治疗，随着损伤的面积和深度增加，可出现关节的疼痛、肿胀、绞锁、畸形及活动受限等表现（详见第七章第二节）。

关节软骨损伤的治疗目的是为了改善或者消除这些临床症状和体征，因此，任何治疗方法的评价都离不开症状和体征的改善。只有能够消除患者疼痛和（或）改善患者活动能力的治疗方法才是有价值的方法。

一、保守治疗

保守治疗对关节软骨损伤的治疗作用是毋庸置疑的，单纯或联合保守治疗能够有效降低患者的疼痛指数，改善关节软骨的局部症状和患者的活动能力，解除外在损伤因素，甚至获得完全康复。

对于体重过大、症状较轻的膝关节 OA 患者首选保守治疗，主要包括减肥、有氧运动、游泳和抵抗训练等非药物疗法；对于内侧楔形垫的膝外翻 OA 患者，建议有条件性地应用非药物治疗，如髌骨贴扎、手法治疗、助步器、热疗、太极、自我管理及社会心理学辅导等，这些观点现在已经被列入 2012 美国风湿病学会 OA 治疗指南[Hochberg M C，2012]。对于关节软骨损伤轻微的患者，一旦外界损伤因素解除，经过保守治疗后，多数能够获得很好的治疗效果，很大一部分患者甚至能够完全恢复。对于软骨损伤较重或外界损伤因素难以完全解除的患者，保守治疗无法逆转或阻止损伤的发展，只能延缓关节软骨损伤的发展进程，推迟患者接受药物或者手术治疗的时间，最大程度改善患者的生存质量。药物或者手术治疗联合保守治疗可以明显改善患者的临床预后。

二、药物治疗

药物治疗是目前临床上治疗关节软骨损伤的首选方法。其主要目的是改善疼痛及局部的炎症反应，延缓关节软骨损伤的发展进程，其次才是关节软骨的修复及关节功能的恢复。

常用的一线非特异性药物有解热镇药，如对乙酰氨基酚等；非甾体抗炎药（non-steroidal anti-inflammatory drugs，NSAIDs），如布洛芬、依托考昔等；皮质类固醇，如可的松等，以上药物均可短期有效缓解疼痛，但不能改善关节软骨的病理状态，也不能阻断 OA 的进程[Hochberg M C，2012]。NSAIDs 又分为非特异性环氧化物酶（Cyclooxygenase，COX）抑制剂（COX-1）和特异性环氧化物酶（COX-2）抑制剂，传统的 NSAIDs 如对乙酰氨基酚和布洛芬等，属于 COX-1 抑制剂，COX-2 抑制剂包括塞来昔布、依托考昔等。传统的 NSAIDs 对 COX 的抑制作用没有选择性，在抑制 COX-2 发挥抗炎作用的同时还抑制 COX-1，胃肠不良反应明显。特异性 COX-2 抑制剂通过对 COX-2 的特异性抑制作用，发挥 NSAIDs 的抗炎止痛效果，减轻关节炎的疼痛和炎症反应，且不抑制 COX-1，减少其不良反应的发生，但长期服用会增加心血管疾病和胃肠道毒性的风险[Conaghan P G，2012]。

特异性药物也称关节软骨保护剂，如氨基葡萄糖（glucosamine，Glu）及其衍生物、硫酸软骨素（chondroitin sulfate，CS）及其衍生物等。短期服用此类药物不起作用，长期服用可能修复软骨损伤，延缓软骨组织的退变。口服 Glu 可通过修复关节软骨，催生关节滑液，使关节面之间不再发生硬性摩擦，不再出现疼痛、肿胀、骨摩擦音等症状，并通过对关节软骨的修复，使关节间隙恢复正常，关节功能得到恢复。全层缺损关节软骨（full-thickness articular cartilage defects）动物实验表明，N-乙酰葡糖胺（N-acetyl-D-glucosamine，GlcNAc）关节腔内注射可以治疗关节软骨全层损伤，4 周时实验组的 Ⅱ 型胶原（collagen type Ⅱ，COL Ⅱ）和 TGF-β2、TGF-β3 表达量远高于对照组，12 周时实验组产生由成熟软骨细胞组成的透明软骨样软骨再生，缺损部位及其邻近组织的 GAG 和阳性 Ⅱ 胶原的含量都很丰富[Chang N，2015]。Raynauld[Raynauld，2016]等随访了 1593 位接受 Glu 或 CS 治疗的患者，采用全自动化定量 MRI 技术来测量软骨总体积，Jonckheere-Terpstra 非参数检验方法分析数据，结果表明，Glu/CS 可以明显减少关节软骨总体积的减少，治疗效应与治疗时间呈正相关。CS 具有明显的抗炎作用，还能够帮助软骨抵抗压力、保持软骨形态结构的完整性、维持软骨自身代谢平衡、减缓软骨退化进程并减轻肌肉酸痛的疼痛程度。细胞水平上，CS 能够调节软骨细胞的生长、黏附、增殖和分化。组织工程方面 CS 与其他生物材料混合制备的生物支架也表现出促进软骨组织修复的生物学特性[Bishnoi M，2016]。此类药物与 NSAIDs 的作用机制不同，不能够抑制环氧化酶，也不抑制前列腺素的合成，在临床上常常和 Glu 联合应用并表现出长期的安全性，因此临床常与 NSAIDs 使用联合使用。

关节内润滑剂——透明质酸是关节液中的一种正常成分。基本结构是由两个双糖单位 D-葡萄糖醛酸及 N-乙酰葡糖胺组成的大型多糖类。与其他黏多糖不同，透明质酸不含硫元素。它的透明质分子能携带 500 倍以上的水分，为当今所公认的最佳保湿成分。关节腔内的透明质酸除了具有关节润滑作用外，目前认为它对软骨还具有生理性的营养作用。OA 患者关节腔内透明质酸合成明显减少，酸性的渗出液增多，从而引发关节局部炎症、软骨退化和关节疼痛。关节腔内注射透明质酸不仅能够恢复润滑的作用，还能改善关节软骨的营养环境，缓解患者疼痛。Evanich[Evanich，2001]等通过对 OA 患者共 80 只膝关节进行关节腔内注射透明质酸治疗发现，约 2/3 的患者膝关节疼痛减轻，一半的患者表示对治疗效果满意，但只有 35% 的膝关节活动能力有所改善，28% 的膝关节在注射 6 个月后不得不接受手术治疗，15% 的膝关节出现并发症。随机对照研究证实[Newberry S J，2015]，连续 5 周关节内注射透明质酸可使软骨损伤及 OA 患者疼痛缓解和功能改进。关节腔内注射透明质酸可以改善保守治疗失败患者的 WOMAC（Western Ontario and McMaster Universities Osteoarthritis Index）评分。目前临床上常用的透明质酸制剂有 Hyaluronan 和 Hylan G-F 20，前者是未经改变的透明质酸，每周 1 次，连续 5 次。后者是交联的透明质酸，分子质量较高，每周 1 次，连续 3 次。两药对膝 OA 休息痛、活动痛和负重痛方面都有效。印度学者在一项针对有症状 OA 患者的一项研究中，采用 6ml Hylan G-F 20 关节内注射持续 26～52 周，证实了其生物安全性和长期有效性[Sarvajeet Pal，2014]。

近年来，在基础和临床研究推动下，开发出更多治疗 OA 的新药，部分新药已经进入临床实验阶段，为 OA 的治疗提供新的更加有效的途径。Frediani[Frediani，2015]等的研究表明应用抗骨质疏松药——氯膦酸盐治疗 OA 时，既能够减少老年人骨折的发生率又能减轻 OA 的疼痛，同时安全性和经济效益都比较高。Gao[Gao，2016]等和 Felson[Felson，2016]等尝试使用鱼肝油来治疗和缓解 OA 患者疼痛，前期的动物实验和相关临床实验都证实鱼肝油对 OA 有缓解疼痛和改善局部炎症的作用。但鱼肝油（鱼油）对膝关节 OA 患者的疼痛缓解和运动功能改善作用是否与剂量相关还存在一定的争议，需要进一步的临床研究来证实[Hill C，2016]。Bayyurt[Bayyurt，2015]等通过研究表明关节腔内应用阿托伐他汀对关节软骨有保护作用，通过光镜和电镜观察，其机制可能是通过保护软骨细胞的内质网和高尔基体而起到保护关节软骨的作用。Wang[Wang，2015]等的随机对照实验也证实了阿托伐他丁的治疗作用。其他药物如碳纳米管、树枝状聚甘油硫酸盐（dendritic polyglycerol sulfates，dPGS）、鹅去氧胆酸及改良的透明质酸制剂等都能在一定程度上缓解患者疼痛，抑制局部炎症，促进关节软骨的修复，改善患者的临床症状和体征。

综上所述，药物是治疗关节软骨损伤的重要方法，患者的临床症状和体征都能得到很大改善，并在一定程度上修复和重建关节软骨的解剖结构。但无论何种药物，治疗的主要目的是改善疼痛，其次才是关节功能的恢复。长期随访发现，即使膝关节功能客观评分逐渐降低，患者的主观评分仍可良好。提示临床上选择何种治疗之前，均应该考虑以下因素：损伤的部位及大小、损伤的严重程度、患者的年龄、渴望达到的活动水平、关节畸形、关节炎、关节的稳定性，以及症状的严重程度。

三、手术治疗

目前临床上针对关节软骨损伤的外科治疗方法大多基于动物实验的良好结果（详见第六章）。从简单的关节灌洗术到复杂的细胞移植等，有多种方法可供选择。每种方法因其原理、技术的不同，手术的适应证、临床疗效也不尽相同。

（一）关节灌洗术和清理术

Jackson[Jackson，1998]最先在临床上观察到了一些患者做完诊断性关节镜检查后，膝关节的症状有所减轻。其中 45% 的患者经随访，疗效可维持三年以上。笔者总结认为是由于关节镜手术中大量盐水灌洗清除了关节腔内的软骨碎片及炎症介质所致。软骨或半月板等碎片可刺激滑膜增生，而关节液中的炎症介质如 IL-1、TNF-α 等在炎症反应中起重要作用。通过大量盐水冲洗，将碎片及炎症介质清除，可延缓关节炎症病变的进展。事实上，关节灌洗术现在只是关节镜手术的一部分而非单独一项操作。

关节清理术目前尚无准确的定义。传统的理解是指在关节镜下清除关节腔内的软骨碎片、游离体、退变的软骨、骨赘及肥大的滑膜组织等。全面的关节清理术还应包括滑膜切除术、半月板切除术、关节磨削成形术，甚至侧副韧带松解术等。关节清理术常和灌洗术联合应用，可使疗效维持更长时间。

影响关节清理术的疗效的主要因素有以下几点。

术前患者的症状：术前有明显绞锁等症状的患者术后效果要更明显。

膝关节的力线：Baumgaertner[Baumgaertner，1990]研究发现力线正常的关节炎患者术后膝关节评分是膝内翻患者的 2 倍。即使内、外翻的角度不超过 5°，两组患者的术后效果差别还是显著的。

术前患者出现症状的时间：时间越短的，术后效果越好。对于怀疑关节软骨有病变的，手术介入最好在出现症状 3 个月内。

关节退变的严重程度：关节退变程度严重者，手术效果可能会降低。Jackson[Jackson，2003]通过对大量 OA 患者应用灌洗术和清理术治疗后长期随访，总结认为，早期的 OA，尤其是 Ⅱ 期、Ⅲ 期，是行灌洗术和清理术治疗的最佳时期，而对于晚期的患者，疗效很不确定。

关节灌洗术和清理术目前已成为关节镜手术中最基本的操作，也是治疗关节软骨损伤最基本的手术方式，后面讲述的其他手术基本上是在两者的基础上进行的。由于未涉及软骨下骨，并不能诱导软骨的修复。因此对于诊断明确的软骨损伤，临床上单独使用这些方法治疗显的不充分。

（二）射频软骨成形术

射频术是关节镜领域的一项新技术。射频与传统的电凝、激光不同，采用了冷融化技术，工作温度一般在 40～70℃。射频产生的离子电流通过振动细胞内液和细胞外液中的电解质，产生分子摩擦，从而使组织加热。临床上有两种射频应用——单极（monopolar）射频和双极（bipolar）射频。单极射频中电流从探针经过软骨表面和软骨下骨回到皮肤表面的地线，或电流从探针经过灌洗液到关节囊，再回到地线。在射频软骨成形术中，软骨的厚度、水分、蛋白聚糖的浓度、胶原成分、软骨下骨厚度等都会影响到电流的通路。双极射频的电流则是通过关节镜灌洗液产生于探针尖的正、负极之间，通过加热周围的溶液而产生高的表面温度。射频的热效应取决于能源的大小、作用持续时间、作用组织的类型及电极的类型。

大量研究发现，射频术一方面可光滑和修复关节软骨表面，阻止软骨的退行性变；另一方面可减少胶原和蛋白聚糖碎片的释放，从而减轻对滑膜的刺激。其疗效要优于传统的关节清理术。

目前认为射频软骨成形术适合治疗 Outerbridge 分 Ⅱ 级、Ⅲ 级的非全层软骨损伤或软骨软化症。Ⅳ级软骨损伤是该术的禁忌证，因为射频产生的热量可造成软骨下骨不可逆的损伤。同样Ⅰ级软骨损伤也是手术禁忌证，它可使完整的软骨产生裂隙，加剧软骨的退变。

作为一项新技术，射频软骨成形术还有许多问题尚待解决。如射频产生的热量对软骨细胞活性的影响如何，目前尚不完全清楚。Kaab[Kaab，2005]等的动物实验发现，人工造成的 Outerbridge Ⅱ级关节软骨损伤经射频消融处理，术后 24 周检测这些损伤进一步发展为Ⅳ级损伤。而 Voloshin[Voloshin，2007]等临床观察 15 例经双极射频软骨成形术治疗的患者经二次关节镜检查发现，软骨损伤的面积均有减少。对单极射频和双极射频的治疗效果比较，离体标本研究发现双极射频组造成的软骨细胞死亡显著多于单极射频组[Edwards，2002]。在动物实验中也发现双极射频消融能量治疗关节软骨退变时，对正常关节软骨和基质有一定损害，而且这种影响与射频消融能量的大小呈正相关，能量超过15W 时，对关节软骨活性及基质影响非常明显，可能会造成全层关节软骨的坏死。但由于很多研究建立在动物实验或者离体的软骨标本研究基础之上，与临床存在一定的差异。目前对射频软骨成形术的临床应用研究报道还比较少，还需要大样本、多中心、长期的随访研究来证实射频软骨成形术的临床安全性及疗效。

（三）骨髓刺激术

骨髓刺激术（marrow stimillation techniques）是指运用各种方法穿透软骨损伤区的软骨下骨，刺激软骨下骨出血，形成纤维蛋白凝块充填缺损区。纤维蛋白凝块中的未分化间充质细胞经过增殖、分化后形成纤维软骨组织。这些技术根据对软骨下骨处理方式的不同，可分为以下几种。

1. 软骨下骨钻孔术

软骨下骨钻孔术（subchondral drilling）是指在软骨缺损区通过钻孔来刺激软骨下骨出血，形成纤维软骨修复组织。Pridie[Pridie，1959]是最早提倡此方式的医生之一，他报道疗效优良率可达 74%。

该方法可在关节镜下操作，简单易行，是临床应用较多的一种手术。但目前对软骨缺损区的钻孔的数目、直径及深度尚无统一定论。临床上也缺乏大样本长期随访的研究。另外，由于钻孔术中使用电钻，钻孔时产生的热量可能危害软骨下骨，此方法已逐渐被其他方法所替代。

2. 磨削关节成形术

磨削关节成形术（abrasion arthroplasty）最初由 Johnson 提出，主要用于临床严重 OA 患者的治疗，目的是延迟这些患者进行关节置换的时间。其原理是在关节镜下应用器械清除软骨损伤区软骨下骨表层 1～2mm 厚的硬化骨质，以促使软骨下骨出血，形成血凝块填充缺损区。在免负重的保护下，这些血凝块 8 周左右可转变成纤维组织，4 个月后可形成纤维软骨组织。

目前临床上对磨削关节成形术疗效存在争议。Johnson[Johnson，1986]等报道手术后78%患者的症状改善，约 50%的患者 X 线片显示膝关节间隙增大。而 Bert[Bert，1989]等报道术后优良率仅达 51%。Baldovin[Baldovin，1997]等对 234 例 OA 患者长达 9.5 年的随访，结果显示，患者 Lysholm 评分平均从术后 2 年的 82.3 降至 61.4，关节间隙狭窄 50%。

研究者总结认为主要是由对磨削关节成形术的适应证、手术方式及术后处理不同所造成的。磨削关节成形术的适应证为针对中老年 OA 患者（平均年龄为 60 岁）的补救治疗手术，其主要目的在于延缓 OA 患者进行关节置换的期限。因此，磨削关节成形术的疗效是姑息性的（palliative），而非治愈性的（curative）。其禁忌证包括膝关节力线严重不正、膝关节不稳定、体重过胖等。

手术中需要注意的是磨削关节成形术仅处理那些软骨下骨已暴露的区域，而对于那些完整的退变关节软骨则勿动。手术的器械由传统的刮勺已发展成电动钻孔器，但不赞成运用激光等器械，因为可能造成骨坏死。术后 2 个月的免负重极为重要，目的是避免活动造成血凝块的移动。

3. 微骨折术

微骨折术（microfracture）由 Steadman[Steadman，2001]提出并应用于临床。该技术与钻孔术的原理相似，目的是通过修复关节表面阻止退变进一步发展，同时可有效缓解疼痛等症状。

微骨折术的适应证为由创伤导致的股骨髁、胫骨平台及髌骨、滑车处的全层软骨损伤，且缺损面积较小（$<2\sim4cm^2$）的年轻患者（<40 岁）。对于一些膝关节有退行性变但力线正常的患者也可行手术治疗。而膝关节力线不正、患者不能接受术后严格的康复锻炼者、非全层软骨损伤等是手术的禁忌证。患者年龄超过 60 岁为相对禁忌证。

该技术强调先在关节镜下对软骨缺损处进行清理，将软骨损伤区域周边不稳定的部分修整去除，再清除软骨损伤区表层钙化软骨（要避免过深损伤软骨下骨），为再生的组织提供一个良好的环境。手术器械为一种特殊的凿子（图 8-1）。用这种凿子在暴露的软骨下骨板上，从靠近周围正常软骨的缺损区边缘开始进行多发性凿孔，即微骨折。孔的间距尽量小，但不至于彼此穿透，一般为 3～4mm。深度为 2～4mm，以有脂肪滴或血从孔中流出为准（图 8-2）。

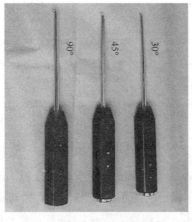

图 8-1　微骨折术使用的凿子

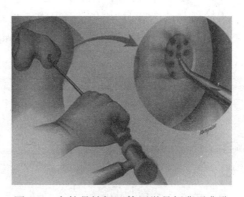

图 8-2　在软骨缺损区使用微骨折凿子凿孔

术后的康复锻炼对手术效果的影响很关键。康复锻炼计划的制定依据两个因素：损伤的位置和损伤的大小。如对于股骨髁软骨损伤，要求术后即可进行 CPM 锻炼。开始活动范围为 $30°\sim70°$，以后逐渐增加 $10°\sim20°$。术后 $6\sim8$ 周需要扶拐活动，8 周后可负重锻炼。

Steadman 研究小组的长期随访研究表明微骨折术可显著改善关节疼痛、患者的活动水平，是一种安全、有效的治疗方法[Bartz R L，2004]。但也有研究指出术后的组织学观察显示修复的组织主要为以 I 型胶原为主的纤维软骨，其生物力学特性较正常的透明软骨差。尽管如此，最近其他研究小组报道应用微骨折术治疗距骨和髋关节骨软骨损伤的长期疗效满意，所以只要选择合适的病例，微骨折术仍然是目前临床治疗全层软骨损伤的一种主要治疗方法。

（四）组织移植术

1. 骨膜和软骨膜移植术

骨膜和软骨膜移植术主要是利用组织中含有的未分化的间充质细胞，移植到软骨缺损处，从而形成透明样软骨修复组织。

（1）软骨膜移植：主要是从肋软骨上切取软骨膜，然后用纤维胶将其黏合至软骨缺损区。术后要进行膝关节制动、CPM 及逐渐负重锻炼。

但临床长期随访结果并不满意，优良率仅为 38%，55%的疗效差。组织学检测证实修复失败的组织中有 X 型胶原的存在，提示组织中发生软骨内骨化，这可能是导致修复失败的原因。

患者年龄也是影响术后效果的一个因素。年龄越大者（＞40 岁），术后效果越不理想。

（2）骨膜移植：骨膜分为内在的生发层和外在的纤维层。生发层中含有未分化的MSCs。大量的基础研究证实骨膜的生发层可形成软骨组织。骨膜整体移植有技术和生物学上的优势。首先它含有未分化的 MSCs，其次骨膜可作为细胞的载体，起到传递和维持细胞的作用，另外，研究证实骨膜中含有众多生物活性因子，如 TGF-β1、BMP-2 等，这些生长因子在骨膜软骨形成的过程中起重要的调节作用。细胞、载体、生长因子作为组织工程的三大要素，在骨膜移植术中完美地结合在一起。

手术的过程与软骨膜移植的过程相似，是将从胫骨近端取下的骨膜缝合至软骨缺损区。手术的要点包括骨膜的厚度适宜、将骨膜的生发层朝向缺损区覆盖及术后进行 CPM锻炼等[O'Driscoll，2001]。

与其他组织移植术如细胞移植、骨软骨移植术相比，骨膜移植术具有简单、经济等优势，适合年轻患者（＜35 岁）由创伤或剥脱性骨软骨炎导致的孤立性的软骨或骨软骨缺损。

影响手术疗效的因素包括①骨膜的供体部位。不同部位的骨膜中细胞含量不同，临床上多选用胫骨近端的骨膜。②供体的年龄。骨膜中未分化细胞含量与供体年龄相关，年龄越大者，细胞越少。③骨膜的获取技术。获取不当，可损坏骨膜生发层中的未分化细胞，或是将生发层遗留在原位骨上。因此手术需要有丰富经验的医生来完成。骨膜的暴露时间，骨膜获取后，在空气中暴露时间过长会导致组织的干燥，直接影响骨膜软骨形成，因此无论在基础研究还是临床应用中通常不超过 5min；与术后 CPM 锻炼。研究表明 CPM 活动可有效促进骨膜软骨形成，而术后的主动活动则可会危害修复组织。

近 10 多年来，大量研究发现单纯的骨膜及软骨膜移植修复软骨损伤的长期效果并不理想。随着其他移植技术的发展，单纯的骨膜和软骨膜移植已逐渐被淘汰。

2. 骨软骨移植

（1）骨软骨自体移植：骨软骨移植是一种将非负重及非重要关节的骨或软骨植入软骨缺损表面以重塑关节完整表面的技术。小面积的缺损可在关节镜下进行，而面积较大者则需进行开放手术。传统的单一骨软骨移植仅能满足小面积的缺损。目前临床上较广泛应用的是镶嵌式骨软骨移植术（mosaicplasty），由 Hangody 于 19 世纪 90 年代首先介绍了这种技术。移植物要求包括软骨、松质骨，并且要求软骨与软骨下松质骨结合紧密、完整，目的是在移植后使供体和受区的软骨下松质骨融合，尽快为移植的软骨提供必要的血供[Hangody，1997]。

手术适应证：自体镶嵌式骨软骨移植术适用于局灶性软骨病损，通常认为 $1\sim2.5cm^2$ 是较为合适的缺损面积。这主要是由供区量的限制和其他技术原因造成的。接受治疗的患者年龄要求在 50 岁以下。

手术禁忌证：理论上自体镶嵌式骨软骨移植术的禁忌证包括感染或肿瘤性缺损、风湿性关节炎；软骨的缺损面积大于 $8cm^2$，或者患者没有明显的临床症状。相对禁忌证包括年龄为 $40\sim50$ 岁，软骨损伤面积 $4\sim8cm^2$，中度的 OA 改变等。

手术首先对患者进行关节镜检查，明确损伤部位和范围。显露关节软骨缺损区后，对病灶进行清创刨削，获得有活力的软骨下骨，为修复提供良好的基础。用高速微型骨钻切除病损软骨至正常部位，深达松质骨，使病损底部平坦，并与周围软骨壁成 90°。直视下根据病灶，在导标的引导下钻洞，钻洞的直径可根据情况选 8.5mm、6.5mm、4.5mm、3.5mm、2.7mm 相间使用，每个钻洞之间相隔 1mm，软骨损伤钻洞深 15mm，骨软化病灶钻洞深 20mm。如手术在关节镜下进行，需行标准关节镜入路，必要时加做切口以保证能垂直凿取骨软骨块。

通常选择股骨的内外侧关节面作为供区，一般情况下每侧可以提供 $3\sim4cm^2$ 的软骨。股骨髁间切迹外形呈凹型，软骨下骨弹性差，移植后不容易形成正常关节面的弧度，且易在楔入过程中断裂，一般很少作为首选的供区。有学者认为髌骨的外侧关节面也可以作为供区，但对此尚有争议。

用专用圆锯从供区取与受区大小、数量及长度相当的骨软骨移植条块，每条块间隙 $1\sim2mm$，相互垂直，以免交叉钻孔使骨块不成形。将取出的骨软骨移植骨块包于湿盐水纱布中。根据缺损区的面积安排合适数量的移植物（一般以移植物至少充填 80% 的缺损区为宜），将骨软骨移植骨块置入相应大小的骨软骨移植栓推进器，然后均匀地用力将骨块徐徐地向相应大小的受区骨洞推入，待所有的移植骨块植入受区后，用平头棒轻打移植骨块，使受区移植骨块平面与关节平面在一弧面上，移植骨块间较大的间隙用骨松质颗粒填塞。

术后膝关节用石膏固定，并向骨软骨移植侧加压，维持 4 周后拆除石膏，8 周内膝关节非负重下进行功能锻炼。这样在骨软骨早期愈合后即行非负重下磨合，使创面能更好地恢复平整，恢复正常功能。

Hangody［Hangody，2003］回顾性地研究了 831 例患者行镶嵌式骨软骨移植术后的中、远期疗效。其中股骨髁损伤 597 例，髌股关节损伤 118 例，距骨顶损伤 76 例，胫骨平台损伤 25 例，肘关节损伤 6 例，股骨头 6 例，肱骨头 3 例。效果优良率分别为距骨为 94%，股骨髁为 92%，胫骨为 87%，髌骨及股骨滑车为 79%。在行关节镜检查的 83 例患者中，69 例关节面光滑，接近正常软骨表面弧度，组织学检查表明移植的透明软骨存活，14 例有轻度或重度退行性变。

尽管有不同的争议，自体镶嵌式骨软骨移植术仍是一项具有革新意义和前途的治疗关节软骨损伤的技术。国外学者通过对大样本病例长时间的观察和随访认为，其疗效显著，并发症少，是目前治疗中等面积关节软骨损伤的可靠治疗手段。但对于微小的或较大面积的损伤，往往因为操作困难或骨软骨来源有限难以实现有效的治疗。因此，严格选择适应证和掌握手术技巧是成功的关键所在。

（2）骨软骨异体移植：不受取材来源限制，而且可根据需要制成各种形状的移植物，适合临床上较大面积（$\geqslant 2cm^2$）的由创伤或剥脱性骨软骨炎导致的骨软骨缺损。患者的年龄通常限于 40～45 岁以下。严重的退变性关节炎或炎症感染则是手术禁忌证。双极关节面损伤、关节不稳定、力线不正、患者年龄超过 50 岁等是移植失败的高危因素。

异体移植物通常有两种形式：新鲜异体移植物和冷冻异体移植物。冷冻骨软骨异体移植物中软骨细胞的活性低于新鲜骨软骨异体移植物，但有报道其临床应用同样取得良好的疗效，而且有充分时间进行病毒学和细菌学的检测，完成择期手术等优点。

移植物的制备有多种方法，常用的是骨栓移植（dowel graft）和贝壳移植（shell graft）。骨栓移植的移植物呈圆柱状，其制备技术简单，移植时仅需要压力压配。贝壳移植主要适用于那些缺损不规整，如大多数的胫骨平台和股骨后方的缺损，移植后往往需要额外固定。

术后 6 周内要求每日进行 6～8h 的 CPM 锻炼。对于股骨的缺损，骨栓移植后需要 6 周的免负重，贝壳移植需要 8 周。胫骨移植常需要 8～12 周。髌骨移植后即可进行部分负重，但要避免蹲、跪等动作造成剪切应力对移植物的损坏。最终影像学证实完全愈合后才可完全负重。

免疫反应、疾病传播等是骨软骨异体移植中必须注意的问题。但由于软骨组织缺乏血管，软骨细胞被致密的 ECM 包绕，从而形成天然的免疫屏障。所以，因免疫反应导致的骨软骨异体移植失败似乎并不是软骨移植物造成的，而可能是因移植物中的骨组织引起的。因此，移植时应尽可能减少移植物的骨成分，并通过灌洗尽可能地清除供体的骨髓细胞。

（3）颗粒关节软骨（Particulated articular cartilage）移植：该技术最早由 Depuy 公司的科研人员研发。他们发现将粉碎软骨（1mm³）置于支架或纤维蛋白胶载体中可诱导软骨细胞向外迁移及生长，进而分泌 ECM 及胶原，生成透明软骨，因此也被称作碎裂软骨修复（minced cartilage repair）技术。这种技术不需要将软骨细胞进行体外分离、消化及扩增，只需一次手术就可完成软骨的粉碎及移植，大大简化了手术过程［Lu，2006］。

基于早期的体外和体内动物实验取得良好的结果，目前该技术已经成功应用于临床。临床上现在主要应用的有两种技术：自体软骨移植系统（cartilage autograft implantation system，CAIS）和新生自然组织（DeNovo Natural Tissue，DeNovo NT）。CAIS 是 Depuy 公司研发的自体软骨移植系统，该系统采用 PLA-PGA 合成支架，在鼠、羊及马的软骨损伤模型中均显示软骨细胞生长和软骨形成，新生成的软骨显示较高的蛋白聚糖水平和Ⅱ型胶原表达。另外一种是美国 Zimmer 公司的 DeNovo NT 移植修复方案，该方案采用同种异体的青年软骨（particulated juvenile articular cartilage allograft，PJAC），采用手工方法粉碎并且完全不使用酶消化和其他生物学处理，然后通过纤维蛋白胶构建和固定。一包 DeNovo NT 移植物可供面积约 $2.5cm^2$ 的软骨损伤区修复使用。该方案采用同种异体移植，所以术前需要严格筛查供体。

颗粒关节软骨移植的适应证：18～55 岁有症状的关节软骨损伤患者，软骨损伤为 ICRS 3 级或以上，损伤面积为 $1～5cm^2$，且关节稳定，力线良好。如果关节为双极软骨损伤（ICRS 2 级以上），合并有软骨下骨囊肿，或严重的剥脱性骨软骨炎则不适用此方法。

由于 CAIS 和 DeNovo NT 是一种新技术，临床报道还比较少。一项来自 FDA 支持的研究比较了 CAIS 和微骨折术的治疗效果。共 29 例患者接受两种方法治疗，经过 2 年的随访发现，CAIS 组患者的 IKDC 和 KOOS 评分明显高于微骨折术组[Cole, 2011]。最近 Farr 等报道了 25 例膝关节软骨损伤患者接受 DeNovo NT 治疗后随访 2 年的结果。结果显示，患者的 IKDC 和 KOOS 评分均显著改善，MRI 检查发现原软骨缺损区均生成新的软骨，活检显示，生成的软骨组织包含透明软骨和纤维软骨，但Ⅱ型胶原含量远高于Ⅰ型胶原，而且新生的软骨组织与周围正常软骨组织结合紧密[Farr, 2014]。

尽管 CAIS 和 PJAC 的临床初步应用效果良好，但作为新技术，还缺乏大量、多中心、长期的临床效果评价。而且在一些技术方面，仍存在一定争论：如软骨碎片的大小多少合适？移植是否需要支架？有研究者认为将两者技术结合起来应用能产生更好的效果，但缺乏大动物实验及临床实验验证[Bonasia, 2015]。

（五）组织工程软骨修复技术

近年来，随着组织工程技术的不断进步，在软骨损伤的修复领域也取得了许多突破性的进展。经典的自体软骨细胞移植（autologous chondrocyte implantation，ACI）可以说是第一代的组织工程软骨修复技术，此后随着支架材料的研发进步，又出现了基质诱导自体软骨细胞移植（matrix-induced autologous chondrocyte implantation/transplantation，MACI/MACT），也被称作第二代的组织工程软骨修复技术。第一、二代组织工程软骨修复技术均需要 2 步手术完成，针对此不足，又产生了仅需一步手术的第三代组织工程软骨修复技术，即自体基质诱导软骨成形术（Autologous matrix-induced chondrogenesis，AMIC）。

1. 自体软骨细胞移植

关节软骨损伤后自身修复能力差，部分原因可能与关节软骨缺乏血液供应和有修复能力的细胞有关。ACI 正是通过外科手术将一定量有修复能力的软骨细胞运送到缺损处以促进软骨的修复。1994 年，Brittberg[Brittberg, 1994]首次报道了临床应用 ACI 的情况。良好的效果使 ACI 获得临床的认可，并在 1997 年，自体软骨细胞培养作为一种生物制剂获得了 FDA 的批准，使 ACI 临床应用更加规范化。

ACI 的适应证：由外伤或剥脱性骨软骨炎所导致的股骨髁、滑车局限性全层软骨或骨软骨缺损。患者年龄一般在 15～55 岁，且膝关节无 OA 等改变，损伤面积在 2～6cm^2。

手术一般分为两步。第一步通过关节镜从股骨髁非负重区取得一定量软骨（宽约 5mm、长约 10mm、重 200～300mg），在体外进行清洗、消化、分离得到纯软骨细胞，然后接种培养、增殖。第二步需切开关节，距第一次手术 14～21 天。将病灶清创至周围正常软骨处，避免穿透软骨下骨而引发创面出血，测量缺损处的大小。然后从胫骨近端取下一片面积较缺损区稍大而形状相似的骨膜片。确认缺损区无出血后将骨膜的生发层朝向骨面覆盖缺损处，用可吸收缝线将其缝合至缺损区周围软骨上，缝合处用纤维胶封盖。将体外培养的软骨细胞悬液从预留的缺口处注入，闭合缺损，逐层缝合伤口，弹性绷带包扎。

手术完成后，一个详尽的康复训练计划非常重要。康复训练要根据患者的状况，需求，软骨损伤的大小、部位，以及是否合并有其他手术治疗等不同情况而制定相应的计划。一般术后 6～24h 开始进行膝关节 CPM。对于股骨髁软骨损伤活动范围一般为 0º～45º，滑车损伤为 0º～30º。前 2 周每天锻炼 8～10h，活动范围可逐日递增 5º～10º，但最大屈曲不能超过 90º。前 6～8 周为非负重期，随后 10～12 周可以逐渐增强锻炼直到完全负重。术后 9～10 个月可进行跑步锻炼，而一些高强度的活动要到术后 12～15 个月才可进行。

术后锻炼主要有三个目的：①通过逐渐增加活动度的训练等促进软骨细胞再生，减少关节粘连；②术后 6 周尽量避免负重是为了避免骨膜承受负荷过大和移植物中心退变、分层；③通过肌肉等长训练来阻止肌肉萎缩和加强肌肉张力。

ACI 经过大量的临床实践证明其疗效满意，现已成为国外临床上治疗膝关节软骨较大面积（＞2cm^2）缺损的首选治疗方案。在我国，也有部分医院开展了相关手术。

第一代 ACI 技术采用骨膜封闭，由于骨膜较薄、易破裂及肥大等缺点，后来的研究者采用了胶原膜代替骨膜进行软骨细胞的封闭固定，减少了增生肥大的发生，这即为第二代的 ACI 技术[Marlovits，2006]。

在长期的临床应用中，ACI 取得了较满意的疗效，但同时也暴露出一些缺陷：如软骨细胞可能从移植物区向外泄露；移植物区的细胞在重力等原因影响下会分布不均，从而使再生的软骨面不平整；移植前，软骨细胞在体外单层培养中发生去分化等。而且临床应用 ACI 还存在费用高、技术复杂、需关节切开等问题。

2. 第三代自体软骨细胞移植

针对第一、二代自体软骨细胞移植的缺点，最近第三代自体软骨细胞移植（third-generation ACI，ACI3）技术迅速发展。ACI3 主要是在软骨细胞的传递上做了改进，事先将软骨细胞与载体结合，再植入软骨缺损区（也有人将其称为第二代 ACI）。ACI3 目前最常见的技术为基质诱导自体软骨细胞移植（matrix-induced autologous chondrocyte implantation/transplantation，MACI/MACT），由 1999 年 Behrens[Behrens，l999]等最先报道。

MACI 的基本原理是将从关节软骨组织中分离出的软骨细胞预先种植在体外生物膜上，再通过纤维蛋白胶将其固定在软骨缺损区。这样使培养的细胞事先得以固定，从而有效提高了手术后软骨细胞的存活率[Bright，2014]。

目前临床所采用的 MACI 生物膜多为猪 I 型/III 型胶原，一面具有相对较高密度的胶原纤维，表面摩擦较低，另一面较为粗糙，有利于软骨细胞附着。临床手术中，该膜可以直接贴附于损伤区域，不再需要另外切取骨膜，因此避免了骨膜移植带来的各种并发症。MACI 的手术过程也包括两个步骤：第一步切取软骨组织，体外培养扩增软骨细胞；第二步 4~6 周后，将软骨细胞接种至生物膜上，通过有限关节切开术将其植入软骨缺损区。与传统的 ACI 技术相比，MACI 具有以下优势：①手术简单、创口小，MACI 无须切取自体骨膜，因而创口较小，且明显缩短手术时间，减少了患者的痛苦和风险；②手术修复效果好，应用生物膜可有效的固定软骨细胞，减少细胞的泄漏，并可促进软骨细胞的增殖分化；③恢复时间短，MACI 采用生物膜对软骨细胞进行附着固定，较为牢固，加速了新细胞的生长和繁殖，而患者在恢复期中出现手术部位二次损伤的风险也大大降低。

目前有关 MACI 治疗膝、踝关节等软骨损伤已有大量的文献报道，中、长期随访效果满意。Bartlett[Bartlett, 2005]等对 ACI 复合胶原膜和 MACI 进行了前瞻性随机对照研究发现，两种方法在关节功能改善程度、软骨修复评分、类透明软骨修复比例、移植物肥大发生率、再手术率等方面均无显著性差异。但 MACI 在技术上更具有吸引力。Zheng[Zheng, 2007]对 MACI 术后患者行组织学评估和活组织切片检查，结果显示，早在 21 天内就有透明样软骨组织生成，6 个月时 75%再生为透明样软骨。Basad[Basad, 2010]等比较了 MACI 和微骨折术治疗局灶性软骨损伤的效果。术后 2 年结果显示 MACI 的疗效要优于微骨折术。术后 5 年患者的 Tegner 评分、Lysholm 评分依然优良[Basad, 2015]。最近，Zhang[Zhang, 2014]等报道应用 MACI 技术治疗 15 例中国人膝关节软骨损伤的效果。术后 2 年 MRI 检查显示，90%的移植物完全充填，95%的移植物区显示为等信号，组织学检测也显示移植物主要为透明样软骨组织。

除了 MACI 技术外，根据所用的支架材料不同，ACI3 还包括一些其他技术。

NeoCart 自体软骨细胞移植技术。该技术将在非负重区获取的软骨细胞扩增后，接种于牛 I 型胶原构建的三维蜂巢样基质中。与其他普通细胞培养方法不同，是在带有生物力学刺激的生物反应器中培养，时间为 6~9 周。然后经小关节切口植入缺损区。Crawford[Crawford, 2012]等报道在一项与微骨折技术相比较的 II 期临床实验中发现，随访 24 个月后，采用 NeoCart 治疗患者的临床效果显著优于微骨折术治疗患者。

BioCart II 系统的软骨细胞是在自体血清和 FGF2v1 因子作用下生长的，基质采用纤维蛋白-透明质酸基质。目前仅在以色列使用。

Cartipatch 采用琼脂糖和海藻酸混合物做支架。目前主要在法国使用。

Hyalograft C 采用透明质酸酯化衍生物（HYAFF 11）做支架。这种基质在降解过程中释放出透明质酸，有利于促进移植物的成熟和整合。目前主要在意大利和一些欧洲国家使用。

ChondroCelect（CC）是一种特殊的软骨修复技术。该技术在软骨细胞培养过程中，通过基因检测手段来筛选确定培养的软骨细胞将来可形成稳定的透明软骨。目前 CC 主要在欧洲完成了 III 期临床实验。

还有其他如采用聚合物做支架的 Bioseed-C 技术，采用 I 型胶原做支架的 CaRes 技术，胶原双相支架的 Novocart 3D 技术等，这些方法有的尚处于临床试验阶段，均只有少量临床报道[Bright, 2014]。

在长期的应用中，MACI 等技术也暴露出一些不足：需要两次手术，软骨细胞来源有限，手术费用较为昂贵，不易于推广等。相信未来随着组织工程学的不断进展，MACI 等技术必将会有更好的改进。

3. 自体基质诱导软骨成形术

AMIC 属于第三代软骨修复技术。该技术将微骨折术与生物支架固定相结合，解决了前两代软骨修复技术的一些不足，"一步" 即可完成手术。该技术的原理是利用微骨折术后从骨髓中释放出具有成软骨分化能力的 MSCs，结合应用支架后将干细胞保留在缺损区从而促进软骨的修复。有学者报道微骨折术产生的 $1cm^3$ 血中包含约 8000 个 $CD34^+$ 的 MSC[Tallheden，2003]。目前，临床上根据不同的基质支架材料，有多种 AMIC 技术。常见的有 ChondroGide（Geistlich Biomaterials，Wolhausen，Switzerland）、Hyalofast（Fidia Advanced Biopolymers，Padua，Italy）和 Chondrotissue（BioTissue，Zurich，Switzerland）。

ChondroGide 是以猪 I 型/III 型胶原为基质的双层胶原材料，其中黏附层保证将 MSC 附于胶原纤维上，促进细胞的增殖及向软骨细胞分化，而封闭层则保证将血凝块保留在缺损区。Gigante[Gigante，2011]等报道 AMIC 治疗软骨损伤后，二次关节镜检查可见修复区接近正常的软骨形态，ICRS 组织学评分平均 60 分。Chondrotissue 的基质材料为经透明质酸处理过的 PGA。Hyalofast 的基质材料为半合成的透明质酸。

手术技术：传统的 AMIC 技术需要关节切开。先在关节镜下评估软骨缺损的位置和大小。评估完成后，对缺损区进行修整，使缺损区周壁稳固。然后进行微骨折术（详见前述）。也有学者采用直径 1mm 克氏针间隔 5mm 进行软骨下骨钻孔。再将基质材料进行修整，多数学者将基质修整的比实际缺损区稍小一点，也有人采用将基质剪成多块，"补丁"式填充至缺损区。ChondroGide 通常采用无菌盐水弄湿基质，而 Chondrotissue 则是将基质浸泡在自体血液中弄湿。放置 ChondroGide 基质时，注意将膜的多孔面（粗糙面）朝向骨缺损区放置，用纤维蛋白胶封闭固定 5min。屈伸膝关节，检查基质固定的稳定性。对于一些较大的缺损，一些学者建议加用可吸收针固定。Piontek[Piontek，2012]等将 AMIC 技术做了改进，采用全关节镜下手术，大大减少了关节切开带来的并发症，创伤更小，恢复更快。

术后膝关节通常制动一段时间，免负重 2～6 周。6 个月后可进行一些高强度运动，1 年后允许参加体育运动。

目前为止，已有大量文献报道应用 AMIC 治疗关节软骨损伤，包括膝关节、踝关节，总体疗效满意。但多数文献报道的患者数量偏小，而且随访时间较短。未来需要有关 AMIC 治疗软骨损伤的大样本、多中心及长期随访研究结果报道（图 8-3，彩图 8-3）。

4. 间充质干细胞在软骨修复中的应用

MSCs 是存在于人体内的一种具有多向分化潜能的基质细胞。人体内 MSCs 的来源有骨

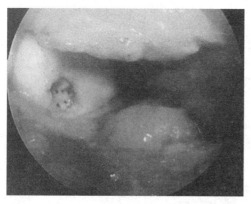

图 8-3　采用 ChondroGide 修复股骨髁软骨损伤

髓、外周血、脂肪组织、肺、心脏、毛囊，以及新生组织，如胎盘、脐带等。在特定的培养条件下，MSCs 可分化为成骨细胞、软骨细胞、脂肪细胞、成纤维细胞等多种间充质细胞[Pittenger，1999]。正是由于 MSCs 可分化成软骨细胞的特点，使 MSCs 在软骨修复中越来越受重视。

早期对 BMSCs 研究较多。大量的动物实验证实 BMSCs 可同时修复软骨和软骨下骨，具有良好的应用前景。日本学者 Wakitani[Wakitani，2002]最早报道临床上应用自体 BMSCs 移植修复关节软骨缺损的结果。24 例 OA 患者的 24 个膝关节在接受胫骨高位截骨术治疗时，其中 12 例膝关节同时接受了自体 BMSCs-胶原凝胶复合物移植修复股骨内髁软骨缺损。术后大体观察及组织学检测证实有透明样软骨形成。但由于选择的患者均为 OA 患者，术后两组患者效果无明显差异。最近 Wakitani 又报道了对这批患者长达 10 年的随访结果显示，细胞移植组患者的 HSS 评分依然保持良好，证实了自体 BMSCs 移植的安全性。

随着 ACI 技术在临床上的应用成功，越来越多的学者尝试采用 BMSCs 进行移植治疗软骨损伤，同样取得了较好的疗效。而且随着组织工程技术的进步，将 MSCs 与支架材料或生长因子相结合，大大提高了软骨损伤修复的效果。目前根据 MSCs 在体外培养的时间不同，可将 MSCs 修复软骨损伤的方法大体分为三种：第一种是采集骨髓，经离心得到较纯的 MSCs，直接与支架相结合植入软骨缺损区。这种方法优点是手术只需一步即可完成，缺点是 MSCs 的数量少，掺杂的其他细胞对修复可能产生副作用。第二种方法是将采集离心得到的 MSCs 在体外培养扩增一段时间，再与支架相结合植入软骨缺损区。这种方法优点是可以得到数量较多的 MSCs，缺点是培养时间加长会增加感染机会，而且单层培养的MSCs 可能向成骨细胞等分化。第三种方法是将采集离心得到的 MSCs 扩增后接种至支架上，在体外预先培养一段时间，预先培养的过程中可采用一些方法促进 MSCs 的扩增，保持成软骨分化能力，如培养液中添加 TGF-β 等生长因子，或是改善培养条件，如低氧、共培养等，然后再植入软骨缺损区。这种方法优点是可以得到数量较多的 MSCs，而且 MSCs 的成软骨分化潜能被保持，移植物具有一定的力学特性，缺点是体外培养时间过长，感染概率增加。

目前临床上已有大量的关于自体/异体 MSCs 移植修复软骨损伤的临床报道，主要采用的是第一种方法和第二种方法。Nejadnik[Nejadnik，2010]等报道对 72 例软骨损伤患者进行了 BMSCs 与 ACI 的疗效对比，在随访了 24 个月后发现两种方法的效果相当。同样，Giannini[Giannini，2010]等比较关节切开 ACI、关节镜下 MACI 和 BMSCs 移植修复距骨软骨缺损的效果，结果显示，三组患者的修复效果相近。由于 BMSCs 移植操作者均采用的是第一种即一步移植法，所以相对于 ACI，MSCs 移植花费较少，有较低的供体并发率。第三种方法目前只在动物实验中应用，其临床应用还需要进一步的验证。

未来对于 MSCs 修复软骨损伤的研究主要集中在以下几个方面：①优化 MSCs 的细胞来源。目前临床报道应用的 MSCs 主要来源于骨髓和外周血。传统的骨髓抽取有创伤大、患者疼痛等弊端。而其他来源的如脂肪干细胞和同种异体来源的胚胎干细胞则可大大减少患者的疼痛等并发症。如 Cartistem 是韩国公司生产的一种将脐带血干细胞与玻璃酸钠相结合，用于临床上修复软骨损伤及治疗 OA 的商品。Cartistem 是世界上第一款用于临床的同种异体干细胞商品，它解决了细胞来源不足等自体干细胞不足的问题。②改良细胞培养和扩增方法。骨髓中 MSCs 的数量相对其他细胞较少，比例大概 1 : 1000。因此，从骨髓中分离出的细胞数量远远少于移植所需的细胞数，需要体外培养一段时间去扩增细胞数量。但随着细胞传代的次数增多，MSCs 的成软骨分化能力会减低，为了维持 MSCs 的成软骨分化能力，可以通过改善培养条件，如培养液中增加 bFGF 等因子，低氧环境，采用生物反应器、共培养等。③生物基质材料的改进。近年来水凝胶越来越受到关注，包括胶原、纤维蛋白、透明质酸和 PRP 等。水凝胶与软骨的细胞 ECM 结构相似，它可以对接种的 MSCs 提供理想的理化环境，有利于 MSCs 的增殖，阻止细胞的凋亡和失分化。此外还有一些多孔材料，如 PGA、PLA、壳聚糖等。目前临床已有多种材料商品化。如 BST-CarGel 是以液态的壳聚糖为支架的一种技术，与微骨折术相结合应用，可明显改善修复效果。④移植方法的改进。一些学者将 MSCs 移植与微骨折术相结合，认为微骨折术所产生的 MSCs 可增加细胞数量。但也有一些学者认为微骨折术中从骨髓中产生的还有其他细胞，可能对最终的透明软骨生成产生不利作用。究竟哪种方法更合适，还需要进一步的研究比较[Bornes，2014]。

四、免疫治疗

关节软骨损伤患者的疼痛主要来自于局部炎症、渗出的关节液和软骨缺损后富含神经的软骨下骨磨损。软骨损伤后，局部炎症因子的水平增高，如 TNF-α、IL、MMPs 等。其中 MMPs 家族是导致关节软骨退化的主要因子。各种炎症因子之间的相互关系和作用机制前文已有详细说明。抑制炎症因子的产生和作用，是缓解患者症状的方法之一。免疫疗法已经在类风湿关节炎中得到广泛应用，并展现出优秀的治疗效果。

Malemud[Malemud，2016]等发现重组人 TNF-α（rhTNF-α）和重组人 IL-6（rhIL-6）能够促进永生化人软骨细胞系 T/C28a2 和 C-28/I2 中 MMP-9 的产生，课题组应用抗类风湿药物托珠单抗（Tocilizumab，TCZ）治疗 OA，发现 TCZ 可通过中和 IL-6，减少 IL-6 介导的 MMP-9 产生，从而减少软骨基质的降解，延缓软骨的退化。Ma CH[Ma CH，2015]等应用 TNF-α 抗体阿达木单抗阻断 TNF-α 介导的信号通路来保护 OA 兔的关节软骨和软骨下骨，结果表明，阿达木单抗治疗组的组织学损伤程度和 Mankin 评分都低于对照组，免疫组化显示治疗组的 MMP-13 表达水平低于治疗组。Apte[Apte，2016]等的研究表明抗 ADAMTS5 单克隆抗体可以抑制 AGG 的降解，从而延缓 OA 的进程，起到软骨保护作用。Lin[Lin，2016]等将抗炎肽 KAFAKLAARLYRKALARQLGVAA（KAFAK）交联在可降解多聚 N-异丙基丙烯酰胺（pNIPAM）热敏感纳米粒子上，利用有炎症的软骨摄取 pNIPAM 的被动靶向给药方式，实现抗炎因子在局部的可控缓慢释放，结果表明这种新型给药途径可以明显增强 KAFAK 抑制炎症的效果。因此，免疫疗法能够抑制关节软骨损伤后的局部炎症反应，并展现出保护关节软骨、减轻疼痛等作用，但其临床应用于关节软骨损伤和 OA 的治疗并不像应用于类风湿关节炎一样成熟。因此，免疫疗法的应用还有待进一步研究。

五、基因靶向治疗

随着关节软骨研究的深入，其机制的探索已经从蛋白水平推进到基因水平，多种信号通路的机制已经得到阐明，相关的信号通路之间的相互关系也在进一步研究中。基因治疗是将目的基因引入关节腔中，使目的蛋白在关节腔中能够可控、靶向并长期稳定表达，或者促进靶细胞向软骨细胞持续稳定的分化，从而起到保护和修复受损关节软骨的作用。

研究表明，软骨细胞的凋亡和 ECM 的降解相互为因果关系，形成恶性循环，导致关节软骨的退化，最终发展为 OA。现在广泛使用的治疗方案都集中在 OA 对症治疗上，主要目的是缓解患者的症状，而不是阻止和治疗 OA 本身，Hwang[Hwang，2015]等提出以软骨细胞凋亡为靶点可能是一种从根本上治疗 OA 的很有前景的方法。OA 的局限化特征使基因治疗和细胞治疗成为可能，但由于软骨细胞转染困难，基因治疗往往难以起效。基因治疗中潜在的缺陷是由于转染细胞的分裂、死亡和凋亡，导致转导基因的丢失[Naffakh，1991；Scharfmann，1991]。除此之外，转染基因的稳定性和有效率也引起研究人员的普遍重视。理论上，转染基因越有效越稳定越好[Prockop，1999]，但是，基因治疗作为一种生物制剂疗法，即使采用很稳定的转导基因，也难以避免研究者所不愿见到的系统不良反应产生。一项研究表明，TGF-β1 基因转染兔膝关节后，滑液间质细胞反应性产生的大量 TGF-β1 会导致实验动物的死亡，而小量的表达则会导致非常严重的病理学改变[Evans，1994]。Khang[Khang，1997]等警告说转染基因一旦与宿主基因融合为一体，就会导致病毒携带者变得具有传染性，并导致其发病。第一例关于基因治疗的死亡病例（Statement on the Death of Jesse Gelsinger，Institute for Human Gene Therapy，Philadelphia，University of Pennsylvania，September，1999），尽管没有报道其发生的原因，但是，研究者也应该研究一些相应措施（如生物解毒剂）来应对转染基因可能带来的一些负面影响。最近的研究中，Ruan[Ruan，2016]等将腺病毒载体（Helper-Dependent Adenoviral Vectors，HDVs）和整合素 α-10 连接，该系统可实现高效率的关节软骨特异性重定位。利用该系统定向投放表达蛋白多糖 4（Proteoglycan4，PRG4）的 HDVs 到软骨细胞，可检测到软骨细胞特异性地高表达 PRG4，并表现出对关节软骨的保护作用，侧面佐证了基因靶向治疗的可行性。

MicroRNA 是一种片段小于 21 个核酸的非编码 RNA，在软骨内骨化、软骨自稳态平衡和 OA 发病机制中都发挥着重要作用。Long[Long，2015]等研究发现撕裂的半月板中软骨退化相关基因和 microRNAs（miR-193b、miR-92a 和 miR-455-3p 等）的表达对关节软骨的损伤退化有加速作用。对软骨特异性和软骨相关性 miRNA 进行广泛而全面的基因分析，使对关节软骨的发育机制、自稳态机制和相关疾病的成因都有了全新的认识。更多新技术，如以 miRNA 为标靶的 TALEN（transcription-activator like effector nuclease）和 CRISPR（clustered regularly interspaced short palindromic repeats）技术，以目标信使 RNA（mRNA）为标靶的高通量 RNA 免疫共沉淀技术（High-throughput sequencing of RNA isolated by cross-linking immunoprecipitation）的应用，为研究复杂的 miRNA 交互网络和软骨调节相关 miRNA 的作用机制提供了可能性。随着 miRNA 研究的深入，利用软骨特异性 miRNA 的药物投送途径可能为关节炎的治疗提供全新的思路[Asahara H，2016]。更多的研究表明上调或下调某些 microRNA 可以实现基因水平的关节软骨再生，或阻止关节软骨的退变。

基因靶向治疗走上临床还需要更多的研究支撑，但其优点是显而易见的，可以从根源上阻断 OA 和软骨退化，实现软骨再生，其高效性和特异性必将使其成为未来治疗疾病的主流方法。

六、关节软骨组织工程

目前临床任何一种治疗方法重建的关节软骨多为透明样软骨，其组织结构与透明软骨有一定差别，功能上也存在相当的差别。因此，无法形成正常的透明软骨，最终导致了软骨损伤完全修复目的难以实现，而组织工程技术为关节软骨损伤的完全修复带来了曙光。组织工程学的核心技术是利用少量的组织细胞经过体外培养、扩增后，附着在一定的支架材料上移植到体内形成新的有生命力的组织。组织工程的三大要素是种子细胞、支架材料、细胞因子，这三大要素并非是各自独立的，而是彼此联系、相互影响的关系。未来关节软骨组织工程的研究会更关注如何将三者更好地结合，构建出形态、结构及功能方面与正常透明软骨组织更接近，甚至达到再生透明软骨组织的目标。目前关节软骨组织工程的研究大多为基础研究，离临床应用还较远。相关治疗主要集中在实验室阶段，因此本章只做简略概述，具体的研究动态详见第六章。相信随着组织工程技术的不断进步，组织工程化软骨会广泛应用于临床，使更多的患者受益。

（一）种子细胞

软骨组织工程中的种子细胞的主要来源为软骨细胞和具有成软骨细胞能力的细胞。

1. 软骨细胞

目前种子细胞通常首选软骨细胞，其相应的分离、培养技术已相当成熟。软骨细胞在体外培养过程中，特征的分化表型为Ⅱ型胶原及软骨特异性蛋白聚糖的表达，但是经过多次传代培养过程后，软骨细胞会丧失该表型转而以分泌Ⅰ型胶原和低水平的蛋白聚糖为主。软骨细胞这种体外去分化（dedifferentiation）现象提示其在体内可能逐渐丧失生成稳定软骨的潜力，而相关研究显示三维培养可使去分化的软骨细胞重新恢复正常的形态和分化表型。因此组织工程中通常将两种培养方法结合起来，即首先在单层培养中对软骨细胞进行快速扩增，得到大量去分化的软骨细胞，然后将其与可降解生物材料复合，恢复其分化表型并保留软骨细胞分泌的基质，从而达到体外快速构建工程化软骨的目的。

与静态培养相比，适当的力学刺激可有效促进软骨基质的合成，提高生成软骨的质量。这些力学刺激包括动态液压、流体灌注压力等。在间歇性生理液态压力下培养，PGA 中的软骨 ECM 合成明显增加，其蛋白聚糖的含量至少是无压力下培养组的 2 倍，且与液态压力的压缩模量有量效关系。在流体灌注压力的刺激下，软骨细胞培养也可取得类似的结果。在此基础上生物反应器孕育而生，主要有旋转式（微重力）生物反应器、流体灌注式生物反应器等。生物反应器培养不但使培养细胞与载体材料混合更加充分、均匀，还可有效促进细胞的增殖及基质的合成，并维持恒定的培养微环境。

软骨细胞的浓度和接种时间对软骨组织的形成也有影响，但随着机体的年龄增长，软骨细胞的数量及增殖能力随之降低，一定程度限制了自体软骨细胞的临床应用。而同种异体软骨细胞具有来源广泛、一次可获得大量细胞的优点，可解决自体软骨细胞数量有限的难题。不同研究中运用同种异体软骨细胞移植修复关节软骨缺损的疗效差异较大，Ostrander[Ostrander，2001]报告的研究中，由于免疫排斥反应导致的软骨细胞死亡，第28天时移植区细胞存活率为 8%。由于软骨细胞属于分化终末细胞，扩展能力有限，而且体外培养存在"失分化现象"，且以软骨细胞为种子细胞所形成的工程化软骨植入体内后，移植软骨与宿主软骨的融合欠佳，特别是软骨下骨的愈合不良，常会导致移植物的脱落或退变。此外，自体软骨细胞的采集、移植完成需进行两次手术，机体既产生新的损伤，又增加了治疗费用；而异体软骨细胞移植虽一次手术即可，但存在免疫排斥、疾病传播等风险。因此目前自体软骨细胞或同种异体软骨细胞在软骨组织工程中均尚未取得满意的结果。

2. 骨髓间充质干细胞

干细胞是个体发育过程中产生的具有无限或较长时间自我更新和多向分化能力的一类细胞。根据来源和个体发育过程中出现的先后次序不同，干细胞可分为胚胎干细胞（embryonic stem cell，ESC）和成体干细胞（adult stem cell）。机体内多种分化成熟的组织中存在成体干细胞，如造血干细胞、MSCs、肌肉干细胞和神经干细胞等。MSCs 是一种多潜能干细胞，广泛分布于各组织，其分化依赖于局部条件。BMSCs 是存在于骨髓基质中的一种多能干细胞。在特定的培养条件下，MSCs 可分化成软骨细胞，属于具有成软骨细胞能力的种子细胞，它具有取材方便且对机体无害；创伤小，可重复；不存在组织配型及免疫排斥问题等优点。应用 MSCs 作为种子细胞，可实现模拟软骨胚胎发育的过程，同时修复软骨和软骨下骨的损伤。MSCs 取材方便、体外易分离扩增等特点，使其成为组织工程中一种常用的种子细胞。

MSCs 在体内的分布广泛，除骨髓外，在骨膜、软骨膜、骨小梁、滑膜、脂肪、肌肉等组织中都发现了这种细胞的存在。但 MSCs 在体内的数量却非常少，即使在细胞含量较多的骨髓组织中，也仅占有核细胞的 $1/10^4 \sim 1/10^6$，而且随着年龄的增加，细胞的数目进一步减少。因此有效的分离方法尤为重要，目前从骨髓中分离 MSCs 的方法主要有贴壁培养分离法、密度梯度离心法、流式细胞离心法、免疫磁性分离法等。现在广泛采用的是percoll 密度梯度离心法。分离时，将骨髓悬液置入 percoll 分离液（密度为 1.073g/ml）面上，离心，然后收集液面交界处的单核细胞进行接种培养。

MSCs 向软骨细胞分化受众多因素的影响。Johnstone[Johnstone，1998]认为聚集细胞间的交互作用和 TGF-β 的加入都是 MSCs 向软骨细胞分化的重要条件。其他研究表明多种生长因子均有诱导 MSCs 向软骨细胞分化的作用。由于 MSCs 的干细胞特性及体外多次传代培养后仍能保持其多向分化等特点，使其成为良好的基因载体之一。MSCs 接种培养前，不表达分化相关标记，如 I 型胶原、II 型胶原、III 型胶原、碱性磷酸酶、osteopontin等；细胞贴壁后，均一致表达 SH2、SH3、CD29、CD44、CD71、CD90、CD106、CD120a、CD124 等多种表面蛋白，而 CD1a、CD31、CD34、CD14、CD45、CD56、ESA 等表达阴性。但到目前为止，MSCs 仍缺乏特异性的标记分子，其表型鉴定仍需进一步的研究。

目前 MSCs 修复关节软骨损伤在动物实验上取得良好的结果，但是 MSCs 在软骨组织工程方面仍有许多问题有待解决：如何获得纯的 MSCs；MSCs 的增殖、向软骨细胞分化的控制机制等，限制了其研究成果的转化与临床运用。MSCs 的分离培养、表型鉴定、成软骨机制等是国际上组织工程领域研究的重点。

3. 其他细胞

现今胚胎干细胞、脂肪干细胞等几种干细胞备受组织工程研究者的关注，显示出良好的应用前景。

胚胎干细胞来源于胚胎或胎儿组织，具有高度的未分化特性，在适当条件下可向三个胚层的组织和细胞方向分化。已有报道应用 BMP-2 和 BMP-4 诱导胚胎干细胞分化成软骨细胞，但条件较苛刻，成功率低，新的技术还在不断研究中。脂肪干细胞在体外培养过程中，通过微团培养法（micromass），可诱导其分化为软骨细胞。脂肪在人体分布广泛，可通过整形外科的吸脂术，骨科关节镜手术或关节置换术取髌下脂肪垫等方式获得。因其取材方便、细胞来源广泛，是软骨组织工程中较理想的种子细胞。但仍存在许多技术难题如干细胞的纯化、表型鉴定；定向分化的调控机制等，以及在宿主体内的安全性、致瘤性等潜在风险等问题。

（二）支架材料

软骨组织工程常用的支架材料大致可分为两类，即天然基质材料和人工合成材料，前者主要包括骨和软骨基质、胶原、透明质酸、纤维素等，后者常用的碳纤维、羟磷灰石、聚乳酸、聚乙醇酸、海藻酸钠凝胶等。这些材料除可作为生长因子或细胞的载体外，部分材料还能刺激宿主细胞的生长及软骨基质的合成。材料的生物相容性、孔隙率、可降解性等性能差异，对软骨细胞的生长增殖会有不同的影响，导致软骨细胞最终表现出不同的生物学效应。

理想的支架应起到如下作用：靶向运输细胞到软骨缺损处；具有三维结构，从而维持软骨细胞稳定生长而不失表型；材料的孔隙率等应满足细胞的生长及所需营养成分的扩散；支架材料的力学性能应与正常软骨相近，从而可承受相应生理应力，保护再生组织；具备良好的生物相容性（biocompatible），与周围组织能良好结合；支架在体内是可降解的，且其本身或降解产物对细胞和机体无毒性，不引起机体的免疫反应，降解速率应与细胞的增殖和基质合成的速率相近，从而不妨碍新组织的生成。

海藻酸钠凝胶被认为是目前较为理想的软骨细胞培养材料之一，其优点在于：与软骨基质成分蛋白聚糖结构相似，具有的凝胶网状结构可为软骨细胞提供充分的附着面积，更贴近生理状态的环境，从而有利于保持软骨细胞活性。且海藻酸钠经 Ca^{2+} 作用可呈凝胶状，塑形方便。最重要的是，海藻酸钠可与 Ca^{2+} 可逆性螯合，可在液态和固态之间进行转换，利用这一特性可去除移植物中的海藻酸钠，将保留的软骨细胞及其基质作为移植物，因此能有效避免潜在的免疫排斥反应，而在一般的三维载体材料培养中，无法实现软骨细胞和载体物的分离［卫小春，2003］。

（三）细胞因子

细胞因子对软骨组织的胚胎发育及创伤修复过程起重要的作用，其中，与软骨细胞增殖、分化关系最为密切的为生长因子，因此本节主要概述对软骨细胞增殖、分化、ECM 合成均有明显作用的生长因子：转化生长因子-β、骨形态发生蛋白、成纤维细胞生长因子、胰岛素样生长因子、血小板衍生生长因子、肝细胞生长因子、软骨生长因子等。上述生长因子对软骨细胞的调节作用受其分化程度、生长因子的浓度、类型和交互作用的影响。

1. 转化生长因子-β

转化生长因子-β（TGF-β）的调节作用表现为双向性，对于未分化早期的软骨细胞，表现为正向作用，能促进其 DNA 复制，从而促进软骨细胞增殖及蛋白聚糖和 II 型胶原的合成；对于分化末期的软骨，TGF-β 则表现为负向作用，抑制其分化及抑制软骨基质的合成与钙化，同时也抑制碱性磷酸酶及骨钙素的合成和活性。对成人软骨细胞，TGF-β 是强有力的有丝分裂原，对软骨细胞起增殖作用，在关节内注入大量的 TGF-β 可造成软骨增生、骨赘形成。TGF-β 增殖作用呈剂量依赖性，且与软骨细胞供体年龄呈负相关。

2. 骨形态发生蛋白

骨形态发生蛋白（BMP）为酸性多肽，能诱导组织中的间充质细胞增殖并分化为成软骨细胞，再继续分化为成熟软骨细胞，形成软骨组织。其中 BMP-2 不能促进骨钙蛋白分泌，因此，其能促进成骨细胞前体细胞向成骨细胞转化，但不能使之向成熟成骨细胞转化；BMP-3 在无血清培养基中能促使分化的关节软骨细胞重新表达软骨表型，可诱导软骨细胞锚着生长，所形成的集落可产生含有蛋白聚糖和 II 型胶原的 ECM，这提示 BMP-3 可能在骨关节病和关节创伤的软骨修复中发挥一定的作用。BMP-6 主要在软骨组织中表达，对软骨组织生长和软骨内骨化过程起诱导作用。BMP-7 对软骨生长的刺激作用明显，将其与 I 型胶原复合后移植于软骨缺损处，12 周后可形成透明软骨组织，机制可能是间充质细胞在 BMP-7 作用下向软骨细胞分化并合成 II 型胶原和关节软骨特有的糖蛋白。

3. 成纤维细胞生长因子

成纤维细胞生长因子（FGF）分为 bFGF 和 aFGF，主要分布于垂体、骨、软骨等组织中，以垂体中含量最高（0.5ng/kg），有潜在血管再生活性。两种 aFGF 的生物学效应基本相同，FGF 对软骨细胞具有促进有丝分裂作用，能刺激软骨细胞增殖和分化，体现在它能刺激生长板中软骨细胞蛋白聚糖的合成，可促使分化中的软骨细胞发生迁移和集落形成，促进离体的软骨细胞前质的分化和软骨细胞的增殖与成熟。其对骨髓基质干细胞（BMSc）ALP 的表达有明显抑制作用，维持了细胞的软骨表型，有利于关节软骨损伤后的修复。bFGF 能促进软骨细胞前质的分化及软骨细胞的增殖和成熟，使骨生成早期组织中的软骨岛数量增多，同时也能刺激新骨形成。研究发现 TGF-β 与 bFGF 联合作用于老年人的软骨细胞，可使已经去分化的细胞经高密度培养并移植到裸鼠皮下后形成透明样软骨组织。当软骨细胞缺乏 bFGF 时，便不能合成与释放硫酸软骨素和 II 型胶原蛋白。

4. 胰岛素样生长因子

胰岛素样生长因子（IGF）是具有胰岛素样生物活性且依赖生长激素的多肽，由 IGF-Ⅰ 和 IGF-Ⅱ 两种多肽组成，通过细胞表面受体即 IGF-Ⅰ 受体和 IGF-Ⅱ 受体产生作用，对多种组织和细胞起有丝分裂原作用。在生长过程中起重要作用的是 IGF-Ⅰ 受体。IGF 在骨与软骨的不同发育阶段起作用，在软骨细胞的体外培养中发现：IGF-Ⅰ 能刺激软骨细胞合成 Ⅱ 型胶原和蛋白聚糖，还能刺激软骨细胞集落形成和细胞增殖，IGF-Ⅱ 能刺激软骨细胞 DNA 和 RNA 的合成且比 IGF-Ⅰ 更有效地刺激胚胎细胞的生长，但 IGF-Ⅰ 对成年软骨细胞作用强于 IGF-Ⅱ，且能提高细胞成熟度。IGF-Ⅰ 还具有维持软骨细胞表型能力，如果缺乏 IGF-Ⅰ，将导致严重的软骨生长紊乱。

5. 血小板衍生生长因子

血小板衍生生长因子（PDGF）最初从血小板中提纯，后来研究者在其他组织中发现有 PDGF 的分泌。PDGF 由两个亚基（A、B 链）通过二硫键连接而成，主要由巨核细胞产生，其他细胞如血管内皮细胞、成纤维细胞也能产生。Saygin[Saygin，2002]等发现：PDGF 可调节成骨细胞中某些基因的表达，刺激细胞增殖，促进细胞中的胶原和非胶原蛋白的合成，低浓度 PDGF 可对中性粒细胞、成纤维细胞和平滑肌细胞产生趋化作用，而其他细胞因子则无此作用，这使 PDGF 对骨折愈合早期有重要作用。PDGF 还有促进脱钙骨诱导成骨和成软骨的作用，且只需要一次给药即可诱发相应效应。PDGF 可能与细胞膜上和（或）膜内受体结合发挥促进细胞的有丝分裂作用，在细胞周期中，PDGF 可作为一种致能因子使细胞获得分裂潜能。

6. 肝细胞生长因子

肝细胞生长因子（HGF）是作为一种能刺激肝细胞增殖的物质而被发现的。后来发现 HGF 还能作用于上皮细胞、造血细胞、血管内皮细胞等多种细胞，是一种调节多种细胞生长、运动和形态发生的多功能因子。HGF 能提高培养的软骨细胞 Ⅱ 型胶原 mRNA 的表达和 ALP 活性，且软骨细胞在体内外都有 HGF mRNA 表达，推测 HGF 能调节软骨细胞在增殖、分化和形态形成中对激素的敏感性。HGF 能刺激培养的软骨细胞迁移，增殖和合成蛋白聚糖，且具有量效关系，浓度为 3ng/ml 时软骨细胞增殖达高峰，DNA 合成增加了 3 倍。HGF 可能作用于软骨再生的早期启动阶段，通过促进软骨细胞增殖参与了软骨损伤的修复过程，但对成熟的软骨细胞，滑膜细胞和骨膜细胞无影响，且在关节软骨损伤修复中最大的优点是不会导致骨赘形成。

7. 软骨生长因子

软骨生长因子（CDGD）是最初由 Klagsbrun[Klagsbrun，1980]等从动物软骨组织中分离出来的，能促进软骨细胞生长、加速骨基质合成的碱性蛋白。在软骨和骨发育过程中，CDGF 主要发挥促进细胞增殖的作用，能促进软骨细胞生长，继而成骨。大量实验证实，CDGF 可促进软骨细胞 DNA 合成。Hamerman[Hamorman，1986]等研究了 CDGF 对牛软骨细胞 GAG 和透明质酸合成的影响，结果表明 CDGF 对胎牛软骨细胞有促进生长作用，促进软骨细胞透明质酸的合成，减少硫酸 GAG 的合成。CDGF 能以剂量依赖性的方式促进软骨细胞增殖和胶原的合成，它在纳克水平起作用，最佳刺激浓度分别为 32ng/ml 和 16ng/ml。

软骨的发育、代谢是一个复杂的过程，其中需要多种生长因子的参与。它们之间通过相互影响共同作用于细胞的增殖、分化。2 种或 2 种以上细胞因子联合作用，对软骨细胞的作用往往优于单一因子的作用[王国金，2004]。因此，未来的研究将更集中于不同生长因子的交互作用对组织工程中种子细胞培养的影响。

第三节　关节软骨损伤的治疗策略

关节软骨损伤的治疗现在仍然是临床上一个棘手的问题。对于众多的手术方式，一个临床医生要做出最佳的选择，也是非常困难的。手术并非适合所有的患者。临床上针对关节软骨损伤的患者首先考虑的是保守治疗，包括药物治疗、改变关节负重、减轻体重、理疗、关节腔注射透明质酸钠等。

经保守治疗无效或患者症状明显，才可进行外科手术治疗。外科治疗的目的在于减轻患者的疼痛等症状，恢复关节的功能。手术方式的选择要考虑到软骨缺损的大小、深度、部位、病变性质（急慢性损伤）、伴随病变、患者的年龄及患者对术后活动水平的要求和期望等因素。根据这些因素，国外学者将上述治疗方法归纳为一线治疗和二线治疗方案（图 8-4）[Sgaglione，2003]。一线治疗方案包括关节灌洗术和关节清理术、骨髓刺激技术等，这些手术可在关节镜下一步完成，具有简单、经济等特点。对于损伤较轻、对活动要求不高的患者可作为首选治疗方案。当 X 线片显示患者的负重关节有明显狭窄时(>50%)，即可明确诊断为 OA，若经保守治疗无效时，亦可考虑采用一线方案行进一步治疗。

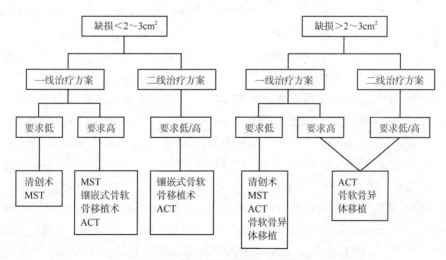

图 8-4　关节软骨损伤治疗的策略

MST：骨髓刺激技术；ACT（ACI）：自体软骨细胞移植

对于上述手术失败及较大面积损伤的患者，可考虑采用二线治疗方案，如镶嵌式骨软骨移植术、骨软骨异体移植、自体软骨细胞移植等，这些方法技术难度大、费用高，术前的准备要充分。

值得一提的是，到目前为止，包括上述的任何一种方法均不能完全再生正常的关节软骨，对关节软骨损伤治疗的研究仍在继续。未来的研究集中在两个方面：组织工程学和基因治疗。组织工程学将种子细胞、载体、细胞因子集于一体，力求制造出从生物力学、生物化学及组织形态学与正常关节软骨相似的组织。基因治疗可将生长因子导入到靶细胞中，一同被运送到软骨损伤区，使生长因子在损伤局部稳定、持续地发挥修复作用。这些方法在动物实验中取得了良好的疗效，但其临床安全性、可靠性及有效性还需进一步研究。

另外，早期干预治疗软骨损伤也是未来研究发展的一个方向。目前的一种观点认为治疗关节软骨损伤不仅仅只针对软骨局部损伤，而应将关节视为器官一样整体去对待。关节遭受创伤后，首先是局部的炎症反应启动了关节内部的分解代谢过程，包括软骨、滑膜及软骨下骨。临床上，ACL 损伤是青少年人群中常见的一种关节运动损伤疾病，它也是导致创伤后关节炎（PTOA）发生的最常见因素之一。许多研究发现，ACL 受伤一周后，患者关节液中的分解代谢酶的水平升高，进一步会诱导软骨细胞死亡和软骨基质的降解。笔者所在实验室也同样在手术诱导鼠 OA 模型实验中清楚地观察到术后软骨降解酶，如纤溶酶、组织蛋白酶 B 组织蛋白酶 L、组织蛋白酶 S、MMP-3、MMP-9、MMP-13 等水平立即升高。因此在损伤早期，如果能抑制这些分解代谢酶及因子，理论上可以阻止软骨的分解代谢，从而保护软骨。如 MMP 的抑制剂 TIMP 药物的作用原理主要就是通过抑制 MMP，达到保护关节软骨的目的。

但仅仅抑制一种因子不可能完全阻止损伤后 PTOA 的发生。笔者所在实验室前期研究发现，α_2 巨球蛋白（Alpha-2-macroglobulin，α_2M）可以抑制多种分解代谢因子和酶，是一种理想的治疗 PTOA 的生物制剂[Wang，2014]。α_2M 是血清中一种主要的蛋白酶抑制剂，可以抑制几乎所有种类的内源性蛋白酶，通过中和抑制软骨分解代谢因子和降解酶，它有可能被用于在创伤性膝关节损伤后减缓或终止软骨的破坏。α_2M 主要在血清中被发现，分子质量为 750kDa，主要由肝脏合成。研究发现 α_2M 抑制 ADAMTS-4、ADAMTS-5、ADAMTS-7、ADAMTS-12。在 ACL 损伤后可减轻韧带残余部分的吸收，通过抑制 MMP-13 可促进 ACL 移植物髌腱-骨的愈合。因此，蛋白酶/α_2M 之间的平衡在调节由分解代谢酶类介导的软骨破坏中起到重要作用。通过质谱分析、western blot、ELISA 和 RT-PCR，笔者推断 α_2M 是体内外许多软骨分解代谢酶的负调控因子。笔者发现血清中高浓度的 α_2M 与 MMP-3、MMP-13 的低浓度表达相关。相反的是，OA 患者关节液中 α_2M 的量与血清中相比低 7 倍，而 OA 患者关节液中 MMP-3、MMP-13 的浓度却很高。IL-1 在关节液中的量比血清中高 10 倍。α_2M 在血清和关节液中浓度差别如此之大，主要是由于它的分子质量大，阻止它由血液进入关节液。而且笔者在人原发性 OA 软骨细胞、软骨移植物及人软骨细胞株（C-28/12）中还发现外源性的 α_2M 可消除大部分软骨分解代谢因子及 MMP 等软骨降解酶，包括 IL-1β、IL-8、TNF-α、GM-CSF、MMP-3、MMP-9、MMP-13。在鼠 ACL 切断（ACLT）实验模型中发现通过关节注射补充 α_2M 可减轻 OA 的发病，降低关节液中 MMP-13 的表达。在小鼠部分内侧半月板切除模型（PMM）中也同样证实了上述实验结果，实验发现通过关节注射 α_2M 可减少软骨降解因子的水平。这些数据明显表明，α_2M 是软骨分解代谢因子和酶的负调控因子，当膝关节 ACL 损伤后早期经关节注射补充 α_2M，有可能通过减少软骨分解代谢因子和酶的产生而提供保护软骨的作用。

第四节 关节软骨损伤及修复的评价

一、临床评分系统

临床评分系统是根据患者的一些主要症状、体征和生理参数等加权或赋值，从而量化评价疾病的严重程度。其临床意义有以下几点：①客观评估疾病的严重程度和预测预后；②控制研究时间的可比性；③了解病情的严重程度和与某些物质的关系；④作为流行病学调查时疾病严重程度的统一标准；⑤用动态评分评价救治水平；⑥为选择手术时机提供依据。1948年，Karnofsky等提出了著名的KPS量表，之后越来越多的量表被总结出来用于指导临床。

膝关节评分是评估膝关节损伤程度、选择治疗方案及评估治疗效果的一种直观指标。随着多种膝关节活动水平的可靠评分工具出现和循证医学的深入，临床医生越来越重视临床数据的采集和分析研究，而功能评分是一种方便有效地采集临床数据的方法，被广泛使用。各种评分系统的可信度、效度和敏感度各不相同。Roos等（膝关节损伤和OA评分的制定者）认为，评估对象合适、被评估者合作、可靠性、有效性和对疾病变化的敏感性是选择评价量表的原则。在选择评分系统时临床医生要做到全面了解功能评分现状，综合应用，取长补短，同时在自己的临床实践过程中不断改进与完善现有的评分系统。

常用的膝关节功能评分系统有三类，生活质量评价系统、运动损伤评价系统和特定疾病评价系统。生活质量评价系统的主要目的是评估慢性病对生活质量的影响，最常用的是SF-36健康量表[The Short Form（36）Health Survey]、诺丁汉姆健康量表（NHP）和疾病影响程度量表（SIP）。运动损伤评价系统主要用于韧带损伤、半月板损伤和其他运动损伤。主要包括HSS（hospital for special knee score）评估系统、AKS（American Knee Society）临床评分系统、Lysholm评分和OKS（Oxford Knee Score）评分系统等。慢性病及关节炎评价系统主要包括HSS（hospital for special surgery）评分系统和Hungerford评分系统等。

Bellamy[Bellamy, 1988]及其同事们于1988年提出的加拿大西安大学和麦克马斯特大学骨关节炎指数（The Western Ontario and McMaster Universities，WOMAC）量表，是一种基于患者自我评价为主的专门针对髋关节炎与膝关节炎的评分系统。WOMAC包括疼痛（5个问题）、四肢僵直（2个问题）和躯体功能（17个问题）3个项目的总计24个问题，每个问题用5点李克特量表或在10cm直观模拟标度尺表示程度，大约需要5~10min完成。得分被汇总到每个项目下（总分：疼痛20分；四肢强直8分；躯体功能68分）并标准化为百分制，三个方面的得分总和是最终的结果。WOMAC对疾病变化有较高的敏感性和较好的有效性。

ICRS推荐两种临床评价方式：新改良的IKDC（International Knee Documentation Committee）评价系统（www. sportsmed. org/tabs/research/ikdc.aspx）和最近发展并确认有效的KOOS（Knee Osteoarthritis and Injury Outcome Score）系统（www.koos.nu）。两个系

统可单独应用也可相互比较。与生活质量有关的健康评价逐渐成为临床医师长期研究中的重要组成部分，改良的 IKDC 包含了不同版本的 SF-36 方法，对患者的生活质量有比较完善的评价标准，符合当前的研究形式，逐渐被临床医师广泛采纳。KOOS 中也有部分评价标准是参考 SF-36 生活质量健康评价量表而制定的，该量表在 1998 年第 1 次公开发表，其是以患者主观感受来评价运动损伤情况（如前交叉韧带损伤、半月板撕裂、轻微的 OA 等）的工具，并作为 WOMAC 的一个改良和扩展版本来评估中青年运动员急性或亚急性损伤，以便明确损伤后短期或长期卧床与后期 OA 发病的相关性。ICRS 的评价体系包括症状和损伤的描述，以及作图和修复评估，ICRS 评价包可从 www.cartilage.org 下载。

辛辛那提膝关节评分系统（the Cincinnati knee rating system）是一整套完整的膝关节韧带重建术后评价体系，整套系统由五部分组成，综合患者自我评价和临床医生评价的众多方面指标，能够对患者的膝关节功能做出详细可靠的评价，可信度、效度和敏感度都表现良好。Barberwestin 等通过对 350 位未受伤、受伤和实施前交叉韧带重建的患者进行随访，并通过辛辛那提膝关节评分系统给予系统评分，结果显示，辛辛那提膝关节评分系统在韧带重建术后患者中表现出良好的可信度、效度和敏感度。

目前使用比较广泛的两种膝关节评分量表分别是 Insall[Insall, 1989]等于 1989 年提出的 AKS 临床评分系统和 Dawson[Dawson, 1998]等于 1998 年提出的 OKS（Oxford Knee Score）评分系统。AKS 评分系统又分为 AKSK（American Knee Society Knee）评分和 AKSF（American Knee Society Functional）评分两部分，AKSK 是对膝关节临床症状的独立评分，分值在 0~100 分间；AKSF 是膝关节总体功能评分，分值在 0~100 分间。与 AKS 评分系统类似，OKS 评分系统也是一套基于患者问卷调查式的评分系统，包含 12 条评估问题。Maempel[Maempel, 2015]等横向比较了 236 名患者的 AKS 评分和 OKS 评分，发现单独的 AKSK 和 AKSF 评分与 OKS 的评分结果不存在相关性，而综合的 AKS（包含 AKSK 和 AKSF）评分与 OKS 之间存在良好的相关性（r=0.81，95%置信区间为 0.75~0.85），结果提示 AKS 和 OKS 评分结果有很好的一致性，两种评分标准可以相互印证。

在有全膝关节置换术文献中，AKS 评分使用最为普遍，占 62.11%；其次是 HSS 评分，占 23.8%。在有关节镜治疗膝关节疾病的文献中，Lysholm 评分占了绝大多数，为 44.4%，紧随其后的为 IKDC 评分，占了 23.26%。在膝关节 OA 和类风湿关节炎文章中，AKS 评分占 29.15%，WOMAC 评分占 19.56%，随后为 HSS 和 Lysholm 评分等。有关膝关节疾病治疗、手术后康复的文献中，Lysholm、AKS、IKDC、HSS 评分应用较多，而在 TKA 手术后康复文献中以 AKS 和 HSS 评分最多。

临床上常用的评分系统的优缺点和适用范围如下。

（1）HSS 膝关节评分：在全膝关节置换（total knee arthroplasty，TKA）前后关节功能恢复及手术前后的比较方面仍然具有相当高的正确性。对于置换后近期的评分，可以全面评价髌股关节及股胫关节的运动情况。该评分系统适用于 TKA 术前后的近期随访、评估。

（2）AKS 膝关节评分：通过膝评分、功能评分评估膝关节整体的功能和形态，更加精确地评价了关节的自身条件，同时解决了 HSS 评分中年龄相关疾病引起评分下降的问题。该评分系统适用于在 OA 或类风湿关节炎的治疗过程中，尤其是对 TKA 手术的前后对比。

（3）Lysholm 膝关节评分：评分简单、明了地评价患者膝关节局部的功能。通过数字评分和患者活动级别的联系对患者功能障碍的程度做出了清晰的划分，从而使评估内容的参数都能反映治疗过程。评分更加倾向于普通大众的生活。未考虑到从事体育活动、特殊职业患者的活动功能的评定。尽管该量表可评估膝部的其他损伤，但对前交叉韧带重建患者最可靠，同时较其他量表得分偏高，在评估自我限制活动的患者时得分差异更显著。该评分量表适用于普通患者膝关节损伤的评定。

（4）辛辛那提膝关节评分：增加了体育活动评分和各项职业活动功能评分。注重用客观指标来评定，内容精确。研究表明，对于膝关节韧带重建患者的病情变化较其他评分系统更为敏感。对于 OA 和类风湿关节炎患者膝关节功能的评定敏感性较差。其专业性强，不适合普通患者自我评定。该评分系统适用于从事体育活动或特殊职业患者膝关节功能的评定，还可用于前交叉韧带损伤及其重建术后的评估，常取量表的部分内容用于临床研究。

（5）IKDC 评分：对韧带损伤特别是前交叉韧带损伤具有较高的可靠性和敏感性。其全面评价了膝关节系统的主观状态和客观体征。问卷式评定，简单易用。不能反映患者的基本生活环境。该评分适用于多种膝关节疾病的评估，为不同膝关节疾病的组间对比提供了可能。

（6）WOMAC 评分：对 OA、类风湿关节炎的评估具有较高的可靠性；能反映患者对治疗前后的满意程度；对韧带和半月板等膝关节损伤特别是急性损伤的评估不及 Lysholm 评分、IKDC 评分。患者主观意志影响较大，患者间难以做横向对比。WOMAC 评分可用于评估老年的膝关节和髋关节的 OA，但对于年轻患者的急性膝关节损伤，或由于膝关节损伤引起的关节疾病不敏感。

（7）KOOS 评分：从疼痛、日常活动、运动和娱乐功能及与其关节相关的生活质量来评分。KOOS 用来评价前交叉韧带重建、胫骨截骨术和创伤后骨关节炎等疾病。研究表明其更适用于年轻、有活力的患者，也是全膝关节置换术后和髌股关节置换术后患者的有效评估量表。其用于继发损伤后的 OA 的评价。

量表的选择是准确评价疾病的基础，目前使用的评估系统主要有三类：①由患者自我评估的问卷形式；②由临床医生评估的症状与体征混合形式；③患者自我评估和临床医生评估混合形式。第一类优点是评估结果稳定，避免了医生的主观性偏差，也比较省时间。Dawson 等于 1998 年提出的 OKS（Oxford Knee Score）评分系统就属于患者问卷调查式的评分系统。第二类的优点是便于临床医生进行技术性总结。临床医生评估的医疗结果和患者评估的结果往往有差异。第三类的优点是综合了患者自我评价和临床医生评价的结果，消除临床医生评价的主观偏差，AKS 和辛辛那提膝关节评分系统即属于这一类评价系统。

研究表明，相似的量表应用到相同的患者组却得出不同的得分，可见患者主观评定结果比客观的评价结果更可靠。由于患者的满意度与主观症状和功能恢复密切相关，因而患者的自我评定成为临床与科研评价的主要方式。研究者和临床医生必须要了解某个量表适用的特定疾病人群。基本的原则可以通用，但是患者自我评定量表和临床医生评定的量表的得分的差异，显示出自我评定量表与患者情绪有较大的相关性。一般健康状况量表，如 SF-36，应该与评估疾病的特异量表联合使用。因此，在选择评分系统时，临床医生要做到全面了解各功能评分的优劣，取长补短，综合客观地采用相匹配的评分系统（各评分表具体内容见第十章）。

二、关节镜评价

Outerbridge 的关节镜评分系统已广为人知，该系统把软骨损伤分为四级，着重描述膝关节软骨的形态、损伤的面积及涉及的部位，容易理解且具备很强的可操作性。但 Outerbridge 膝关节软骨损伤评分并没有详细描述和评价软骨损伤的深度，也没有针对损伤部位进行分级，因而在不同研究间相互比较时容易产生混淆和结果不一致的问题，学者相互交流时也会因研究时间不同而产生混淆和不一致。之后出现的一些评分系统，如 Bentley 分类[Bentley G, 1984]、Ficat and Hungerford 分类[Ficat RP, 1977; Ficat RP, 1979]、Casscells 分类[Casscells SW, 1978]和 Insall 分类[Insall JN, 1976; Insall JN, 1984]等（详见第七章第四节），在进行分级时对软骨表面的形态、损伤的深度和直径及损伤部位等描述都有了不同程度的改进，但这些分类方法更适用于 OA 的评分而不是软骨损伤的评分，因此尚没有得到广泛应用。基于以上问题，Noyes 等认为一个良好的关节软骨损伤评分系统应该包含以下四个显著且独立的内容：①对受损的关节软骨表面形态的描述；②损伤的程度（深度）；③损伤的直径；④损伤所在的部位。Noyes 等借鉴前期经典的评分系统，制作了一份分级更为严格、内容更加全面且指导性更强的关节软骨损伤评分系统，在临床上得到广泛应用。

关节镜评价关节软骨损伤修复还应考虑修复组织需要填充缺损的大小，修复组织与邻近关节软骨的完整性，修复组织的大体所见及生物力学特性，不同的修复方法有不同的出发点。一些方法可即刻填充缺损，另一些却逐步填充缺损。修复组织的特点在术后早期应充分考虑。修复组织评价一般基于以下三个标准：填充缺损的程度，与邻近正常软骨的完整性，关节镜下大体所见。

三、MRI 评价

X 线骨质的异常情况非常敏感，但却很难发现软组织和软骨的异常，现在临床上常用 X 线作为间接诊断关节软骨退化的影像学手段，并用于评价患者是否行手术治疗。透明软骨是由胶原纤维、水分和蛋白聚糖组成的特殊结缔组织，软骨组织对 X 线的吸收能力很差，因此 X 线只能作为一种间接评价手段，且分辨率不高。而 MRI 进行软组织显影时具有很高的图像对比度，在 X 线无阳性发现的早期 OA 患者中，MRI 也表现出比较好的敏感度[Rodrigues M B, 2009]。MRI 不仅可用来无创检查缺损填充的程度和与邻近软骨的完整性，评价软骨下骨板和损伤区域下的骨髓水肿情况，还可用来研究关节软骨复杂的生物化学和组织学组成。Tiderius[Tiderius, 2004]等采用了一种称为延迟像钆增强软骨 MRI(delayed gadolinium-enhanced MRI of cartilage，dGEMRIC ）的新技术，利用亲水性造影剂 Gd-DTPA (2- ）渗透软骨组织，测量关节软骨 T_1 豫弛时间，实现在 MRI 下测量关节软骨 GAG 的含量，因此 MRI 已成为最有希望的无创伤检测软骨异常情况的方法。

MRI 下关节软骨的影像分为三层：①低密度信号的软骨表层；②呈高密度信号的中间

层；③呈低密度的软骨深层及其栅栏状伸向中间层的结构。在软骨比较厚的区域，这三层结构更为明显，如髌骨及股骨滑车。MRI 诊断透明软骨损伤的主要指标有信号强度、厚度和组织形态的改变。当软骨有损伤时，损伤所在部位的质子密度序列、T_2 加权序列和梯度回波序列会出现高信号，但这种诊断方法的阳性率并不是 100%，有一些关节软骨损伤并不伴有信号增高。Vande Berg[Van Berg，2004]等研究发现有 70%的软骨损伤在质子密度序列上呈现高于正常软骨的信号，有 20%呈现出与正常软骨一样的信号强度，还有 10%的信号甚至低于正常软骨，提示高信号是软骨损伤后比较广泛的 MRI 所见。为了准确诊断关节软骨损伤，还要结合其他一些影像学征象，如软骨总量减少、轮廓丢失和表面不平整等。Berg[Berg，2002]等研究发现，临床上最常见的软骨损伤部位有两个，一个是股骨内侧髁的靠近髁间嵴的部位，另一个是胫骨外侧平台靠后侧的部位。因此，MRI 诊断关节软骨损伤时，结合解剖形态学的改变能够减少漏诊率。

MRI 下关节软骨损伤的评价系统是一种基于关节镜分类的系统。Ⅰ级损伤是关节软骨内出现异常的灶性信号改变，与关节镜直视下软骨软化一致；Ⅱ级损伤是软骨表面信号异常，包括透明软骨纤维化改变或软骨缺损的范围不超过软骨全层厚度的 50%；Ⅲ级损伤是软骨缺损超过软骨全层的 50%和（或）小面积的缺损达到软骨下骨；Ⅳ级缺损是广泛的关节软骨全层缺损伴有骨髓水肿。

新的 MRI 技术对局部软骨损伤检测的敏感性已大于 95%。就 MRI 技术而言，能否探测到软骨损伤依赖于正常与异常组织之间的影像对比，影像的信噪比及影像的空间分辨率。某综述详细描述了 ICRS 关节软骨影像组提出的关于 MRI 获取关节软骨影像学信息的推荐方案[Recht MP，1995]。现阶段最常用的 MRI 图像技术是中级加权快速自旋回波（intermediate-weighted fast-spin echo）序列和 3D 脂肪抑制梯度回波[three-dimensional（3D）fat-suppressed gradient echo（GRE）acquisitions，3D-GRE]序列。3D-GRE 获得的关节软骨的信号强度要明显高于周围组织，使得关节软骨在 MRI 图像上便于区分和观察。3D-GRE 技术能够显示未钙化的关节软骨的厚度和表面，以及关节滑液和软骨下骨的情况，并且能够获取连续的薄层切面图像，为后续的处理和重建工作提供基础。快速自旋回波序列结合 T_2 加权和磁化迁移效应使得含有脂肪的骨髓和关节液呈现较高的信号强度，而软骨组织因为不含脂肪呈现低信号，从而将软骨区分开。Subhas[Subhas，2008]等应用 MRI 来评价肋软骨损伤，研究发现 MRI，特别是脂肪饱和液敏序列，能够发现在 CT 的 T_2 加权相上没有明显异常的肋软骨损伤，认为 MRI 是诊断肋软骨损伤的一种有效方法，且阳性率要优于超声和 CT。但由于软骨组织很薄，通常小于 4mm，且由于软骨表面屈曲，可引起部分容积出现假象，因此脉冲序列必须有高的空间分辨率采集参数，这就要求 MRI 的磁场强度要足够大，观察软骨形态使用的 MRI 扫描仪一般为 1.5T 或者 3T。随着技术的进步，表面线圈（surface coil）技术具有极高的信噪比，其应用使得 MRI 获取图像的能力和分辨率大大提高，即使是使用 1T 的 MRI 扫描仪也能够获得足够分辨率的关节软骨图像。

关节软骨损伤修复的评价系统有很多种，Marlovits 等跟踪随访了 45 位分别实施了微骨折手术、自体骨软骨移植和自体软骨细胞移植的患者，分别于术后 6 个月和 12 个月用相控阵列表面线圈（surface phased array coil）技术和 1T 的 MRI 扫描仪采集了具有极高空间分辨率的患者膝关节 MRI 图像，结合早期的评价体系制定了一套完整的关节软骨损伤修复评价系统。该系统包含 9 个部分的变量，分别是：①软骨损伤修复和缺损填充的程度；②修复组织与周边组织的结合程度；③修复组织的表面情况；④修复组织的质地；⑤修复组织在双相快速自旋回波序列（Dual T2-FSE）和 3D 梯度回波脂肪抑制序列（3D-GE-FS）上的信号强度；⑥软骨下骨薄层纤维板完整与否；⑦软骨下骨的状态；⑧是否有粘连；⑨是否有滑膜炎。此分类方案为长期随访和比较不同手术方案预后提供了基础[Marlovits S，2004]。

许多采用 MRI 评价软骨修复的方法都比较相似，其评价的是修复的每个特征，而不是一个整体的评分。ICRS 致力于使 MRI 评价软骨修复情况标准化。当修复组织出现肥厚时，软骨的最大厚度可大于正常软骨厚度的 100%。如果伴有原发骨缺损，应单独记录骨缺损的厚度，修复组织于临近正常软骨的完整性评价也应包括与软骨下骨的愈合程度等。MRI 可显示修复组织与正常软骨间不同信号强度的界限，有时仅一个细微的暗线，有时难以发现，但不同信号强度组成的界面可明确显示两种组织的愈合是不完整的，裂隙是客观存在的。就自体软骨移植来说，即使关节镜下不能发现裂隙，明晰的界限是存在的。修复组织不能与软骨下骨愈合则会出现分层现象。

四、软骨修复组织的病理学评价

软骨修复组织的病理学评分一般都是在离体环境下实施的，多用于动物实验和科学研究，临床上很难得到应用。离体软骨修复组织的病理学评分系统多参照软骨组织学评分系统进行，比较常用的有 Mankin's 评分系统、OOCHAS 评分系统、半定量的改良 Wakitani 评分法等。

HHGS（histologic/histochemical grading system）评分是目前最常用的组织学评价标准，由 Mankin[Mankin，1971]等在 1971 年提出，也称为 Mankin 评分，它从整体结构、细胞结构、组织染色、潮线完整性四个方面分不同等级进行评分，最高 14 分，最低 0 分。但有报道认为该评分系统存在以下不足：①该系统建立于晚期 OA 病理模型，对早期或轻微的 OA 是否适宜一直存在疑问；②该评分的可重复性和效度较差；③该系统缺乏 OA 分期组成，会导致在对同一区域多处软骨损伤进行评定时出现困难。OOCHAS（the OARSI osteoarthritis cartilage histopathology assessment system）是国际骨关节炎研究会（Osteoarthritis Reserch Society International，OARSI）推出的较新的关节软骨组织病理学评分系统，也称作 OACH 评分[Pearson R G，2011]，根据损伤深度及相应组织反应将 OA 分为七级，根据损伤范围的大小将 OA 分为 0~4 期，最终得分是分级与分期的乘积，这种评分方式属于半定量评分方法[Pritzker K P，2006]，目前还未广泛使用。研究表明，兔前交叉韧带切断术后 3 周肉眼可见软骨表面不规则，组织学染色可见轻度软骨损伤，但实际操作中发现 HHGS 评分较难评价早期损伤，而术后第 8 周软骨出现中重度损伤，HHGS 可准确评价。刘振龙的研究利用 HHGS 和 OOCHAS 评分评价了兔切断前交叉韧带断裂后膝关节 OA 软骨损伤的程度，结果表明，HHGS 评分和 OOCHAS 评分均可用于 OA 的评价，两者在中晚期软骨损伤的评价中具有良好的一致性，OOCHAS 评分可能更适用于兔前交叉韧带断裂后早期 OA 软骨损伤的评价。改良 Wakitani 评分法也是一种半定量的评分系统，该系统由软骨细胞形态、软骨基质染色、表面情况、软骨厚度和供体及受体结合情况五部分组成，总分数范围为 0～14 分[Pineda S，1992]。

有研究发现，修复组织与邻近正常软骨组织间难以良好愈合，在两者间普遍存在裂隙。一些学者认为，这与组成成人关节软骨基质主要成分的蛋白聚糖性质有关。蛋白聚糖有抗粘连组织特性，可阻碍修复组织与邻近软骨组织中的蛋白聚糖相互间的融合，从而影响了两者间的良好愈合。影响修复组织与邻近软骨愈合的另一个因素是修复组织缺乏正常软骨的硬度。这会在承受负荷时导致修复组织变形，产生大的切应力，引起裂隙形成。值得注意的是，幼年动物的修复组织愈合程度要普遍好于成年动物，邻近软骨缺损区的同源软骨细胞簇的形成和基质蛋白向缺损区的流动现象也较成年动物多见，说明修复组织的愈合与年龄也有一定的关系。

修复组织的基质含量往往难以达到正常软骨的含量。成年人的关节软骨有特殊的细胞分布、基质组成和复杂的三维结构。许多修复方法虽然也能产生软骨特有的 II 型胶原和蛋白聚糖，但细胞的有序排列和基质的特殊分布并不能良好恢复。组织学切片显示修复组织的表层基质含量普遍偏少，表面破损或不完整时，蛋白聚糖含量的减少则更为明显。与此相适应，表层所含细胞减少且形态更像成纤维细胞。

修复组织的表面结构常不完整，然而软骨修复只有获得光滑完整的表面，才能提供低摩擦阻力，防止软骨基质大分子的流失。天然的软骨修复组织在一段时间后容易退化为纤维组织或出现破裂现象。许多人工修复方法大多有同样的结果。这可能与迄今为止没有一种修复方法能产生完整耐用的软骨表面有关。因为破损的表面容易使蛋白聚糖及其他大分子丢失，导致修复组织硬度差，细胞少，无法形成正常的软骨结构。因此有学者认为，缺少完整的表面可能是修复组织长期疗效差的主要原因之一。

五、生物力学评价

正常关节软骨在承受负荷时可分散应力，起到软垫的作用。软骨修复组织应具有与这些正常软骨相似的生物力学性能。但目前修复组织仅具有纤维软骨或类透明软骨的表现，硬度只有正常软骨的 1/2 或 1/3[Wei X，1997]，表明修复组织不具有承担负荷的能力。一些研究发现，幼年动物与成年动物的修复组织在 3～12 周时，在组织形态学方面均有明显改善，但在力学特性方面却没有任何改进。表明即使深层组织形态上的改善也不能增加软骨硬度，再生软骨只有同时具有软骨的正常形态、表面结构和基质组成等，才能提供正常的机械性能。

许多研究认为，相对低的蛋白聚糖浓度可能是修复组织缺乏硬度的主要原因，另外，胶原的排列和分布无序也可能导致低下的机械性能。Mizrahi[Mizrahi，1986]等认为是胶原的网状排列结构影响而不是其含量影响其抗压性能。实验证实，胶原纤维的不同排列方向对应于不同的抗压性能。此外，软骨下骨能否重建可能对修复组织的力学性能也有一定的影响。

大量研究表明，修复组织易于在成熟前出现退变。由于成人关节软骨的特殊结构是经过大约 40 年，并且在逐渐增加的功能性负荷下成熟的，因此在几个月内要重建软骨结构相当困难。Mitchell［Mitchell，1980］等报道成年兔股骨髁缺损的修复组织在 8 个月即失去透明性，1 年后成为致密的纤维组织；电子显微镜检查显示，表层细胞较少且形态不同于正常软骨细胞，胶原也不呈水平排列。另外一项研究表明，修复组织在 2 年内即由透明的、表面光滑的组织变为纤维组织或纤维透明软骨。在 6～12 个月时，组织中细胞含量开始增加，蛋白聚糖含量减少，同源软骨细胞丛增加，软骨厚度减少，表面开始纤维化且破裂多见。

总之，由于缺乏一个判断软骨损伤术后疗效评价的统一标准，不同的软骨损伤治疗方法难以比较。即使 MRI 和关节镜显示有良好的修复，患者也可能并不满意临床治疗结果。怎样来评价软骨损伤修复的临床效果，以及在何时来评价，均要求有一套有效、可靠、敏感的评价系统。临床评价应该包括临床疗效的客观和主观评价，修复组织的组织学和力学特性评价，以及敏感的影像学评价等。手术结果的综合评价还应该包括患者治疗前后的自我评价。对关节软骨损伤治疗的研究仍在继续，更加科学的评价方法也有待进一步探讨。

参 考 文 献

王国金，卫小春，2004. 细胞因子对关节软骨的调控作用. 生物骨科材料与临床研究，1（6）：36-38.

卫小春，2003. 软骨组织工程种子细胞的研究进展. 中国矫形外科杂志，11（18）：1284-1286.

杨物鹏，2000. 软骨细胞培养及其调控. 中国矫形外科杂志，7（8）：800-803.

Apte S S，2016. Anti-ADAMTS5 monoclonal antibodies：implications for aggrecanase inhibition in osteoarthritis. Biochem J，473（1）：e1-e4.

Asahara H，2016. Current status and strategy of microRNA research for cartilage development and osteoarthritis pathogenesis. J Bone Metab，23（3）：121-127.

Baldovin M，Mariani C，Vitella A，1997. Arthroscopic abrasion arthroplasty of the knee：long-term results of 250 cases. JBJS，79B（Suppl）：176.

Bartlett W，Skinner J A，Gooding C R，et a1，2005. Autologous chondrocyte implantation versus matrix—induced autologous chondrocyte implantation for osteochondral defects of the knee：a prospective，randomised study. J Bone Joint Surg（Br），87（5）：640-645.

Bartz R L，Steadman J R，Rodkey W G，2004. The Technique of microfracture of full-thickness chondral lesions and postoperative rehabilitation. Techniques in Knee Surgery（Tech Knee Surg），3（3）：198-203.

Basad E，Ishaque B，Bachmann G，et al，2010. Matrix-induced autologous chondrocyte implantation versus microfracture in the treatment of cartilage defects of the knee：a 2-year randomised study. Knee Surg Sports Traumatol Arthrosc，18（4）：519-527.

Basad E，Wissing F R，Fehrenbach P，et al，2015. Matrix-induced autologous chondrocyte implantation（MACI）in the knee：clinical outcomes and challenges. Knee Surg Sports Traumatol Arthrosc，23（12）：3729-3735.

Baumgaertner M R，Cannon W D Jr，Vittori J M，et al，1990. Arthroscopic debridement of the arthritic knee. Clin Orthop，253：197-202.

Bayyurt S，Küçükalp A，Bilgen M S，et al，2015. The chondroprotective effects of intraarticular application of statin in osteoarthritis：An experimental study. Indian J Orthop，49（6）：665.

Behrens P，Ehlers E M，Kochermann K U，et a1，l999. New therapy procedure for localized cartilage defects. Encouraging results with autologous chondrocyte implantation. MMW Fortschr Med，4l（45）：49-51.

Bellamy N，Buchanan W W，Goldsmith C H，et al，1988. Validation study of WOMAC：a health status instrument for measuring clinically important patient relevant outcomes to antirheumatic drug therapy in patients with osteoarthritis of the hip or knee. J Rheumatol，15（12）：1833-1840.

Bentley G，Dowd G，1984. Current concepts of etiology and treatment of chondromalacia patellae. Clin Orthop Relat Res，189（189）：209-228.

Berg B V，Lecouvet F，Malghem J，2002. Frequency and topography of lesions of the femoro-tibial cartilage at spiral CT arthrography of the knee：a study in patients with normal knee radiographs and without history of trauma. Skeletal Radiol，31（11）：643-649.

Bert J M, Maschka K, 1989. The arthroscopic treatment of unicompartmental gonarthrosis: a five year follow-up study of abrasion arthroplasty plus arthroscopic debridement and arthroscopic debridement alone. Arthroscopy, 5: 25-32.

Bishnoi M, Jain A, Hurkat P, et al, 2016. Chondroitin sulphate: a focus on osteoarthritis. Glycoconj J, 33（5）: 693-705.

Bonasia D E, Marmotti A, Rosso F, et al, 2015. Use of chondral fragments for one stage cartilage repair: A systematic review. World J Orthop, 6（11）: 1006-1011.

Bornes T D, Adesida A B, Jomha N M, 2014. Mesenchymal stem cells in the treatment of traumatic articular cartilage defects: a comprehensive review. Arthritis Res Ther, 16（5）: 432.

Bright P, Hambly K, 2014. A systematic review of reporting of rehabilitation in articular-cartilage-repair studies of third-generation autologous chondrocyte implantation in the knee. J Sport Rehabil, 23（3）: 182-191.

Brittberg M, Lindahl A, Nilsson A, et al, 1994. Treatment of deep cartilage defects in the knee with autologous chondrocyte transplantation. N Engl J Med, 331: 889-895.

Buckwalter J A, 2002. Articular cartilage injuries. Clin Orthop Relat Res, 402: 21-37.

Casscells S W, 1978. Gross pathological changes in the knee joint of the aged individual: a study of 300 cases. Clin orthop Relat Res, （132）: 225-232.

Chang N J, Lin Y T, Lin C C, et al, 2015. The repair of full-thickness articular cartilage defect using intra-articular administration of N-acetyl-D-glucosamine in the rabbit knee: randomized controlled trial. Biomed Eng Online, 14（1）: 105.

Cole B J, Farr J, Winalski C S, et al, 2011. Outcomes after a single-stage procedure for cell-based cartilage repair: a prospective clinical safety trial with 2-year follow-up. Am J Sports Med, 39（6）: 1170-1179.

Conaghan P G, 2012. A turbulent decade for NSAIDs: update on current concepts of classification, epidemiology, comparative efficacy, and toxicity. Rheumatol Int, 32（6）: 1491-1502.

Crawford D C, DeBerardino T M, Williams R J, 2012. NeoCart, an autologous cartilage tissue implant, compared with microfracture for treatment of distal femoral cartilage lesions: an FDA phase-II prospective, randomized clinical trial after two years. J Bone Joint Surg（Am）, 94（11）: 979-989.

Dawson J, Fitzpatrick R, Murray D, et al, 1998. Questionnaire on the perceptions of patients about total knee replacement. J Bone Joint Surg Br, 80（1）: 63-69.

Edwards R B, Lu Y, Nho S, et al, 2002. Thermal chondroplasty of chondromalacic human cartilage: An *ex vivo* comparison of bipolar and monopolar radiofrequency devices. Am J Sports Med, 30（1）: 90-97.

Evanich J D, Evanich C J, Wright M B, et al, 2001. Efficacy of intraarticular hyaluronic acid injections in knee osteoarthritis. Clin Orthop Relat Res, 390: 173-181.

Farr J, Tabet S K, Margerrison E, et al, 2014. Clinical, radiographic, and histological outcomes after cartilage repair with particulated juvenile articular cartilage: a 2-year prospective study. Am J Sports Med, 42（6）: 1417-1425.

Felson D T, Bischoff-Ferrari H A, 2016. Dietary fatty acids for the treatment of OA, including fish oil, Ann Rheum Dis, 75（1）: 1-2.

Ficat R P, Philippe J, Hungerford D S, 1979. Chondromalacia patellae: a system of classification. Clin Orthop Relat Res, （144）: 55-62.

Frediani B, Bertoldi I, 2015. Clodronate: new directions of use. Clin Cases Miner Bone Metab, 12（2）: 97.

Gao S G, Zeng C, Wei J, et al, 2016. Paying attention to the safety and efficacy of fish oil in treatment of knee osteoarthritis. Ann Rheum Dis, 75（4）: e13.

Giannini S, Buda R, Cavallo M, et al, 2010. Cartilage repair evolution in post-traumatic osteochondral lesions of the talus: from open field autologous chondrocyte to bone-marrow-derived cells transplantation. Injury, 41: 1196-1203.

Gigante A, Calcagno S, Cecconi S, et al, 2011. Use of collagen scaffold and autologous bone marrow concentrate as a one-step cartilage repair in the knee: histological results of second-look biopsies at 1 year follow-up. Int J Immunopathol Pharmacol, 24（1 Suppl. 2）: 69-72.

Hamorman D, Sasse J, Klagsbrun M, 1986. A cartilage-derived growth factor enhances hyaluronate synthesis and diminishes sulfated glycosaminoglycan synthesis in chondrocytes. J Cell Physiol, 127: 317-322.

Hangody L, Kish G, kárpáti Z, et al, 1997. Arthroscopic autogenous osteochondral mosaicplasty for the treatment of femoral condylar articular defects. Knee Surg Spots Traumatol Arthrosc, 5（4）: 262-267.

Hill C, Lester S E, Jones G, 2016. Response to 'Low-dose versus high-dose fish oil for pain reduction and function improvement in patients with knee osteoarthritis' by Chen et al. Ann Rheum Dis, 75（1）: e8.

Hill C L, March L M, Aitken D, et al, 2016. Fish oil in knee osteoarthritis: a randomised clinical trial of low dose versus high dose. Ann Rheum Dis, 75（1）: 23-29.

Hochberg M C, Altman R D, April K T, et al, 2012. American College of Rheumatology 2012 recommendations for the use of nonpharmacologic and pharmacologic therapies in osteoarthritis of the hand, hip, and knee. Arthritis Care Res, 64（4）: 465-474.

Hochberg M C, Altman R D, Brandt K D, et al, 1995. American College of Rheumatology. Guidelines for the medical management of osteoarthritis. Part II. Osteoarthritis of the knee. Arthritis Rheum, 38（11）: 1541-1546.

Hwang H S, Kim H A, 2015. Chondrocyte apoptosis in the pathogenesis of osteoarthritis. Int J Mol Sci, 16（11）: 26035-26054.

Insall J, Falvo K A, Wise D W, 1976. Chondromalacia Patellae. A prospective study. J Bone Joint Surg Am, 58（1）: 1-8.

Insall J N, 1984. Disorders of the patella. In: Fisher RC. Surgery of the Knee. New York: Churchill Livingstone: 191-260.

Insall J N, Dorr L D, Scott R D, et al, 1989. Rationale of the Knee Society clinical rating system. Clin Orthop Relat Res, 248（248）: 13-14.

Jackson R, Dieterichs C, 2003. The results of arthroscopic lavage and debridement of osteoarthritic knees based on the severity of degeneration: a 4- to 6-year symptomatic follow-up. Arthroscopy, 9: 13-20.

Jackson R, Marans H, Silver R, 1988. Arthroscopic treatment of degenerative arthritis of the knee. J Bone Joint Surg（Br）, 70: 332.

Johnstone B, Hering TM, Caplan AI, et al, 1998. In vitro chondrogenesis of bone marrow-derived mesenchymal progenitor cells. Exp Cell Res, 238: 265-272.

Kaab M J, Bail H J, Rotter A, et al, 2005. Monopolar radiofrequency treatment of partial thickness cartilage defects in the sheep knee joint leads to extended cartilage injury. Am J Sports Med, 33（10）: l472-l478.

Klagsbrun M, Smith S, 1980. Purification of a cartilage-derived growth factor. J Biol Chem, 255: 10859-10866.

Lin J B, Poh S, Panitch A, 2016. Controlled release of anti-inflammatory peptides from reducible thermosensitive nanoparticles suppresses cartilage inflammation. Nanomedicine, 12（7）: 2095-2100.

Long Y, He A, Zhang Z, et al, 2015. Expressions of cartilage degenerative related genes and microRNAs in torn meniscus. Zhongguo xiu fu chong jian wai ke za zhi Zhongguo xiufu chongjian waike zazhi, 29（3）: 301-306.

Lu Y, Dhanaraj S, Wang Z, et al, 2006. Minced cartilage without cell culture serves as an effective intraoperative cell source for cartilage repair. J Orthop Res, 24: 1261-1270.

Lu Y, Edwards R B, Nho S, et al, 2002. Thermal chondroplasty with bipolar and monopolar radiofrequency energy: effect of treatment time on chondrocyte death and surface contouring. Arthroscopy, 18（7）: 779-788.

Ma C H, Lv Q, Yu Y X, et al, 2015. Protective effects of tumor necrosis factor-α blockade by adalimumab on articular cartilage and subchondral bone in a rat model of osteoarthritis. Braz J Med Biol Res, 48（10）: 863-870.

Maempel J F, Clement N D, Brenkel I J, et al, 2015. Validation of a prediction model that allows direct comparison of the Oxford Knee Score and American Knee Society clinical rating system. Bone Joint , 97（4）: 503-509.

Malemud C J, Meszaros E C, Wylie M A, et al, 2016. Matrix metalloproteinase-9 production by immortalized human chondrocyte line. J Clini Cell Immunol, 7（3）. pii: 422.

Mankin H J, Lippiello L, 1971. The glycosaminoglycans of normal and arthritic cartilage. J Clin Invest, 50（8）: 1712-1719.

Marlovits S, Striessnig G, Resinger C T, et al, 2004. Definition of pertinent parameters for the evaluation of articular cartilage repair tissue with high-resolution magnetic resonance imaging. Eur J Radiol, 52（3）: 310-319.

Marlovits S, Zeller P, Singer P, et al, 2006. Cartilage repair: generations of autologous chondrocyte transplantation. Eur J Radiol, 57（1）: 24-31.

Mitchell N, Shepard N, 1980. Healing of articular cartilage in intra-articular fractures in rabbits. J Bone Joint Surg Am, 62（4）: 628-634.

Mizrahi J, Maroudas A, Lanir Y, et al, 1986. The "instantaneous" deformation of cartilage: effects of collagen fiber orientation and osmotic stress. Biorheology, 23（4）: 311-330.

Naffakh N, Henri A, Villeval J L, et al, 1995. Sustained delivery of erythropoietin in mice by genetically modified skin fibroblasts. Proc Natl Acad Sci USA, 92: 3194-3198.

Nejadnik H, Hui J H, Feng Choong E P, et al, 2010. Autologous bone marrow-derived mesenchymal stem cells versus autologous chondrocyte implantation: an observational cohort study. Am J Sports Med, 38（6）: 1110-1116.

Newberry S J, Fitzgerald J D, Maglione M A, et al, 2015. Systematic review for effectiveness of hyaluronic acid in the treatment of severe degenerative joint disease (DJD) of the knee.

Ostrander R V, Goomer R S. Tontz W L, et al, 2001. Donor cell fate in tissue engineering for articular cartilage repair. Clin Orthop, 389: 228-237.

Pal S, Thuppal S, Reddy K J, et al, 2014. Long-term (1-year) safety and efficacy of a single 6-mL injection of Hylan GF 20 in Indian patients with symptomatic knee osteoarthritis. Open Rheumatol J, 8: 54.

Pearson R G, Kurien T, Shu K S S, et al, 2011. Histopathology grading systems for characterisation of human knee osteoarthritis-reproducibility, variability, reliability, correlation, and validity. Osteoarthritis Cartilage, 19 (3): 324-331.

Pineda S, Pollack A, Stevenson S, et al, 1992. A semiquantitative scale or histologic grading of articular cartilage repair. Cells Tissues Organs, 143 (4): 335-340.

Piontek T, Ciemniewska-Gorzela K, Szulc A, et al, 2012. All-arthroscopic AMIC procedure for repair of cartilage defects of the knee. Knee Surg Sports Traumatol Arthrosc, 20 (5): 922-925.

Pittenger M F, Mackay A M, Beck S C, et al, 1999. Multilineage potential of adult human mesenchymal stem cells. Science, 284: 143-147.

Pridie A H, 1959. A method of resurfacing osteoarthritic knee joints. J Bone Joint Surg, 41: 618.

Pritzker K P H, Gay S, Jimenez S A, et al, 2006. Osteoarthritis cartilage histopathology: grading and staging. Osteoarthritis Cartilage, 14 (1): 13-29.

Prockop D J, 1999. Heritable osteoarthritis. Diagnosis and possible modes of cell and gene therapy. Osteoarthritis Cartilage, 7: 364-366.

Raynauld J P, Pelletier J P, Abram F, et al, 2016. Long-lerm effects of glucosamine and chondroitin sulfate on the progression of structural changes in knee osteoarthritis: six-year followup data From the osteoarthritis initiative. Arthritis Care Res, 68 (10): 1560-1566.

Recht M P, Resnick D, 1995. Magnetic resonance imaging of articular cartilage: the state of the art. J Rheumatol. Suppl, 43: 52-55.

Rodrigues M B, Camanho G L, 2010. MRI evaluation of knee cartilage. Rev Bras de Ortop, 45 (4): 340-346.

Ruan M Z C, Cerullo V, Cela R, et al, 2016. Treatment of osteoarthritis using a helper-dependent adenoviral vector retargeted to chondrocytes. Mol TherMethods Clin Dev, 3: 16008.

Saygin NE, Tak Y, Gianobile WV, 2002. Growth Factors regulate expression of mineral associatedgenes in cementoblast. J Periodontol, 71 (10): 591-1600.

Scharfmann R, Axelrod J H, Verma I M, 1991. Long-term *in vivo* expression of retrovirus-mediated gene transfer in mouse fibroblast implants. Proc Natl Acad Sci USA, 88: 4626-4630.

Sgaglione N A, 2003. Decision-making and approach to articular cartilage surgery. Sports Med Arthrosc Rev, 11 (3): 192-201.

Steadman J R, Rodkey W G, Rodrigo J J, 2001. Microfracture: surgical technique and rehabilitation to treat chondral defects. Clin Orthop, 391 (Suppl): S362-S369.

Subhas N, Kline M J, Moskal M J, et al, 2008. MRI evaluation of costal cartilage injuries. AJR Am J Roen tgendol, 191(1): 129-132.

Tallheden T, Dennis JE, Lennon DP, et al, 2003. Phenotypic plasticity of human articular chondrocytes. J Bone Joint Surg (Am), 85 (Suppl 2): 93-100.

Tiderius C J, Svensson J, Leander P, et al, 2004. dGEMRIC (delayed gadolinium-enhanced MRI of cartilage) indicates adaptive capacity of human knee cartilage. Magnet Resona Med, A51 (2): 286-290.

Van Berg B C, Lecouvet F E, Maldague B, et al, 2004. MR appearance of cartilage defects of the knee: preliminary results of a spiral CT arthrography-guided analysis. Clinical Imaging, 28 (4): 312.

Voloshin I, Morse K R, Allred C D, et al, 2007. Arthroscopic evaluation of radiofrequency chondroplasty ofthe knee. Am J Sports Med, 35 (10): 1702-1707.

Wakitani S, Goto T, Pineda S J, et al, 1994. Mesenchymal cell-based repair of large, full-thickness defects of articular cartilage. J Bone Joint Surg (Am), 76: 579-592.

Wakitani S, Imoto T, Saito M, et al, 2002. Human autologous cultureexpanded bone marrow mesenchymal cell transplantation for repair of cartilage defects in osteoarthritic knees. Osteoarthritis Cartilage, 10: 199-206.

Wakitani S, Kimura T, Hirooka A, et al, 1989. Repair of rabbit articular surfaces with allograft chondrocytes embedded in collagen gel. J Bone Joint Surg (Br), 71: 74-80.

Wang S, Wei X, Zhou J, et al, 2014. Identification of α2-macroglobulin as a master inhibitor of cartilage-degrading factors that attenuates the progression of posttraumatic osteoarthritis. Arthritis Rheumatol，66（7）：1843-1853.

Wang Y，Tonkin A，Jones G，et al，2015. Does statin use have a disease modifying effect in symptomatic knee osteoarthritis? Study protocol for a randomised controlled trial. Trials，16（1）：584.

Wei X，Gao J，Messner K，1997. Maturation-dependent repair of untreated osteochondral defects in the rabbit knee joint. J Biomed Mater Res，34（1）：63-72.

Yamasaki S，Mera H，Itokazu M，et al，2014. Cartilage repair with autologous bone marrow mesenchymal Stem cell transplantation：review of preclinical and clinical studies. Cartilage，5（4）：196-202.

Zheng M H，Willers C，Kirilak L，et al，2007. Matrix—induced autologous chondrocyte implantation（MACI）：biological and histological assessment. Tissue Eng，13：737-746.

第九章

常见关节软骨损伤疾病

第一节　剥脱性骨软骨炎

一、概述

剥脱性骨软骨炎（osteochondritis dissecans，OCD），又称 Konig 病，是指各种原因导致的区域性关节软骨和软骨下骨缺血坏死，并从关节表面分离的一种关节疾病。本病好发于膝关节（以股骨内侧髁多见），其次为踝、肘、肩与髋等关节。根据骺板的成熟状况可分为青少年型（juvenile osteochondritis dissecans，JOCD）和成人型（adult osteochondritis dissecans，AOCD）。OCD 早期一般无症状或仅有活动后疼痛，随着病变进展，患者关节疼痛明显，以钝痛为主，部分患者出现关节肿胀和积液，后期关节内骨软骨与周围正常骨质分离，分离的碎块可造成机械症状如关节交锁、关节僵硬、血肿等。

OCD 好发年龄集中在 10～50 岁，其中 12～19 岁发病率是 6～11 岁的 4 倍，男孩膝关节 OCD 的发病率是女孩的 4 倍[Kessler J I，2014]。据文献报道，OCD 的预计发病率为（9.5～29）/10 万，由于很多损伤并没有明显的症状，只是偶尔被发现，所以确切的发病率很难统计[Chan C，2018]。

二、发病原因

1887 年 Konig 首次描述此病，提出炎症导致软骨下骨与健康骨质分离的假说。但是随后的组织学研究并没有在骨软骨游离体中发现炎症细胞，因此并不支持这一观点[Nagura S，2011]。目前有很多关于发病原因的假说，包括成骨异常、局部缺血、遗传、反复的微创伤等。但是其确切病因仍不清楚，也可能是多因素共同作用的结果。

（一）成骨异常

Ribbing 最早认为股骨远端骨骺内骨化中心的异常可能是 OCD 发生的原因之一，其发现异常的骨化中心的位置与 OCD 发生病变的位置很相似[Ribbing S，1955]。但是 Caffey

认为这种股骨远端骨骺内异常位置的骨化中心是良性的，不会留下后遗症，不应该与 OCD 的病损相混淆[Caffey J，1958]。

（二）缺血

缺血被认为是引起软骨下骨分离的潜在病因。淤血、脂肪栓、结核性栓子等导致部分终末动脉吻合支闭塞，软骨下骨某一区域血供中断，引起区域性软骨下骨缺血坏死，并最终与周围健康骨质分离。Reddy 等发现股骨内侧髁外侧缘的局部缺血灶导致了 OCD 的发生，而且缺血理论似乎更适用于年轻患者，在部分分离的软骨下骨组织中亦发现血管再生现象[Reddy A S，1998]。然而股骨远端血供存在的丰富吻合支使缺血理论受到了质疑。组织病理学研究发现，OCD 碎片组织中不存在缺血性坏死或相对缺血的分界线，在部分分离的活检组织标本中也没有发现坏死组织的存在[Yonetani Y，2010]。

（三）遗传

1925 年首次描述了来自同一家族的 3 例膝关节 OCD，推断 OCD 存在家族遗传倾向。此后出现大量关于家族性 OCD 的文献报道，并提出常染色体遗传模式，多伴有侏儒症、Perthes 病等。通过全基因扫描，发现 4 号染色体上存在与马球窝关节 OCD 有关联的相应位点。同时聚集蛋白聚糖（AGG）C 型凝集素域的一个错义突变也可能是导致家族性 OCD 的原因。然而对 OCD 患者的 86 名一级亲属进行筛查后发现只有 1 例 OCD 患者。在对 OCD 的回顾性研究中也不支持家族遗传因素。遗传作为潜在病因，仍需要谱系更广的临床实例和基因技术去验证[吕帅洁，2014]。

（四）微创伤

反复的微创伤是目前最广泛接受的病因，但是确切的机制仍不清楚。长期反复的撞击等刺激引起软骨下骨的应力性骨折，可产生坏死性碎片组织，导致 OCD 的发生。有学者认为膝关节承受剪切应力和旋转力时，胫骨髁间嵴对股骨内侧髁的反复撞击引起 OCD 的发生。虽然该理论无法解释其他位置 OCD 的发生，但是运动与 OCD 的发生之间的相关性，使得越来越多的学者认为运动中反复的微创伤是 OCD 发生的重要因素之一。另外一些文献描述了股骨外侧髁 OCD 与膝关节盘状半月板及膝关节内翻力线之间的相关性，但是，大量盘状半月板和力线异常的患者并未出现 OCD，因此，提示了 OCD 的发生发展不单纯是机械压力超载或生物力学的异常引起的。急性或反复的轻微外伤引起的骨或软骨的挫伤是年轻运动员发生 OCD 的重要原因之一[Chan C，2018]。

三、病理研究

在各种病因的作用下，关节内软骨下骨产生微裂隙，引起局部坏死和生长改变。随后损伤区血管芽和间充质细胞形成的纤维肉芽组织长入包绕剥脱骨质，导致病变部位不均匀的浅表纤维化、软骨下骨骨小梁减少及骨质分离等。当骨软骨块未完全剥离时，形成骨桥与母体骨相连，在滑液侵蚀与机械受力下最终导致关节软骨及软骨下骨骨质与周围正常骨质分离，形成关节腔内游离体。通常剥脱的软骨片是单一的，但也可表现为 2～3 块碎片构成的网状碎裂。火山口边界无血供区可逐渐扩展，并分离出更多游离体。Cahill[Cahill，1995]将 OCD 病理改变分为 4 级：Ⅰ级，关节面完整，关节软骨软化，软骨下骨水肿；Ⅱ级，骨软骨部分分离，部分与周围骨相连，有骨桥形成；Ⅲ级，骨软骨完全分离，但还位于火山口缺损内；Ⅳ级，骨软骨完全分离，形成关节腔内游离体。

四、临床表现及辅助检查

（一）临床表现

OCD 早期多无明显症状，当病变还未被破坏且稳定的时候可能会在运动后出现非特异性的疼痛，约 80% 的患者会伴有轻微的跛行，少数患者会伴有肿胀。随着病情的发展，病变出现不稳定或脱落的时候多可有关节内异物感、僵硬、关节交锁等机械症状。查体时，患者对于病变部位表现敏感，儿童和青少年患者及不稳定型 OCD，可表现为轻微的防痛步态，膝关节捻发音。膝关节屈曲时可触及股骨髁的局限性触痛。约 16% 的患者在屈膝 90°，胫骨外旋，逐渐伸直至大约 30° 时会出现疼痛（Wilson 征阳性），在解剖学上，这个动作会引起胫骨髁间隆起内侧与股骨内侧髁外侧面的撞击。约 77% 的膝关节 OCD 发生在股骨内侧髁，51% 的病变出现在股骨内侧髁的外侧面，19% 在内侧髁的中央区，7% 涉及内侧面。17% 发生在股骨外侧髁，7% 发生在髌骨[Chan C，2018]。

（二）辅助检查

1. X 线检查

X 线检查可用于评估骨骼成熟度，显示病变特征与部位，判断病变进展，排除其他骨骼病变等。对于 OCD 疑似患者首先推荐 X 线检查，包括前后位、侧位、髌骨轴位、髁间窝位及下肢力线的检查。髁间窝位 X 线检查为膝关节屈曲 30°～50° 时的前后位，其对于某些后髁的病变比标准前后位显示更加清楚。髌骨轴位用来发现髌骨及股骨滑车的病变。下肢力线片可以评估患者的下肢力线，尤其是评估一些发生在股骨外侧髁的不典型病变。对于一些骨骺未闭的儿童，股骨远端次级骨化中心的 X 线检查表现常常与 OCD 相混淆，需要拍摄对侧膝关节加以鉴别。X 线检查特征性表现为软骨下骨与周围骨质之间有一边界清楚的新月形线状影。X 线片上可观察到骨端或关节面边缘不规则缺损；剥脱骨片密度较高，边缘锐利，周围环绕透亮线，其下为容纳骨片的骨窝。完全剥脱并移位者可见关节面透亮缺损区，关节腔内可见游离体。X 线检查对于 OCD 的诊断价值有限，其无法判断软骨是否缺损，部分隐匿病灶不能被发现和确诊，也不能评估病变的稳定性。

2. MRI

MRI 是目前诊断 OCD 最常用及有效的方法，其可以直接显示病变的位置、大小、软骨的完整性及软骨下骨的条件等。MRI 还可以用于评估病变的稳定性，MRI 检查结果是决定治疗方式最重要指标之一。De Smet 等描述了在 T_2 信号上判断不稳定型 OCD 的 4 条标准：①病变与宿主骨之间的高信号线；②关节软骨的裂痕与 OCD 病变处相重叠；③充填关节液的局灶性骨软骨缺损；④病变深层出现>5mm 的软骨下骨囊肿[De Smet，1996]。该标准对于成人型剥脱性骨软骨炎（AOCD）来说，特异性及敏感性均为 100%，但是对于存在自愈倾向的 JOCD 来说，其对于稳定性的判断并不可靠。Kijowski[Kijowski，2008]等推荐了对于青少年型剥脱性骨软骨炎（JOCD）不稳定的评估标准，包括：①T_2 加权像上病变周围的高信号的信号强度与关节液的信号强度一致；②T_2 加权像上病变基底出现继发性的低信号；③软骨下骨板的多处中断，并且认为该方法的敏感性及特异性均为 100%。同样对于 JOCD 来说，只有出现多处软骨下骨囊肿或>5mm 才认为是病变不稳定的表现。通过 MRI 的表现 OCD 被分为 5 期：Ⅰ期，骨软骨片边缘不清晰，信号变化不明显；Ⅱ期，骨软骨片边缘清晰，骨软骨片与母骨间无液性高信号；Ⅲ期，骨软骨片与母骨间部分可见液性高信号；Ⅳ期，液性高信号完全包绕骨软骨片，但骨软骨片仍在原位；Ⅴ期，骨软骨片完全分离并且移位，形成关节内游离体[吕帅洁，2014]。

3. 关节镜

关节镜对于部分经选择的 OCD 患者来说，是一种非常有价值的诊疗手段。通过对关节软骨的直接镜下观察，可明确病变部位、疾病诊断和分期、评估病变稳定性，同时直接对病变部位进行必要的手术处理，被认为是诊断 OCD 的 "金标准"。但以关节镜下肉眼观察和探查手感无法发现大体形态正常的早期病变，而 MRI 则可发现内部的异常信号，并观察软骨表面轮廓及厚度。OCD 在关节镜下的表现目前被分为两大类：稳定型与不稳定型。稳定型又包括白球型（台球中的母球，镜下无异常发现）；阴影型（关节软骨尚完整，但是仔细观察能区别）；皱褶地毯型（像皱褶的地毯一样分裂、弯曲或存在皱褶）。不稳定型包括关门型（软骨破裂后镶嵌在周围，无法像铰链一样打开）；铰链型（软骨像门一样可以打开，但仍旧相连）；溃疡型（病变游离，软骨下骨暴露）。该分类在不同观察者间可靠性高，对于治疗方法的选择是有益的[Chan C，2018]。

五、治疗与预后

（一）保守治疗

对于稳定型 JOCD 来说，首先应该选择保守治疗，包括调整活动（避免运动和碰撞）、支具、固定器和 NSAIDs 等，其治愈率经报道为 50%～94%。但是具体的保守治疗的方法并没有达成共识。对于认为病变局限于关节软骨的学者来说，他们认为应该保持关节的活动来改善软骨，而认为病变主要影响软骨下骨的学者则认为应该固定膝关节。但是如果关节固定时间过长可能会引起股四头肌萎缩、关节纤维粘连和软骨变性。对于保守治疗的时间也存在争议，从 3 个月到 2 年均有，但是大多数学者认为保守治疗时间为 6～12 个月，如果非手术治疗无效则需要手术干预。对于有症状的 AOCD 来说，保守治疗预后较差，应该早期手术干预[Chan C，2018]。

（二）手术治疗

1. 稳定型 OCD

对于有症状的稳定型 OCD，保守治疗无效的话应该选择关节镜下钻孔术。其目的为穿透硬化的软骨下骨，使周围松质骨内的生物因子和血管能进入病变区从而促进修复。首先通过关节镜下探钩探查病变的边缘及周围软骨的情况，如果存在不稳定的情况则需要联合固定等方式。经皮插入 1.1mm 的克氏针，垂直于病变区软骨表面钻孔至松质骨，直至出现脂肪滴或出血。在膝关节不同伸屈角度进行钻孔以保证病变多处的垂直钻孔。虽然镜下经关节钻孔最简单易行，但是其会侵犯关节表面软骨。即使膝关节高屈曲，也有一些后髁的病变很难经关节完成操作。也可以经透视下逆行钻孔，选择 1.6mm 克氏针经皮穿过股骨远端皮质打入病变的中心区域，但是不超过关节面，可以选择前交叉韧带重建时的钻孔导向器来帮助定位病变的中心。一旦打入合适位置的克氏针，可以选择平行导向器来在其周围 5～8mm 范围内多次钻孔。对于骨骺未闭的患者，要注意不要损伤骺板，即使目前并没有因为该技术引起影响发育的病例报道。该技术虽然具有一定的挑战性，但是其能保护关节软骨不受侵犯。也有经关节镜前内侧或前外侧入路通过髁间窝进行钻孔的技术，但是其最大的问题是可能没有钻透病变部位软骨下骨的硬化带，从而影响手术效果。

2. 不稳定型 OCD 的手术治疗

不稳定型 OCD 包括仍在股骨髁内的病变，以及可以复位的已经发生移位的病变，复位后内固定可以提供促进愈合的生物力学环境。首先应该在关节镜下确认不稳定性，检查病变区骨床及周围软骨情况，移位骨软骨片的可复性及软骨完整情况。清理骨床处生长的纤维，并且在复位前行微骨折术或者克氏针钻孔以改善愈合环境。固定材料包括金属螺钉、埋头加压螺钉、可吸收钉和骨软骨栓等。金属螺钉可以提供最好的生物力学加压作用和最小的免疫原性，并且可以进行 X 线监测，但是其需要二次手术取出。埋头加压螺钉可降低二次手术的概率，但是其需要缺损区有足够的软骨下骨来提供附着点。可吸收钉虽然不需要取出，但是也有关于其过早降解、固定强度不够及因免疫反应引起慢性滑膜炎的报道。另外，也有采用自体骨软骨栓来固定病变的，并且报道满意度较高，虽然该技术可以避免取出手术，但是技术要求比较高，同时增加了供区损伤的风险。

3. 无法保留骨软骨病变的 OCD 手术方法

对于出现多个碎片、软骨表面出现退变、病变残缺或因其他原因引起无法还原等情况，原来病变无法得以保留时，则需要进一步处理。单纯清理并去除剥脱的病变是最早提出的方法，虽然其短期效果明显，但是长期随访结果表明其远期效果不理想，其中，最短 9 年就可以出现 X 线可见的退变及功能受限[Chan C，2018]。

骨髓刺激技术经常联合膝关节清理术，包括钻孔、微骨折术等技术，其目的为促进骨髓流出并在缺损处生长为纤维软骨。但纤维软骨在组织结构与胶原成分等方面的差异使其在生物力学特性及持久性方面均不如透明软骨。虽然在一些病损小于 2cm 的患者中取得了不错的效果，但是对于缺少坚固的软骨下骨的患者应该注意，因为单纯骨髓刺激技术很难处理此类病变。

对于无法挽救的涉及软骨下骨病变的 OCD 来说，自体骨软骨移植是一种理想的选择，因为该技术可以同时修复骨与软骨的缺损。可以从股骨髁的非负重区取材，但是该技术最大的限制性在于病变的大小，如果缺损面积大于 6cm^2 的话，则会增加供区出问题的风险。Gudas[Gudas，2009]等学者对于 50 例 OCD 患者的前瞻性随机对照研究中，微骨折组与自体骨软骨移植组在术后 1 年的临床症状及膝关节评分中并无差别，而在术后 4 年时，微骨折组有 41%患者出现治疗失败，而自体骨软骨移植组并未出现失败的病例。这也验证了纤维软骨在持久性方面的缺陷。对于大面积的骨软骨缺损，如果考虑到供区不足的话，可以选择新鲜的异体骨软骨移植术。在超过 10 年的大面积异体骨软骨移植术的研究中，移植物有 90%的存活率，88%的患者效果非常好[Murphy，2014]。对于自体骨软骨移植中，由于供区不足引起的软骨大小不匹配的问题在异体移植中并不存在，但是对于移植物的获得常常需要等待合适的捐献者，这也限制了其在临床的广泛应用。

目前骨组织工程的方法已经用于软骨损伤的修复。自体软骨细胞移植从非负重区获取患者的健康软骨细胞，如股骨滑车外侧或髁间凹等处；然后将获取的软骨细胞在体外单层培养、扩增，直至有充足的细胞数量；最后将体外培养的软骨细胞植入软骨缺损区，予以骨膜覆盖封锁，形成新的软骨，从而达到修复、重建软骨的目的，但是其往往需要二次手术。自体软骨细胞移植适用于缺损面积为 2～16cm^2 的区域，10 年的满意度为 65%～90%[Chan C，2018]。单层体外培养增殖的软骨细胞基质主要成分是 I 型胶原，生成的软骨是纤维软骨和透明软骨的混合物；骨膜覆盖封闭软骨细胞易于发生骨膜肥大，术后发生率为 10%～25%，同时也存在细胞分布不均匀及细胞流失的问题[吕帅洁，2014]。另外，也可以利用支架诱导自体软骨细胞移植，是一种改良的自体软骨细胞移植技术，软骨细胞在细胞支架中扩增，其报道的短期效果良好[Chan C，2018]。但是对于存在骨缺损的患者，还需要额外的骨移植。Peterson[Peterson，2003]等报道了一种三明治技术来处理软骨下骨缺损的 OCD，首先取自体髂骨移植于骨软骨缺损区，然后骨膜覆盖后再植入自体软骨细胞。虽然自体软骨细胞移植或改良的支架培养软骨细胞报道效果良好，但是在 JOCD 患者中，该技术的有效性及安全性尚未得到证实。

近年来，3D 打印技术也越来越受到关注。理论上可应用生物材料，打印与缺损区大小、形状相同的软骨组织，再将打印的软骨组织植入缺损处。目前该技术在医疗上的应用报道较少，但是前景值得期待。

第二节 髌骨软化症

一、概述

髌骨软化症（chondromalacia patelae，CMP）又称髌骨软骨软化症、髌骨软骨炎，是髌骨软骨因劳损、创伤发生局限性软化、纤维化、碎裂和脱落、变性甚至软骨床骨质外露而引起的膝关节慢性疼痛的一种退行性疾病。髌骨软化症是膝前痛发生最常见的原因，久坐、爬楼、跑跳、深蹲及跪坐等增加髌股关节压力的活动会加剧疼痛。国内对髌骨软化症的普查结果发现，其患病率高达 36.2%[郭开今，1998]。国外的研究认为每年发病率为

4.32‰，其中女性发病率大约为男性的 1.5 倍，这可能与女性的 Q 角较大有关[Kusnezov，2016]。CMP 发生的危险因素包括高体重指数、女性、膝关节外伤史、重体力工作、反复下蹲或跪坐等。

二、发病原因

髌骨软化症是由 AIman 于 1971 年首次提出的，并一直沿用至今。其发生主要是因为各种原因（如髌股对位不良、滑车发育异常等内在因素及创伤等外在因素）引起髌骨软骨异常，从而产生一系列相关临床症状。

关节内注射布比卡因及大剂量或反复注射糖皮质激素可以引起关节软骨软化和功能障碍，所以对于存在软骨毒性的药物注射要尽量避免。

关节软骨直接创伤、间接创伤及各种超过关节软骨生理范围的物理应力损伤均会导致关节软骨的"拱形结构"和"薄壳结构"破坏，软骨细胞失去它们的保护而坏死，软骨基质合成减少，导致软骨进行性破坏。

髌骨的稳定性主要依靠髌骨、股骨髁的几何形状、韧带、关节囊及髌韧带的静力性平衡和股四头肌的动力性平衡。当外伤、疾病使这种平衡受到破坏时，髌骨可偏离正常位置和运动轨迹，发生倾斜、脱位或半脱位。髌骨不稳学说主要是指高位髌骨、低位髌骨、髌骨倾斜、髌骨半脱位或脱位及 Q 角增大等使髌骨关节面压力增大、分布异常，最终导致髌骨软骨损伤。踝关节及足的解剖异常（如平足）引起的膝关节外翻倾向也会使髌股关节外侧面的磨损增加。另外，制动等引起股四头肌萎缩会使其作用在髌骨的拉力减小，微创伤的增加使软骨逐渐损伤。

三、病理研究

透明软骨是由软骨细胞及其 ECM 组成，而 ECM 富含 Ⅱ 型胶原、蛋白聚糖和水。透明软骨无血管、神经及淋巴组织，其从滑液中获取营养，所以透明软骨损伤很难得到良好的修复。透明软骨对环境及负荷均比较敏感，软骨毒性药物的注射及感染产生的细胞激肽均会破坏关节软骨。随着年龄的增长，软骨细胞减少，其产生的蛋白聚糖和水也相应减少，胶原纤维的交联使软骨失去弹性，引起软骨退变。根据肉眼观察和显微镜下改变，CMP病理过程一般分为 4 期：局限关节软骨软化，无或轻微关节面碎裂为 Ⅰ 期；部分纤维化、出现裂隙，关节面不平整为 Ⅱ 期；裂隙由表浅发展到深部软骨下骨皮质层，关节镜下可见病变软骨面如"蟹肉状"为 Ⅲ 期；软骨完全剥脱，暴露皮质骨为 Ⅳ 期。

四、临床表现及辅助检查

（一）临床表现

髌骨软化症的首发症状往往都是膝前痛，其特点为增加髌股关节压力的活动（如爬楼、跪坐或跑跳等）后疼痛会加剧。鉴别诊断包括 Hoffa 病、髌股关节 OCD、髌腱炎、高位髌骨、低位髌骨、髌骨不稳定、滑膜皱襞及二分髌骨等疾病。由于 CMP 的发病原因很多，因此必须详细询问病史及仔细查体才能避免误诊。病史评估应该包括之前的外伤史、其他合并的疾病、关节不稳定、足或踝关节疼痛或功能障碍、关节腔注射史及活动能力等，查体应该包括股四头肌肌力、足或踝关节的方向及对髌股关节的详尽检查。

髌股关节详细的评估应该包括疼痛、肿胀、股四头肌力量、髌骨的活动性及捻发音。对于 CMP 特殊的查体为 Clark 试验，即膝关节伸直状态下嘱患者收缩其股四头肌从而牵拉髌骨在股骨滑车沟内滑动，同时对髌骨进行加压，如果诱发出疼痛即为阳性。虽然 Clark's 试验在诊断 CPM 时应用最为广泛，但是有学者认为其诊断有效性并不高，并且认为髌骨滑动试验更加准确[Khoo P，2018]。髌骨滑动实验即患者仰卧位膝关节完全伸直，检查者双手拇指和示指固定髌骨的四角，然后髌骨最大限度在滑车上下滑动，感受髌骨软骨与滑车软骨接触后滑动的平滑性，建议重复 5 次，如果出现捻发音或异响则提示为阳性，如果出现疼痛也提示为阳性。膝关节明显肿胀或无法完全伸直的患者不建议行髌骨滑动试验。研究认为该试验的敏感性比 MRI 高，但是特异性不及 MRI，其对于诊断 CMP 可以提供良好的敏感性。

（二）辅助检查

对于髌股关节，通常拍摄髌骨轴位用来发现髌骨及股骨滑车的病变，是诊断 CMP 较为可靠的方法。CMP 早期 X 线并无特异性表现，但是合并髌骨半脱位等结构异常时往往能发现，CMP 晚期 X 线片可见髌骨边缘骨质增生、关节面凹凸不平、关节间隙变窄等改变。CT 检查除了可以评估普通轴位 X 线片的指标，还可以反映任何屈膝角度的髌股关系并动态观察伸屈活动中的髌股相对位置。CT 检查是对 X 线检查的补充，对诊断髌骨轨迹异常及股骨髁发育不良具有重要的价值。髌骨软骨的变性可以反映为 MRI 软骨信号的改变及变薄等，其对于诊断 CMP 具有较高的价值。同时 MRI 是评定 CMP 等级的一个有效工具，并且可以在治疗后跟踪治疗效果。关节镜对于 CMP 的早期诊治具有独特的价值，关节镜检查的准确性较高，被认为是检查 CMP 的金标准，但该检查方法仍有一定的创伤性。

对于软骨退变的严重程度最常用 Outerbridge 分期来描述，其一共分为 4 期，在一个膝关节内往往发现不同部位的软骨退变分期也不同。I 期为仅出现软骨软化；II 期则为进一步发展为透明软骨纤维化；III 期为出现深达软骨下骨的裂隙；IV 期为缺乏软骨覆盖的软骨下骨裸露。该分期主要为关节镜下进行评估，虽然 MRI 也可以对软骨磨损的程度进行分期，但没有关节镜准确。

五、治疗与预后

对于 CMP 的治疗比较棘手，因为并没有一种普遍接受的特效的治疗标准。对于 CMP 的治疗包括保守治疗和手术治疗，保守治疗包括物理疗法、中医药的方法等，手术治疗包括关节镜、骨软骨细胞移植、骨软骨移植及髌股关节置换等方法。

（一）保守治疗

对于 CMP 的物理治疗方法有多种多样，且治疗效果报道不一。膝关节支具被用来治疗髌骨轨迹异常，但是并没有强有力的证据证明其有效性[Eckenrode，2018]。有研究认为肌内效贴可以缓解疼痛，但是其有效性也存在一定争议[Chang W D，2015]。最近也有研究认为低强度的锻炼可以缓解疼痛，改善功能[Eckenrode，2018]。股四头肌的加强锻炼，尤其是股内侧肌的加强锻炼有利于缓解疼痛。还有其他比如纠正足内旋的支具、NSAIDs、患者教育、步态纠正等一系列方法均报道对于 CMP 的治疗有效。

有学者推荐关节腔内注射富含血小板的血浆，但是其并未证明可以持续改善患者的功能。往关节腔内注射玻璃酸钠认为其可以营养软骨、润滑关节、减缓应力，与关节液的作用相似，用其进行关节腔内注射能抑制炎症反应，改善关节腔内环境，从而达到缓解症状、改善功能的作用。但是并没有强有力的证据能证明其疗效。

国内有大量文献报道了关于中医药的方法治疗 CMP，且效果良好，包括针灸、推拿、针刀、中药口服及外敷等方法，每种疗法都有一定的优势和不足，目前尚无统一公认的特效疗法[唐传其，2018]。

（二）手术治疗

当保守治疗失败时应该考虑手术治疗，关节镜下清理磨损的软骨，滑膜皱襞松解及外侧支持带松解是最常用的手术方式。对于存在髌骨半脱位或髌骨脱位、高位髌骨或低位髌骨、Q 角过大、TT-TG 值过大、滑车发育异常、外侧支持带紧张及髌股内侧韧带不足等引起髌股关节对位不良或髌骨的生物力学异常的因素，通过髌股内侧支持带重建、外侧支持带松解、胫骨结节截骨及股骨滑车成形等手术或其他方法来恢复髌股关节正常的生物力学，对于 CMP 的治疗是有益的。

对于过早出现髌骨软化症并且软骨损伤较重或发展成髌股关节 OA 的年轻患者，如果症状明显则需要选择手术治疗。手术方法包括自体骨软骨细胞移植、自体骨软骨移植及髌股关节置换等方式，不同手术方法均有各自的优势及不足。文献中对不同手术方法的长期效果做出统计：8%～60%自体软骨细胞移植的手术效果不佳，22%的髌股关节置换效果不佳，自体骨软骨移植效果不佳的比例为53%[Noyes，2013]。

对于 CMP 治疗的选择需要综合多因素考虑，分析患者的病因，考虑患者的年龄、运动状态、生活习惯等因素，个性化治疗才可能取得良好的结果。另外对于易患 CMP 的高危人群，制定合理有效的预防措施来预防或延缓CMP 发生也很有意义。

第三节　骨关节炎

一、定义及概述

OA 是由多种因素引起关节软骨纤维化、皲裂、溃疡、脱失而导致的以关节疼痛为主要症状的退行性疾病，是人类年龄老化，机体自然调节机制减弱、平衡失调的结果。其致病因素不完全相同，以中老年患者多见，女性多于男性，好发部位多见于负重大、活动多的关节，如膝、脊柱（颈椎和腰椎）、髋、踝、手等关节，它不仅是累及软骨的疾病，还是累及骨、滑膜和关节周围支持结构的疾病。

OA 病因尚不完全明确，其发生与年龄、肥胖、炎症、创伤及遗传因素等有关。其病理特点为关节软骨变性破坏、软骨下骨硬化或囊性变、关节边缘骨质增生、滑膜增生、关节囊挛缩、韧带松弛或挛缩、肌肉萎缩无力等。

二、发病原因与流行病学

OA 是一种严重影响患者生活质量的关节退行性疾病，随着我国老龄化进程的加快，OA 越来越成为影响中老年人生活质量的重大问题，给患者、家庭和社会造成巨大的经济负担。我国膝关节症状性 OA 的患病率为 8.1%；女性高于男性；呈现明显的地域差异，即西南地区（13.7%）和西北地区（10.8%）较高，华北地区（5.4%）和东部沿海地区（5.5%）相对较低。从区域特征来看，农村地区膝关节症状性 OA 患病率高于城市地区。在城市人口中，手部关节 OA 患病率男性为 3% 和女性为 5.8%，髋关节影像学 OA 患病率男性为 1.1% 和女性为 0.9%，农村地区髋关节 OA 患病率 0.59%。随着我国人口老龄化的加剧，OA 发病率呈逐渐上升的趋势。

根据 OA 病因的不同，可分为原发性和继发性两类。原发性 OA 多发生于中老年，无明确的全身或局部诱因，与遗传和体质因素有一定的关系。继发性 OA 可发生于青壮年，可继发于创伤、炎症、关节不稳定、慢性反复的积累性劳损或先天性疾病等。

OA 可导致关节疼痛、畸形与活动功能障碍，进而增加心血管事件的发生率和全因病死率。尤其是症状性膝关节 OA，可导致全因病死率增加近 1 倍。导致 OA 发病的相关因素较多：女性、肥胖和关节损伤是膝关节 OA 发病的危险因素；性别、年龄及某些特殊职业是手部关节 OA 发病的危险因素；性别、年龄是髋关节 OA 发病的危险因素。髋、膝关节 OA 的发病率均随年龄递增而升高，且女性发病率明显高于男性。

三、病理改变

总体而言，OA 的主要病理特征为关节软骨细胞凋亡和 ECM 的进行性降解。其病理特点为关节软骨变性破坏、软骨下骨硬化或囊性变、关节边缘骨质增生、滑膜增生、关节囊挛缩、韧带松弛或挛缩、肌肉萎缩无力等。其病理机制非常复杂，目前尚不完全清楚。各种生长因子产生的量、激活时间、受体的数量、各因子间的相互作用、各因子间比例是否失衡等，均为 OA 发病的重要相关因素。

关节软骨内含有多种生长因子，软骨细胞的代谢受到生长因子的调控，这种调节在局部水平起着重要作用。生长因子是可溶性的多肽，能调节细胞生长、分化和代谢。细胞因子（cytokines）可以诱导蛋白酶的合成，增加 ECM 的降解，导致 PG 丢失，而生长因子则通过增加 ECM 成分和组织金属蛋白酶抑制剂，可拮抗细胞因子的效应。目前研究中最重要的生长因子包括 IGFs、TGF-β、FGFs、PTHrP、PDGF、EGF、BMPs 等，而在 OA 时调节关节软骨细胞生物学特性的最重要的自分泌生长因子是 IGF-Ⅰ、TGF-β、FGFs 和 BMPs[沈是铭，1995]。

OA 是关节软骨 ECM 合成与降解失衡的结果。近年来，有关细胞因子对关节软骨影响的研究有很多[陈百成，1999]。大量研究表明，IL-1 和 TNF 是在关节炎病理过程中促进软骨基质降解和关节软骨破坏的两种重要的细胞因子。其中，IL-1β 和 TNF-α 被公认为是最重要的炎性介质，它们来源于巨噬细胞、成纤维细胞、软骨细胞、破骨细胞等，只有 3% 的同源性，TNF-α 的生物活性比 IL-1β 低 100 倍，两者作用于不同的受体，但表现出许多相似的生物学特性，如抑制软骨细胞分裂和蛋白聚糖合成，刺激生成 MMP-3，引起基质降解。两者能诱导和激活磷脂酶 A_2，活化花生四烯酸代谢途径，PGE_2 产生，加重关节炎症反应，同时还可以增加破骨细胞的活性，促进骨质吸收，导致 OA 的发生。

四、临床表现、辅助检查与诊断

（一）临床表现

（1）关节疼痛及压痛：是 OA 首发也是最为常见的临床表现，发生率为 36.8%~60.7%；疼痛可发生于身体各部位关节，以髋、膝及指间关节最为多见。早期为轻度或中度间断性隐痛，休息后可逐渐好转，活动后病情加重；寒冷、潮湿环境均可诱发或加重疼痛。OA 晚期疼痛常为持续性或夜间痛。关节周围可有压痛，在伴有关节肿胀时压痛更加明显。

（2）关节活动受限：常见于髋、膝关节。晨起时关节僵硬及发紧感，俗称晨僵，活动后可缓解。关节僵硬持续时间常为几至十几分钟，不会超过 30min。患者在疾病中期可出现关节游离体，俗称"关节鼠"，进一步发生关节交锁，以膝关节为著，晚期关节活动受限加重，最终导致残疾。

（3）关节畸形：关节肿大以指间关节 OA 最为常见且明显，可出现 Heberden 结节和 Bouchard 结节。膝关节因骨赘形成或滑膜炎症积液也可以造成关节肿大。

（4）骨摩擦音（感）：常见于膝关节 OA。由于关节软骨破坏，关节面不平整，活动时可以出现骨摩擦音（感）。

（5）肌肉萎缩：常见于膝关节 OA。关节疼痛和活动能力下降可以导致受累关节周围肌肉萎缩，关节无力。

（6）关节积液：当 OA 继发滑膜炎时，可出现关节肿胀积液。

（二）辅助检查

（1）X 线检查：为 OA 明确临床诊断的"金标准"，是首选的影像学检查。在 X 线片上 OA 的三大典型表现为：受累关节非对称性关节间隙变窄，软骨下骨硬化和（或）囊性变，关节边缘骨赘形成。部分患者可有不同程度的关节肿胀，关节内可见游离体，甚至关节变形。

（2）MRI 检查：表现为受累关节的软骨厚度变薄、缺损，骨髓水肿、半月板损伤及变性、关节积液及腘窝囊肿。MRI 对于临床诊断早期 OA 有一定价值，目前多用于 OA 的鉴别诊断或临床研究。

（3）CT 检查：常表现为受累关节间隙狭窄、软骨下骨硬化、囊性变和骨赘增生等，多用于 OA 的鉴别诊断。

（三）实验室检查

OA 患者血常规、蛋白电泳、免疫复合物及血清补体等指标一般在正常范围内。若患者同时患有滑膜炎症，可出现 C 反应蛋白 ESR 轻度增高。继发性 OA 患者可出现与原发病相关的实验室检查异常。

（四）诊断要点

OA 诊断需根据患者病史、症状、体征、X 线表现及实验室检查做出临床诊断。

五、治疗与预后

OA 的治疗目的是缓解疼痛，延缓疾病进展，矫正畸形，改善或恢复关节功能，提高患者生活质量。OA 的总体治疗原则是依据患者年龄、性别、体重、自身危险因素、病变部位及程度等选择阶梯化和个体化治疗。

（一）基础治疗

基础治疗对病变程度不重、症状较轻的 OA 患者是首选的治疗方式。强调改变生活和工作方式的重要性，使患者树立正确的治疗目标，减轻疼痛、改善和维持关节功能，延缓疾病进展。

1. 健康教育

医务工作者应通过口头或书面形式进行 OA 的知识宣教并帮助患者建立长期监测及评估机制，根据每日活动情况，建议患者改变不良的生活及工作习惯，避免长时间跑、跳、蹲，同时减少或避免爬楼梯、爬山等。减轻体重不但可以改善关节功能，还可减轻关节疼痛。

2. 运动治疗

在医务工作者的指导下选择正确的运动方式，制定个体化的运动方案，从而达到减轻疼痛，改善和维持关节功能，保持关节活动度，延缓疾病进程的目的。

（1）低强度有氧运动：采用正确合理的有氧运动方式可以改善关节功能，缓解疼痛。应依据患者发病部位及程度，在医务工作者的指导下选择。

（2）关节周围肌肉力量训练：加强关节周围肌肉力量，既可改善关节稳定性，又可促进局部血液循环，但应注重关节活动度及平衡（本体感觉）的锻炼。由医务工作者依据患者自身情况及病变程度指导并制定个体化的训练方案。常用方法：①股四头肌等长收缩训练；②直腿抬高加强股四头肌训练；③臀部肌肉训练；④静蹲训练；⑤抗阻力训练。

（3）关节功能训练：主要指膝关节在非负重位的屈伸活动，以保持关节最大活动度。常用方法：①关节被动活动；②牵拉；③关节助力运动和主动运动。

3. 物理治疗

物理治疗主要是通过促进局部血液循环、减轻炎症反应，达到减轻关节疼痛、提高患者满意度的目的。常用方法包括水疗、冷疗、热疗、经皮神经电刺激、按摩、针灸等。不同治疗方法适用人群不同，但目前经皮神经电刺激、针灸的使用尚存一定争议，临床医生应根据患者的具体情况选择合适的治疗方法。

4. 行动辅助

行动辅助可通过减少受累关节负重来减轻疼痛和提高患者满意度，但不同患者的临床效果存在一定差异。患者必要时应在医生指导下选择合适的行动辅助器械，如手杖、拐杖、助行器、关节支具等，也可选择平底、厚实、柔软、宽松的鞋具辅助行走。但对改变负重力线的辅助工具，如外侧楔形鞋垫尚存争议，应谨慎选用。

（二）药物治疗

应根据 OA 患者病变的部位及病变程度，内外结合，进行个体化、阶梯化的药物治疗。

1. 非甾体类抗炎药物

非甾体类抗炎药物（NSAIDs）是 OA 患者缓解疼痛、改善关节功能最常用的药物，包括局部外用药物和全身应用药物。

（1）局部外用药物：在使用口服药物前，建议先选择局部外用药物，尤其是老年人，可使用各种 NSAIDs 类药物的凝胶贴膏、乳胶剂、膏剂、贴剂等，如氟比洛芬凝胶贴膏。局部外用药物可迅速、有效缓解关节的轻、中度疼痛，其胃肠道不良反应轻微，但需注意局部皮肤不良反应的发生。对中、重度疼痛可联合使用局部外用药物与口服 NSAIDs 类药物。

（2）全身应用药物：根据给药途径可分为口服药物、针剂及栓剂，最为常用是口服药物。用药原则：①用药前进行危险因素评估，关注潜在内科疾病风险；②根据患者个体情况，剂量个体化；③尽量使用最低有效剂量，避免过量用药及同类药物重复或叠加使用；④用药 3 个月后，根据病情选择相应的实验室检查。注意事项：口服 NSAIDs 类药物的疗效与不良反应对于不同患者并不完全相同，应参阅药物说明书并评估服用 NSAIDs 类药物的风险，包括上消化道、脑、肾、心血管疾病风险后选择性用药。如果患者上消化道不良反应的危险性较高，可使用选择性 COX-2 抑制剂，如使用非选择性 NSAIDs 类药物，应同时加用 H_1 受体拮抗剂、质子泵抑制剂或米索前列醇等胃黏膜保护剂。如果患者心血管疾病危险性较高，应慎用 NSAIDs 类药物（包括非选择性和选择性 COX-2 抑制剂）。同时口服两种不同的 NSAIDs 类药物不但不会增加疗效，反而会增加不良反应的发生率。

2. 镇痛药物

对 NSAIDs 类药物治疗无效或不耐受者，可使用非 NSAIDs 类药物、阿片类镇痛剂、对乙酰氨基酚与阿片类药物的复方制剂。但需强调的是，阿片类药物的不良反应和成瘾性发生率相对较高，建议谨慎采用。

3. 关节腔注射药物

可有效缓解疼痛，改善关节功能。但该方法是侵入性治疗，可能会增加感染的风险，必须严格无菌操作及规范操作。

（1）糖皮质激素：起效迅速，短期缓解疼痛效果显著，但反复多次应用激素会对关节软骨产生不良影响，建议每年应用最多不超过2~3次，注射间隔时间不应短于3~6个月。

（2）玻璃酸钠：可改善关节功能，缓解疼痛，安全性较高，可减少镇痛药物用量，对早、中期OA患者效果更为明显。但其在软骨保护和延缓疾病进程中的作用尚存争议，建议根据患者个体情况应用。

（3）医用几丁糖：可以促进软骨ECM的合成，降低炎症反应，调节软骨细胞代谢；具有黏弹性，缓吸收性，可作为关节液的补充成分，减缓关节炎进展，减轻关节疼痛，改善功能，适用于早、中期OA患者，每疗程注射2~3次，每年1~2个疗程。

（4）生长因子和富血小板血浆：可改善局部炎症反应，并可参与关节内组织修复和再生，但目前对于其作用机制及长期疗效尚需进一步研究。临床上对有症状的OA患者可选择性使用。

4. 缓解OA症状的慢作用药物

缓解OA症状的慢作用药物包括双醋瑞因、氨基葡萄糖等。有研究认为这些药物有缓解疼痛症状、改善关节功能、延缓病程进展的作用，但也有研究认为其并不能延缓疾病进展。目前，该类药物对OA的临床疗效尚存争议，对有症状的OA患者可选择性使用。

5. 抗焦虑药物

抗焦虑药物可应用于长期持续疼痛的OA患者，尤其是对NSAIDs类药物不敏感的患者，可在短期内达到缓解疼痛、改善关节功能的目的。但应用时需注意药物不良反应，包括口干、胃肠道反应等。目前，尚需进一步的远期随访研究证明其在OA治疗中的作用，建议在专科医生指导下使用。

6. 中成药

中成药包括含有人工虎骨粉、金铁锁等有效成分的内服中成药及外用膏药。目前，有研究表明中药可通过多种途径减轻疼痛、延缓OA的疾病进程、改善关节功能，但对于其作用机制和长期疗效尚需高级别的研究证据。

（三）手术治疗

OA的外科手术治疗包括关节软骨修复术、关节镜下清理手术、截骨术、关节融合术及人工关节置换术，适用于非手术治疗无效、影响正常生活的患者。手术的目的是减轻或消除患者疼痛症状、改善关节功能和矫正畸形。

1. 关节软骨修复术

关节软骨修复术采用组织工程和外科手段修复关节表面损伤的透明软骨，主要适用于年轻、活动量大、单处小面积负重区软骨缺损，对退行性关节炎的老年患者、多处损伤、激素引起坏死等效果较差，包括自体骨软骨移植、软骨细胞移植和微骨折等技术。

2. 关节镜清理术

关节镜兼具诊断和治疗的作用，对伴有机械症状的膝关节 OA 治疗效果较好，如存在游离体、半月板撕裂移位、髌骨轨迹不良、滑膜病变、软骨面不适合等，通过关节镜下摘除游离体、清理半月板碎片及增生的滑膜等，能减轻部分早、中期 OA 患者症状，但有研究认为其远期疗效与保守治疗相当。对伴有机械症状但关节间隙狭窄较明显的患者，关节镜手术的益处可能有限。

3. 截骨术

截骨术多用于膝关节 OA，其能最大限度地保留关节，通过改变力线来改变关节面的接触面。该方法适合青中年活动量大、力线不佳的单间室病变，膝关节屈曲超过 90°、无固定屈曲挛缩畸形、无关节不稳及半脱位、无下肢动静脉严重病变的患者。膝关节截骨术包括：①胫骨近端截骨术，多用于合并股胫关节内翻较轻，胫骨平台塌陷<0.5cm，髌股关节基本正常的患者，截骨后易愈合，患者术后主观和客观临床结果评分均明显改善。②股骨远端截骨术，主要用于矫正膝外翻畸形合并膝关节外侧间室 OA 患者，适用于股胫外翻较轻，关节线倾斜不重，胫骨外侧平台塌陷<0.5cm。③腓骨近端截骨术，近年来新兴起的技术，术后近期能缓解膝关节疼痛，适用于内翻角<100° 的内侧间室退行性 OA 患者，短期随访 KSS 评分、VAS 评分等均有大幅改善，远期疗效有待高级别的循证医学证据支持。选择开放截骨与闭合截骨要根据肢体长度、韧带肌腱止点是否受干扰、骨折是否愈合等因素进行个体化选择。

4. 关节融合术

实施关节融合术后会造成关节功能障碍，现已不作为大关节 OA 的常规治疗手段。但对于严重的慢性踝关节、指或趾间关节 OA 且非手术治疗无效者，融合术成功率高。

5. 人工关节置换术

人工关节置换术为终末期 OA 成熟且有效的治疗方法，应用日益广泛。

（1）髋关节置换术：①全髋关节置换术，适用于大多数非手术治疗无效的终末期髋关节 OA。②表面置换术，主要适用于年轻的 OA 患者，女性患者后平均 10 年翻修率达 6%～17%，男性达 2%～7%，且存在血清金属离子增高、假瘤等并发症。目前临床应用较少，育龄女性、骨质疏松或肾功能不全者更应慎用。髋关节骨水泥型假体与非骨水泥型假体的选择：骨水泥型假体短期内可获得更优秀的稳定性，但从长期来看，尤其对于年轻或活动量大的患者，骨水泥型假体会带来更高的并发症及松动率。对于 70 岁以下的患者，骨水泥型假体翻修率是非骨水泥型假体的 1～2 倍，松动率为 2～4 倍；而 70 岁以上患者翻修率相似。55～64 岁患者非骨水泥型假体 15 年生存率为 80%，高于骨水泥型假体

（71%）。65～74 岁患者非骨水泥型假体 15 年生存率为 94%，高于骨水泥型假体（85%）。75 岁以上患者 10 年生存率均高于 90%且无明显差异。对于翻修手术，两种假体翻修后并发症发生率无明显区别。

（2）膝关节置换术：①全膝关节置换术，适用于严重的膝关节多间室 OA 患者，尤其伴有各种畸形时，其远期疗效确切。全膝关节置换术后 15 年生存率为 88%～89%。②单髁置换术，适用于力线改变 5°～10°、韧带完整、屈曲挛缩不超过 15°的膝关节单间室 OA 患者。单髁置换术后 15 年假体生存率为 68%～71%。全膝关节置换术与单髁置换术后 KOS 评分、ADLS 评分、HAAS 评分等的短期随访结果相似，且均较截骨术有更好的运动和生存率优势。③髌股关节置换术，主要适用于单纯髌股关节 OA 患者。

（3）肩关节置换术：①反肩置换术，适用于肩袖撕裂损伤的肩关节退变患者、骨不愈合或内植物感染后的翻修、肿瘤切除后的重建。10 年假体生存率达 93%。②全肩关节置换术，适用于关节盂病变严重、关节盂骨量足够、肩袖完整且功能良好的患者。术后 5 年临床满意率为 92%～95%。③半肩关节置换术，适用于病变仅累及肱骨头或盂肱关节炎合并肩袖损伤的高龄患者。长期临床满意率较低，15 年以上的临床满意率仅为 25%。全肩关节置换术与半肩关节置换术中期随访在活动度方面无明显差异，但全肩关节置换术后疼痛改善更明显，运动功能更佳。

（4）肘关节置换术：适用于肘关节严重疼痛、非手术治疗无效、关节不稳或关节僵直的患者。但术后并发症发生率较高，10 年假体生存率为 69%～94%。

（5）踝关节置换术：能有效解除疼痛、保留踝关节活动功能，与踝关节融合术一样，均为治疗终末期踝关节 OA 的有效方法。相对于踝关节融合术，踝关节置换术后临床功能更优异。术后美国矫形足踝协会评分系统（AOFAS）踝与后足评分、Kofoed 评分、VAS 评分均较术前有较大幅度改善。

（四）生物治疗

目前 OA 软骨损伤修复的方法很多，包括药物治疗、关节灌洗清理、软骨下骨微骨折、软骨下骨钻孔、骨软骨移植、软骨细胞移植、MSCs 移植等技术和方法。前六种方法仅能减轻疼痛、缓解症状，难以恢复正常软骨组织形态，经多年临床应用，疗效欠佳。MSCs 是一类中胚层来源的具有自我更新和多向分化潜能的多能干细胞，有研究显示，它在骨修复再生和软骨损伤修复中具有积极作用，与上述方法相比，MSCs 移植具有一定的优越性。然而，近来有研究表明，MSCs 具有免疫调节的双重性质，一方面具有免疫抑制功能，另一方面又可能充当抗原提呈细胞，诱导免疫反应。此外，MSCs 已被发现广泛存在于一些肿瘤组织中（如胃腺癌、脂肪瘤、骨肉瘤），还有学者推测 MSCs 是成纤维细胞相关肿瘤的潜在来源，从而高度怀疑 MSCs 与这些肿瘤的相关性。这些信息都暗示 MSCs 可能在肿瘤的发展过程中发挥着某种尚不清楚的作用，必须慎重应用 MSCs 进行组织修复。基于此，探求一种新的安全有效的软骨修复方法就具有重要的现实意义。

微囊泡（MVs）是机体细胞在生理和病理状态下释放的直径为 30～1000nm 的微小囊泡。1967 年，Wolf 在血液系统中发现并首次报道了 MVs，当时仅被看作细胞活化或损伤的标志物。近年来，随着研究的深入，MVs 的损伤修复功能逐渐引起了人们的重视。有研究证实多种细胞均可以产生 MVs，并且无论其细胞起源或分类（如外切体、细胞微粒等），这些 MVs 均包含母体细胞大量的生物活性分子（蛋白质、脂质、mRNA、microRNA 及 siRNA 等），继而运输到相应的靶细胞调节其生理功能（包括促进细胞增殖及存活等）。研究表明 MVs 可能主要通过直接膜性融合、黏附分子（如 L1、CD44）或信号分子（如整合素）等方式与其他细胞相互作用。目前，MVs 已被普遍认为是细胞间传递生物学信息的新途径，并参与机体多种病理生理反应。

目前，研究者已从 MSCs 中分离出 MVs（即 MSCs-MVs），动物实验证实 MSCs-MVs 在不同受损组织中的修复能力。在肾脏损伤修复领域，研究者将 MSCs-MVs 与肾小管上皮细胞共同培养，观察到 MSCs-MVs 融入肾小管上皮细胞并发挥促进细胞增殖、提高细胞活性的作用，进而研究人员通过对甘油诱导的急性肾小管损伤、缺血再灌注诱导的急慢性肾损伤、顺铂诱导的致死性急性肾损伤、残肾动物模型经静脉注射 MSCs-MVs 证实，MSCs-MVs 可显著恢复受损肾组织的组织学特征，明显改善肾脏功能，提高模型动物的存活率，并且这种作用在 MSCs-MVs 以较大剂量（或重复）应用时更明显。在肝脏损伤修复中，MSCs-MVs 发挥的作用亦被证实。Herrera 等将肝脏干细胞来源的 MVs（liver stem cells-derived microvesicles，LSCs-MVs）与肝细胞共同培养发现，LSCs-MVs 可促进肝细胞增殖，而较大剂量的 LSCs-MVs 可显著抑制氨基半乳糖诱导的肝细胞凋亡；将 LSCs-MVs 经静脉注射入 70%肝切除的大鼠模型体内，结果同样显示 LSCs-MVs 可显著减少肝细胞凋亡，促进肝脏再生。MSCs-MVs 在呼吸、循环、生殖等系统所发挥的组织修复作用亦有文献报道。Zhu 等研究发现，人源性 MSCs-MVs 对大肠杆菌内毒素诱导的急性肺损伤小鼠具有一定治疗作用，可减轻肺水肿及肺泡蛋白的渗出。Zhang 等发现人源性脐带 MSCs-MVs 可促进人类内皮细胞增殖，刺激血管生成，且效应呈剂量依赖性。Mokarizadeh 等利用 Wistar 大鼠研究了 MSCs-MVs 在生殖领域的功能，发现 MSCs-MVs 可提高冻存精子的质量参数和黏合性能，部分修复了冻存对精子活力带来的负面影响。王喜梅则对 MSCs-MVs 的相关研究做了相对系统的介绍，认为 MSCs-MVs 的组织修复作用，可能是其主导的 mRNA 或蛋白质转移诱导了成熟细胞的再分化，触发了增殖程序，从而加快了损伤组织的修复进程。

此外，Kim 等对 MSCs-MVs 进行蛋白组学分析，发现多组与 MSCs 自我更新及细胞分化相关蛋白，其中包括表面受体（PDGFRB、EGFR 及 PLAUR）、信号分子（RRAS/NRAS、MAPK1、GNA13/GNG12、CDC42 及 VAV2）、细胞黏附素（FN1、EZR、IQGAPI、CD47、整合素）及 MSCs 相关抗原（CD9、CD63、CD81、CD109、CD151、CD248、CD276）等，此研究为更好地理解 MSCs-MVs 的组织损伤修复及再生潜能提供了较为全面的分子学基础。

MSCs-MVs 既保留了 MSCs 的结构和功能潜能，又具有 MSCs 所不具备的优势。因此，设想能否将 BMSCs-MVs 应用于关节软骨的损伤修复中，或许 MSCs-MVs 可以成为软骨损伤修复领域新的切入点。有学者研究发现，尾静脉注射 MSCs-MVs 可明显提高急性肾损伤模型小鼠的生存率，进一步研究发现肾小管上皮细胞中 Bcl-2、Bcl-L 等抗凋亡基因的表达上调，而促凋亡基因 *Casp3*、*Casp8* 的表达下调。按照国际通用方法分离、提取

BMSCs-MVs，利用 BMSCs-MVs 对软骨细胞进行共培养干预，如果能够证实 BMSCs-MVs 对软骨细胞增殖、软骨基质合成等具有促进作用，那么将来关节腔注射 BMSCs-MVs 有望成为有效修复关节软骨损伤的新手段。因此，研究 BMSCs-MVs 对软骨细胞增殖及基质合成影响的实验探索具有一定的实践意义。

向川教授等研究发现，通过 CCK-8 细胞增殖实验检测发现加入 BMSCs-MVs 12h 时，软骨细胞增殖能力增强（$P<0.001$），进一步采用 EdU 细胞增殖检测发现，低剂量组和高剂量组的细胞增殖百分比分别为 16.33 ± 1.10、34.47 ± 1.15，与空白对照组（3.77 ± 0.2）相比明显升高（$P<0.001$），而高剂量组与低剂量组相比，细胞增殖百分比显著升高（$P<0.05$）（图 9-1，彩图 9-1）。

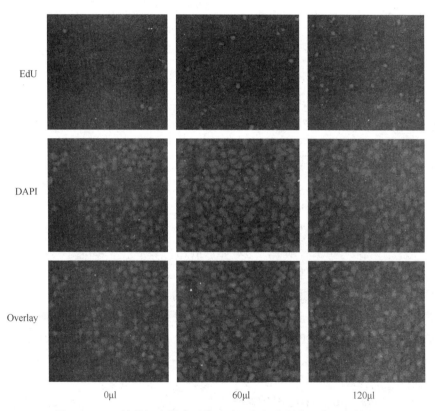

图 9-1　EdU 软骨细胞增殖百分比（红色细胞所占百分比）情况

虽然研究发现，BMSCs-MVs 与软骨细胞共培养可以明显增加 II 型胶原、AGG 的合成，减少 X 型胶原、MMP-13 的表达，但 BMSCs-MVs 对软骨细胞的作用机制尚不清楚。目前已知，关节软骨受损后，软骨细胞死亡、软骨退变多与 NF-κB 信号转导通路及促分裂原活化蛋白激酶（MAPK）信号转导途径关系密切。因此，通过 BMSCs-MVs 作用于软骨细胞 ERK 与 JNKs 信号传导通路机制的研究并得出结论：①BMSCs-MVs 具有部分阻断 JNKs 通路，减少软骨细胞中促凋亡因子 Bax 表达和增加抑凋亡因子 c-jun 表达的作用，从而起到抑制软骨细胞凋亡的作用；②BMSCs-MVs 具有增加软骨细胞中抗凋亡因子 Bcl-2 表达的作用，从而对抗软骨细胞凋亡，保护软骨细胞；③BMSCs-MVs 对软骨细胞的促增殖作用可通过特异性阻断促凋亡的 ERK 信号通路实现；④BMSCs-MVs 作用于软骨细胞，抗凋亡基因 *Bcl-2* 表达增高的同时促凋亡基因 *Casp3* 的表达也同时增高，但前者增高的幅度更大，同时由于软骨细胞内信号通路的传递具有交叉性，所以 BMSCs-MVs 对软骨细胞的作用不能排除多基因、多通道的共同作用；BMSCs-MVs 对软骨细胞的作用是多种通路实现的，JNKs 通路在此过程中所占的比重尚不明确，还需要进一步结合其他通路深入研究。

综上所述，BMSCs-MVs 有望成为关节软骨损伤修复更有效、更安全的治疗方法，具有重要的社会意义和经济价值。

第四节　创伤性骨关节炎

一、定义及概述

创伤性骨关节炎（post-traumatic osteoarthritis）是 OA 常见的类型之一，是继发于关节创伤的 OA，受伤后发病时间长短不一，临床主要表现为受累关节的疼痛、不同程度的关节活动障碍，严重可伴有畸形改变，甚至致残。自 1743 年 Hunter 首次报道关节软骨损伤后自身难以修复，因此把关节软骨损伤作为创伤性骨关节炎的使动因素。近年来，随着外伤、交通事故的增多，关节软骨损伤的概率增大，创伤性骨关节炎的发病率有增加的趋势。

二、发病原因与流行病学

关节的负重与运动对于维持成人正常关节软骨组成、结构与机械性是必需的。当负重的强度和频率超出或低于此范围时，关节软骨的合成与降解的平衡失去，导致软骨组成与超微结构发生变化。

急性或反复的钝性关节外伤，可以造成关节软骨和钙化层损伤，而关节软骨的外观是完整的。能引起软骨和软骨下骨损伤而在外观上看不到软骨破坏应力的强度和类型，在关节的正常生理活动下，并不会引起关节软骨的损伤，如果超过这种应力而又低于引起软骨破裂的撞击，能够引起软骨基质的改变和软骨细胞的破坏。有实验表明，关节软骨被撞击后，软骨基质的丧失或组成的改变比软骨损伤的其他症状发生得早，蛋白聚糖的丧失可能是由于分子退变或合成减少导致的，基质中蛋白聚糖的丧失使软骨的强度降低，通透性增加，这些改变使包括胶原纤维在内的大分子网架的受力更大，进一步增加了软骨对应力的易损伤性。这些损伤不但引起蛋白聚糖的丧失还引起其他基质的不正常，如胶原纤维网架的扭曲、基质的肿胀、胶原纤维与蛋白聚糖联结的破坏，这些变化将进一步损害软骨细胞。成熟的关节软骨再生能力很差，一旦损伤一般不会愈合。关节面上局限的软骨破坏或缺损足以导致整个关节的退行性改变。究其原因，除了机械性因素外，生物性因素亦扮演重要角色，两者相辅相成，协同作用。

三、病理改变

创伤性骨关节炎的软骨和软骨下骨损伤病理机制在发生时序上难分先后，两者的病理改变可能互为因果。Ramnath 等经 MRI 研究发现，一些膝关节半月板、关节软骨病变患者虽无明显的创伤经历，却并发有软骨下骨水肿，由此可见软骨下骨对创伤的敏感反应不亚于关节软骨。

软骨下骨骨折后早期即出现关节软骨退变，在 MRI 的 FLASH3D 序列上可观察到蛋白多糖的丢失。前交叉韧带切断（ACLT）后 12 周，碱性磷酸酶、前列腺素 E_2、尿激酶型纤溶酶原激活剂（uPA）、MMP 在软骨下骨和骨小梁中的含量明显升高，而 NO 则在软骨下骨中升高，在骨小梁中降低。Boyd 等研究发现，ACLT 后不仅关节软骨发生退变，胫骨近端软骨下骨板厚度也变薄，小梁骨骨量减少，随着时间延长这种改变愈发明显；但 ACLT 后患肢往往保护性地减少负重，因而尚不能排除关节缺少应力刺激引起此种改变的可能。Norrdin 等研究发现，长期高强度负荷可造成赛马的跖趾关节发生改变，如软骨下骨及骨小梁增厚、部分骨坏死、破骨细胞激活、坏死骨吸收、溶解，造成软骨钙化带断裂、软骨表面裂隙形成，以致坍塌。

四、临床表现、辅助检查与诊断

（一）临床表现

（1）关节疼痛：早期关节疼痛，活动后加重，休息后缓解，疼痛与活动关系密切。
（2）关节肿胀：中晚期可出现关节积液，关节内游离体，活动时可出现关节摩擦音。
（3）关节畸形：因损伤和行走负重改变可出现关节内外翻畸形。

（二）辅助检查

结合创伤病史，影像学资料对于诊断创伤性骨关节炎是不可或缺的，在 X 线片上可见关节间隙狭窄、增生骨赘形成、骨囊性变和软骨下骨硬化等改变。而一些量化的评分系统也被用于评价创伤性骨关节炎。目前 MRI 也被广泛应用于临床，它虽然不能取代传统的 X 线检查，但其对于评价软骨缺损程度及关节周围的软组织情况有较好的效果。CT 相对于 X 线片的优势在于它能够提供关节的轴位断层图像。

影像资料对创伤性骨关节炎进行一些客观指标的评价，事实上与临床症状之间没有直接联系，譬如出现骨赘与膝关节疼痛之间联系紧密，但关节间隙狭窄程度却与症状没有太密切的联系。创伤性骨关节炎的严重程度更多取决于对功能影响的程度，而不是影像学的严重程度。

（三）诊断要点

通过病史、体征、影像学及病理学资料等重要依据，可以诊断创伤性骨关节炎。但早期通过生化学指标诊断仍比较困难。

五、治疗与预后

　　创伤性骨关节炎的治疗方法虽然很多，但其效果不一，且有一定的限制。总的治疗原则包括控制疼痛、改善关节功能和阻止疾病的进展。其具体治疗方式可参考 OA 治疗与预后，但应对创伤引起关节炎患者进行个体化治疗，临床医生应该和患者共同决定治疗方案。

　　回顾近年来创伤性骨关节炎的实验与临床研究，应该看到在取得突破性进展的同时，仍有很多问题值得进一步探索。创伤引发骨关节炎的发生机制，各种炎症因子和炎症细胞的相互作用，如何早期诊断创伤性骨关节炎，能早期更有效干预治疗创伤性骨关节炎都是下一步研究方向，相信今后在创伤性骨关节炎的研究上会取得巨大的进展。

参 考 文 献

陈百成，张洪斌，张汉杰，等，1999. 生长因子对软骨细胞的作用. 中华骨科杂志，19（12）：746.

陈崇伟，卫小春，2003. 伸膝制动骨关节炎动物模型软骨内胶原变化的观察. 中华风湿病学杂志，7（6）：332-335.

郭开今，叶启彬，曾祥华，等，1998. 2743 名普通人群髌骨软化症患病率的调查. 中国医学科学院学报，20（3）：213-215.

纪斌平，卫小春，包尚恕，等，1998. 制动影响关节软骨愈合的实验研究. 中国矫形外科杂志，5：438-439.

吕帅洁，毛强，童培建，等，2014. 剥脱性骨软骨炎的研究进展. 中国骨伤，（9）：787-791.

邱贵兴，王桂生，1987. 兔膝关节制动引起关节软骨退变的实验研究. 中华骨科杂志，25（3）：175.

唐传其，张雪，张诗琦，等，2018. 髌骨软化症治疗研究进展. 广西中医药大学学报，（3）：65-68.

王喜梅，杨跃进，吴永健，2012. 微囊泡在组织再生中的研究进展. 医学综述，18（13）：1993-1995.

卫小春，陈崇伟，向川，等，2003. 骨关节炎关节软骨的透射电镜观察. 中国药物与临床，3（骨科专辑）：54-57.

向川，李璐，卫小春，等，2013. 重组人 IL-1Ra 与 TGF-β1 联合基因体外转染兔膝关节软骨细胞的研究. 中国骨与关节外科，6（1）：50-55.

向川，刘君，卫小春，等，2013. 逆转录病毒载体介导的白细胞介素-1 受体拮抗剂和转化生长因子-β1 联合基因体外转染兔膝关节软骨细胞表达的研究. 中华实验外科杂志，30（1）：125-128.

杨述华，梁袁斯，2005. 创伤性骨关节炎实验与临床研究的现状与展望. 创伤外科杂志，7（6）：404-406.

中华医学会骨科学分会，2008. 骨关节炎诊治指南（2007 年版）. 中国临床医生，（1）：28-30.

中华医学会骨科学分会，2018. 骨关节炎诊疗指南（2018 年版）. Chinese Journal of Orhopaedics，38（12）：705-715.

朱宝玉，陈琼，王万春，等，2006. 创伤后关节软骨中 MMP- 3 的表达及意义. 实用骨科杂志，12（1）：35.

Bobic V，Noble J，2000. Articular cartilage-to repair or not to repair. J Bone Joint Surg Br，82：165-166.

Boyd S K，Muller R，Leonard T，et al，2005. Long- term periarticular bone adaptation in a feline knee injury model for post-traumatic experimental osteoarthritis. Osteoarthritis Cartilage，13（3）：235.

Brune J C，Tormin A，Johansson M C，et al，2011. Mesenchymal stromal cells from primary osteosarcoma are non-malignant and strikingly similar to their bone marrow counterparts. Int J Cancer，129（2）：319-330.

Bruno S，Grange C，Collino F，et al，2012. Microvesicles derived from mesenchymal stem cells enhance survival in a lethal model of acute kidney injury. PLoS One，7（3）：e33115.

Bruno S，Grange C，Deregibus M C，et al，2009. Mesenchymal stem cell-derived microvesicles protect against acute tubular injury. J Am Soc Nephrol，20（5）：1053-1067.

BruyereO，HonoreA，GiacovelliG，et al，2002. Radiologic features poorly predict clinical outcomes inknee osteoarthritis. Scand J Rheumatol，31（1）：13-16.

Buckwalter J A，2002. Articular cartilage injures. Clin Orthop，14（2）：134-141.

Caffey J，Madell S H，Royer C，et al，1958. Ossification of the distal femoral epiphysis. J Bone Joint Surg Am，40-A（3）：647-654.

Cahill B R，1995. Osteochondritis dissecans of the knee：treatment of juvenile and adult forms. J Am Acad Orthop Surg，3（4）：237-247.

Chan C, Richmond C, Shea K G, et al, 2018. Management of Osteochondritis Dissecans of the Femoral Condyle: A Critical Analysis Review. JBJS Rev, 6（3）: e5.

Chang W D, Chen F C, Lee C L, et al, 2015. Effects of kinesio taping versus mcConnell taping for patellofemoral pain syndrome: a systematic review and meta-analysis. Evid Based Complement Alternat Med, 2015: 471208.

Cucci E, Racchetti G, Meldolesi J, 2009. Shedding microvesicles: artefacts no more. Trends Cell Biol, 19（2）: 43-51.

De Smet A A, Ilahi O A, Graf B K, 1996. Reassessment of the MR criteria for stability of osteochondritisdissecans in the knee and ankle. Skeletal Radiol, 25（2）: 159-163.

Eckenrode B J, Kietrys D M, Parrott J S, 2018. Effectiveness of manual therapy for pain and self-reported function in individuals with patellofemoral pain: systematic review and meta-analysis. J Orthop Sports Phys Ther, 48（5）: 358-371.

Gatti S, Bruno S, Deregibus M C, et al, 2011. Microvesicles derived from human adult mesenchymal stem cells protect against ischaemia-reperfusion-induced acute and chronic kidney injury. Nephrol Dial Transpl, 26（5）: 1474-1483.

Gudas R, Simonaityte R, Cekanauskas E, et al, 2009. A prospective, randomized clinical study of osteochondral autologous-transplantation versus microfracture for the treatment of osteochondritis dissecans in the knee joint in children. J Pediatr Orthop, 29（7）: 741-748.

He J, Wang Y, Sun S, et al, 2012. Bone Marrow stem cells-derived micro-vesicles protect against renal injury in the mouse remnant kidney model. Nephrology（Carlton）, 17（5）: 493-500.

Herrera M B, Fonsato V, Gatti S, et al, 2010. Human liver stem cell-derived microvesicles accelerate hepatic regeneration in hepatectomized rats. J Cell Mol Med, 14（6B）: 1605-1618.

Jarvinen L, Badri L, Wettlaufer S, et al, 2008. Lung resident mesenchymal stem cells isolated from human lung allografts inhibit T cell proliferation via a soluble mediator. J Immunol, 181（6）: 4389-4396.

Kessler J I, Nikizad H, Shea K G, et al, 2014. The demographics and epidemiology of osteochondritis dissecans of the knee in children and adolescents. Am JSports Med, 42（2）: 320-326.

Khoo P, Ghoshal A, Byrne D, et al, 2018. A novel clinical test for assessing patellar cartilage changes and its correlation with magnetic resonance imaging and arthroscopy. Physiother Theory Pract, 35（8）: 781-786.

Kidd S, Spaeth E, Watson K, et al, 2012. Origins of he tumor microenvironment: quantitative assessment of adipose-derived and bone marrow-derived stroma. PLoS One, 7（2）: e30563.

Kijowski R, Tuite M, Passov L, et al, 2008. Cartilage imaging at 3.0T with gradient refocused acquisition in the steady-state（GRASS）and IDEAL fat-water separation. J Magn Reson Imaging, 28（1）: 167-174.

Kim SH, Choi DY, Yun S J, et al, 2012. Proteomic analysis of microvesicles derived from human mesenchymal stem cells. Proteome Res, 11（2）: 839-849.

Koelling S, Miosge N, 2009. Stem cell therapy for cartilage regeneration in osteoarthritis. Exp Opin Biol Therapy, 9（11）: 1399-1405.

Lahm A, Uhl M, Erggelet C, et al, 2004. Articular cartilage degene-ration after acute subchondral bone damages an experimental study in dogs with histopathological grading. Acta Orthop Scand, 75（6）: 762.

Lavigne P, Benderdour M, Lajeunesse D, et al, 2005. Subchondral and trabecular bone metabolism regulation in canine experim-ental knee osteoarthritis. Osteoarthritia Cartilage, 13（4）: 310.

Li X W, Roger C H, Nicholas J A, 1995. An analytical model to study blunt impact response of the rabbit P-F joint. J Biomech Eng, 117: 485-491.

Loening A M, Jaines I E, Levenston M E, et al, 2000. Injurious mechanical compression of bovine articular cartilage induces chondrocyte apoptosis. Arch Biochem Biophys, 381: 205-212.

Mathivanan S, Ji H, Simpson R, et al, 2010. Exosomes: extracellular organelles important in intercellular communication. Proteomics, 73（10）: 1907-1920.

Mokarizadeh A, Rezvanfar M A, Dorostkar K, et al, 2013. Mesenchymal stem cell derived microvesicles: Trophic shuttles for enhancement of sperm quality parameters. Reproductive Toxicology, 42: 78-84.

Murphy R T, Pennock A T, Bugbee W D, 2014. Osteochondral allograft transplantation of the knee in the pediatric and adolescentpopulation. Am J Sports Med, 42（3）: 635-640.

Nagura S, 2011. The so called osteochondritis dissecans of Konig Shigeo Nagura. Clin Orthop Relat Res, 469: 2975-2976.

Nicholas K, Nathaniel W, Philip B, et al, 2016. Incidence and risk factors for chronic anterior knee pain. J Knee Surg, 29（3）: 248-253.

Norrdin R W, Kawcak C E, Capwell B A, et al, 1998. Subchondral bone failure in an equine model of overload arthrosis. Bone, 22

（ 2 ）: 133.

Noyes F R, Barber-Westin S D, 2013. Advanced patellofemoral cartilage lesions in patients younger than 50 years of age: is there an ideal operative option. Arthroscopy, 29 (8): 1423-1436.

Otsuru S, Gordon P L, Shimono K, et al, 2012. Transplanted bone marrow mononuclear cells and MSCs impart clinical benefit to children with osteogenesis imperfecta through different mechanisms. Blood, 120 (9): 1933-1944.

Peterson L, Minas T, Brittberg M, et al, 2003. Treatment of osteochondritisdissecans of the knee with autologouschondrocyte transplantation: results at two to ten years. J Bone Joint Surg Am, 85 (Suppl 2): 17-24.

Ramnath R R, Kattapurarn S V, 2004. MR appearance of SONK like subchondral abnormalities in the adult knee: SONK redefined. Skeletal Radio, 33 (10): 575.

Ratajczak J, Wysoczynski M, Hayek F, et al, 2006. Membrane-derived microvesicles: Important and underappreciated mediators of cell-to-cell communication. Leukemia, 20 (9): 1487-1495.

Reddy A S, Frederick R W, 1998. Evaluation of the intraosseous and ex-traosseous blood supply to the distal femoral condyles. Am J Sports Med, 26 (3): 415-419.

Ribbing S , 1955. The hereditary multiple epiphyseal disturbance and its consequences for the aetiogenesis of local malacias—particularly the osteochondrosis dissecans. Acta Orthop Scand, 24 (4): 286-299.

Stagg J, Pommey S, Eliopoulos N, et al, 2006. Interferon-gamma-stimulated marrow stromal cells: a new type of nonhematopoietic antigen-presenting cell. Blood, 107 (6): 2570-2577.

Yonetani Y, Nakamura N, Natsuume T, et al, 2010. Histological evaluation of juvenile osteochondritis dissecans of the knee: a case series. Knee Surg Sports Traumatol Arthrosc, 18 (6): 723-730.

Zang H, Vrahas M S, Baratta R V, et al, 1999. Damage to rabbit femoral articular cartilage following direct impacts of uniform stresses: An *in vitro* study. Clin Biomech, 14: 543-548.

Zhang H C, Liu X B, Huang S, et al, 2012. Microvesicles derived from human umbilical cord mesenchymal stem cells stimulated by hypoxia promote angiogenesis both in vitro and in vivo. Stem Cells Dev, 21 (18): 3289-3297.

Zhu Y G, Feng X M, Abbott J, et al, 2014. Human mesenchymal stem cell microvesicles for treatmentof E. coli endotoxin-induced acute lung injury in mice. Stem Cells, 32 (1): 116-125.

第十章

关节外科常用功能评分系统

临床上，关节疾病的诊断主要依赖于影像学检查，包括有 X 线、CT、MRI 等。但是，单纯的影像学检查结果并不能很好地反映关节疼痛程度、关节功能障碍等指标[Bedson J，2008]。临床评分系统是根据患者的一些主要症状、体征和生理参数等加权或赋值，从而量化评价疾病的严重程度。它可以很好地与临床其他辅助检查结合进而帮助临床医生对疾病做出更加科学的诊断。随着循证医学的深入，外科医生越来越重视临床数据的采集和分析研究。功能评分是一种方便有效的采集临床数据的方法，尤其是由患者自我完成的关节功能结果越来越受到重视[Lipscomb J，2007]。临床上常用的关节外科评分工具具备以下特点：简单、易于掌握，有一定的灵敏度、特异度及准确性，能为医护人员提供判断患者关节疾病情况较多有用信息，从而快速地做出较为准确的病情评估和后续治疗方案[Basaran S，2010]。

目前，国内外有很多针对膝关节功能的评分系统。但由于膝关节解剖结构和功能活动的复杂性，以及在日常生活和体育运动中的重要性，评分的标准很难准确界定，评分的项目难以全面顾及。因此，在选择评分系统时临床医生要做到全面了解功能评分现状，综合应用，取长补短，同时在自己的临床实践过程中不断改进与完善现有的评分系统。

第一节　Lysholm 膝关节评分表

Lysholm 膝关节评分表是由 Lysholm 和 Gillqui 在 1982 年提出，是对 Larson 评分系统去掉了由临床医生测量肌肉萎缩一项，仅由患者评估为主的评分系统[Lysholm J，1982]。该量表由 8 个问题组成，包括：跛行 5 分，支撑 5 分，交锁 15 分，不稳定 25 分，疼痛 25 分，肿胀 10 分，爬楼梯 10 分，下蹲 5 分，总分 100 分。>95 分为优秀，94～85 分为良好，84～65 分为尚可，<65 分为差，评分越低，症状越严重（表 10-1）。

Lysholm 设计之初是用于判断患者膝交叉韧带损伤的功能状态，尤其对前交叉韧带损伤的评估最为可靠；后续的临床研究又将其应用于髌骨关节疼痛、髌腱炎、半月板损伤及创伤性、退变性软骨损伤[Cerciello S，2018]。随着关节镜技术的开展，相关研究证实，关节镜作为诊疗、治疗膝关节韧带、半月板等疾病的相关指征与 Lysholm 膝关节评分表的应用范围吻合，Lysholm 评分对于关节镜术前、术后的相关评分已成为评价手术效果和临床效果的标准，在膝关节镜的相关文献中，Lysholm 评分所占比例为所有评分之首[张国宁，2006]。此量表的优点在于通过数字评分和患者活动级别的联系简单、明了地对患者膝关节局部功能障碍程度做出了清晰的划分，使得评分更加趋向于普通大众生活的患者；缺点是没有考虑到从事体育活动或特殊职业患者的活动功能的判定。

表 10-1 Lysholm 膝关节评分表

跛行	无	5	疼痛	无	25
	轻和（或）周期性	3		重劳动偶有轻痛	20
	重和（或）持续性	0		重劳动明显痛	15
支撑	不需要	5		步行超过 2km 或走后明显痛	10
	手杖或拐	2		步行不足 2km 或走后明显痛	5
	不能负重	0		持续	0
交锁	无交锁或别卡感	15	肿胀	无	10
	别卡感但无交锁	10		重劳动后	6
	偶有交锁	6		正常活动后	2
	经常交锁	2		持续	0
	体检时交锁	0	爬楼梯	无困难	10
不稳定	无打软腿	25		略感吃力	6
	运动或重劳动时偶现	20		跟步	2
	运动或重劳动时常现（或不能参加）	15		不能	0
	日常活动偶见	10	下蹲	无困难	5
	日常活动常见	5		略感困难	4
	步步皆现	0		不能超过 90°	2
				不能	0

第二节 AKS 评分系统

美国膝关节协会（AKS）评分量表，也称为 KSS 量表，是 1989 年由美国膝关节协会（the American Knee Society）提出的膝关节综合评分标准。该量表中从内容上分为膝评分（American Knee Society Knee，AKSK）和功能评分（American Knee Society Functional，AKSF）两大部分[Maempel，2015]，膝评分主要参考患者对疼痛的主观感觉、关节的活动度和稳定性；功能评分主要是患者活动功能的评价包括行走能力和上下楼梯，满分 100 分[Martimbianco A，2012]。评分后计算康复前后 AKS 评分变化率。AKS 评分变化率=（康复后 AKS 分数–康复前 AKS 分数）/康复前 AKS 分数×100%。按照康复治疗后 AKS 评分对患膝进行分级：85～100 分为优，70～84 分为良，60～69 分为中，<60 分为差，分数越低越严重。

AKS 评分全面评估了膝关节整体功能和形态，更精确地评价了关节自身条件，适用于

OA 或类风湿关节炎的治疗过程中尤其是在人工全膝关节置换术的前后对比。自 1989 年提出以来被广泛运用于全膝置换患者术前、术后评分。它还有效地解决了 HSS 评分中年龄相关疾病引起评分下降的问题，在患者长期随访的过程中避免了更大的偏倚。通过 KSS 评分能了解到术后患者长期的恢复情况。有研究表明，患者在术后 10～12 年中，在无并发症的情况下，AKS 评分能非常显著地检测出随着年限的增长人工关节的损耗程度，这无疑为改良人工关节材料和手术方式提供了依据。还有研究表明，连续随访的患者膝关节功能比同年限不连续随访的患者要好，这说明评分在指导患者康复和功能锻炼方面也有一定的作用。因此，AKS 评分在近年已逐渐取代 HSS 评分，成为评估 TKA 最为有效的评分（表 10-2）。

表 10-2　AKSF 评分量表

行走能力	50	无任何限制	50	
		约 1000m 以上	40	
		500～1000m	30	
		不到 500m	20	
		仅能在室内活动	10	
		不能步行	0	
上下楼	50	正常上下楼	50	总　分
		正常上楼梯，下楼梯借助扶手	40	
		需借助扶手才能上下楼梯	30	
		借助扶手能上楼梯，但不能独立下楼梯	15	
		完全不能上下楼梯	0	
减分	−20	用手杖	−5	
		用双手杖	−10	
		需使用腋杖或助行架辅助活动	−20	

第三节　HSS 膝关节评分

　　HSS 膝关节评分是 1976 年美国特种外科医院（the hospital for special surgery）提出的一个总分为 100 分的评分系统，该量表包括疼痛、功能、关节活动度、肌力、屈曲畸形、关节稳定度及是否需要支具和内外翻畸形，总分 100 分，≥90 分为优，80～89 分为良，70～79 分为中，<70 分为差，分数越低越严重。

　　此量表在全膝关节置换术（TKA）前后关节功能恢复及手术前后比较具有相当高的正确性，尤其手术后近期的评分，可以全面评价髌骨关节及股胫关节的运动情况。适用于全膝关节置换术前后的近期随访、评估。与 AKS 评分相比，HSS 评分在近年来使用率逐渐下降，也就是说，逐渐被 AKS 评分所取代。即便如此，HSS 膝关节评分在 TKA 手术前后关节功能的恢复及手术前后的比较具有相当高的正确性，尤其是手术后近期的评分，可以全面评价髌股关节和股胫关节的运动情况。但是，对于老年或身体有其他部位病变影响全膝关节置换术后局部情况和机体整体功能的患者，评分价值会受到影响。当年龄的增长或其他疾病的影响而使身体活动功能受到限制时，评分值会自行下降，从而不能反映手术的实际情况（比如类风湿关节炎患者由于是多关节受累，其术后评分相对较低），所以对于手术治疗患者的远期疗效评估偏倚相对较大，而且，HSS 评分不能对手术存在的风险做出正确评估。正是因为存在这些不足，才使 HSS 评分在近年来逐渐被 AKS 评分所取代（表 10-3）。

表 10-3　HSS 膝关节评分

一、疼痛（30 分）			
任何时候均无疼痛	30 分		
行走时无疼痛	15 分	休息时无疼痛	15 分
行走时轻度疼痛	10 分	休息时轻度疼痛	10 分
行走时中度疼痛	5 分	休息时中度疼痛	5 分
行走时严重疼痛	0 分	休息时严重疼痛	0 分
二、功能（22 分）			
行走站立无限制	22 分		
行走 2500～3000m 和站立半小时以上	10 分	屋内行走，无需支具	5 分
行走 500～2500m 和站立可达半小时	8 分	屋内行走，需要支具	2 分
行走少于 500m	4 分	能上楼梯	5 分
不能行走	0 分	能上楼梯，但需支具	2 分
三、关节活动度（18 分）			
8° =1 分	最高 18 分		
四、肌力（10 分）			
优：完全能对抗阻力	10 分	中：能带动关节活动	6 分
良：部分对抗阻力	8 分	差：不能带动关节活动	0 分
五、屈曲畸形（10 分）			
无畸形	10 分	5°～10°	5 分
小于 5°	8 分	大于 10°	0 分
六、关节稳定度（10 分）			
正常	10 分	中度不稳 5°～15°	5 分
轻度不稳 0°～5°	8 分	严重不稳大于 15°	0 分
七、减分项目			
单手杖	−1 分	伸直滞缺 5°	−2
单拐杖	−2 分	伸直滞缺 10°	−3
双拐杖	−3 分	伸直滞缺 15°	−5
每 5° 外翻	−1 分	每 5° 内翻	−1

第四节　WOMAC 评分量表

WOMAC 评分量表是由美国风湿性骨关节炎临床研究组（Outcome Measures in Rheumatology Clinical Trials，OMERACT）创建并推荐的测量工具。从内容上看，此评分从疼痛、僵硬和关节功能三大方面来评价膝关节的结构和功能，覆盖了整个 OA 的基本症状和体征。该量表包括 5 个疼痛项目，2 个僵硬项目和 17 个涉及日常活动完成困难程度的功能项目，其中 24 项提问，每一个提问 0~4 分，根据症状分为：无、轻微、中等、严重、非常严重，分别评 0、1、3、4 分，量表每一项的子项目再采用视觉评分量表（VAS）进行项目评分，僵硬 0~20 分，疼痛 0~50 分，功能障碍 0~70 分，总分 0~200 分，<80 分为轻度，80~120 分为中度，>120 分为重度，评分越高，症状越重。

WOMAC 评分量表主要用来评价患者关节炎病情和症状的严重程度并能敏感地反映膝关节 OA 患者康复治疗前后症状的变化[Lee S, 2018]，是目前评估膝骨关节炎应用最广泛且具有较高灵敏度和特异度[Ghomrawi H, 2017]的评分工具。从统计资料可以看出，WOMAC 评分量表在 OA 及类风湿关节炎的文献中使用频率相对较高。在膝关节 OA 和类风湿关节炎文章中，AKS 评分占 29.15%，WOMAC 评分量表占 19.56%，随后为 HSS 膝关节评分和 Lysholm 膝关节评分表等。该量表对 OA、类风湿关节炎的评估具有较高的可靠性；能反映患者对治疗前后的满意程度；对韧带和半月板等膝关节损伤特别是急性损伤的评估不及 Lysholm 评分量表、IKDC 评分量表。患者主观意志影响较大，患者间难以做横向对比。WOMAC 评分量表用于评估老年的膝关节和髋关节的骨关节炎。对于年轻的急性膝关节损伤，或由于膝关节损伤引起关节疾病不敏感（表 10-4）。

表 10-4　WOMANC 评分量表

疼痛程度	没有疼痛（0）	轻微的（1）	中等的（2）	严重的（3）	非常严重（4）
在平地行走的时候					
上下楼梯的时候					
晚上在床上睡觉的时候					
坐着或者躺着时候					
站立的时候					
僵硬程度	没有僵硬（0）	轻微的（1）	中等的（2）	严重的（3）	非常严重（4）
在您早晨刚醒的时候，您髌股关节的僵硬程度如何					
白天，在您坐着、躺着或者休息以后，您关节的僵硬程度如何					
在以下各种情况下，您感觉困难程度如何	没有困难（0）	轻微的（1）	中度的（2）	严重的（3）	非常严重（4）
下楼梯					
上楼梯					
从椅子上站起来的时候					
站立					
弯腰					
在平地行走					
上、下汽车					
逛街、购物					
穿鞋、袜					
起床					
脱鞋、袜					

续表

在以下各种情况下，您感觉困难程度如何	没有困难（0）	轻微的（1）	中度的（2）	严重的（3）	非常严重（4）
上床躺下的时候					
进、出浴缸的时候					
坐着					
坐马桶或者站起的时候					
干比较重的家务活					
干比较轻的家务活					

第五节 IKDC 主观膝关节评估表

IKDC 主观膝关节评估表是由欧美各大运动和医学组织通过反复修改后于 2000 年提出的评分量表。该表由膝关节评估（10 项条目）和膝关节韧带检查表（8 项条目）组成，内容包含关节疼痛、运动水平和日常活动能力，总分 0~100 分，100 分表示完全正常，90~100 分表示优，70~90 分表示良，50~70 分表示一般，<50 分表示差。IKDC 主观膝关节评估表可针对膝关节的症状、功能和体育活动适应能力等进行评估，有助于比较不同膝关节疾病，但是不能反映患者的基本生活环境。该量表 Cronbach's α 系数为 0.91，ICC 为 0.94，与 LKS 及医疗结果研究 36 项简表相关性较高，聚合效度和区分效度良好 [Kim JG, 2013]。

IKDC 主观膝关节评估表是目前国际上公认对于韧带损伤尤其是前交叉韧带损伤、缺损评估有着比较高的可靠性、有效性和敏感性。IKDC 主观膝关节评估表并不是专门针对运动或膝关节不稳定的评分，该量表可运用于各种条件的膝关节，从而能全面评价膝关节的主观症状和客观体征。此量表采用问卷式评定方法，操作简单、使用方便，适用于多种膝关节疾病的评估，为不同膝关节疾病的组间对比提供了可能。但是，该量表不能反映患者基本的生活环境，也是基于此缺点，国际膝关节文献委员会指出要在 IKDC 主观膝关节评估表的基础上设计出一个简单但是能精确反映各种膝关节功能紊乱包括韧带损伤、髌股关节疾病、半月板疾病和骨关节炎的评估系统。该量表优点对韧带损伤特别是前交叉韧带损伤具有较高的可靠性和敏感性。全面评价了膝关节系统的主观状态和客观体征，问卷式评定，简单易用。缺点不能反映患者的基本生活环境（表 10-5）。

表 10-5 IKDC 主观膝关节评估表

7组	4级评分				组级评分
	A 正常	B 接近正常	C 异常	D 严重异常	A B C D
1. 肿胀	无	轻微	中度	严重	
2. 被动活动缺陷					
伸直缺陷	<3°	3°~5°	6°~10°	>10°	
屈曲缺陷	0°~5°	6°~15°	16°~25°	25°	

续表

7组	4级评分				组级评分
	A 正常	B 接近正常	C 异常	D 严重异常	A B C D
3. 韧带检测（手法、器械和 X 线）					
Lachman（屈曲 25° 134N）	1～2mm	2～5mm（1⁺）	6～10mm（2⁺）	>10mm（3⁺）	
	<−1～3		<−3 强直		
Lachman（屈曲 25° 手法）	0～2mm	3～5mm	6～10mm	>10mm	
前向终止点	硬性		软性		
总前后移位（25° 屈曲）	0～2mm	3～5mm	6～10mm	>10mm	
总前后移位（75° 屈曲）	0～2mm	3～5mm	6～10mm	>10mm	
后抽屉试验（70° 屈曲）	0～2mm	3～5mm	6～10mm	>10mm	
外翻试验（20° 屈曲）	0～2mm	3～5mm	6～10mm	>10mm	
内翻试验（20° 屈曲）	0～2mm	3～5mm	6～10mm	>10mm	
外旋试验（30° 屈曲俯卧）	<5°	6°～10°	11°～19°	>20°	
外旋试验（90° 屈曲俯卧）	<5°	6°～10°	11°～19°	>20°	
轴移试验	相等	+滑动	++滑动	+++跳动	
反向轴移试验	相等	滑动	跳动	明显	
4. 间室发现	骨擦音合并				
髌股关节骨擦音	无	中度	轻度疼痛	>轻度疼痛	
内侧胫骨关节骨擦音	无	中度	轻度疼痛	>轻度疼痛	
外侧胫骨关节骨擦音	无	中度	轻度疼痛	>轻度疼痛	
5. 移植物采取部位不适	无	轻度	中度	严重	
6. X 线发现					
内侧关节间隙	无	轻度	中度	严重	
外侧关节间隙	无	轻度	中度	严重	
髌股关节	无	轻度	中度	严重	
前关节间隙（矢状位）	无	轻度	中度	严重	
后关节间隙（矢状位）	无	轻度	中度	严重	
7. 功能测试					
单足跳跃（占对侧的%）	>90%	89%～76%	75%～50%	<50%	

第六节 OKS 评价量表

牛津大学膝关节评估问卷（Oxford knee scale，OKS）是 Dawson[Dawson，1998]等人于 1998 年提出的评分系统，OKS 评价量表也是一套基于患者问卷调查式的评分系统，包含 12 条评估问题。该评分由 5 项关于疼痛、7 项关于功能的日常活动项目组成，每个项目评分为 1～5 分，1 分为最低限度反应（无痛），5 分为最大限度反应（剧烈疼痛），最终得分为 12 项得分之和。得分越高，症状越重。

OKS 是通过患者自评多种日常生活行为的难易程度来评判膝关节功能,可对膝关节症状的改善给予明确的评价。OKS 评价量表与其他膝关节评价量表间具有较高的相关性,且中文版 OKS 评价量表具有良好信度 0.885,接近英文版 OKS 的 0.87,具有良好的可靠性[林恺,2017]。此外,OKS 较 SF-36 对全膝关节置换有更好的反应性[Yu K,2013]。Maempel 等横向比较了 236 名患者的 AKS 和 OKS 评分,发现单独的 AKSK 评分和 AKSF 评分与 OKS 的评分结果不存在相关性,而综合的 AKS(包含 AKSK 和 AKSF)评分与 OKS 之间存在良好的相关性($r=0.81$,95%置信区间为 0.75~0.85),结果提示 AKS 评分和 OKS 评分结果有很好的一致性,两种评分标准可以相互印证[Maempel JF et al,2015]。但是,OKS 对多种病共同影响膝关节功能的评判存在疑问,无法区分不同程度患者或评价干预的治疗效果,同时对于膝关节整体功能的判定缺少准确的衡量标准。目前虽然有 OKS 评价量表评价患者满意度标准的研究,但并无明确结论[Clement ND,2015]。OKS 评价量表偏重于评价患者主观感受,受手术治疗患者年龄、OA 其他相关因素的影响,建议长期随访的膝骨关节炎患者可选用 OKS 评价量表(表 10-6)。

表 10-6 OKS 评价量表

项目（最近一个月内）	得分标准				
	1	2	3	4	5
1. 平时膝关节疼痛程度?	无疼痛	极轻微疼痛	轻微疼痛	中等疼痛	严重疼痛
2. 洗澡及擦身有无困难?	完全无困难	轻度困难	中等困难	非常困难	无法完成
3. 上下小轿车及公共汽车是否有困难?	完全无困难	轻度困难	中等困难	非常困难	无法完成
4. 行走多长时间会感觉到膝关节疼痛严重?	超过 30min 无疼痛	16~30min	5~15min	只能在家周围活动	行走即疼痛严重
5. 吃饭或坐位时站起膝关节疼痛严重程度?	完全无疼痛	轻度疼痛	中度疼痛	严重疼痛	难以忍受的疼痛
6. 行走时是否有跛行?	从不或极少	有时会有或刚开始行走时	经常有	大多数情况下	一直都是跛行
7. 能否跪下然后起立?	容易完成	轻度困难	中度困难	重度困难	无法完成
8. 晚上睡觉时是否有膝关节疼痛?	没有	偶尔发生	有时发生	经常发生	每天晚上都有
9. 膝关节疼痛影响日常工作和做家务的程度?	完全不影响	轻度影响	中度影响	严重影响	完全无法工作或做家务
10. 是否感觉膝关节可能突然失去控制或者摔倒?	从不/极少	有时	经常	大多数时候	完全无法控制膝关节
11. 独自购物的困难程度?	容易	轻度困难	中度困难	非常困难	无法完成
12. 下楼梯的困难程度?	容易	轻度困难	中度困难	非常困难	无法完成

第七节 KOOS膝关节损伤和骨关节炎评分量表

该量表是1998年由瑞典学者ROOS等在WOMAC评分量表基础上发展而来的，由于此量表完全保留了WOMAC评分量表评估OA的问题，因此也适用于评价OA。该量表主要是通过患者主观感受来评价自身膝关节运动损伤情况（如前交叉韧带损伤、半月板撕裂、轻微的骨关节炎等），涉及的评估内容主要包括患者膝关节的症状和功能两方面[Crossley K M，2018]。这个评分主要包括五个部分：疼痛（9项），症状（7项），日常活动（17项），运动和娱乐功能（5项）和膝关节相关的生活质量（4项），共包括有42项条目[Ateef M，2017]。KOOS量表的总分采用100分制，相对应的每个条目评分区间都是0~4分，总分分值越高提示患者膝关节功能状态越好。该量表包括条目较多，完成一次测量时间需要10~15min。

KOOS膝关节损伤和骨关节炎评分量表作为WOMAC评分量表的一个改良和扩展版本，最初用来评估中青年运动员急性或亚急性损伤，从而能进一步明确损伤后短期或长期卧床与后期OA发病的相关性。研究证实KOOS膝关节损伤和骨关节炎评分量表能可靠、有效地评价半月板损伤、全膝关节置换的疗效，但是对前交叉韧带重建的疗效评价不敏感[Monticone M，2013]。因此，建议KOOS膝关节损伤和骨关节炎评分量表用于评价年轻患者的膝关节疾病，但是由于评价内容缺少膝关节力线和活动度等问题，在手术前后评估时建议应用于配合度较低的患者（表10-7）。

表10-7 KOOS膝关节损伤和骨关节炎评分量表

今天的日期：_____/_____/_____ 您的出生日期：_____（日）_____（月）/_____（年）姓名_____

说明：这个调查会询问一些关于您的膝盖的问题。这些信息将会帮助我们了解您对膝盖的感觉及您进行日常活动的能力。
在回答每个问题时，请在合适的方框内打钩，每题只能选一个答案。如果您不是很确定怎样回答一个问题，请尽量选择一个您认为最好的答案。

症状

请想一下您上个星期膝盖的症状，然后回答这些问题。

S1. 您的膝盖有肿胀吗？
　　没有　　很少有　　有时有　　经常有　　总是有

S2. 在活动您的膝盖时，您有没有感到摩擦，听到咔嚓声或是其他的声音？
　　没有　　很少有　　有时有　　经常有　　总是有

S3. 在您的膝盖活动时，有被卡住或锁住的感觉吗？
　　没有　　很少有　　有时有　　经常有　　总是有

S4. 您能够完全伸直您的膝盖吗？
　　总是能　　经常能　　有时能　　很少能　　从不能

S5. 您能够完全弯曲您的膝盖吗？
　　总是能　　经常能　　有时能　　很少能　　从不能

僵硬

以下的问题是关于上个星期您所感受到膝关节僵硬的程度。僵硬是指在活动膝关节的时候，您感受到行动受到限制或者缓慢。

S6. 早晨当您醒来的时候，您的膝关节僵硬得有多严重？
　　没有　　轻微的　　中等的　　严重的　　非常严重的

S7. 在一天当中的晚些时候，当您坐下，躺下或休息时，您膝关节僵硬的有多严重？
　　没有　　轻微的　　中等的　　严重的　　非常严重的

疼痛

P1. 您有多经常会感觉到膝盖的疼痛？

　　没有　　每个月　　每个星期　　每天　　总是

上个星期，在以下活动中，您膝盖的疼痛达到何种程度？

P2. 扭动/以膝盖为中心转动

　　没有　　轻微的　　中等的　　严重的　　非常严重的

P3. 完全伸直膝盖

　　没有　　轻微的　　中等的　　严重的　　非常严重的

P4. 完全弯曲膝盖

　　没有　　轻微的　　中等的　　严重的　　非常严重的

P5. 在平坦的路面行走

　　没有　　轻微的　　中等的　　严重的　　非常严重的

P6. 上楼梯或下楼梯

　　没有　　轻微的　　中等的　　严重的　　非常严重的

P7. 晚上在床上的时候

　　没有　　轻微的　　中等的　　严重的　　非常严重的

P8. 坐着或躺着

　　没有　　轻微的　　中等的　　严重的　　非常严重的

P9. 站直

　　没有　　轻微的　　中等的　　严重的　　非常严重的

功能，日常生活

以下的问题是关于您的身体功能的。这些是指您行动和照顾自己的能力。对以下的每项活动，请指出在上个星期您因为您的膝盖而感受到的困难程度。

A1. 下楼梯

　　没有困难　　轻微的困难　　中等的困难　　非常困难　　极其困难

A2. 上楼梯

　　没有困难　　轻微的困难　　中等的困难　　非常困难　　极其困难

A3. 从坐的姿势起身

　　没有困难　　轻微的困难　　中等的困难　　非常困难　　极其困难

A4. 站着

　　没有困难　　轻微的困难　　中等的困难　　非常困难　　极其困难

A5. 弯向地面/捡起东西

　　没有困难　　轻微的困难　　中等的困难　　非常困难　　极其困难

A6. 在平坦的表面行走

　　没有困难　　轻微的困难　　中等的困难　　非常困难　　极其困难

A7. 进/出汽车

　　没有困难　　轻微的困难　　中等的困难　　非常困难　　极其困难

A8. 上街购物

　　没有困难　　轻微的困难　　中等的困难　　非常困难　　极其困难

A9. 穿短袜/长袜

　　没有困难　　轻微的困难　　中等的困难　　非常困难　　极其困难

A10. 起床

　　没有困难　　轻微的困难　　中等的困难　　非常困难　　极其困难

A11. 脱去短袜/长袜

　　没有困难　　轻微的困难　　中等的困难　　非常困难　　极其困难

对以下的每项活动，请指出在上个星期您因为您的膝盖而感受到的困难程度。

A12. 躺在床上（翻身，保持膝盖位置）

　　没有困难　　轻微的困难　　中等的困难　　非常困难　　极其困难

A13. 洗澡

  没有困难 轻微的困难 中等的困难 非常困难 极其困难

A14. 坐着

  没有困难 轻微的困难 中等的困难 非常困难 极其困难

A15. 上厕所

  没有困难 轻微的困难 中等的困难 非常困难 极其困难

A16. 重的家务（搬很重的箱子，擦地板，等等）

  没有困难 轻微的困难 中等的困难 非常困难 极其困难

A17. 轻的家务（做饭，除尘，等等）

  没有困难 轻微的困难 中等的困难 非常困难 极其困难

功能，体育及娱乐活动

以下这些问题是关于您的身体处在较高活动水准时的功能。请根据上个星期您因为膝盖的问题而感受到的困难程度来回答这些问题。

SP1. 蹲着

  没有困难 轻微的困难 中等的困难 非常困难 极其困难

SP2. 跑步

  没有困难 轻微的困难 中等的困难 非常困难 极其困难

SP3. 跳跃

  没有困难 轻微的困难 中等的困难 非常困难 极其困难

SP4. 扭动/以膝盖为中心转动

  没有困难 轻微的困难 中等的困难 非常困难 极其困难

SP5. 跪下

  没有困难 轻微的困难 中等的困难 非常困难 极其困难

生活质量

Q1. 您有多经常会意识到您的膝盖问题？

  从不 每月 每周 每天 一直

Q2. 为了避免可能伤害到膝盖的活动，您有改过您的生活方式吗？

  从没有 稍许有 中度的 很大的 完全改了

Q3. 您因为对自己的膝盖缺乏信心而受到的困扰程度有多大？

  没有 轻微的 中度的 严重的 极端的

Q4. 总的来说，您的膝盖会给您带来多大的困难？

  没有困难 轻微的困难 中等的困难 非常困难 极其困难

非常感谢您完成了这份调查中所有的问题

第八节 奎森功能演算指数

  奎森功能演算指数（Lequesne Algofunctional indes），此量表是 Lequesne index 的修改版，是国际 OA 常用的评分标准，用于髋、膝骨关节炎严重程度的评估[Nadrian H，2012]。此量表总共 10 个问题，评估包括疼痛不适（5 项）、最长行走距离（1 项）和日常活动（4项），相对来说比较全面、客观[Nilsdotter A，2011]。该量表同样以最后总评分来评估患者膝关节的功能状态，但所立的每个子项目的分值不同，最终指数评分越高说明膝关节炎症状越严重。由于该量表具有重复性好和相对简单容易实行的特点，目前常常被应用于慢性膝关节 OA 患者病情评估，该量表也可用于病情的随访。该量表可用于膝骨关节炎

（KOA）评价，尤其对重度 KOA 的评估更准确，但对 KOA 严重程度的最优评价的研究仍为空白且无法区分两侧膝关节病患轻重程度（表 10-8）。

表 10-8 奎森功能演算指数

观察指标	评分标准	分数
休息痛	正常	0 分
	轻度疼痛，不影响工作	1 分
	较重，不影响睡眠	2 分
	影响睡眠	3 分
运动痛	正常	0 分
	上下楼有症状，屈伸无影响	1 分
	上下楼有症状，下蹲疼痛	2 分
	行走时疼痛	3 分
压痛	正常	0 分
	重压时疼痛	1 分
	中度压力疼痛	2 分
	轻压疼痛	3 分
肿胀	正常	0 分
	稍肿，膝眼清楚	1 分
	软组织肿胀，膝眼不太清楚	2 分
	膝眼不清，浮髌试验（＋）	3 分
晨僵	正常	0 分
	屈伸僵硬但很快恢复（＜10min）	1 分
	僵硬，短时可恢复（10～30min）	2 分
	僵硬，较长时间才恢复（＞30min）	3 分
行走能力	没有限制	0 分
	超过 1km，但受限制	1 分
	大约 1km 或步行 15min	2 分
	500～900m 或 8～15min	3 分
	300～500m	4 分
	100～300m	5 分
	小于 100m	6 分
	使用单拐	+1 分
	使用双拐	+2 分

第九节 关节炎生活质量测量量表 2-短卷（AIMS2-SF）

关节炎影响评估表 2（Arthritis Impact Measurement Scales2.AIMS2）是 1992 年由美国学者 Meenan 等在原始关节炎生活质量测量量表（AIMS）的基础上修订扩充而来，是较详尽的关节炎自评量表。AIMS 共 78 项条目，用于评估关节活动度、身体活动、灵活性、社会作用、社会活动、日常活动、疼痛、抑郁和焦虑。该量表 Cronbach's α 系数为 0.74～0.96，ICC 为 0.78～0.94。但由于完成整个量表需要 20～25min，使其推广范围受限，1997年法国学者 Guillemin 等在此基础上研制出 AIMS2-短卷（AIMS2-SF），包括躯体（12 项）、症状（3 项）、影响（5 项）、社会（4 项）和工作（2 项）5 个维度，共 26 项条目。所有条目均采用 1～5 分评分，标准化总分为 100 分。条目分为正向和反向计分，如果条目为反向，将其转换为正向计分，即得分越高，生活质量越好，然后通过累加计算每个维度得分，并通过公式：维度标准分=（实得分–最低可能得分）/可能的得分范围×10，将得分转换为标准分。

该量表多用于评估慢性 KOA 患者的功能状态和生活质量。2006 年我国学者朱建林等研究显示，患者平均需要 6.18min 完成填写中文版 AIMS2-SF，比 AIMS2 节省了 73.1%的答题时间，各维度 Cronbach'sα 系数为 0.65～0.83，ICC 为 0.60～0.80，因子分析显示结构效度良好。中文版 AIMS2-SF 的信度与效度分析对国外 AIMS2-SF 的研究提供了很好的支持，说明中文版 AIMS2-SF 可以适用于我国 OA 患者生活质量的评价。但是该量表为自填量表，不识字者需要由受过专门训练的工作人员根据患者意见协助填写（表 10-9）。

表 10-9 关节炎生活质量测量量表 2-短卷（AIMS2-SF）

维度	条目	评分
躯体	1. 您能使用交通工具吗？（骑自行车或坐公交车）	1～5 分
	2. 您每天大部分时间坐着或躺在床上吗？	1～5 分
	3. 您在跑步，提重物或参加剧烈运动时有困难吗？	1～5 分
	4. 您走几个路口或爬几层楼梯有困难吗？	1～5 分
	5. 您需要人或拐杖的帮助才能走路吗？	1～5 分
	6. 您能顺利地用筷子吃饭吗？	1～5 分
	7. 您能轻易地扣上衬衫或上衣的扣子吗？	1～5 分
	8. 您能轻易地用钥匙开锁吗？	1～5 分
	9. 您能轻易地梳头吗？	1～5 分
	10. 您能轻易地够到高过你头顶的架子吗？	1～5 分
	11. 您要别人帮您穿衣服吗？	1～5 分
	12. 您上下床需要别人帮忙吗？	1～5 分
症状	13. 您会怎样描述您常有的关节疼痛的程度？	1～5 分
	14. 您起床后有超过 1 个小时的晨僵吗？	1～5 分
	15. 您因为疼痛而影响睡眠吗？	1～5 分
影响	16. 您感到紧张吗？	1～5 分
	17. 您感到神经过敏吗？	1～5 分
	18. 您感到情绪低落或非常低落吗？	1～5 分
	19. 您能从您做的事情中获得快乐吗？	1～5 分
	20. 您感到您增加了其他人的负担吗？	1～5 分
社会	21. 您隔多久会和朋友或亲戚聚在一起？	1～5 分
	22. 您隔多久会和您的好朋友或亲戚通电话？	1～5 分
	23. 您隔多久会到您的朋友或亲戚家做客？	1～5 分
	24. 您觉得您的家人或朋友乐于帮助您解决问题吗？	1～5 分
工作	25. 你不能完成有报酬的工作、做家务或上学吗？	1～5 分
	26. 你不得不经常请病假或缺课吗？	1～5 分

第十节　辛辛那提膝关节量表

辛辛那提膝关节量表（Cincinnati knee rating scale）是 1983 年发表的膝关节评分量表，

辛辛那提膝关节量表主要针对患者主观症状（疼痛、肿大、打软腿等）和功能活动水平（步行、爬楼梯、跑和跳、扭转等）两个方面进行评分，每方面 50 分，总分为 100 分[王建胜，2010]。改良的版本包括 13 个项目：4 项症状评分（疼痛、肿胀、不完全打软腿、完全打软腿）；1 项患者对自己膝关节整体状况的评分；3 项活动和日常生活（步行、爬楼梯、蹲坐）评分；3 项运动功能（跑、跳、扭转）评分；1 项体育活动评分和 1 项职业活动功能评分。此表也有 6 项目百分制的量表系统版本，即症状 20 分；日常生活和运动功能水平 15分；体格检查 25 分；膝关节稳定性 20 分；放射学指标 10 分；功能实验 10 分[Wright RW，2009]。辛辛那提膝关节量表增加了体育活动评分和项职业活动功能评分。注重用客观指标来评定，内容精确。研究表明：对于膝关节韧带重建患者的病情变化较其他评分系统更为敏感。对于 OA 患者和类风湿关节炎患者膝关节功能的评定敏感性较差。专业性强，不适合普通患者自我评定。该量表适用于从事体育活动或特殊职业患者膝关节功能的评定，还用于前交叉韧带损伤及其重建术后的评估，常取量表的部分内容用于临床研究。

第十一节 膝骨关节炎评分工具在我国的发展

膝骨关节炎评分工具在国外广泛使用，而我国在这方面起步晚，基于评分量表的重要性，国内学者专家在相关量表的制定方面也进行了积极的探索。

骨关节炎量表 QLICD-OA 是由张晓馨[张晓馨，2013]等在对慢性病患者生命质量进行研究时，基于慢性病患者生命质量测定量表体系 QLICD（Quality of life instruments for chronic diseases）研制了骨关节炎量表 QLICD-OA（Quality of life instruments for chronic diseases-osteoarthritis）。此量表包括 5 个领域，涉及患者的生理功能、心理功能、社会功能和特异模块等，囊括了 14 个侧面，共计 44 个条目。慢性病患者生命质量测定量表体系之骨关节炎量表 QLICD-OA 具有较好的信度、效度、反应度，可作为我国骨关节炎患者生命质量测评的工具（表 10-10）。

表 10-10　QLICD-OA 的领域及侧面划分

领域/侧面	条目及关键词
生理功能	
基本生理功能	食欲、睡眠、性生活、大便、小便（GPH1-5）
独立性	日常生活、劳动、行走（GPH6-8）
精力不适	疲乏、疼痛（GPH9-10）
心理功能	
认知	认知
情绪	生活乐趣、烦躁、担心视为负担、担心健康、忧虑、悲观、恐惧（GPS3-9）
意志	乐观（GPS10）
个性	性格改变（GPH11）
社会功能	
人际交往	社会交往、家人关系、朋友关系（GSO1-3）
社会支持	家庭支持、其他支持、经济困难（GSO4-6）
社会角色	影响地位、家庭角色（GSO7-8）

续表

领域/侧面	条目及关键词
特异模块	
关节症状	OA1（关节痛）、OA2（关节变形）、OA3（上下楼梯痛）、OA4（关节僵硬）、OA7（天气变化加重）、OA10（颈部疼痛）、OA12（下肢疼痛）、OA13（弯腰困难）
移动受限	OA5（脱袜困难）、OA8（帮忙穿衣）、OA9（梳头困难）、OA11（剧烈运动困难）、OA14（上下床困难）
治疗副作用	OA15（服药不适）
特殊心理	OA6（担心瘫痪）

膝关节功能评估表（百分法）是由王予彬[王予彬，2005]等结合自身临床经验及中国医生的临床检诊习惯，根据 Lysholm 评分表的评估理念和 Lysholm 评分表的评分体系，制定了膝关节功能评估表（百分法）。该量表涉及了疼痛、步行、关节屈曲动度、不稳定感、肿胀、上下楼梯和关节交锁 7 项内容，每项又包括若干个子项目，根据患者相应的临床症状给予相对应的评分；总分为 100 分，得分越低表明症状越重。后期，分别采用 Lysholm 评分表和膝关节功能评估表（百分法）对 83 例 KOA 患者进行对比研究，发现膝关节功能评估表（百分法）不仅使用起来方便、易于临床医生和患者间的沟通，而且比较符合中国人的生活习惯以及患者对临床问诊问题的理解。后期又在统计学分析的基础上，证实膝关节功能评估表（百分法）与目前临床上常用的 Lysholm 评分法显著相关，证明该量表在膝关节功能评估中具有可靠性和实用性（表 10-11）。

表 10-11　膝关节功能评估表（百分法）

疼痛	无	25
	剧烈运动痛	20
	轻量运动痛	15
	一般活动（步行）痛	10
	负重站立痛，休息后可减轻	5
	持续疼痛，休息不能缓解	0
步行	正常，无跛行	10
	偶见跛行	8
	持续跛行	5
	跛行需手杖或拐支撑	2
	重度跛行，不能负重行走	0
关节屈曲动度	正常，下蹲无影响	10
	大于90°，下蹲略感困难	6
	小于90°，下蹲困难	2
	屈曲受限！不能下蹲	0
不稳定感	无打软腿	25
	剧烈活动时出现	20
	轻量运动时出现	15
	日常活动偶然出现	10
	日常活动经常出现	5
	持续出现，行走受影响	0
肿胀	无	10
	剧烈活动后出现	6
	日常活动后出现	2
	持续肿胀	0

续表

上下 楼梯	不受影响	10
	上楼梯受影响	8
	下楼梯受影响	5
	须扶手支持	2
	不能	0
绞锁	无绞锁	10
	偶有绞锁	6
	经常绞锁	2
	查体绞锁	0
评分		

小　结

膝关节功能评分量表是评估膝关节损伤和临床疗效的一项测评工具。针对不同的患者选择合适的评价方法，是评估病情进而制定康复护理措施及个体化运动处方的关键环节。量表的选择是准确评价疾病的基础，目前使用的评估系统主要有由患者自我评估的问卷形式、由临床医生评估的症状与体征混合形式和患者自我评估和临床医生评估混合形式三种形式，每种都有其各自的优缺点。临床医生的评估结果和患者对症状的主观感觉往往不一致，国外学者[Mohtadi N，1998]认为，如果患者感觉治疗不满意结果就不能算满意。随着社会的进步和医疗技术的提高，以患者评价为主的问卷式评估量表将会逐渐普及。膝骨关节病在老年人群中发病率相对较高，由于老年患者的理解力、记忆力、视力渐减退等生理特点，在使用量表对老年患者进行测定时，应注意对其加以辅助性解释说明。在量表的使用过程中，应针对不同的患病人群采用合适的评分量表。研究表明相似的量表应用到相同的患者组却得出不同的得分[Labs K，1997]，而且患者主观评定结果比客观的评价结果更可靠[Wright R W，2009]。由于患者的满意度与主观症状和功能恢复密切相关，因而患者的自我评定成为临床与科研评价的主要方式。

关节外科评分工具使用简单易行，医务人员和经过培训的其他人员都可以掌握，能较快获得疼痛及功能等数据。评分工具除了能客观地评价膝骨关节炎严重程度，还能对患者术后康复情况进行评估。但是，我国膝骨关节炎评分工具的应用和发展也面临着很多的困惑与挑战。首先，由国内开发制作直接应用于膝骨关节炎的评分的软件较少，大多数是应用国外翻译过来的量表，这些量表中的很多条目不符合国人的生活习惯；其次，国内缺乏大型膝骨关节炎患者疼痛程度及功能障碍数据库，开展膝骨关节炎评分工具评分难度大；最后，缺乏针对不同人群的评分量表，普适性量表没有特异性。中国如今正面临着老龄化加速的趋势，膝骨关节炎作为当今最常见的老年性多发性疾病越来越受到重视。因此，今后研究方向是找到适合我国膝骨关节炎患者的评分工具及提高评分工具的灵敏度和特异度，并对患者后期治疗方式及预后做出评估，使评分系统更加完善。

参 考 文 献

林恺，包良笑，李小丹，等，2017. 中文版牛津膝关节量表评估全膝关节置换术前患者膝关节功能的信度和效度. 中华骨科杂志，37（19）：1208-1215.

王建胜，李学东，杜世新，等，2010. 膝关节损伤评定量表的简介及应用. 国际老年医学杂志，31（6）：283-286.

王予彬，王惠芳，李国平，等，2005. 膝关节功能评估表的临床研究. 中国康复医学杂志，2（20）：103-104.

张国宁，王友，2006. 膝关节评分标准的评估. 中华外科杂志，44（16）：1141-1143.

张晓馨，张凤兰，万崇华，等，2013. 慢性病患者生命质量测定量标体系之骨关节炎量表的研制及考评. 昆明医科大学学报，（8）：23-27.

Ateef M. Kulandaivelan S，Alqahtani M，2017. Cross-cultural validation of urdu version KOOS in indian population with primary knee osteoarthritis. Int J Rheumatol ，2017：e1206706.

Cerciello S，Corona K，Morris B J，et al，2018. Cross-cultural adaptation and validation of the Italian versions of the Kujala，Larsen，Lysholm and Fulkerson scores in patients with patellofemoral disorders. J Orthop Traumatol，19（1）：18.

Clement N D，Macdonald D，Patton J T，et al，2015. Post-operative Oxford knee score can be used to indicate whether patient expectations have been achieved after primary total knee arthroplasty. Knee Surg Sports Traumatol Arthrosc，23（6）：1578-1590.

Crossley K M，Macri E M，Cowan S M，et al，2018. The patellofemoral pain and osteoarthritis subscale of the KOOS（KOOS-PF）：development and validation using the COSMIN checklist. Br J Sports Med，52（17）：1130-1136.

Dawson J，Fitzpatrick R，Murray D，et al，1998. Questionnaire on the perceptions of patients about total knee replacement. J Bone Joint Surg[Br]，80-B：63-69.

Ghomrawi H，Mancuso C，Dunning A，et al，2017. Do surgeon expectations predict clinically important improvements in WOMAC scores after THA and TKA? Clin Orthop Relat Res ，475（9）：2150-2158.

Kim J G，Ha J K，Lee J Y，et al，2013. Translation and validation of the Korean version of the international knee documentation committee subjective knee form. Knee Surg Relat Res，25（3）：106-111.

Labs K，Paul B，1997. To compare and contrast the various evaluation scoring systems after anterior cruciate ligament reconstruction. Archives of Orthopaedic & Trauma Surgery，116（1-2）：92-96.

Lee S，Kang S，Chang C，et al，2018. Does the severity or cause of preoperative stiffness affect the clinical results and range of motion after total knee arthroplasty? PLoS One ，13（10）：e0205168.

Lysholm J，Gillquist J，1982. Evaluation of knee ligament surgery results with with special emphasis on use of a scoring scale. Am J Sports Med，10（3）：150-154.

Maempel J F，Clement N D，Brenkel I J，et al，2015. Validation of a prediction model that allows direct comparison of the Oxford Knee Score and American Knee Society clinical rating system. Bone & Joint Journal，97-B（4）：503-509.

Martimbianco A，Calabrese F，Iha L，et al，2012. Reliability of the"American Knee Society Score"（AKSS）. Acta Ortop Bras ，20（1）：34-38.

Monticone M，Ferrante S，Salvaderi S，et al，2013. Responsiveness and minimal important changes for the Knee Injury and Osteoarthritis Outcome Score in subjects undergoing rehabilitation after total knee arthroplasty. Am J Phys Med Rehabil，92（10）：86-870.

Nadrian H，Moghimi N，Nadrian E，et al，2012. Validity and reliability of the Persian versions of WOMAC Osteoarthritis Index and Lequesne Algofunctional Index. Clin Rheumatol ，31（7）：1097-1102.

Nilsdotter A，Bremander A，2011. Measures of hip function and symptoms：Harris Hip Score（HHS），Hip Disability and Osteoarthritis Outcome Score（HOOS），Oxford Hip Score（OHS），Lequesne Index of Severity for Osteoarthritis of the Hip（LISOH），and American Academy of Orthopedic Surgeons（AAOS）Hip and Knee Questionnaire. Arthritis Care Res（Hoboken），Suppl 11（63）：S200-S207.

Roos E M，2001. Outcome after anterior cruciate ligament reconstruction--a comparison of patients' and surgeons' assessments. Scand J Medi Sci Sports，11（5）：287-291.

Roos E M，Roos H P，Stefan Lohmander L，et al，1998. Knee Injury and Osteoarthritis Outcome Score（KOOS）-development of a self-administered outcome measure. J Orthop Sports Phys Ther，28（2）：88-96.

Wright R W，2009. Knee injury outcomes measures. J Am Acad Orthop Surg，17（1）：31-39.

Yu K，Lo N N，Yeo S J，et al，2013. Comparison of the responsive-ness of the SF-36，the Oxford Knee Score，and the Knee Society Clinical Rating System in patients undergoing total knee replacement. Qual Life Res，22（9）：2455-2459.

彩　　图

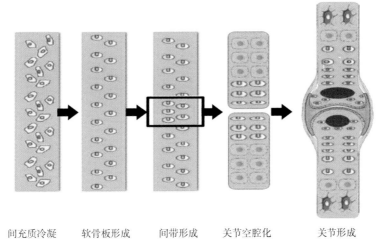

间充质冷凝　　　软骨板形成　　　间带形成　　　关节空腔化　　　　关节形成

彩图 1-1　滑膜关节形成的主要步骤

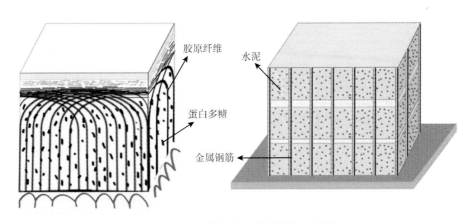

胶原纤维

水泥

蛋白多糖

金属钢筋

彩图 2-1　关节软骨基质的结构示意图

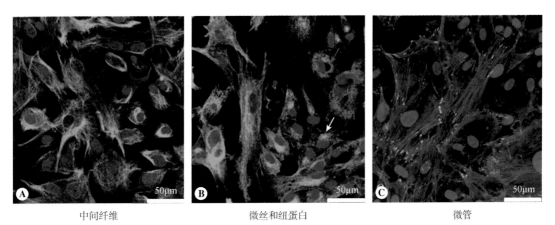

中间纤维　　　　　　　　　微丝和纽蛋白　　　　　　　　　微管

彩图 2-10　抗波形纤维蛋白单抗免疫荧光染色,中间纤维呈绿色荧光(A);抗微管蛋白单抗免疫荧光染色,微管呈绿色荧光,红色箭头指示"黑洞",白色箭头指示核周微管聚集区(B);抗 Phalloodian 单抗免疫荧光染色,微丝呈红色荧光;纽蛋白呈绿色荧光染色,通过抗 Vinculine 单抗免疫荧光染色。图中细胞核通过 DAPI 染色,呈蓝色荧光(×600)(C)

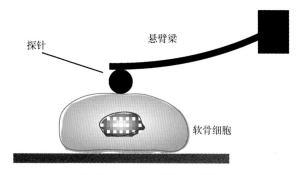

彩图 4-4　AFM 测试示意图

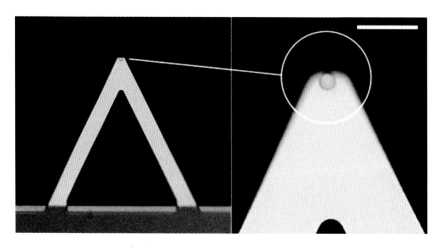

彩图 4-5　AFM 悬臂梁和硼硅酸盐小球

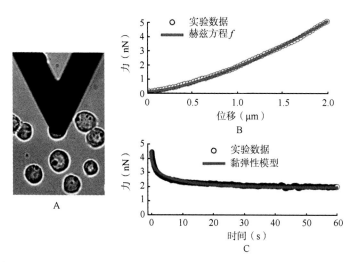

彩图 4-6　AFM 表征软骨细胞弹性和黏弹性特性的实验技术和分析方法

A. 软骨细胞 AFM 应力松弛实验；B. 测量弹性响应的力 - 位移曲线；C. 描述细胞黏弹性响应的力 - 时间松弛曲线 [Zhang，2016]

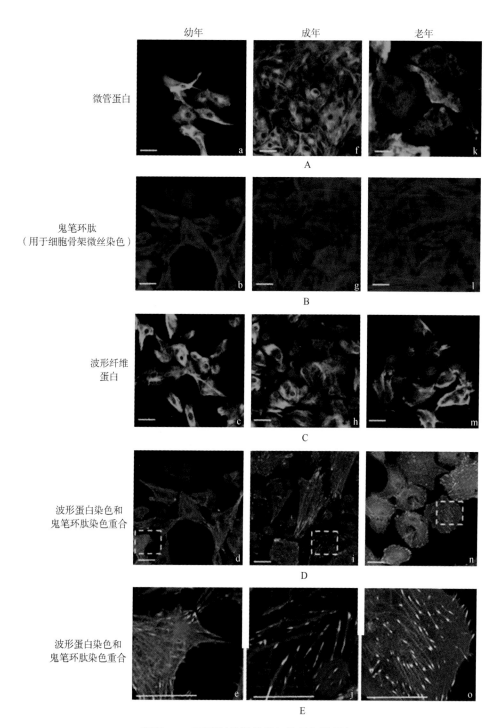

幼年　　　　　成年　　　　　老年

微管蛋白

A

鬼笔环肽
（用于细胞骨架微丝染色）

B

波形纤维
蛋白

C

波形蛋白染色和
鬼笔环肽染色重合

D

波形蛋白染色和
鬼笔环肽染色重合

E

彩图 4-8　不同年龄组软骨细胞的细胞骨架

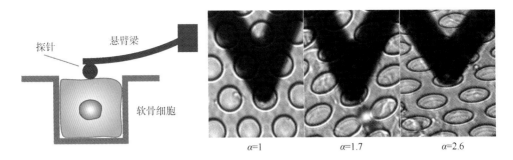

彩图 4-15　AFM 测量 3D 基质形状中软骨细胞力学特性的示意图

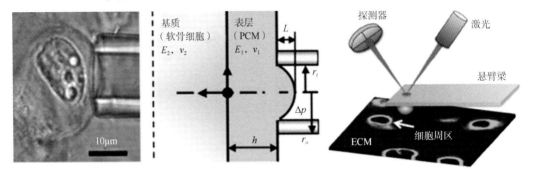

彩图 4-17　微管吸吮和原子力显微镜分析 PCM 力学特性的方法〔Alexopoulos，2003；Wilusz，2014〕

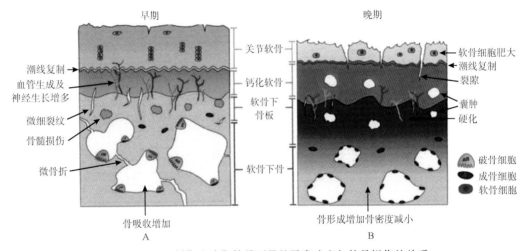

彩图 5-10　OA 早期和晚期软骨下骨的异常改变与软骨损伤的关系

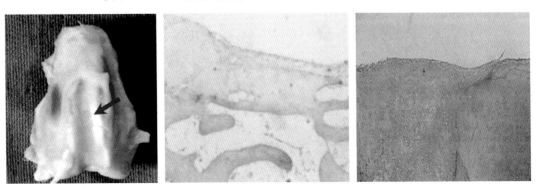

彩图 6-11　术后第 6 周，大体拍照，HE 染色，Ⅱ型胶原免疫组化染色

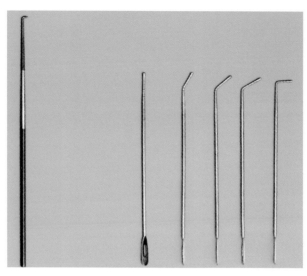

彩图 7-2　关节镜探针

左边是传统的探针，右边是五种特殊设计的探针

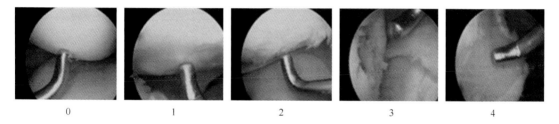

彩图 7-3　关节镜下关节软骨损伤 Outerbridge 评分

0 分，正常软骨；1 分，软骨表面软化和肿胀；2 分，软骨表面有破裂和裂隙形成，直径＜1.3cm；3 分，软骨表面缺损直径＞1.3cm；4 分，软骨下骨暴露

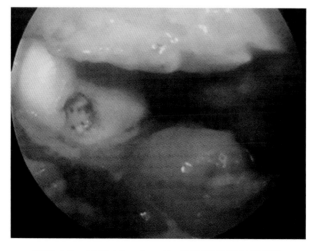

彩图 8-3　采用 ChondroGide 修复股骨髁软骨损伤

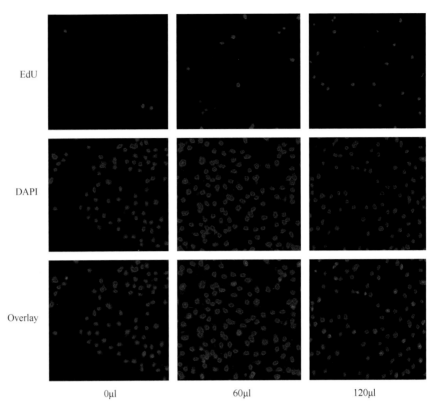

EdU

DAPI

Overlay

0μl   60μl   120μl

彩图 9-1　EdU 软骨细胞增殖百分比（红色细胞所占百分比）情况

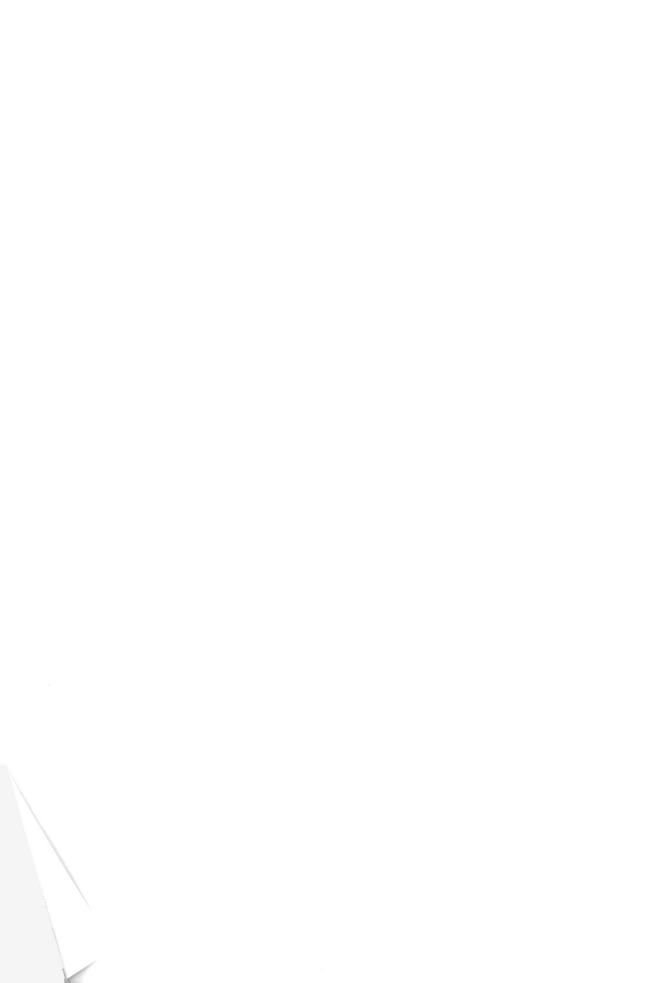